Julia Fierlinger

Evidence-based Nursing and Caring

AF811229

Evidence-based Nursing and Caring

Johann Behrens, Gero Langer

Wissenschaftlicher Beirat Programmbereich Pflege

Angelika Abt-Zegelin, Dortmund; Jürgen Osterbrink, Salzburg; Doris Schaeffer, Bielefeld; Christine Sowinski, Köln; Franz Wagner, Berlin

Johann Behrens/Gero Langer

Evidence-based Nursing and Caring

Methoden und Ethik der Pflegepraxis und Versorgungsforschung – Vertrauensbildende Entzauberung der „Wissenschaft“

4., überarbeitete und ergänzte Auflage

unter Mitarbeit von
Gabriele Bartoszek, Doris Eberhardt, Astrid Fink, Sylvia Kaap-Fröhlich, Sascha Köpke, Bernhard Krautz, Gabriele Meyer, Ralf Möhler, Sibylle Reick

hogrefe

Prof. Dr. phil. habil. Johann Behrens,
Institut für Gesundheits- und Pflegewissenschaft
German Center for Evidence-based Nursing „sapere aude“
Medizinische Fakultät der Martin-Luther-Universität Halle-Wittenberg
Magdeburger Straße 8 · 06112 Halle (Saale) · Deutschland
E-Mail johann.behrens@medizin.uni-halle.de

PD Dr. rer. medic. Gero Langer
Institut für Gesundheits- und Pflegewissenschaft
German Center for Evidence-based Nursing „sapere aude“
Medizinische Fakultät der Martin-Luther-Universität Halle-Wittenberg
Magdeburger Straße 8 · 06112 Halle (Saale) · Deutschland
E-Mail gero.langer@medizin.uni-halle.de

Wichtiger Hinweis: Der Verlag hat gemeinsam mit den Autoren bzw. den Herausgebern große Mühe darauf verwandt, dass alle in diesem Buch enthaltenen Informationen (Programme, Verfahren, Mengen, Dosierungen, Applikationen, Internetlinks etc.) entsprechend dem Wissensstand bei Fertigstellung des Werkes abgedruckt oder in digitaler Form wiedergegeben wurden. Trotz sorgfältiger Manuskriptherstellung und Korrektur des Satzes und der digitalen Produkte können Fehler nicht ganz ausgeschlossen werden. Autoren bzw. Herausgeber und Verlag übernehmen infolgedessen keine Verantwortung und keine daraus folgende oder sonstige Haftung, die auf irgendeine Art aus der Benutzung der in dem Werk enthaltenen Informationen oder Teilen davon entsteht. Geschützte Warennamen (Warenzeichen) werden nicht besonders kenntlich gemacht. Aus dem Fehlen eines solchen Hinweises kann also nicht geschlossen werden, dass es sich um einen freien Warennamen handelt.

Bibliografische Information der Deutschen Nationalbibliothek
Die Deutsche Nationalbibliothek verzeichnet diese Publikation in der Deutschen Nationalbibliografie; detaillierte bibliografische Daten sind im Internet über http://www.dnb.de abrufbar.

Dieses Werk einschließlich aller seiner Teile ist urheberrechtlich geschützt. Jede Verwertung außerhalb der engen Grenzen des Urheberrechtes ist ohne Zustimmung des Verlages unzulässig und strafbar. Das gilt insbesondere für Kopien und Vervielfältigungen zu Lehr- und Unterrichtszwecken, Übersetzungen, Mikroverfilmungen sowie die Einspeicherung und Verarbeitung in elektronischen Systemen.

Anregungen und Zuschriften bitte an:
Hogrefe AG
Lektorat Pflege
z. Hd.: Jürgen Georg
Länggass-Strasse 76
CH-3000 Bern 9
Tel: +41 31 300 45 00
E-Mail: verlag@hogrefe.ch
Internet: www.hogrefe.ch

Lektorat: Jürgen Georg, Michael Herrmann, Ronny Scherwing
Herstellung: René Tschirren
Umschlagabbildung: Martin Glauser, Uttigen
Umschlaggestaltung: Claude Borer, Riehen
Satz: punktgenau GmbH, Bühl
Druck und buchbinderische Verarbeitung: Hubert & Co., Göttingen
Printed in Germany

4., vollständig überarbeitete und ergänzte Auflage 2016
© 2016 Hogrefe Verlag, Bern

(E-Book-ISBN_PDF 978-3-456-95463-9)
ISBN 978-3-456-85463-2

Widmung

Für Marlene, Constantin und Dorothea.
J. B.

Für Berta und Resi.
G. L.

Inhaltsverzeichnis

Danksagung

Wir danken Dr. Almuth Berg für die Durchsicht des gesamten Manuskripts. Ferner möchten wir uns bedanken bei Dr. Steffen Fleischer für die Überarbeitung des Kapitels über Diagnosestudien, bei dem Gesundheitsökonomen Dr. med. Franz Hessel, MPH, für die Überarbeitung des Kapitels über Wirtschaftlichkeitsstudien, bei der Psychoanalytikerin Christa Sturmfels (DPV) für die Durchsicht weiter Teile des Manuskripts, insbesondere denen zum Anspruch von intersubjektiver Überprüfbarkeit der Gegenübertragung in Fallkolloquien, bei den Ärzten Prof. Dr. med. Dr. phil. Heiner Raspe, Luise Wagner, Prof. Dr. med. Ulrich Deppe und Prof. Dr. med. Reiner Müller für zahllose Anregungen, bei den Pflegewissenschaftlerinnen Prof. Juliet Corbin und dem verstorbenen Prof. Anselm Strauss von der School of Nursing San Francisco, Prof. Deborah Stone (Boston), Prof. Andrea Baumann, Prof. Alba DiCenso und Prof. Donna Ciliska (McMaster University, Hamilton, Kanada), Prof. Ted Morone (Yale), Prof. Victor Marshall (Chicago), bei den Kolleginnen des Netzwerks der Trainer des German Center for Evidence-based Nursing (hier seien stellvertretend Dr. Almuth Berg, Dr. Steffen Fleischer, Dr. Dorothea Groß, Stephanie Hanns, Dr. Astrid Knerr, Anke Kruggel, Dr. Thomas Neubert, Prof. Dr. Karl Reif und Prof. Dr. Michael Schulz genannt), den Schweizer Kolleginnen Dr. Dr. Sylvia Käppeli und Chris Abderhalden sowie den Kolleginnen des australischen EBN-Zentrums, Kate Cameron und David Evans, bei den Teilnehmern unserer EBN-Workshops in Wittenberg und den Studierenden, die mit uns im problem-orientierten Lernen die meisten Kapitel durchgingen, bei den Kollegen Fritz Schütze (Magdeburg), Bruno Hildenbrand (Jena), Tilmann Allert (Frankfurt), die mit uns das Mitteldeutsche Zentrum hermeneutischer Methodenwerkstätten bilden, sowie den Kolleginnen des Instituts für hermeneutische Sozial- und Kulturforschung, bei den Kolleginnen des Pflegeforschungsverbundes Mitte und des Netzwerks Nursing Research mit ihren Sprecherinnen Doris Schaeffer und Stefan Görres, bei Manuela Friede und Daniela Büchner sowie bei Dr. Klaus Reinhardt und Jürgen Georg vom Hogrefe-Verlag sowie Michael Herrmann.

Geleitworte

Evidence-based Nursing im Alltag

Pflegende werden heutzutage mit einer Vielzahl von Erwartungen konfrontiert. Es wird erwartet, dass sie in der Lage sind, Gebiete der Kunst und der Wissenschaft der Pflege zu beherrschen. Auch wird von ihnen verlangt, kritisch zu denken, immer mit dem Wissen Schritt zu halten und relevante Forschung anzuwenden und diese Fertigkeiten und Fähigkeiten täglich dabei zu verwenden, Entscheidungen in ihrer Praxis zu treffen – in anderen Worten, Evidence-based Nursing anzuwenden!

Evidence-based Nursing erfordert, Entscheidungen zu treffen, die relevante Forschung, eigene Fertigkeiten, verfügbare Ressourcen und Bedürfnisse der Pflegebedürftigen berücksichtigen. Das Einbeziehen von praktischen Fertigkeiten, verfügbaren Ressourcen und Vorlieben des Pflegebedürftigen bei der Entscheidungsfindung bedeutet, dass Evidence-based Nursing kein Kochbuch dazu liefert, wie man Forschungsergebnisse bei jedem Pflegebedürftigen mit derselben Diagnose umsetzt, sondern wie Evidence-based Nursing individuell auf jede Situation angewandt wird.

Woher kommt diese Evidence? Diese Frage wird oft gestellt. Sicherlich liefern randomisierte Studien, seit jeher verbunden mit *Evidence-based Practice*, Informationen über die Wirksamkeit von Interventionen. Jedoch können nicht alle Interventionen – aus ethischen oder praktischen Gründen – mit einer randomisierten Studie getestet werden. Daher müssen andere Studiendesigns ebenfalls berücksichtigt werden. Die qualitative Forschung hat viel zu bieten für die Entwicklung der Kunst zu pflegen und unser Verständnis von der Situation der Patienten und Pflegebedürftigen. Deshalb wird qualitative Forschung in diesem Buch, anders als in den meisten Lehrbüchern der Evidence-based Medicine, besonders hervorgehoben und angemessen und sehr innovativ diskutiert.

Es gibt viele Barrieren, die bei der Anwendung von Evidence-based Nursing zu überwinden sind, egal, ob man direkt am Bett mit dem Pflegebedürftigen arbeitet, an einer Krankenpflegeschule unterrichtet, ein Manager ist, der klare Entscheidungen bei der Entwicklung von Strategien und der besten Nutzung der vorhandenen Ressourcen treffen muss oder aber als Forscher arbeitet, der die Forschungsfrage definiert.

Dieses Buch ist eine originäre und sehr gelungene Entwicklung, um Pflegenden auf allen Ebenen zu helfen, einige der Barrieren zu überwinden. Es gibt weltweit einen großen Bedarf für diese Arbeit, und dieses Buch deckt etwas von diesem Bedarf nicht nur für die deutschsprachigen Pflegenden in Österreich, der Schweiz und Deutschland.

Prof. Donna Ciliska, RN, PhD

School of Nursing, McMaster University, Canada
Co-Editor, Evidence-Based Nursing
Co-Director, Canadian Centre for Evidence-Based Nursing
Coordinator of the International Network of the Centers of Evidence-Based Nursing

Grounded Theory und Evidence-based Practice

Wir wissen alle, dass es Vorgänge gibt, die auftreten, wenn eine Maßnahme eingeführt wird, die man schlecht messen kann und deren Nebenwirkungen schwer erfassbar sind. Diese unerwarteten Ereignisse können oft nicht gemessen oder quantifiziert werden, aber genauso aufschlussreich wie Statistik sein. Diese Vorstellung des Unerwarteten ist besonders wichtig wenn es darum geht, Daten für eine Evidence-basierte Pflegepraxis zu sammeln.

Eine sehr wichtige Eigenschaft der Methode der Grounded Theory ist ihre unerwartete Effekte entdeckende Natur. Dem, was gerade geschieht, wird ermöglicht, sich aus den Daten herauszubilden, anstatt dass man es sich vorher ausdenkt. Dies ist von besonderer Bedeutung, wenn es darum geht, Evidence über verschiedene Aspekte von Interventionen zu sammeln, die man nicht vorhersehen kann, die aber eine direkte Auswirkung auf die Pflege haben.

Weiterhin erlaubt Grounded Theory die Entdeckung von ausgeprägten Merkmalen, die eine Auswirkung auf die Wirksamkeit von Interventionen haben, wobei ein vollständigeres Bild dessen entsteht, was gerade vor sich geht, wenn eine Maßnahme neu eingeführt wird. Die Grounded Theory liefert mehr als nur die Antwort auf die Frage, ob etwas wirkt oder nicht – sie macht oft auch verständlich, warum etwas wirkt oder warum nicht.

Die Statistik liefert nur einen Teil unseres Verständnisses, der andere Teil entsteht durch hermeneutisch-interpretative Studien, die zum Beispiel die Methode der Grounded Theory anwenden. Wegen seines umfassenden und grundsätzlichen Ansatzes, Evidence zu sammeln, wird das vorliegende Buch mit seinem ganzen Potenzial erheblich am Aufbau einer evidence-based Pflegepraxis mitwirken.

Prof. Juliet M. Corbin, RN, DNSc

International Institute for Qualitative Methodology
University of Alberta, Alberta Canada

Geleitwort zur 3. Auflage

Wie alles, was neu ist, so hat auch Evidence-based Nursing vor einigen Jahren einige von uns fasziniert, andere waren skeptisch, wieder andere ignorierten es einfach, wohl denkend, das wäre ein Trend. Nun sind wir[1] immer noch dabei und mitten drin; wir erleben viel Positives, begegnen aber auch Hindernissen, die es zu überwinden gilt. Als wir mit viel Elan begannen, uns intensiver mit Evidence-basierter Pflege auseinanderzusetzen, erahnten wir noch nicht, wie stark wir dadurch mit dem, was wir als Krankenpflege verstehen und praktizieren, konfrontiert werden würden.

Ursprünglich schien EBN eine Methode zu sein, die es zu erlernen galt und mit der es uns gelingen würde, überprüftes Forschungswissen in die Praxis zu transferieren und dadurch die Pflege von Patienten und Patientinnen zu verbessern. Stimuliert auch von einem Professionalisierungsschub, der die Pflege in Italien über Nacht akademisierte, verspürten wir einen großen Aufholbedarf, die Pflegepraxis mit mehr wissenschaftlichen Erkenntnissen anzureichern. EBN schien das richtige Mittel dafür zu sein. Wir konzentrierten uns hauptsächlich auf das Erlernen einer Methode (Recherche, kritische Beurteilung und Zusammenfassung von Studien, Erstellung einer Leitlinie) und riskierten dabei, eine allzu einseitige, ja fast instrumentalisierte Sicht von EBN zu entwickeln.

Die 3. Auflage des Buchs „Evidence-based Nursing and Caring" erscheint daher für mich zum richtigen Zeitpunkt. Sie ist eine Fundgrube, um sich der Einseitigkeiten (manchmal auch der Irrwege) bewusst zu werden, diesen vorzubeugen oder daraus zu lernen. Gleich zu Beginn stellen die Autoren klar, dass es sich bei Evidence-basierter Pflege gerade nicht um ein Mittel, sondern um ein Ethos der Pflegepraxis handelt. Eine wertvolle Erkenntnis, die anregt, mit dem Thema umfassender umzugehen. Behrens und Langer gelingt es, EBN in einen Gesamtkontext einzubetten, wobei Verknüpfungen zur Praxis, zum Management, zur Wissenschaft und zur Ausbildung hergestellt werden. Das Erkennen und Vertiefen dieser Zusam-

1 In Südtirol wird seit 2004 an der Umsetzung einer Evidence-basierten Pflege gearbeitet

menhänge sind für mich, die mit der Aufgabe betraut ist, den Prozess einer Evidence-basierten Pflege in der Praxis zu fördern und zu unterstützen, besonders wertvoll.

Praxisinstitutionen bzw. das Pflegemanagement sind derzeit doppelt gefordert, dem Ansatz von EBN gerecht zu werden. Einerseits soll Pflegenden ein erleichterter Zugang zu den derzeit besten wissenschaftlich belegten Erkenntnissen ermöglicht werden. Andererseits müssen Pflegende darin gefördert werden, ihre Fähigkeiten weiterzuentwickeln, um nachvollziehbare interne Evidence aufbauen zu können. In Ermangelung von externer Evidence – sei es, weil es diese entweder nicht gibt oder weil vorhandene Studien nicht zusammengefasst oder in Form von transparenten, qualitativ guten und für die Praxis verständlichen Leitlinien vorliegen – ist die Versuchung groß, sich in erster Linie mit der Erstellung dieser zu befassen. Dies kann auf der anderen Seite eine Vernachlässigung der genauso, wenn nicht noch wichtigeren Voraussetzungen für den Aufbau interner Evidence zur Folge haben. Auch kann die schwerpunktmäßige Beschäftigung mit der Erzeugung anwenderfreundlicher, externer Evidence den Anschein oder Wunsch verstärken, den EBN im Pflegealltag bereits erweckt: nämlich, dass überprüftes Wissen (Erfahrungen Dritter) Unsicherheiten in der Entscheidungsfindung, aber auch hinsichtlich der Wirkung von Pflegeinterventionen auf den einzelnen Betreuten ausräumen könne. Der Pflegebedürftige, der sich Sicherheit erwartet, die Sozialisierung der Pflegenden sowie das Management, das leicht messbare und „standardisierte" Ergebnisse verlangt, tragen noch ihres zu dieser Erwartungshaltung bei. Behrens und Langer rücken jedoch diese Sichtweisen in ihrem Buch zurecht.

Im gesamten Werk heben die Autoren den Stellenwert, den die Begegnung und Interaktion zwischen professionell Pflegenden und dem einzelnen Pflegebedürftigen in einer Evidence-basierten Pflege zukommt, hervor und betonen auch das Ureigenste des Berufes. Dabei werden der Unterschied zwischen externer und interner Evidence, deren Bedeutung und Zusammenspiel sehr klar herausgearbeitet. Ich glaube, dass hier auch der Schlüssel zu einer verbesserten Implementierung von EBN zu finden ist, sei es durch die einzelne Krankenpflegerin als auch durch die Arbeitsorganisation. Dieses vertiefte Verständnis der Einflussnahme externer und interner Evidence erlaubt vielleicht einen neuen Ansatz, die wohlbekannten Barrieren des Theorie-Praxis-Transfers durch eine gezielte Vorbereitung der Pflegenden und ihres Umfeldes zu überwinden. Diese Veränderungen brauchen Ressourcen, aber auch Unterstützung der Pflegenden, damit interne Evidence aufgebaut und externe Evidence in der Betreuung der einzelnen Person integriert werden kann.

Dieses Buch liefert für mich eine sehr kritische und stimulierende Auseinandersetzung mit den Grundauffassungen der Pflege als Beruf und als Wissenschaft, den verschiedenen Forschungsansätzen und der Bedeutung, die sie für eine Evidence-basierte Pflege haben. Besonders die Ausführungen zur Veränderung der Pflegepraxis, zu Strategien des Pflege- und des Qualitätsmanagements regen an, alte und oberflächliche Betrachtungen neu zu denken.

Dr. Waltraud Tappeiner, PhD

Südtiroler Sanitätsbetrieb, Bozen, Italien
Koordinatorin des Projektes
„Evidence-based Nursing Südtirol"

Vorwort zur vierten Auflage

Liebe Leserin, lieber Leser,

früher als erwartet ist eine vierte, stark erweiterte Auflage fällig geworden. Die ersten Auflagen wurden nicht nur freundlich aufgenommen, sondern zu unserer freudigen Überraschung von vielen auch von der ersten bis zur letzten Seite gelesen – also alle sechs Schritte und sogar das Kapitel G (= Grundlagen). Manchen Rezensenten erschien es als zu anspruchsvoll, wo es doch nur wissenschaftliche Argumentationen als Spezialfall ganz alltäglichen Probehandelns und menschlicher Selbstvergewisserung in der Begegnung zwischen Professionsangehörigem und einzigartigen Klienten verständlich diskutieren sollte.

Schon der Setzer in der Druckerei hatte Bedenken gehabt und im letzten Augenblick den Untertitel der ersten Auflage „Vertrauensbildende Entzauberung der ‚Wissenschaft'" völlig eigenmächtig geändert, wie uns der Verlag schrieb. Der Setzer der Druckerei konnte sich nicht vorstellen, dass jemand etwas so unbestritten Autoritatives wie die Wissenschaft in Anführungszeichen setzen könnte, und weil er im Verlag am Wochenende niemanden erreichen konnte, löschte er die Anführungsstriche eigenmächtig.

Leider hatte der Setzer nicht recht. Wissenschaft kann – und tut es gar nicht selten – zur „Wissenschaft" verkommen, zu einer für die Klienten undurchschaubaren und unkontrollierbaren Lehre von Expertokraten. Aus ihr leiten Experten unkontrollierbar Schlüsse ab, die gerade nicht auf nachprüfbarer Evidence, sondern auf Eminenz gründen. Eminenz tritt den Leuten wie Zauberherrschaft gegenüber. Gegen diese eminenzbasierte „Wissenschaft" eminenter Expertokraten hilft die Entzauberung durch Wissenschaft, also das Selbstvertrauen und der Anspruch, selber zu wissen und nachzuprüfen – wozu an unserer Universität vor 500 Jahren Melanchthon jeden (Christen-)Menschen mit einem Zitat aus einem römischen Liebeslied ermutigte: „Sapere aude!" = Trau' Dich zu wissen!

Für die Haltung des *Sapere aude* ist nicht nur Kant hilfreich, sondern auch manches Kinderlied gegen die eminenz-basierte „Wissenschaft" der Expertokraten: „Die Wissenschaft hat festgestellt, dass Margarine Fett enthält...".

Unsere Leserinnen und Leser haben sich nicht zweimal *Sapere aude* sagen lassen und diese Haltung auch unserem Buch gegenüber ernst genommen. Mehr als 50 verbesserungswürdige Stellen sind ihnen aufgefallen. Besonders dankbar sind wir denen, die uns dies in Seminaren gesagt oder sogar von weither geschrieben haben: aus Australien (Kate Cameron), aus Indien (Shiney Franz), aus Italien (Markus Badstuber, Elisabeth Gamper, Bernhard Oberhauser, Martin Pflanzer, Klara Ploner, Monika Zihl), aus Österreich (Dr. Susanna Schaffer, Christine Uhl, Richard Weiß), aus der Schweiz, aus den Niederlanden – und aus Dänemark besonders ausführlich (Prof. Dr. Gunnar Haase Nielsen).

Durchaus bewährt und als anschlussfähig erwiesen haben sich dabei unsere sechs Schritte von der internen Evidence zur externen Evidence und zurück, vor allem der erste Schritt, die Auftragsklärung zum Aufbau interner Evidence in der Begegnung zwischen Ihnen und Ihren einzigartigen Klienten. Dieser erste Schritt erschien zunächst etwas ungewohnt und gewöhnungsbedürftig. Aber er hat sich als unverzichtbar erwiesen. Denn ohne diesen ersten Schritt verliert Evidence-based Nursing leicht den entscheidenden Bezug zur Verständigung über individuelle Bedürfnisse und Ziele. Ohne diese Verständigung fehlt der Maßstab für die Beurteilung externer Evidence. Ohne sie wird externe Evidence ein im Einzelfall irrelevantes Sammelsurium klinischen Wissens, das allenfalls noch für Referate taugt. Alle weiteren Schritte des Evidence-based Nursing hängen ohne den ersten Schritt der individuellen Auftragsklärung, ohne interne Evidence, in der Luft.

Denn externe Wirkungsevidence der Erfahrung Dritter liegt, weil Pflegende und Pflegebedürftige verschieden sind, fast immer nur als Häufigkeit für Gruppen, als „Wahrscheinlichkeit" einer Wirkung vor. Für die Beurteilung der Erfahrungen Dritter benutzen wir Methoden des Wirkungsvergleichs von Mitteln bei gegebenen Zielen. Deren Kenntnis ist aber nur relevant, wenn wir uns über die individuellen Ziele mit unseren einzigartigen Klienten verständigt haben. Auch für das kommunikative Handeln der Verständigung über Ziele bedarf es der Methode. Denn der einzelne Mensch ist kein Mittel, sondern, wie Kant gesagt hat, Zweck. (Nur für Viehzüchter und bevölkerungspolitisch-viehzüchterisch denkende Könige ist das Individuum ein Mittel.)

Daher: Auch wenn die externe Wirkungsevidence der Erfahrungen Dritter in der Regel nur als gruppenbezogene Wirkungshäufigkeiten vorliegt, beschränkt sich das Ziel von Evidence-based Nursing nicht auf den größten Nutzen für eine Gruppe (kollektiver Utilitarismus), sondern bezieht sich gerade auf den Nutzen für den einzigartigen individuellen Klienten. Die Vermittlung zwischen gruppenbezogenen Wahrscheinlichkeiten und individuellen Entscheidungen einzigartiger Individuen ist die Methode der sechs Schritte des Evidence-based Nursing von der internen Evidence zur externen Evidence und zurück. (Man könnte in gewissem Sinne sagen: Sie vermitteln die Traditionen des Utilitarismus und der Romantik [Goethes] in der Heilkunde.)

Der erste Schritt von Evidence-based Nursing, die Auftragsklärung zum Aufbau interner Evidence in der Begegnung zwischen Ihnen und Ihren einzigartigen Klienten, erlaubt auch, die unsinnige Entgegensetzung von Nursing und Caring zu berichtigen. Zu den Schönheiten der deutschen Sprache gehört, dass das Wort „pflegen" nicht zwischen Nursing und Caring unterscheidet. Für das Kümmern wie für das Behandeln benutzen wir dasselbe Wort „pflegen". Unsere schöne deutsche Sprache schert sich nicht einmal darum, wer sich kümmert und behandelt, ob geschulte Fachkräfte und Professionen oder Eltern, Kinder, Freunde: Sie alle pflegen. Das stört einige Fachkolleginnen, die gerne schon im Verb herausgestellt sähen, ob es eine examinierte Nurse ist oder nicht und ob sie Behandlungspflege oder Grundpflege macht. Kluge Soziologen fürchten, aus der Pflege könne nie etwas werden, solange sie nicht ein neolateinisch-griechisches Kunstwort wie Physiotherapie oder ein anglizistisches wie Care/Case Manager als Berufsbezeichnung zur Betonung der feinen Unterschiede zu den Laien und Quacksalbern wählte.

Wir sind mit dieser Diffusität des Wortes „pflegen" recht glücklich. Nicht nur, weil ein *Nursing* ohne *Caring* schnell inhuman würde. In unserer Berufsbezeichnung ist beides enthalten. Auch nicht nur, weil das *Caring* genauso kritischer Reflexion bedarf wie das *Nursing*, weil auch im *Caring* viel vermeidbares Leid zugefügt wird. Vor allem erscheint es uns als ein Vorteil des diffusen Begriffs *Pflege*, dass der in der Tat entscheidende Unterschied zwischen Pflege als Profession und Pflege als Familienmitglied immer genau herausgearbeitet werden muss und nicht schon in der Berufsbezeichnung selbstverständlich ist (Johann Behrens, 2005b). Pflege als Beruf leitet sich in weiten Teilen Europas offenbar von der Zauberin und dem Kreuzritter-Mönch ab. Aber gerade dies gilt es zu reflektieren. Deswegen hat dieses Buch Evidence-based Nursing und *Evidence-based Caring* zum Gegenstand.

Nach dem Erscheinen der 1. Auflage unseres Buchs haben einige Kritiker, die die Argumentation durchaus originell und weiterführend fanden, bezweifelt, dass unser Buch überhaupt etwas mit Evidence-based Nursing zu tun habe. Es sei so originell, dass es sich weit weg von dem entwickelt habe, was Evidence-basierte Praxis im Alltag ausmache. Sie fragten sich, ob das Buch überhaupt noch Evidence-based Nursing sei oder nicht vielmehr eine Kritik an ihr.

Wir können Sie beruhigen. Vielleicht waren einige Positionen, als das Buch geschrieben wurde, wirklich durchaus originell, kontrovers und zum Teil sogar etwas abweichend randständig. Nach zwei Jahren Verteidigung unserer Position in vielen einschlägigen Gremien dürfen wir jede Originalität dementieren. Was Sie in diesem Buch lesen, ist *Mainstream* geworden – oder doch kurz davor. Wie auch der Pflegeforschungsverbund Mitte-Süd gezeigt hat, in dem dieses Buch erarbeitet wurde, ist unsere Position ganz normal geworden.

Vorwort zur 1. Auflage

Evidence-based Nursing and Caring ist etwas Selbstverständliches, das alle unsere Klienten und Patienten erwarten, nämlich die Integration der derzeit besten wissenschaftlichen Belege in die tägliche Pflegepraxis unter Einbezug des theoretischen Wissens und der praktischen Erfahrungen der Pflegenden, der Vorstellungen des Patienten und der vorhandenen Ressourcen.

Wenn wir uns als Pflegebedürftige überhaupt an Mitglieder der Pflegeprofession wenden, vertrauen wir weniger in ihre Zauberkraft als in ihre wissenschaftlich erwiesenen Verfahren, die uns überflüssige Qual ersparen sollen. In einem langen Prozess der Entzauberung hat sich der Pflegeberuf aus dem Urberuf der Zauberin entwickelt. Aber tritt uns nicht auch Wissenschaft, die an die Stelle der Zauberei trat, doch wie Zauberei gegenüber – nicht nachprüfbar, apodiktisch, Berufsgeheimnis einer Gruppe, deren Interessen verborgen bleiben? EBN ist ein Programm zur Entzauberung und zur Demokratisierung von Wissenschaft – zur Nutzung nachprüfbarer fremder Erfahrung in Respekt für den jeweils einzigartigen Klienten.

Dieses Buch führt nicht nur in sogenannte quantitative, sondern auch in „qualitative" Verfahren bei alltäglichen Pflegeentscheidungen ein. Diese „qualitativen" Methoden hat die Pflege zuerst in den Kreis der Evidence-based Zeitschriften eingebracht. Das Buch ist elementar und einfach: Es nimmt seinen Ausgang bei alltäglichen Pflegeentscheidungen unter Zeit- und Entscheidungsdruck, die die Professionsangehörigen im Arbeitsbündnis mit ihren individuierten Klienten fällen. Es bedarf keiner besonderen wissenschaftlichen Vorkenntnisse, um dieses Buch zu verstehen. Es setzt nicht bei der Wissenschaft, sondern bei der Unterscheidung von zwischenmenschlich nachprüfbarem Wissen und individueller Offenbarung ein. Es folgt keinem naiven Induktivismus: ohne Theorie keine Erfahrung und ohne Erfahrung keine gegenstandsbezogene, situationsspezifische Theorie.

Das vorliegende Buch versteht sich als ein Handbuch für Pflegende und ist für den täglichen Gebrauch konzipiert. Die Idee für dieses Buch entstand aus einem einstündigen Vortrag, der bei der Jahrestagung der Deutschen Vereinigung für Pflegewissenschaft 1998 an der Fachhochschule Fulda und, erweitert, im Mai 1999 bei der Eröffnung des 1. Workshops des gerade international anerkannten deutschsprachigen „German Center" im internationalen Network of Centers for Evidence-based Nursing, dem Institut für Gesundheits- und Pflegewissenschaften der Medizinischen Fakultät der Martin-Luther-Universität Halle-Wittenberg, zur Diskussion gestellt wurde. So wenig Zeit seit 1998/1999 vergangen ist, so viel hat sich in der Aufnahme der Ideen von Evidence-based Nursing seitdem geändert – mit zum Teil bedenklichen Nebenwirkungen:

Damals noch galten Evidence-based Nursing und allgemein wissenschaftlich zergliederndes Vorgehen manchmal als eine eher abseitige, dem Wesen der Pflege durchaus fremde Handlungsweise. Pflege solle besser auf Glauben, Intuition und dem Mitgefühl mit dem ganzen Menschen zu begründen sein denn auf Wirkungsnachweisen aus komplizierten klinischen Studien, die den eigenen Erfahrungen widersprachen. Mit solchen Studien habe sich doch gerade die Medizin vom Patienten weg bewegt und sei in ihre Akzeptanzkrise geraten. Außerdem zeigten die widersprüchlichen Ergebnisse der vielen Studien, dass man mit Studien beweisen könne, was man wolle. Warum sollte nun ausgerechnet die Pflege, statt die von den Medizinern dankenswerterweise gelassene Lücke ganzheitlicher menschlicher Zuwendung auszufüllen, der Medizin auf ihrem Irrweg folgen oder gar den gesundheitsökonomischen Sparkommissaren in die Hände arbeiten, die im „Managed Care“ oder „Disease Management“ mit „Critical Pathways“ die individuelle Entscheidungsfreiheit unter Druck setzten?

Diese kritischen Vorbehalte kamen keineswegs nur aus der Pflege. Unvergessen ist uns der eindrucksvolle Auftritt des Dekans einer medizinischen Fakultät auf einer Tagung zu Pflegeforschung und Pflegewissenschaft. Er unterstrich zwar vehement die Notwendigkeit von Pflegeforschung; mit derselben Vehemenz gab er aber seiner Überzeugung Ausdruck, dass für Pflegeforschung Pflegende prinzipiell ungeeignet und nur Ärzte und Ärztinnen geeignet seien. Ärztinnen und Ärzte nämlich würden sich in ihrem beruflichen Werdegang den analytischen Blick und das kalte Herz antrainieren, die für kritische Entscheidungen und für die wissenschaftliche Arbeit nötig seien. Sache der Pflege seien hingegen Warmherzigkeit, Mitgefühl, Ganzheitlichkeit und Mitleiden. Wissenschaft, Entscheiden und Patientenführen seien mit diesen Haltungen unvereinbar. Als Leser mögen Sie vermuten, aus dieser Rede des Dekans spräche auch das Interesse, seiner Berufsgruppe ein Monopol zu erhalten. Aber bedenkenswert ist seine Ansicht trotzdem.

Zweieinhalb Jahre später sind solche Stimmen – leider – kaum noch zu hören. Überall will die Pflege „ihre Leistungen Evidence-basiert unter Beweis stellen“. Florence Nightingale höchstselbst wird – selbstverständlich zu Recht – als eigentliche Begründerin von Evidence-based Nursing entdeckt. Evidence-based Nursing wird geradezu als der Kern der von Florence Nightingale neu begründeten beruflichen Identität der Pflege, als zeitgemäß berufliche Form der alten *Caritas*, herausgestellt (McDonald, 2001). Seit dem Gutachten des Sachverständigenrates der Konzertierten Aktion im Gesundheitswesen von 2001 scheint es keine Pflegestation mehr zu geben, die die langfristige Anpassung an Evidence-based Nursing – was immer das heißen mag – nicht für notwendig hält. Zwei Jahre vorher galt Evidence-based Nursing noch als Spielwiese von Theoretikern.

Das ging uns dann doch zu schnell. Vor allem ist uns die Bedeutung sehr suspekt, die das Argument der notwendigen Einsparungen bei dieser schnellen Anpassung spielte. Ein unbegründeter neuer Dogmatismus entwickelt sich. Die beliebte Wendung, die Pflege müsse ihre Leistungen in der ökonomischen Konkurrenz nach außen sichtbar machen, geht an Evidence-based Nursing eigentlich völlig vorbei. Evidence-based Nursing hat im Kern keineswegs die Aufgabe, nach außen das zu präsentieren, was die Pflege ohnehin tut. Es geht Evidence-based Nursing darum, individuelle Pflegebedürftige in deren Auftrag in ihren einzigartigen pflegerischen Entscheidungen besser als bisher zu unterstützen. Wenn etwas eingespart werden soll, dann sind es zuerst überflüssige Nebenwirkungen, Leid durch unwirksame Verfahren und überflüssige Kosten für die Pflegebedürftigen.

Zum Thema „Entscheidungen im individuellen Arbeitsbündnis zwischen Pflegenden und Pflegebedürftigen“ boten die skeptischen Fragen vor fünf Jahren einen weit besseren Zugang als die heutige Bereitschaft, fraglos zu lernen, was in der Statistik als Goldstandard zu gelten hat. Fraglose Anpassungsbereitschaft führt zu einer besonders dogmatischen Spielart des Opportunismus. Deswegen wenden wir uns an die kritischen Leser und halten dieses Buch so elementar, wie wir können. Es setzt nichts voraus außer Neugier und Konzentration. Insbesondere verlangt dieses Buch nicht von Ihnen, dass Sie sich vorab auf einen bestimmten wissenschaftstheoretischen Standpunkt stellen und dort treu verharren. Auch für Leser, die meinen, wissenschaftlich zergliederte Studien vertrügen sich nicht mit den Aufgaben der Pflege und in der Pflegepraxis hätten ganz andere Wissensquellen Relevanz als die zwischenmenschliche Nachprüfung, soll dies das richtige Buch sein.

Sie müssen sich auch keineswegs vorab entscheiden, ob Sie qualitative Studien nach den gleichen Gütekriterien für vertrauenswürdig halten wie quantitative Studien. Auch in einer anderen Hinsicht soll dieses Buch elementar sein. Sie müssen nicht bereits wissen, wie Sie eine Literaturabfrage im Internet durchführen und wie Sie dabei Geld sparen. Dies Buch enthält zahlreiche Tipps dazu. Da solche Tipps schnell veralten, halten wir auf der Homepage des German Center for Evidence-based Nursing (http://www.ebn-zentrum.de/) jederzeit Aktualisierungen zu diesen Teilen des Buchs für Sie bereit.

Aus diesen Gründen ist das Buch folgendermaßen aufgebaut: Dem einführenden Grundlagenkapitel „Evidence-based Nursing und die Entzauberung der Wissenschaft" folgen die sechs Schritte von der internen zur externen Evidence und zurück, die wir Ihnen bei Ihrer mit Ihrem Klienten gemeinsamen Entscheidungspraxis anraten:

1) Nach der Klärung der *Aufgabenstellung* oder genauer des Auftrags folgt die
2) Formulierung einer beantwortbaren *Fragestellung*, die die Grundlage bildet für die
3) *Literaturrecherche*, deren Ergebnisse
4) *kritisch beurteilt* und anschließend in die
5) Praxis *implementiert* werden, wobei eine abschließende
6) *Evaluation* erfolgt.

Aber worauf beruht diese berufliche Fähigkeit? Was ist das spezielle Berufswissen? Lassen Sie uns einen kurzen Blick zurückwerfen auf die lange Geschichte des Pflegeberufs. Wie alle Berufe leitet sich der pflegerische Beruf von einem Urberuf her, und an der Pflege ist dieser Urberuf auch noch gut erkennbar: die mit außeralltäglicher Zauberkraft befähigte Zauberin, die weise Frau (Seyfarth, 1973; Weber, 1976).

Heute vertrauen wir nicht mehr hauptsächlich und ausschließlich auf zauberische Fähigkeiten (nur noch ein bisschen). Das ist nicht nur ein befreiender Fortschritt, sondern auch ein Verlust: Wie oft wünschten wir uns, wir könnten zaubern! An die Stelle des Vertrauens in Zauberkraft trat das Vertrauen in die durch jedes Mitglied der Gesellschaft jederzeit nachprüfbare Wissenschaft. Das lässt sich an den Gesetzen ablesen, die sich die Deutschen gaben. Darin besteht der Gewinn an Freiheit, an Selbstbestimmung, an Vernunft und an ständiger Verbesserung unserer Handlungschancen durch Erkenntnisfortschritt, der durch Entzauberung bewirkt wird.

So gut das klingt, trifft es auch zu? Ist Wissenschaft wirklich nachprüfbar? Tritt sie uns nicht vielmehr entgegen in Gestalt einer Professorenherrschaft, in Gestalt von Normen, Vorschriften, Standards, Leitlinien usw., die uns von unseren eigenen Erfahrungen als Pflegende trennen und enteignen, ohne durch uns selber nachvollziehbar und überprüfbar zu sein? Daher: Tritt uns nicht die Wissenschaft entgegen wie der alte, durch sein Berufsgeheimnis geschützte Zauberer, dem gegenüber nur Anpassung, Glaube und blinder Gehorsam, aber kein kritisches Nachvollziehen möglich sind?

Die Entzauberung der Pflegepraxis durch Wissenschaft kann ihre Vorteile nur verwirklichen, wenn gleichzeitig die „Wissenschaft" entzaubert wird. Das ist das – längst nicht erfüllte – Programm von Evidence-based Nursing. Deswegen hat sich das an der Universität Halle-Wittenberg beheimatete deutschsprachige Zentrum im internationalen Netzwerk der Centers for Evidence-based Nursing den lateinischen Namen *sapere aude* („Trau' dich zu wissen") gegeben. Vor annähernd 500 Jahren forderte Melanchthon in seiner Antrittsvorlesung an unserer Universität mit diesem Horaz-Spruch jeden einzelnen dazu auf, sich nicht auf die Vermittlung von Priestern, Bischöfen und Kardinälen zu verlassen, sondern selber nachzuprüfen.

Immer noch verdankt sich vieles an Hoffnung, das die Klienten auf uns richten, dem Bedürfnis nach einer nur uns Pflegenden eigenen Fähigkeit, die es im Alltag der Pflegebedürftigen und ihrer Angehörigen nicht gibt, die einem entscheidend weiterhilft. Diese Fähigkeit basiert heute auf Wissen und Erfahrung und nicht mehr auf Zauberei oder übernatürlichen Kräften. Insofern könnten wir die Geschichte des Pflegeberufs mit Max Weber zusammenfassen als die *Geschichte der Entzauberung der ursprünglichen Zaubererberufe.*

Evidence-based Nursing ist nur ein – wenn auch typischer – Schritt in diesem Prozess der Entzauberung oder der Aufklärung. Vertrauen wird umgestellt von Vertrauen in zauberische Kräfte auf Vertrauen in empirisch begründete Verfahren und Fähigkeiten. Daher haben wir diesem Buch den Titel „Evidence-based Nursing and Caring", und den Untertitel „Interpretativ-hermeneutische und statistische Methoden für tägliche Pflegeentscheidungen" gegeben.

Noch ein Hinweis für die Leser, die viele Evidence-basierte Bücher gelesen haben und wissen wollen: *Was ist anders an dieser Einführung in Evidence-basierte Praxis?*

- Die Konzentration auf das Arbeitsbündnis Pflege in Kenntnis der Professionsgeschichte der Pflege, die die Geschichte der vertrauensbildenden, aber auch enttäuschenden Entzauberung eines Zauberinnenberufes ist.
- Die Orientierung an der Geschichte der Wissenschaft als Entzauberung einer autoritativen Lehrstuhl-Offenbarung.
- Der Nachweis, dass der Aufbau interner Evidence in der Begegnung zwischen individuellen

Pflegebedürftigen und Professionsangehörigen vorrangige Voraussetzung dafür ist, externe Evidence aus Erfahrungen Dritter nutzen zu können.

- Die Orientierung am *Problem-Solving* im Sinne von Simon (1960) im Unterschied zum bloßen *Decision-Making*.
- Die Vorgängigkeit „qualitativer" Ansätze, auf deren Basis „quantitative" Studien erst sinnvoll sind.
- Die Berücksichtigung der multivariaten Verlaufsanalyse als ein Beobachtungsverfahren, das Vorteile gegenüber experimentellen randomisierten kontrollierten Studien bietet.
- Sechs statt der üblichen fünf Schritte der Evidence-basierten Praxis, um den
- Nutzen für die Praxis zu erhöhen.

Daher tragen wir für dieses Buch, trotz des äußerst schmeichelhaften Geleitwortes der Koordinatorin des internationalen Netzwerks der Centers for Evidence-based Nursing, Donna Ciliska von der McMaster University in Kanada, und unserer Arbeit als Gastprofessor bzw. *Visiting Scolar* an dieser Universität sowie der aufmerksamen und kritischen Diskussion unserer Kollegen in Österreich, der Schweiz und Deutschland allein die Verantwortung. Sie lesen kein offizielles Bulletin. Wie Sie an allen Lehrbüchern zu Evidence-basierter Praxis sehen können, werden diese von Auflage zu Auflage immer besser. Das hoffen wir auch für dieses Buch.

Johann Behrens und Gero Langer

Grundlagen Evidence-based Nursing und die Ethik professionellen eingreifenden Handelns

G.1 Alltägliche professionelle Pflege in Verantwortung für ihre Wirkungen

Evidence-basierte Pflege bezeichnet mehr als eine Methode der Pflegeforschung: Sie bezeichnet ein Ethos der Pflegepraxis, nämlich eine alltägliche professionelle Pflege in Verantwortung für ihre eigenen Wirkungen (Verantwortungsethik), die überhaupt erst Pflegewissenschaft als eigene Handlungswissenschaft begründet. Evidence-based Nursing (EBN) ist spätestens seit Florence Nightingale etwas ganz Selbstverständliches, das alle unsere Klienten und Pflegebedürftigen bei uns erwarten und das bisher trotzdem schwer und nur selten im Alltag zu erreichen war. Evidence-based Nursing ist eine Pflegepraxis, die

- die pflegerischen Interessen der individuellen Pflegebedürftigen in ihrem Gesundheitssystem
- im Auftrag der einzelnen Pflegebedürftigen und in Zusammenarbeit mit ihnen
- auf der Basis eines durch beständige zwischenmenschliche Nachprüfung ständig verbesserten Wissens (derzeit beste Belege)
- im pflegerischen und pflegerisch beratenden Entscheidungshandeln zu erfüllen sucht.

Eine kurze Definition für Evidence-based Nursing lautet demnach:

> Evidence-based Nursing ist die Nutzung der derzeit besten wissenschaftlich belegten Erfahrungen Dritter im individuellen Arbeitsbündnis zwischen einzigartigen Pflegebedürftigen oder einzigartigem Pflegesystem und professionell Pflegenden.

An dieser kurzen Definition ist wesentlich: Keineswegs beschränkt sich die Aufgabe von Evidence-based Nursing auf die statistische und hermeneutische Beurteilung von Forschungsarbeiten. Vielmehr stellt Evidence-based Nursing die Frage, ob und wie fremde, wissenschaftlich überprüfte Erfahrung in das eigene Arbeitsbündnis zwischen einem einzigartigen Pflegebedürftigen und einem professionell Pflegenden einbezogen werden kann.

Unter den „besten wissenschaftlichen Belegen" versteht man Forschung mit einem möglichst hohen Grad an externer Validität (→ Kapitel 4.1 auf Seite 132), die in der Praxis am Pflegebedürftigen durchgeführt wurde, mit sehr gutem Design und nur einem geringen Einfluss von verfälschenden Faktoren (Bias). Hierbei ist natürlich die praktische Erfahrung der Pflegenden, also die Fähigkeit, die Probleme und Ressourcen des Pflegebedürftigen richtig einzuschätzen und die Pflegehandlungen adäquat zu planen, die Kunst der Pflege also, Voraussetzung. Genauso wichtig sind die Vorstellungen des Pflegebedürftigen, seine Erwartungen und Bedenken hinsichtlich seines gesundheitlichen Problems und die eigenen vorhandenen Ressourcen, die sowohl die persönlichen Fähigkeiten der Pflegenden als auch die von der Institution bereitgestellten Mittel umfassen.

Evidence-based Nursing ist nicht nur seit Florence Nightingale eine Forderung der Pflege, sondern wurde auch in der Gesetzgebung geregelt. So wird sowohl in § 12 Abs. 1 Satz 1 SGB V als auch in § 4 Abs. 3 SGB XI eine „wirksame und wirtschaftliche Pflege" gefordert, die laut §§ 135ff. SGB V auf „wissenschaftlichen Erkenntnissen" beruhen soll. Dies wird ebenfalls im neuen Krankenpflegegesetz deutlich, denn die Ausbildung soll demnach „entsprechend dem allgemein anerkannten Stand pflegewissenschaftlicher, medizinischer und weiterer bezugswissenschaftlicher Erkenntnisse fachliche, personale, soziale und methodische Kompetenzen [...] vermitteln" (Abschnitt 2: Ausbildung, § 3 Ausbildungsziel, KrPflG).

„Evidence-based Nursing" ist also das pflegewissenschaftliche Etikett der neueren Versorgungsforschung (*Health Service Research*, ursprünglich Evaluation von Organisationen), unter dem eine alte Doppelfrage der Pflegeprofession aktuell erörtert wird: Wieweit kann ich unter Handlungsdruck pflegerische Entscheidungen, Managemententscheidungen oder edukative Entscheidungen auf „geprüfte" Erfahrungen Dritter (– „externe Evidence") bauen? Und wieweit muss ich es, bin also ethisch gegenüber den Pflegebedürftigen verpflichtet, das beste verfügbare Wissen zu finden und mit meinen einzigartigen Klienten daraus interne Evidence in der individuellen Begegnung aufzubauen? Die erste Frage führt zur skeptischen Erkenntnis der Grenzen, aber auch der Nützlichkeit der wissenschaftlich kontrollierten Erfahrungen Dritter. Die zweite Frage führt zur Reflexion des Arbeitsbündnisses mit Klienten, wie es für Professionen typisch ist. „Evidence-based Nursing" ist also keine spezielle Forschungsmethode, sondern bezeichnet ein Ethos professionellen Handelns in der Begegnung mit individuellen Klienten – dabei handelt es sich bei diesen individuellen Klienten um individuelle Pflegebedürftige, ihre Familiensysteme oder um Pflegesysteme.

Dabei verdankt sich schon das Etikett „Evidence-based Nursing" der tiefen Skepsis gegenüber „Eminence-based Nursing". Eminence-based Nursing ist die Art von Pflegewissenschaft, die Professoren – und andere eminent wichtige Persönlichkeiten – unprüfbar von ihren Lehrstühlen und Chefsesseln herab in Lehrbüchern und Vorschriften verkünden. Evidence-based ist dagegen der Beleg, den jeder Pflegeschüler, jeder Pflegebedürftige selber nachprüfen kann. Nicht der Lehrstuhl, nicht die hierarchische Position macht die Wahrheit, sondern die zwischenmenschliche Nachprüfbarkeit des Belegs durch jedermann und jedefrau. Diese Vorstellung hat bekanntlich vor 500 Jahren Melanchthon an der Universität Wittenberg vertreten und aus einem Liebesgedicht von Horaz „sapere aude" zitiert, „trau Dich zu wissen": Prüfe selber nach, Du musst Dich nicht auf die Eminenz des Priesters verlassen. Habe Mut, Dich Deines eigenen Verstandes zu bedienen. Technisch erleichtert wurde dieses „sapere aude" durch den Buchdruck, der Bibeln in einem vorher unvorstellbaren Ausmaß für eine Prüfung fast allerorten einsehbar machte. Und heute ist Evidence-based Nursing nicht ohne das Internet vorstellbar, das scheinbar alle Behauptungen der Welt überall abrufbar macht – und damit nach Techniken der Nachprüfung und der Auswahl verlangt.

Fragestellungen, Methoden und Antworten des Evidence-based Nursing sind weit älter als der Begriff „Evidence-based Nursing", der erst seit Anfang der 90er Jahre des letzten Jahrhunderts, forciert durch antiautoritäre kanadische und britische Pflegestudenten, als grundlegendes Konzept der Versorgung Verbreitung fand. Die inhaltlichen Argumente wurden in Deutschland und in den angelsächsischen Ländern viel früher entfaltet. Der Hallesche Philosoph, Theologe und Pädagoge Schleiermacher hat für die Pädagogik schon fast alle Elemente entwickelt, die wir heute als charakteristisch für EBN ansehen. Für ihn ist die einzige Rechtfertigung jeder pädagogischen Handlung deren tatsächlich mit großer Häufigkeit eintretende Wirkung bei den Schülern, nicht die gute Gesinnung der Lehrenden. Selbst die statistisch-probabilistische Frage nach der „Number Needed to Treat" – die Zahl derer, die sich einer Be-Handlung unterziehen müssen, damit ein einziger von ihr Nutzen hat – hat bereits Schleiermacher als ethisch äußerst relevant eingeführt: Da empirisch zu viele Kinder sich der Schule unterziehen müssten, ohne selber den Nutzen davonzutragen, hielt Schleiermacher eine Schulpflicht für ethisch nicht zu rechtfertigen.[1] Bei einer *Number Needed to Treat* ungleich 1 ist es ethisch umso wichtiger, dass sich der pädagogisch, therapeutisch oder pflegerisch Behandelte freiwillig für die Maßnahme entscheidet. In Großbritannien führte Florence Nightingale die ethische Position Schleiermachers fort, indem sie gegen die Mediziner ihrer Zeit systematische vergleichende Erhebungen der Folgen pflegerischer und medizinischer Handlungen forderte.

Wie in Abbildung G1 gezeigt, die in Abbildung G2 auf Seite 29 konkretisiert wird, besteht jede

1 Für diese Information danken wir dem Pädagogik-Professor Micha Brumlik, Frankfurt a. M.

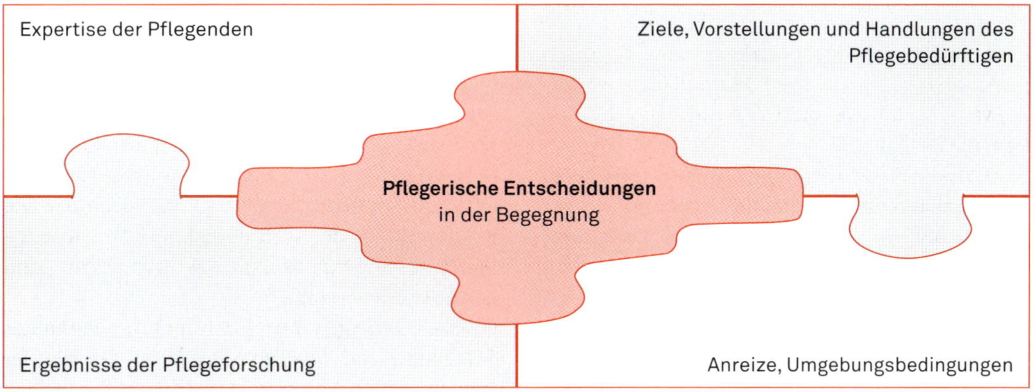

Abbildung G1: Komponenten einer pflegerischen Entscheidung

pflegerische Einzelfallentscheidung aus mehreren Komponenten: der Expertise der Pflegenden, den Vorstellungen des Pflegebedürftigen, den Umgebungsbedingungen und den Ergebnissen aus der Pflegeforschung, wobei jeder dieser Teile bei jeder Entscheidung in unterschiedlich starkem Ausmaß herangezogen wird. In der ambulanten Pflege scheinen vielleicht alle Elemente gleich stark vertreten, auf einer Intensivstation sind die Vorstellungen des Pflegebedürftigen gezwungenermaßen manchmal deutlich weniger erkennbar. Entscheidend sind immer die Ziele der Pflegenden.

Bisher basiert die Pflegepraxis zu einem sehr großen Teil auf der Expertise der Pflegenden und nur zu einem geringen bis gar keinem Teil auf Ergebnissen der Pflegeforschung – dies kann aber sehr gefährlich sein (→ Kapitel G.1.1).

Wenn man die Methode Evidence-based Nursing direkt am Bett anwendet, deckt sich die Definition von Evidence-based Nursing weitestgehend mit den Komponenten der pflegerischen Entscheidung aus Abbildung G1; Evidence-based Nursing kann aber auch abstrakter gesehen werden, wie im nachfolgenden Kapitel beschrieben wird.

Was Evidence-based Nursing ist, lässt sich nur verstehen, wenn Sie Evidence-based Nursing auf die alltäglichen pflegerischen Entscheidungssituationen in der Interaktion zwischen professionell Pflegenden und ihren Klienten beziehen. Daher beginnen wir dieses Buch mit der Analyse dieser Entscheidungssituation (→ Kapitel G.1.2).

Begännen wir dieses Buch nicht mit der Analyse alltäglicher pflegerischer Entscheidungen, verkäme Evidence-based Nursing schnell zu einem Klippschulkurs in einigen statistischen und hermeneutischen Methoden. Würden wir dabei noch die beliebten Rangfolgen von Evidence auflisten, würde unser Kurs vollends antiwissenschaftlich, nämlich dogmatisch. Was aber zwischenmenschlich („intersubjektiv“) nachprüfbares und durch Nachprüfung beständig verbessertes Wissen ist, davon handelt dieses ganze Buch.

G.1.1 Vertrauen in Zauberkraft, Vertrauen in Wissenschaft: Ist Wissenschaft Zauberei?

Worauf vertrauen Pflegebedürftige, die sich an uns Pflegende wenden? Diejenigen Pflegebedürftigen, die sich überhaupt durch ausgebildete professionell Pflegende pflegen lassen wollen (und das sind bekanntlich längst nicht alle!) tun dies, weil sie darauf vertrauen, dass wir sie nicht unnötigen Qualen und gefährlicher Pflege aussetzen. Aus demselben Grund vertrauen wir, wenn wir der Pflege anderer Professioneller bedürfen, diesen Pflegeprofessionellen. Wir vertrauen also nicht nur den verständnisvollen Augen und den großen und warmen Händen der uns Pflegenden, sondern wir vertrauen dem, was wir hinter diesen verständnisvollen Augen und den warmen und sicheren Händen vermuten: eine spezielle berufliche Fähigkeit, verbunden mit einem speziellen beruflichen Wissen. Denn viele Menschen sehen uns verständnisvoll an und haben schöne warme Hände. Wir schätzen sie hoch und manche lieben wir, aber wir vertrauen ihnen nicht in exakt derselben Weise, in der wir Pflegeprofessionen vertrauen.

Wenn Pflegebedürftige überhaupt darauf vertrauen, dass wir sie nicht unnötigen Qualen und gefährlicher Pflege aussetzen, dann vertrauen sie, so lässt sich zusammenfassen, auf die beständige Nachprüfung unseres Wissens. Sie vertrauen keineswegs nur auf unsere guten Absichten. Sie vertrauen darauf, dass wir unser Wissen wirklich beständig nachprüfen. Es ist keine Frage, dass wir diesem Vertrauen nicht immer gerecht wurden und auch nicht immer gerecht werden. Dekubitusgefährdete sind – in allerbester Absicht! – geföntund geeist worden, obwohl dies eine besonders quälende Form der Körperverletzung ist. Das macht für unsere Klienten das Programm der Wirksamkeitsprüfung umso dringlicher.

In diesem Grundlagenkapitel werden wir uns der Frage widmen, was nachprüfbares Wissen für die Pflegepraxis ist (→ Kapitel G.2 auf Seite 47). Dies ist zu klären, bevor wir auf die Fülle von Methoden und Techniken kommen, die die Vorstellung nachprüfbaren Wissens umsetzen sollen (→ Schritt 1 ab Seite 89 bis Schritt 6 ab Seite 291). Man kann über dieses Wissen nicht reden, ohne sich zuvor die Situation pflegerischer Problemlösung und Entscheidungen zu vergegenwärtigen, in der dieses Wissen ein „externer" Bestandteil ist (→ Kapitel G.1 auf Seite 25). Gingen wir nicht in diesem ganzen Buch von der grundsätzlichen Entscheidungssituation der Pflegepraxis aus, lieferten wir vielleicht einen kurz gefassten Überblick über Forschungsmethoden, aber trügen keineswegs zum Konzept von Evidence-based Nursing bei.

G.1.2 Ethik pflegerischer Problemlösungen und Entscheidungen, interne Evidence und externe Evidence

G.1.2.1 Die Grundsituation

Evidence-based Nursing versteht man am besten, wenn man die pflegerische Entscheidung sowie ihre idealen und ihre realen Bestimmungsgründe versteht, wie sie in Abbildung G2 aufgeführt werden.

Vielleicht erwarten Sie von diesem Buch, dass es Sie weitgehend in die Lektüre und Beurteilung von Studien einführt, für die wir gleich das Wort der „externen Evidence" erklären. Die Erwartung ist natürlich berechtigt, und wir wollen sie nach Kräften zu erfüllen versuchen. Aber diese Erwartung trifft nicht das, was Evidence-based Nursing eigentlich soll. Daher ist es wichtig, dass Sie sich zu Beginn klarmachen, dass sich das ganze Unternehmen Evidence-based Nursing ausschließlich von der gemeinsamen pflegerischen Entscheidungshandlung her begründet. Diese Situation schematisiert Abbildung G2, auf die wir uns auf den folgenden Seiten beziehen.

Unter „pflegerischer Entscheidungshandlung" verstehen wir in Anlehnung an Simon (1960) *Problem Solving* (= Problemlösen). Mit Problemlösung ist jede Handlung gemeint, die ein Problem erkennt (d.h. konstruiert) und Lösungsalternativen sucht, über die dann entschieden wird. *Problem Solving* ist also mehr als die Entscheidung zwischen bekannten Alternativen. Der als *Decision Making* bezeichnete Schritt der Entscheidung zwischen bekannten Alternativen ist so einfach, dass er automatisierbar ist, wie Simon mit Recht betont. Schwieriger und entscheidender ist die Aufbereitung einer Situation, die Bewertung verschiedener Alternativen für die Entscheidung.

Dabei ist, wie Sie aus vielfältiger eigener Erfahrung wissen, für unsere praktischen Lebensentscheidungen als *Problem Solving* typisch, dass wir sie unter Ungewissheit der Folgen unserer Entscheidung treffen müssen. Müssen meint: Wir können die Entscheidung nicht beliebig aufschieben, weil auch eine Nichtentscheidung eine Entscheidung ist. Während der Aufschiebung einer Entscheidung kann sich der Zustand erheblich verschlechtern. Insofern stehen wir unter einem unabweisbaren Entscheidungsdruck unter Ungewissheit.

Eine Problemlösung kann – im Moment der Entscheidung – nicht aus vollständig bekannten Randbedingungen abgeleitet werden, wie ein Beweis in der Mathematik. Ob die Entscheidung richtig war, zeigt sich erst hinterher, wenn die Folgen der Entscheidung eingetreten sind. Im Moment der Entscheidung können wir noch nicht wissen, ob sie richtig sein wird.

Das berechtigt uns aber keineswegs, auf gut Glück zu entscheiden. Wir bleiben begründungspflichtig für unsere Entscheidungen. Wir begründen unsere Entscheidungen mit Erwartungen. Wir entscheiden uns zum Beispiel für eine pflegerische Maßnahme, weil sie anderen in vergleichbaren Si-

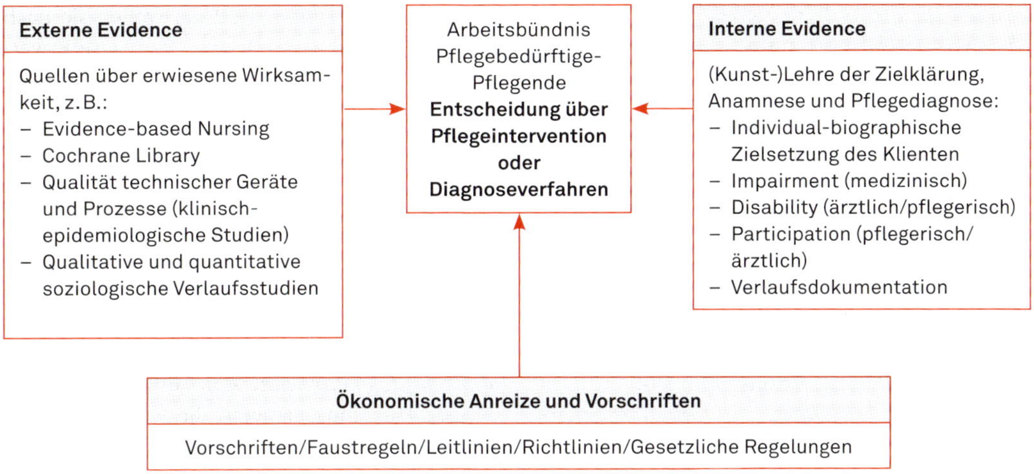

Abbildung G2: Evidence-basierte pflegerische professionelle Praxis: interne und externe Evidence, moralische und ökonomische Anreize bei pflegerischen Entscheidungen

tuationen geholfen hat. Diese Erwartung kann sich als falsch erweisen. Dass eine Maßnahme anderen geholfen hat, heißt nicht notwendigerweise, dass sie uns oder unseren Klienten hilft.

Viele hilfreiche Wirkungen werden auch zufällig entdeckt, als Nebenwirkungen ganz anders geplanter Handlungen. Aber wir stehen unseren Klienten gegenüber in der Pflicht, ihre Ziele und das überhaupt Erwartbare so sorgfältig abzuklären, wie es die Zeit erlaubt. Diese Pflicht ist nicht erst dann verletzt, wenn sich eine Entscheidung nachträglich als falsch herausstellt. Sie ist schon dann verletzt, wenn wir nicht sorgfältig genug Probleme und Ziele und das überhaupt verfügbare externe Wissen vorab prüften. Im Alltagsdeutsch gibt es dafür zwei präzise Wendungen, die täglich millionenfach gebracht werden, sobald uns die Folgen von Entscheidungen sichtbar werden: „Ich hätte es eigentlich wissen müssen" und „Damit hat niemand rechnen können".

In Entscheidungsmodellen der neoklassischen Ökonomie und manchen psychologischen Modellen wird oft, um überhaupt zu ableitbaren Ergebnissen zu kommen, die Ungewissheit der Zukunft getilgt durch bewertete Erwartungen und Risikopräferenzen. Dann werden rationale Entscheidungen ableitbar und von irrationalen Entscheidungen abgrenzbar. Solche Modelle sind hilfreich für Klausuren und als Checklisten für Gesichtspunkte eigener Entscheidungen.

Durch ihre Umdeutung von „Ungewissheit" in „Unsicherheit" (als eine bekannte und berechenbare Risikokonstellation) treffen diese Modelle die lebenspraktische Situation der Entscheidung unter Ungewissheit aber gerade nicht (J. Behrens, 1982; Oevermann, 1991). Lebenspraktische Entscheidungen zeichnen sich gerade dadurch aus, dass Probleme durch Infragestellen von Routinen (an) erkannt und Entscheidungen unter Ungewissheit und trotzdem bei Begründungspflicht getroffen werden müssen. Oevermann (1991) nennt deshalb die Lebenspraxis eine widersprüchliche Einheit von Entscheidungszwang und Begründungsverpflichtung.

Abbildung G3 verdeutlicht drei grundlegende Erkenntnisse:

1) Die pflegerische Entscheidung als Auswahl zwischen bewerteten Alternativen ist ein spätes und ziemlich automatisierbares Stadium im Problemlösungsprozess.
2) Die (Literatur-)Suche nach pflegerischen Handlungsalternativen folgt der Problem(an)erkennung nicht nur, Literaturergebnisse wirken auch auf die Problemanerkennung zurück. Denn entdeckte Möglichkeiten spezifizieren Bedürfnisse und präzisieren Problemsichten.
3) In der Literatur (Illustrierte, Internet) entdeckte Möglichkeiten können dazu führen, sich an einen bestimmten Adressaten mit der Bitte um Beratung zu wenden.

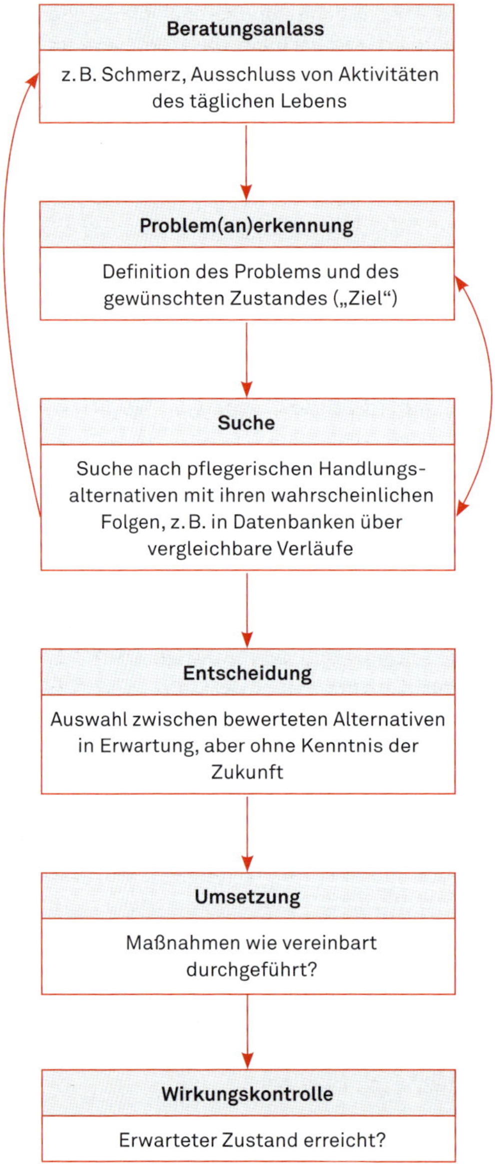

Abbildung G3: Das Pflegemodell – pflegerische Entscheidungen als Phase pflegerischer Problemlösungen

Im Kern dieser Situation steht in der Pflege typischerweise die Kommunikation zwischen zwei Personen, nämlich dem professionell Pflegenden auf der einen Seite und dem sich selber als pflegebedürftig ansehenden Klienten auf der anderen Seite. Selbstverständlich kann die Klientin auch eine Gruppe sein bis hin zum Bundestag. Da die Pflegeprofession nicht Organe behandelt, sondern Personen unterstützt, ist für die Wirksamkeit der Pflege einschließlich der pflegerischen Beratung ein Arbeitsbündnis zwischen Professionsangehörigen und Klienten in der Regel unerlässlich.

Im Folgenden gehen wir zunächst kurz darauf ein, in welcher Eigenschaft sich die beiden hier begegnen und kooperieren. Vor diesem professionstheoretischen Hintergrund führen wir die entscheidende Unterscheidung zwischen externer Evidence und interner Evidence ein.

Externe Evidence liegt in Datenbanken über erwiesene Wirksamkeit von Interventionen oder diagnostischen Verfahren vor, also in Aussagen, welche Wirkung eine Intervention auf eine bestimmte Population wahrscheinlich hatte. Extern nennen wir diese Evidence, weil sie unabhängig von der pflegenden Person und ihrer Klientin existiert. Dieses Wissen existiert auch außerhalb (= extern) von deren Kommunikation (→ Kasten links in Abbildung G2 auf Seite 29).

Das Gegenteil gilt für die interne Evidence. Sie umfasst die Überzeugungen, die an die kommunizierenden Personen und ihre Kommunikation gebunden sind (→ Kasten rechts in Abbildung G2 auf Seite 29). Das gilt nicht nur für die persönlichen Erfahrungen beider, sondern auch für die individuell-biographische Zielsetzung und die individuelle Diagnose in den Dimensionen des *Impairments*, der Aktivitäten des täglichen Lebens und der individuellen Realisierung der gewünschten Partizipation an den individuell bedeutsamen sozialen Zusammenhängen, wie sie die internationale diagnostische Klassifikation der Weltgesundheitsorganisation („ICF") erfasst.

Zwar können die Kategorien und die Methoden der Diagnose allgemein verbreiteten Regeln folgen, aber das Ergebnis der Diagnose ist an die Personen gebunden. Auch die persönliche Erfahrung, die Intuition, die „Nase" sind möglicherweise nichts anderes als individuell angeeignete, zur Selbstverständlichkeit (*tacit knowledge*) herabgesunkene externe Evidence. Aber als eben schweigendes Wissen sind sie an die Person gebunden.

Daraus wird klar: Niemals kann die externe Evidence die persönliche pflegerische Entscheidung, die persönliche Zielsetzung und Problemstellung ersetzen. Immer sind eine Bedarfserhebung und eine pflegerische Entscheidung unter Restunsicherheit vorzunehmen. Dass Pflegebedürftige wie im Blutanalyselabor automatisch diagnostiziert und automatisch unter die richtigen Pflegeinterventionen gemäß Stand der externen Evidence subsumiert werden, ist – selbst wenn es überhaupt wünschenswert wäre – ausgeschlossen. Aber je mehr sich pflegerische Problemlösungen auf externe Evidence stützen können, umso mehr überflüssiges Leid und überflüssige Qual können vermieden werden.

Evidence-based Nursing stellt sich also nicht die Frage: „Wie kriege ich Datenbanken mit externer Evidence voll und wie zapfe ich sie an?" Vielmehr ist Evidence-based Nursing eine Methode der Verknüpfung von externer Evidence und interner Evidence im einzigartigen Einzelfall meines Klienten, bei dem eine pflegerische Entscheidung unter Unsicherheit nicht beliebig bis zur endgültigen Klärung aufgeschoben werden kann. Im Unterschied zur Obduktion in der Gerichtsmedizin, die sich alle notwendige Zeit für die Wahrheitsfindung nehmen kann, stehen wir in der Pflege unter Handlungsdruck – auch eine Unterlassung ist eine Handlung.

Auf das Verhältnis von externer Evidence zu interner Evidence gehen wir auf den folgenden Seiten knapp ein, bevor wir in Kapitel G.2 auf Seite 47 die Besonderheiten Evidence-basierten, wissenschaftlichen, also vor allem zwischenmenschlich nachprüfbaren Wissens herausarbeiten. Denn auf das Verhältnis von externer Evidence und interner Evidence werden wir in diesem Buch immer wieder zurückkommen müssen.

In Abbildung G2 auf Seite 29 finden Sie im dritten Kasten jene Einflüsse, die auf Problemdefinitionen und Entscheidungen wirken, ohne in jedem Fall auf die Bedürfnisse der Klienten oder externe Evidence zurückführbar zu sein. Das sind Kosten und Entgelte oder Erträge pflegerischer Maßnahmen, also ökonomische Anreize. Das sind Anerkennung und Reputation, die mit bestimmten pflegerischen Handlungen verbunden sind. Und das sind gesetzliche und organisationsinterne Vorschriften, ungeschriebene, aber wirksame Faustregeln, Richtlinien und Empfehlungen, die unser Handeln tatsächlich – man mag das bedauern oder nicht – auch dann leiten, wenn sie nicht evidence-basiert und durch Prioritäten der Klienten begründet sind. Auch diese Wirkkräfte bedürfen des theoretischen Verständnisses in einer soziologischen Theorie ökonomischer und moralischer Anreize und der Entstehung von Leitlinien und Vorschriften.

Es wäre naiv, diese Anreize aus den Organisationsformen pflegerischer Arbeit zu vernachlässigen. Die Welt besteht nicht nur aus Pflegenden, die einem Pflegebedürftigen gerecht werden wollen und dazu ausschließlich auf interne biographische und externe Evidence aus Studien zurückgreifen. Die Pflegenden sind zugleich – um ihre Existenz zu sichern – in arbeitsteiligen Strukturen organisiert. Das gilt für die auf sich gestellte Gemeindeschwester nicht weniger als für die Pflegenden in großen Kliniken. Wenn Evidence-based Nursing für die Praxis relevant sein soll, dann muss sie sich in diesen Organisationsstrukturen bewegen und sie verändern können (→ die Schritte des EBN-Vorgehens in Kapitel G.1.3.1 auf Seite 37).

Auf welche Theorien können wir zum Verständnis der für Evidence-based Nursing typischen Problemlösungssituation zurückgreifen? Für die externe Evidence ist Erkenntnis- und Wissenschaftstheorie, für die interne Evidence die Professionstheorie und für die arbeitsteiligen Strukturen, in denen Arbeitsbündnisse zur Problemlösung organisiert sind, ist eine soziologische Theorie ökonomischer und sonstiger Anreize hilfreich. Diese drei theoretischen Ansätze durchdringen sich wechselseitig.

G.1.2.2 Das professionstypische Arbeitsbündnis: Zauberinnen, Dienerinnen, Pflegeprofessionelle – Qualitätssicherung

Dieses Arbeitsbündnis zwischen Pflegenden und Pflegebedürftigen ist in jedem einzelnen Fall einzigartig. Eine Wiederholung ist extrem unwahrscheinlich. Die Konstellation unterscheidet sich von der kommunikativen Situation eines Pflegebedürftigen mit seinen Angehörigen. Allein dadurch, dass die Pflegende ihm als *berufsmäßig* Pflegende entgegentritt, ergibt sich eine veränderte Situation. Diese hat zwei hauptsächliche alternative Ausprägungen, die aus der Geschichte der Verberuflichung der Pflege resultieren.

Eine Dienstleistung gegen Geld kann nämlich zum einen eine Leistung sein, die vom jeweiligen

Auftraggeber präzise vorgeschrieben werden kann. Diese Art der Dienstleistung wird typischerweise von Dienern erbracht, wenn die Herrschaft mindestens so gut wie die Diener selber beurteilen kann, was die wesentlichen Qualitätsmerkmale einer Leistung sind. In diesem Sinne sind die meisten von uns in der Lage, selber beurteilen zu können, wie die Reinigung ihrer Wohnung erfolgen oder Essen gekocht werden sollte, auch wenn sie es nicht selber tun.

Von dieser Dienstleistung unterscheidet sich zum anderen die Dienstleistung, die sich vom ersten Beruf herleitet. Diese erste Vorform der späteren Berufe ist der „Beruf" des Zauberers oder Zauberpriesters. Das heißt, der Dienende verfügt über Fähigkeiten und ein Wissen, das dem Klienten gerade nicht zur Verfügung steht. Genau aus diesem Grunde setzen Klienten geradezu charismatische Erwartungen in den professionell Handelnden.

Es kann hier leider nicht in der nötigen Ausführlichkeit dargestellt werden, warum sich die Pflege diesen Berufen des Zauberers und der späteren weisen Frau in ihrer Geschichte verdankt. Deutlich hervorheben möchten wir aber, dass das zauberische Wissen (z.B. das der weisen Frau) gerade vor der zwischenmenschlichen Mitteilbarkeit und Nachprüfbarkeit aus Gründen der Verheimlichung geschützt wurde, um Erwerbschancen für die Zauberer und weisen Frauen zu monopolisieren. So hieß es beispielsweise im frühen hippokratischen Eid, dass derjenige, der sein Wissen an Berufsfremde verrät, umgebracht werden soll.

Angehörige der Pflegeprofession hingegen berufen sich nicht auf nur ihnen offenbarte Geheimlehren, sondern auf zwischenmenschlich nachprüfbares Wissen. Im Unterschied zu Dienern tun sie andererseits auch nicht so, als wüssten sie nicht mehr als die einzelnen Pflegebedürftigen und diese seien als auftragserteilende Kunden selbst schuld, wenn sie ihnen den falschen Auftrag gäben (wie in der DIN ISO 9000–9002).

Diese Verantwortung für die Durchführung können Professionen nicht auf ihre Klienten abwälzen, wie etwa Diener auf ihre Herrschaft. Deshalb haben wir große Bedenken, Pflegebedürftige umstandslos als „Kunden" zu bezeichnen. Ein Kunde ist für seinen Kauf selbst verantwortlich. Der Verkäufer kann sich daher über den Verkauf freuen und ist keineswegs dazu verpflichtet, den Kunden darauf hinzuweisen, wenn der die Ware in dieser Ausführung nach Meinung des Verkäufers gar nicht unbedingt braucht. Genau zu diesem Hinweis sind Angehörige der Pflegeprofession aber verpflichtet. Sie sind nicht nur Verkäufer und Diener, sondern vor allem Angehörige einer Profession.

Denn wenn Pflegebedürftige auch in zahlreichen Situationen wie Kunden handeln können, die die Eignung und Beschaffenheit einer Ware genau beurteilen können, so können sie das doch nicht immer. Sie bedürfen der uneigennützigen Information und Beratung durch die Angehörigen der Pflegeprofession. Es gehört zu den Schwächen der Diskussion über personale soziale Dienste, dass in ihr die Unterscheidung zwischen Dienern und Professionen nicht von den Arbeitsbündnissen mit Klienten (nicht Kunden!) her getroffen wird. Daher ist die Qualitätsdefinition der ISO 9000–9002 für Professionshandeln nicht einfach übertragbar, weil in der ISO-Norm der Kunde die Verantwortung für die Qualitätsdefinition hat.

Dass aber die Pflege als Beruf ihren Ursprung in dem Zaubererberuf der weisen Frauen hat, wird uns in unserer ganzen Arbeit begleiten als gelegentliche Hoffnung der Pflegebedürftigen auf unsere geradezu überirdischen Fähigkeiten. So sind Pflegebedürftige in der Regel verunsichert, eine berufsmäßig Pflegende oder einen Arzt zu sehen, der sich bei ihrem Anblick am Kopf kratzt und erst mal Bücher wälzt. Es besteht eine Erwartung an ärztliche und pflegerische Eleganz (J. Behrens, 2000), die darin besteht, dass jemand ohne langes Grübeln sofort weiß, was zu tun ist.

G.1.2.3 Interne externe Evidence im Arbeitsbündnis: Qualität und ihre Sicherung

Was ist der Inhalt dieser Kommunikation zwischen Pflegeprofessionen und ihren Klienten? Das lässt sich gut an der pflegerischen Diskussion über Qualitätssicherung und dem Pflegeprozess mit seiner Ausführung in *Critical Pathways* erörtern, die sich durch Evidence-based Nursing mehr am einzigartigen Patienten oder Pflegebedürftigen orientieren. Inhalte der Kommunikation zwischen Pflegeprofession und den jeweils einzigartigen Klienten sind die Erarbeitung:

- erstens des Pflegeziels;

- zweitens des Einverständnisses über den Prozess, mit dem es zu erreichen ist, und daher
- drittens die Ableitung der Strukturen aus dem Prozess, die für einen Pflegeprozess nötig sind.

Diese Entscheidungsthemen lassen sich sehr gut darstellen an dem durch uns um eine vierte Stufe erweiterten Donabedian-Schema (J. Behrens, 1999)

- der Strukturqualität,
- der Prozessqualität,
- der Qualität des Prozess-Outcomes (Prozessergebnisqualität)
- und dem Zusammenhang von Prozess-Outcome zu dem eigentlich angestrebten, aber nicht allein durch den Prozess erreichbaren begründenden Ziel (Zielerreichungsqualität) (→ Abbildung G4).

So liegt das letzte, zu pflegerischen Maßnahmen motivierende Ziel der Pflegebedürftigen häufig im Wunsch nach Teilhabe am für sie biographisch relevanten sozialen Leben. Dieses Ziel kann durch eine pflegerische Maßnahme, zum Beispiel den Ausgleich von Mobilitätseinschränkungen durch Training oder Kompensation, nicht direkt erreicht werden, die das Outcome im Sinne Donabedians sind. Aber ohne das angestrebte begründende Ziel brächten Pflegebedürftige gar nicht die Kraft auf, sich auf die anstrengenden und schmerzhaften pflegerischen Maßnahmen einzulassen.

In Abbildung G4 geht die Begründung der vier Ebenen der Qualität von der obersten Ebene zurück zur ersten, der Strukturqualität. Ich muss die Beiträge der Ergebnisse des Pflegeprozesses zu meinem angestrebten Ziel kennen, um mich überhaupt dafür zu interessieren, welche Prozesse für das Erreichen des Prozess-Outcomes nötig sind. Ich muss die für das Erreichen der Prozessergebnisse nötigen Pflegeprozesse in Wirkungsanalysen genau erkannt haben, um die Prozessqualität definieren zu können. Ich muss die für diesen Pflegeprozess unbedingt erforderlichen strukturellen Voraussetzungen (Personalqualifikation, Arbeitsbedingungen) genau kennen, um die Anforderungen an die Strukturqualität definieren zu können.

Manchmal erweisen sich diese Strukturen und Prozesse als so wenig mit meinem letzten, alles begründenden Ziel vereinbar, dass ich lieber auf den Prozess und seine Strukturen verzichte. Aber immer bleibt die Tatsache, dass ich nichts über die notwendige Strukturqualität sagen kann, bevor ich die Wirkungen der Prozesse kenne. Ohne Wirkungsanalyse ist keine Aussage über Strukturqualität möglich. Wie Sie als Leser jetzt zu Recht einwenden mögen, ist diese Bedingung keineswegs erfüllt. Vielmehr werden häufig Strukturqualitäten definiert (z. B. der Prozentanteil des examinierten Personals in einer Einrichtung), ohne die Wirkung dieser Struktur auf den Prozess, seine Outcomes und die letztlich angestrebten Ziele überhaupt zu kennen.

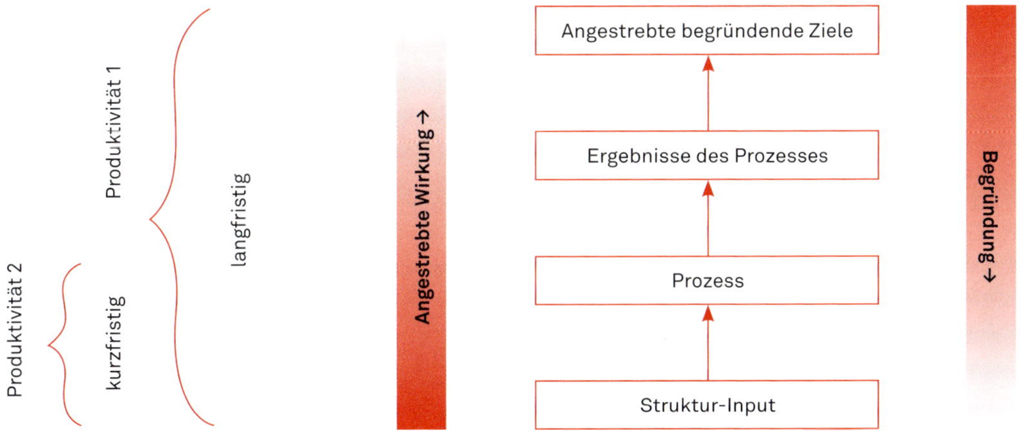

Abbildung G4: Der Zusammenhang der vier Ebenen der Qualität

Im Gesundheitswesen lassen sich die Strukturen häufig viel leichter beschreiben als die Prozesse und ihre Ergebnisse, und daher sind wir versucht, Strukturqualitäten zu definieren, bevor wir die Wirkungskette bis zu den Prozessergebnissen und der Zielerreichung kennen. Das ist zweifellos eine Schwäche. Aber immer wird in solchen Äußerungen über Strukturqualität eine Erwartung über die Wirkung unterstellt und geistig vorweggenommen. Diese Unterstellung muss in Wirkungsanalysen einer Bewährungsprobe unterzogen werden, um als Begründung zu taugen (J. Behrens, 1994).

In Abbildung G4 lassen sich zwei Produktivitäten unterscheiden, deren Unterschied wir 1994 (J. Behrens, 1994, 1999) in die Diskussion einführten. Die kurzfristige Produktivität 2 bezeichnet das Verhältnis der Kosten des Struktur-Inputs zum Prozess. Sie misst zum Beispiel, wie viel Pflegepersonal erforderlich ist, um bestimmte Pflegemaßnahmen durchzuführen. Diese kurzfristig und leichter erhebbare Produktivität 2 ist letztlich nur sinnvoll, wenn wir die langfristige Produktivität 1 abschätzen können. Sie setzt die Struktur- und Prozesskosten ins Verhältnis zu den Prozessergebnissen und letztlich angestrebten Zielerreichungen.

Ein entscheidender Bestandteil der Prozessqualität besteht in der Ersparnis überflüssiger Qual, überflüssigen Leides und überflüssigen Ärgers für den Klienten, der mit einer falschen Prozessbestimmung verbunden ist. Wir müssen uns immer klar darüber sein, dass auch pflegerische Interventionen ungewollte negative Nebenwirkungen haben können, die es dem Klienten zu ersparen gilt.

Diese Entscheidungen sind für die Pflegebedürftigen, manchmal auch für die Pflegenden sehr schwer. Es sind häufig schmerzhafte Entscheidungen. Sie werden keineswegs in einer lockeren Abfrage getroffen, sondern in einem professionstypischen Kommunikationsprozess.

Dabei ist eines offensichtlich: Um die Entscheidung über die angemessenen Pflegeprozesse zu fällen, reicht das Wissen der Pflegebedürftigen keineswegs immer aus (dass Pflegebedürftige sich niemals über die angemessenen Pflegeprozesse hinreichend Kenntnis verschaffen können, ist allerdings genauso auszuschließen – die Bewegung „Selbständig leben" zeigt dies). Hier sind häufig, wenn nicht in der Regel, die Pflegebedürftigen auf eine wahrheitsgemäße Darstellung der Pflegeprofessionen angewiesen. Genau auf dieses Mehr an wissenschaftlich begründetem Wissen vertrauen die Pflegebedürftigen, nachdem sie nicht mehr auf überirdische Fähigkeiten der weisen Zauberinnen vertrauen.

Aber woher haben die Pflegeprofessionen eigentlich dieses Wissen? Sie können es offenbar nicht mehr aus der Kommunikation mit den Pflegebedürftigen in diesem Augenblick selber beziehen. Aus der Kommunikation kann man, aber nur vor dem Hintergrund der Kenntnis der Möglichkeiten, in einer biographischen Perspektive Pflegeziele vereinbaren, nicht aber die Möglichkeiten des Pflegeprozesses selber darlegen.

G.1.3 Problem(an)erkennung und Evaluationsspirale: Die Probleme des Pflegeprozesses und die sechs Schritte der Methode Evidence-based Nursing and Caring

Die Abbildung G5[2] gibt den – begrifflich von uns leicht präzisierten – Pflegeprozess wieder, nach dem viele von uns täglich arbeiten oder zumindest zu arbeiten vorgeben. Weil der Pflegeprozess mit und ohne externer Evidence abläuft, können Sie an ihm gut erkennen, was externe Evidence ihm eigentlich hinzufügt.

Von den vier Schritten ist der erste der schwierigste und folgenreichste, obwohl die Strategieformulierung, die Umsetzung und auch die Evaluation mehr Aufwand verlangen. Denn mit dem ersten Schritt, der Problemerkennung oder, besser gesagt, der Problem*an*erkennung sind die entscheidenden Weichen und Erfolgskriterien gestellt. Das können Sie sich leicht klarmachen an EDV-unterstützten *Critical Pathways*. Wenn der erste Schritt, das Problem-Assessment, abgeschlossen oder beschlossen ist, ergeben sich daraus nur wenige angemessene Strategien und Umsetzungen (Schritt 2 und 3), und mit der Problemdefinition sind zugleich die Erfolgskriterien bestimmt, die bei der Evaluation (Schritt 6) abzufragen und zu erheben sind.

2 Vgl. hierzu den Pflegeprozess, den *Public Health Action Cycle* der U.S. National Academy of Sciences von 1988 und Max Webers Wissenschaftsverständnis im Werturteilsstreit

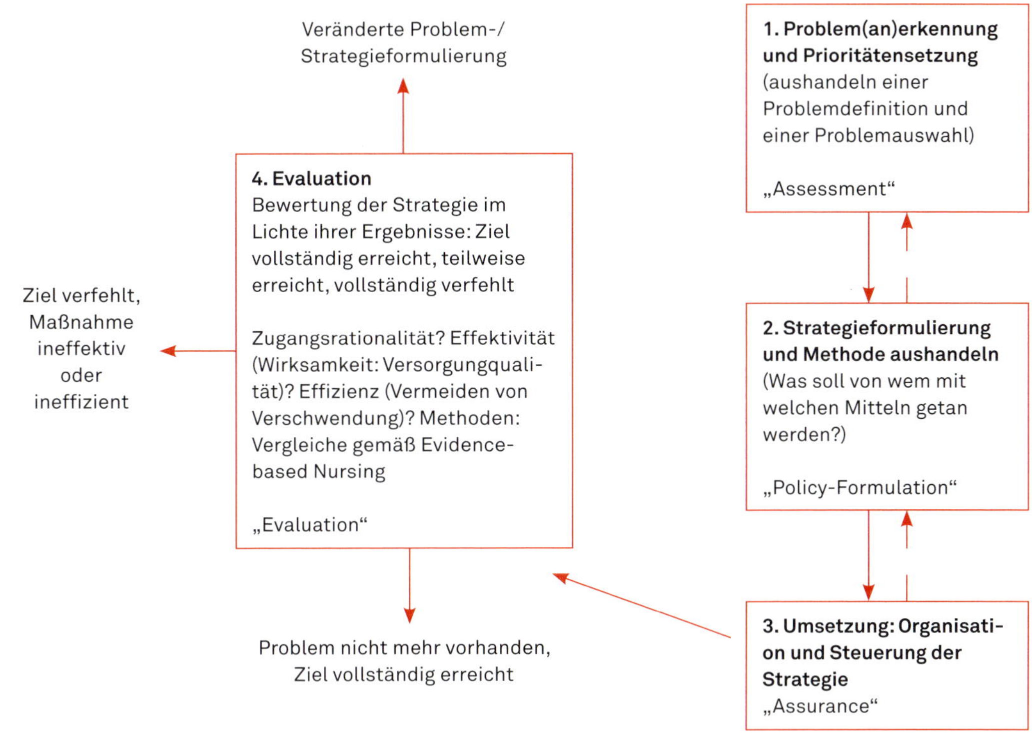

Abbildung G5: Problem(an)erkennung und Evaluationsspirale

Wie kommt es zur Problem(an)erkennung? Sie ist das Ergebnis eines Aushandlungsprozesses zwischen Ihren Klienten und Ihnen, bei dem die Definitionsmacht und die Informationen keineswegs zwischen Klienten und Ihnen gleich verteilt sein müssen, sondern faktisch durchaus überwiegend auf Ihrer Seite liegen können. Der Aushandlungsprozess geht vom Klienten aus, der in der Erwartung einer Unterstützung zu Ihnen kommt. Ohne dass ein Klient kommt, beginnt der Prozess in der Regel gar nicht – mit Ausnahme von Unfällen, auf der Intensivstation und allen anderen Bereichen, in denen Sie einen Bewusstlosen stellvertretend für ihn selber zu Ihrem Klienten machen. Den Klienten treibt eine Krise in seiner Teilhabe an den für ihn biographisch relevanten Alltagsbereichen zu Ihnen – sei diese Krise auf Schmerz, Enttäuschung, Fähigkeitsverlust, Ausschluss, Wut oder Ähnliches zurückzuführen.

Was machen Sie als Professionsangehörige mit diesem Wust an Erwartungen und Hoffnungen, die Sie keineswegs alle erfüllen, und Beschwerden, denen Sie keineswegs allen abhelfen können? Die Versuchung liegt nahe, dass wir diejenigen Beschwerden herausgreifen und diagnostisch als Problem anerkennen, die wir beeinflussen können. Für alle anderen erklären wir uns als fachlich nicht zuständig. Wir untersuchen den Klienten im Lichte unseres Problemverständnisses und schlagen ihm eine Behandlungsstrategie vor – unabhängig von der Relevanz, die der Klient dieser Problemdefinition beimaß. Dieses Vorgehen steht offensichtlich klar im Gegensatz zum Modell des Pflegeprozesses und zu dem ihm zugrunde liegenden Managementzyklus: Nicht der 1. Schritt, die Problemanalyse, bestimmt den 2. Schritt, die Strategieauswahl. Sondern umgekehrt bestimmt der 2. Schritt, die von uns beherrschte Strategie, die Definition des Problems.

Aber diese Umkehrung, dass die gekonnten Handlungen die Problemdefinitionen bestimmen, ist nicht nur menschlich verständlich, sondern auch wahrnehmungspsychologisch und systemtheoretisch verankert. Professioneller, aber auch schwieriger ist es, stattdessen zunächst mit dem Klienten dessen Relevanzen abzuklären, wie wir es in Abbildung G4 auf Seite 33 mit der Unterscheidung von Prozessergebnissen und angestrebten begründenden Zielen vorschlugen. Bei der Problem(an)erkennung geht es also um einen Auswahlprozess, bei dem die unterschiedliche Macht von Klienten und Professionen sich ebenso auswirken wie unterschiedliche Kenntnisse von dem, was als pflegerische Behandlung möglich ist. Diese Phase der Problem(an)erkennung ist die Phase, in der Einflüsse außerhalb der Klientenbeziehung und – wie wir noch sehen werden – außerhalb der Wissenschaft die größte und nur schwer zu kontrollierende Wirkung auf den Pflegeprozess haben.

Auch beim 2. und 3. Schritt, der Strategieformulierung (Was soll getan werden – von wem und mit welchen Mitteln?) und der Umsetzung, sprechen wir von Aushandeln statt von bloßer Ableitung aus der Problemformulierung. Das hat zwei schon erwähnte Gründe. Generell pflegen wir keine vom Klienten unabhängigen Werkstücke, sondern Pflege ist nur als gemeinsames Handeln des Klienten mit uns möglich. Vor allem aber werden für die Klienten Prioritäten von Problemen häufig erst dann klar, wenn sie die pflegerischen Strategien am eigenen Leibe erleben, die zu ihrer Bewältigung beabsichtigt sind. Denn der Pflegeprozess kann nur funktionieren, wenn im 1. und 2. Schritt bei Klienten wie Pflegenden Vorstellungen über die Umsetzungen und die angestrebten Ziele sehr konkret vorhanden sind, die Mühen der Umsetzung und die Ergebnisse geistig vorweggenommen („antizipiert") werden können. Sonst ginge der Pflegeprozess völlig an der Realität der Klienten vorbei (J. Behrens & Müller, 1989).

Die Prioritäten können sich während des Pflegeprozesses ändern. Der Manipulation der Erfolgsmessung wäre Tür und Tor geöffnet, wenn in der Evaluation eine Verfehlung des Ziels umgedeutet werden könnte in eine Veränderung des Ziels. Um überhaupt denkbar zu machen, dass der 1. Schritt des Pflegeprozesses zeitlich vor dem 2., 3. und 4. liegt, muss im 1. Schritt schon der gesamte Kreis geistig vorweggenommen („antizipiert") werden können. Nur dann ist der 1. Schritt von allen anderen zu trennen. Das erklärt aber auch die Unverzichtbarkeit des 4. Schritts, der Evaluation. Hier werden unsere Klienten und wir uns klar, ob der Prozess das Problem gelöst hat oder eine veränderte Problem- und/oder Strategieformulierung nötig wird. Deswegen sprechen wir von einer Evaluationsspirale, um den Prozess der kurzfristigen Korrekturen deutlich zu machen.

Woher beziehen wir professionell Pflegenden das Wissen über die Wirkung von Pflegehandlungen, das wir unseren Klienten mitteilen, um ihnen bei der Entscheidung über eine Pflegestrategie zu helfen? Grob lassen sich drei Wissensquellen unterscheiden:

1) Versuche, die wir *direkt mit dem von uns beratenen Klienten* durchführen. (Beispiel: Wir schauen mal, wie bei seinem Dekubitus Fönen und Eisen hilft, und sehen dann weiter.) Offenbar schätzen unsere Klienten diese Wissensquelle, die sich natürlich nie ganz vermeiden lässt, nicht besonders. Ihnen ist es lieber, wir verfügen über ein Wissen, das schmerzhafte Versuche an ihnen vermeidbar macht.
2) Eine zweite Quelle dieses Wissens – allerdings immer noch eine gefährlich beschränkte – könnte die ausschließlich *alleinige Erfahrung der Pflegeprofessionellen* sein. Diese eigene Erfahrung, mit H. Raspe (2001) als *interne Evidence* zu bezeichnen, ist unerlässlich, aber begrenzt: Die eigene Erfahrung umfasst nie so viele Jahre, wie die gesamte Profession ausmacht; sie kann nie methodisch so viele Irrtümer falsifiziert haben, wie ein Überblick über alle Pflegehandlungen zusammen; sie ist aus diesem Grunde besonders anfällig für vorurteilsbehaftete Habitualisierungen, wie wir sie bereits an Fönen und Eisen bei Dekubitus sahen.
3) Genau an dieser Stelle wird die *externe Evidence (also das Lernen aus Untersuchungen und Studien, die man nicht selber durchgeführt hat)* entscheidend. Sie sind ganz links in Abbildung G2 auf Seite 29 verzeichnet. Diese externe Evidence hat also eine genau zu bezeichnende kleine Rolle innerhalb des Pflegeprozesses Evidence-based Nursing. Sie soll viele schmerzhafte und vergebliche Versuche direkt an unseren Klienten vermeidbar machen. Weil das Leben begrenzt ist, ist nämlich keineswegs zu erwarten, dass allein unsere Erfahrung, geschweige denn unsere Erfahrung mit einem einzigen Klienten, noch zu seinen Lebzeiten zur richtigen Pflege führt. Wie finden und bewerten Sie externe Evidence? Sie finden und bewerten sie in sechs

Schritten, die an den Pflegeprozess angepasst sind und die wir in den folgenden Kapiteln erörtern werden.

G.1.3.1 Die sechs Schritte Evidence-basierter Pflege (Nursing und Caring)

Evidence-based Nursing ist eine Methode, die aus sechs Schritten besteht, wobei jeder Schritt spezielle Fertigkeiten verlangt, die in aller Regel erst erlernt werden müssen. Abhängig von der Komplexität der Fragestellung und der Verfügbarkeit der Originalstudien kann es meist eine Stunde bis hin zu Wochen und Monaten dauern, bis man zu einem umsetzbaren Ergebnis kommt.

Die sechs Schritte der EBN-Methode (Abbildung G6) umfassen:

1) die (gemeinsam mit dem Klienten erfolgende) *Klärung des pflegerischen Auftrags*, in dessen theoretischem Zusammenhang sich ein Problem überhaupt erst (an-)erkennen lässt und eine spezielle Fragestellung ihren Sinn erhält (→ Schritt 1 ab Seite 89)
2) die *Formulierung einer klaren, beantwortbaren Frage* auf der Basis der benötigten Informationen (→ Schritt 2 ab Seite 103)
3) die *Literaturrecherche*, durch die relevantes Forschungswissen gefunden werden kann (→ Schritt 3 ab Seite 111)
4) die *kritische Beurteilung* des gefundenen Wissens hinsichtlich Glaubwürdigkeit, Aussagekraft und Anwendbarkeit (→ Schritt 4 ab Seite 131)
5) die *Implementierung* des besten verfügbaren Wissens, zusammen mit der eigenen Erfahrung und den Wünschen des Pflegebedürftigen, in einen individuellen Pflegeplan bzw. die *Adaptation der Arbeitsorganisation* zur Applikation von Evidence-based Nursing (→ Schritt 5 ab Seite 245)
6) die formative und summative *Evaluation* der Wirkung (→ Schritt 6 ab Seite 291)

Den ersten Schritt, die Auftragsklärung, finden Sie in Lehrbüchern der Evidence-based Medicine in der Regel nicht. Dieser erste Schritt erscheint uns aber als Merkposten aus mehreren Gründen unerlässlich, damit die Recherche nicht in der Luft hängt und dort zum Spielball aller möglichen unreflektierten Interessen wird. (Der entscheidende, scheinbar „außerwissenschaftliche" Einfluss auf wissenschaftliche Ergebnisse, so hatten wir in Kapitel G.1.3 auf Seite 34 in Anschluss an Max Weber gesehen, liegt in der Auswahl und finanziellen Unterstützung von Fragestellungen. Darüber sollten Sie Rechenschaft geben.)

Den zweiten Teilschritt bildet die Formulierung einer beantwortbaren Frage, die das Problem beschreibt, für das man eine Lösung sucht. Das hört sich leichter an, als es in Wirklichkeit ist; führt doch die Notwendigkeit einer gut durchdachten Frage oftmals dazu, sich Klarheit über das eigentliche Problem zu verschaffen und das bisherige Verhalten zu reflektieren.

Der dritte Schritt besteht darin, verwertbare und wissenschaftlich fundierte Informationen zu sammeln, die eine Antwort auf die gestellte Frage geben könnten. Im vierten Schritt werden die Ergebnisse der Recherche kritisch bewertet *(critical appraisal)*, das heißt die gefundenen Studien werden unter Berücksichtigung der eigenen Pflegebedürftigen, der Umgebung, der Situation und des vorher definierten Problems gelesen und analysiert.

Als Fünftes werden die gefundenen Erkenntnisse in die eigene Praxis umgesetzt, es wird eine Ent-

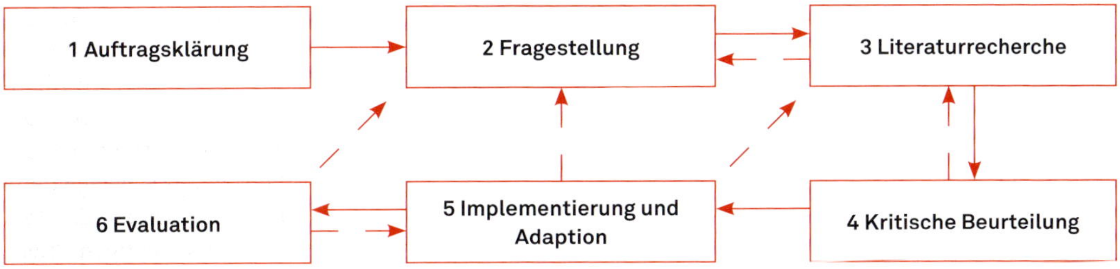

Abbildung G6: Die sechs Schritte der EBN-Methode

scheidung über die Veränderung der eigenen Interventionen getroffen, die dann im sechsten Schritt hinsichtlich ihrer Wirksamkeit evaluiert werden.

Schon aus Abbildung G2 auf Seite 29, die das pflegerische Entscheidungshandeln analysierte, wurde eines klar: Die Existenz externer Evidence muss keineswegs automatisch dazu führen, dass in Einrichtungen von diesem Wissen auch Gebrauch gemacht werden kann. Dazu reicht es selbstverständlich überhaupt nicht, wenn es in einer Einrichtung Leute gibt, die am Computer Literaturabfragen machen können und externe Evidence erkennen und bewerten können. Schließlich sind in den meisten Einrichtungen Verantwortungen und damit auch Anweisungsbefugnisse hierarchisch geordnet. Das ist nicht nur in der Pflege so. Auch in der Medizin muss der PJler den Stationsarzt fragen, der Stationsarzt den Oberarzt, der Oberarzt den Chefarzt. Was hat es zu sagen, wenn die Pflegeschülerin oder der PJler externe Evidence aus der Literatur vorzubringen weiß?

Es muss eine Schnittstelle geben, über die dieses Wissen sich in die Hierarchie der Verantwortung einbringen lässt. Es bedarf – technisch gesprochen – einer Adaptation der Organisation zur Applikation der externen Evidence (Adaptation bezeichnet in der Physiologie die Veränderungsanpassung eines Systems an ein anderes. Ein Teil der Welt wird mit dieser Anpassung zur Umwelt, mit der ein System umgehen kann). Für diese Adaptation sind Einrichtungen des Gesundheitswesens natürlich „im Prinzip" gut gerüstet: Die Spitzen der Hierarchie berufen sich auf Wissenschaft – und zwar alle ohne Ausnahme, gerade auch die religiös geprägten Häuser (wie wir in Kapitel 5.2 auf Seite 248 zu zeigen versuchen werden).

Auf diese sechs Schritte gehen wir in diesem Buch ein. Aber an dieser Stelle sind schon die sieben in unseren Augen wichtigsten Erkenntnisse zur Bewertung und Erzeugung externer Evidence für pflegerische Entscheidungen herauszustellen, um Missverständnissen vorzubeugen. Denn Evidence-based Nursing beschränkt sich keineswegs auf eine allgemeine Bewertung externer Evidence, sondern betrachtet externe Evidence immer für den Einzelfall des einzigartigen Klienten.

G.1.3.2 Sieben Grenzen externer Evidence, die im Arbeitsbündnis zwischen Pflegebedürftigen und Pflegenden zu beachten sind

1. Die Klärung, ob mein Klient hinreichend ähnlich den in einer Studie untersuchten Personen ist, ergibt sich nicht aus Studien. Diese Entscheidung ist als typische Entscheidung, unter Unsicherheit professionell zu beraten, und im Arbeitsbündnis mit dem Klienten zu treffen. In den Studiengruppen, über die wir in Untersuchungsberichten Auskunft erhalten, sind nie alle möglichen Klienten enthalten. Für diese Klärung, ob die Personen in den Studiengruppen unserem Klienten hinreichend ähnlich sind, ist es entscheidend, die genauen Ein- und Ausschlusskriterien der Studiengruppen zu kennen. Hieraus ergibt sich auch der hohe Wert von Zufallsauswahlen, weil hier eine Verzerrung durch Auswahlen des Forschers selber kontrolliert und damit verringert werden kann.

2. Es muss uns klar sein, dass die Ergebnisse von Studien Häufigkeits-, bestenfalls Wahrscheinlichkeitsaussagen über die wahrscheinlichen Verläufe während und nach einer pflegerischen Intervention oder die Richtigkeit einer Diagnose sind. Wir erhalten nie absolutes Wissen, sondern in der Regel nur Häufigkeits- oder Wahrscheinlichkeitsaussagen. Wir verlieren die Gewissheit des Dogmatikers und müssen unser professionelles Handeln auf Häufigkeiten und Wahrscheinlichkeiten einstellen. Insofern nimmt Evidence-based Nursing einen Probabilismus[3] hin.

Es ist die gemeinsame Entscheidung von uns als Pflegeprofessionellen und den Klienten, was wir mit dieser als Wahrscheinlichkeit interpretierten Häufigkeit anfangen: Es ist nie ganz ausgeschlossen, dass unser Klient zu den Ausnahmen von der Regel gehört oder zu den Abweichungen innerhalb des wahrscheinlichen Verlaufs.

Diese Zuordnung kann eine selber Evidence-gestützte Diagnostik erleichtern. Allgemein gilt, wie H. Raspe (2001, p. 46) auch für die „ärztliche Therapiefreiheit" ausführt: Je stärker eine vor-

3 Lehre, nach der Erkenntnisse nie absolut wahr, sondern höchstens wahrscheinlich sind.

liegende Evidence ist, umso geringer wird der Spielraum einer verantwortlich zu nutzenden Therapiefreiheit sein, das heißt je stärker die Evidence aus Studien, um so sorgfältiger wird man eine Abweichung von der Empfehlung begründen müssen, die sich aus einer Studie ergibt.

In unseren Augen ist aber die Reichweite der Entscheidung so groß, dass sie vom Klienten immer im Lichte seiner ihm eigenen biographischen Ziele und Umstände mit getroffen werden muss. Evidence-based Nursing sagt wie Evidence-based Medicine nämlich nie mehr als den mittleren Behandlungserfolg, das Wahrscheinliche für ausgewählte Studiengruppen, voraus. Nicht die Entscheidung, sondern nur Indikationsregeln können aus Studien abgeleitet werden.

3. Unaufschiebbare Entscheidungen unter Ungewissheit. Die eben genannten Argumente führen zusammen zu einem Dritten: Entscheidungen, die handlungswissenschaftlich begründet sind, sind immer *Entscheidungen unter Ungewissheit (J. Behrens, 1982, 1994)*. Einfach ausgedrückt: Professionelle können nicht so lange warten, bis alle Fragen im Zusammenhang eines Pflegeprozesses oder einer Behandlung abschließend wissenschaftlich geklärt sind, weil der Zustand des Klienten sich möglicherweise bis dahin entscheidend verschlechtert hat. Es müssen manchmal Entscheidungen getroffen werden, bevor sie völlig abgesichert sein können, weil auch eine Nichthandlung (d.h. eine unterlassene Handlung) eine äußerst folgenreiche Handlung sein kann. Erst wenn wir gestorben sind kann zum Beispiel in der Gerichtsmedizin ohne jeden Interventions- bzw. Handlungsdruck alleine nach dem Kriterium der vollständigen Aufklärung unseres Falls vorgegangen werden.

Das ist, wie H. Raspe (2001, p. 47) ausführt, keineswegs ein Problem von Evidence-based Nursing und Evidence-based Medicine, sondern im Gegenteil ein Verdienst, „diese alten Fragen nach der Theorie und Ethik der Humanmedizin als Handlungswissenschaft wieder aktualisiert und neu zur Diskussion gestellt zu haben“. Sie greift Probleme auf, die Bochnik als das „Fallregelproblem“ einmal zusammengefasst hat (Bochnik, 1987).

4. Weder interne Evidence noch externe Evidence, aber höchst wirksam: Anreize und Vorschriften. Abbildung G2 auf Seite 29 zur pflegerischen Problemlösungs- und Entscheidungssituation beschränkt sich allerdings, weil wir nicht ganz naiv sind, keineswegs nur auf die Komponenten der Kommunikation mit dem Klienten und des Heranziehens externer und interner Evidence. Wir sind nicht so naiv, nicht zur Kenntnis zu nehmen, dass faktisch Entscheidungen sich häufig aus ganz anderen Quellen speisen. Häufig sind unsere Entscheidungen im Gegenteil durch *Routine*, durch *Herkommen*, durch unsere *eigenen Erfahrungen*, durch naturwissenschaftliche oder geistes- und sozialwissenschaftliche *Grundkonzepte* oder aber auch ganz einfach durch *Vorschriften* und *Vorgesetzte*, durch keineswegs evidence-basiertes Wissen begründete *Leitlinien* und schließlich durch *finanzielle Anreize* und *finanzielle Rücksichten* bestimmt. Diese sollen nun kurz durchgegangen werden.

Anreize von außerhalb der Klientenbeziehung sind keineswegs per se fehlleitend, sondern nur dann, wenn sie das Handeln auf etwas anderes orientieren als das, was aus der Kommunikation mit den Klienten und aus externer Evidence und interner Evidence folgen würde. Insofern bedarf es einer Theorie des richtigen Setzens von Anreizen, wie sie in der Gesundheitsökonomie ansatzweise diskutiert wird (vgl. z.B. Behrens (2000), sowie Kapitel 5.2 auf Seite 248). Auch sich nach Vorschriften, Vorgesetzten, Standards und Leitlinien zu richten, ist nicht per se verwerflich und unethisch. Verwerflich ist Gehorsam allerdings *nur* dann nicht, wenn Vorschriften, Standards und Leitlinien selber durch nachprüfbares Wissen begründet sind.

5. Theoretische Ableitungen ersetzen nie Wirksamkeitsnachweise. Am meisten wird es Sie als Leser überraschen, dass hier auch naturwissenschaftliche und geistes- bzw. sozialwissenschaftliche Konzepte als möglicherweise missleitende Entscheidungsgründe genannt sind. Der Grund ist der, dass Evidence-based Nursing *strikt* „konsequenzialistisch“ ist. Mit anderen Worten, Evidence-based Nursing lebt von der Überzeugung, dass es bei Pflegeprozessen allein auf die *Folgen für den Klienten* ankommt: Die Herleitung aus naturwissenschaftlichen, geistes- und sozialwissenschaftlichen Konzepten, so notwendig sie für die Entdeckung von Phänomenen sind, kann niemals den nachvollziehbaren Nachweis ersetzen, dass eine Handlung tatsächlich die erhofften Wirkungen hat.

Dafür ist ein – wenn auch nicht optimales – Beispiel das viel zitierte Fönen und Eisen bei Dekubitus: Diese Praxis leitete sich durchaus von naturwissenschaftlichen Modellen her. Es gibt in der Medizin und in der Pflege genug Beispiele für aus richtigen Theorien „abgeleitete" Interventionen, die nicht die erhoffte Wirkung zeigen, wie es umgekehrt Wirkungen gibt, die wir bisher natur- oder auch sozial- und pflegewissenschaftlich gar nicht zu erklären vermögen. Einer Evidence-basierten Pflege ist die Grundüberzeugung eingeschrieben, dass wir unseren Klienten nur diagnostische und Pflegeprozessinterventionen als wahrscheinlich erfolgreich darstellen dürfen, bei denen Wirkungskontrollen vorliegen. In diesem „Konsequenzialismus"[4] kann eine naturwissenschaftliche oder sozialwissenschaftliche Begründung nie den Wirkungsnachweis ersetzen.

Jede evidente Erkenntnis ist theoretisch begründet, aber erst der Wirksamkeitsnachweis erzeugt Evidence.

6. Wissenschaft versus Erfahrung? Die Beschränkung unserer Entscheidung auf die ausschließliche Begründung mit unserer eigenen Erfahrung ist oben schon kritisch analysiert worden. Evidence-based Nursing lässt sich bestimmen als Überzeugung, dass pflegerische Entscheidungsprozesse ausschließlich auf kontrollierte Erfahrungen zu gründen sind. Kontrollierte Erfahrung meint durch systematische Beobachtung oder experimentell erzeugte und geprüfte Erfahrung. Sie stellt also nicht Erfahrung dem Experiment gegenüber, sondern sie akzeptiert alle Erfahrung, auch unsere eigene, in dem Maße, in dem sie nachprüfbare Erfahrung ist.

Insofern kann es keinen Gegensatz geben zwischen Evidence- und erfahrungsbegründeter Pflegepraxis: Evidence-begründete Pflegepraxis ist auf kontrollierte empirische Erfahrung begründete Pflegepraxis. Dieser Hinweis ist nötig, weil in der Medizin der Begriff „Erfahrungsmedizin" manchmal Verfahren zusammenfasst, die eben nicht auf kontrollierte Erfahrung begründet sein sollen.

7. Klinische Entscheidungen und Entscheidungen auf den Makroebenen des Gesundheitssystems. Dieses Kapitel analysierte pflegerische Problemlösungen und Entscheidungen im Arbeitsbündnis zwischen Pflegebedürftigen, deren Angehörigen und therapeutisch Pflegenden (→ Abbildung G2 auf Seite 29). Einflüsse der Einrichtung, in der eine therapeutisch Pflegende arbeitet, und der Makroebene des Gesundheitssystems wurden in unserer Abbildung in einem dritten Kasten „Umweltanreize" untergebracht, der Anreize, Vorschriften, Faustregeln, Leitlinien und gesetzliche Regelungen umfasst. Das mag Ihnen etwas komisch vorkommen. Zweifellos üben diese Umweltanreize eine erhebliche Wirkung aus. Vielleicht meinen Sie, diese Umweltanreize, also zum Beispiel Vorschriften, seien stärker als die in Studien verfügbare externe Evidence und die im Arbeitsbündnis aufgebaute interne Evidence. Dennoch halten wir an unserer Darstellung fest, die das Arbeitsbündnis zentral setzt. Denn die einzelne Pflegende ist es, die verantwortlich bleibt für den Aufbau der internen Evidence und die Nutzung der externen Evidence – trotz aller Vorschriften. Im Zweifel können sich Pflegende auf keinen Befehlsnotstand berufen. Unsere Ansicht kommt uns auch nicht besonders idealistisch vor. Sie deckt sich mit geltendem Recht. Die von Pflegenden in ihrer Verzweiflung manchmal gewählte Formulierung in Schreiben an die Einrichtungsleitung „angesichts der Arbeitsbedingungen lehne ich jede Verantwortung ab" ist nicht rechtens. Wir sind verpflichtet, auf Mängel hinzuweisen – aber unsere Verantwortung gegenüber unseren jeweiligen Klienten können wir nicht ablehnen.

Wenn wir diesen Punkt klar darlegen konnten, können wir jetzt darauf eingehen,

- dass es Klientenbeziehungen und damit Evidence-based Nursing auch auf der Makroebene des Gesundheitssystems gibt und
- dass Einzelschritte des EBN-Verfahrens (z. B. Literaturabfragen) in einer arbeitsteiligen Einrichtung auch an besonders geübte Kollegen delegiert werden können, wenn die Verantwortung trotzdem bei den einzelnen Pflegenden bleibt (Guyatt, Meade, Jaeschke, Cook, & Haynes, 2000).

---

4 Das heißt, es kommt auf die Konsequenzen, auf die Wirkungen an.

Beide Punkte sind ausgesprochen knifflig und können hier nur angedeutet werden. Klinische Entscheidungen und Entscheidungen in Gesundheitssystemen unterscheiden sich, obwohl sie beide Evidence-based gefällt werden können, in einigen Dimensionen grundlegend, sodass sie in Tabelle G1 gegeneinander gestellt werden.

Die Unterschiede entstehen allein dadurch, dass klinische Entscheidungen im Einzelfall getroffen werden müssen, Entscheidungen im Gesundheitssystem aber für Populationen – also für Gruppen gleich Pflegebedürftiger oder für Gruppen ähnlichen gesundheitlichen Risiken Ausgesetzter. Diese beiden Bezüge machen Entscheidungen in genau entgegengesetzten Bereichen schwierig oder plausibel.

Auf Populationen sind Studienergebnisse leichter zu übertragen als auf Einzelpersonen (vgl. Aggregation von Rawls, 1971). Dass in einer Studie von allen gesundheitlich gleich belasteten Pflegebedürftigen, die sich einer schmerzhaften pflegerischen Maßnahme unterwarfen, sich 10 %, 30 % oder 60 % danach einer definierten Verbesserung ihres Zustands erfreuten – ein solches Studienergebnis lässt sich plausibler in eine Prognose für eine Gruppe als in eine Prognose für den Einzelfall umformulieren. Für die Gruppe lässt sich nämlich ziemlich plausibel sagen, dass sich vermutlich zum Beispiel 100 einer Dekubitusprophylaxe unterziehen müssen, damit 30 keinen Dekubitus bekommen. Für den Einzelfall ist es aber fast unmöglich vorherzusagen, ob der einzelne Pflegebedürftige zu den 70 % gehört, die nichts von der Maßnahme haben, oder zu den 30 %, die von ihr profitieren.

In der Umgangssprache hören wir oft, dass diese gruppenbezogenen Häufigkeiten in eine individuelle Wahrscheinlichkeit umformuliert werden: „Ich habe eine Wahrscheinlichkeit von 30 %, dass mir die Maßnahme hilft.“ Abgesehen davon, dass diese Umrechnung einer Häufigkeit statistisch inkorrekt ist (Rohwer & Pötter, 2001), wieso soll das für Sie persönlich relevant sein? Stellen Sie sich vor, eine Maßnahme hilft einem von 1000, die sich ihr unterziehen. Wenn Sie denken, Sie sind dieser eine, warum sollen Sie dagegen sein, sich dieser Maßnahme zu unterziehen?

Das ist nicht nur im Gesundheitswesen so. Gruppenbezogene Häufigkeiten verhelfen Versicherungen zu plausiblen Kalkulationen, wie viele nächstes Jahr einen Unfall bauen oder einen Einbruch erleiden und wie hoch daher Versicherungsprämien für die Hausrats- oder Unfallversicherung angesetzt werden müssen. Dennoch weiß die Versicherung natürlich nicht, ob Sie es sind, der nächstes Jahr einen Unfall bauen oder bei dem eingebrochen wird (wüsste sie das von Ihnen, käme es gar nicht zu einer Versicherung).

Tabelle G1: Klinische Entscheidungen und Entscheidungen im Gesundheitswesen

	Klinische Entscheidungen	Entscheidungen im Gesundheitssystem
1.	Einzelfall Auf den Einzelfall sind relative Häufigkeiten selbstverständlich nicht als individuelle Wahrscheinlichkeiten übertragbar, aber sie können im Arbeitsbündnis zwischen Klienten und Professionen als Anregungen genommen werden.	Population Für Populationen sind Angaben über relative Häufigkeiten möglich. Sie geben an: Wie viele müssen sich einer wie schmerzhaften Behandlung unterziehen, damit einer einen Nutzen daraus zieht? (= Effektivität verschiedener Maßnahmen innerhalb einer Population)
2.	Kosten-Nutzen-Vergleich (individuell plausibel durch die Klienten zu bestimmen)	Kosten-Nutzen-Vergleich (für Kollektiv kaum möglich – was ist ein kollektiver Nutzen anderes als die Aggregation von Einzelnutzen?)
3.	Entscheidung über die Anwendung von Mitteln/Diensten	Entscheidung über die Bereitstellung von Mitteln/Diensten

Entsprechend können Sie aus gruppenspezifischen Häufigkeiten plausibel abschätzen, wie vielen Mitgliedern der Gruppe die Bereitstellung einer pflegerischen oder medizinischen Technologie helfen könnte. Die Entscheidung über die Anwendung dieser Maßnahme im Einzelfall ist damit nicht getroffen und muss im Arbeitsbündnis mit den individuellen Pflegebedürftigen im Einzelfall getroffen werden.

Goethe bemerkt in *Maximen und Reflexionen 815*, „Glaube ist [...] Vertrauen aufs Unmögliche, Unwahrscheinliche". Das Unwahrscheinliche ist aber gar nicht unmöglich: Es ist durchaus möglich, kommt nur selten vor. Deswegen ist der „Glaube" nicht irrational, irrational wäre dagegen der Versuch, eine Pflegeentscheidung quasi automatisch durch die gefundenen Durchschnittswerte treffen zu lassen.

Eine Entscheidung ist vielmehr vom individuellen Klienten im Arbeitsbündnis zu treffen – wobei Häufigkeiten als wertvolle Anhaltspunkte herangezogen werden können und ethisch von Pflegenden keinesfalls einfach hoffnungsvoll verheimlicht werden dürfen. Denn die meisten Erfahrungen Dritter lassen keine deterministischen, sondern nur wahrscheinliche („probabilistische") Zusammenhänge erkennen.

Daraus ergibt sich auch die Vertrauenswürdigkeit von Einzelfallstudien im Vergleich zu randomisierten Verlaufsstudien mit vielen Teilnehmerinnen: Wenn Sie der Überzeugung sind, alle Behandler handelten in ziemlich gleicher Weise und alle Pflegebedürftigen mit gleicher Diagnose reagierten in gleicher Weise auf diese gleichen Behandlungen, dann genügen Ihnen Einzelfallstudien. Wenn Sie dagegen der Überzeugung sind, jeder Pflegende handele durchaus einzigartig und auch kein Pflegebedürftiger reagiere wie der andere, dann setzen Sie auf randomisierte Verlaufsstudien mit vielen Teilnehmern, um überhaupt eine Wirkung zu erkennen.

Also: Einzelfallstudien wählt, wer von standardisierbaren deterministischen Wirkungen ausgeht und alle Pflegenden und Pflegebedürftigen mit gleicher Diagnose für weitgehend gleich hält. Randomisierte Verlaufsstudien mit großen Teilnehmerzahlen wählt, wer von der Einzigartigkeit jeder Begegnung zwischen Pflegebedürftigen und Pflegenden überzeugt ist, sodass nur probabilistische Zusammenhänge zu erwarten wird.

Wenn Sie zur letztgenannten Gruppe gehören, werden Sie – das ist eigentlich trivial – selbstverständlich nie von probabilistischen Ergebnissen Dritter (der externen Evidence) auf die Bedarfe, Betroffenheiten und Bedürfnisse Ihres Klienten schließen. Diese sind nur in der Erarbeitung der internen Evidence wahrnehmbar. Wenn Sie zur erstgenannten Gruppe gehören, erscheint Ihnen stattdessen die Erarbeitung der internen Evidence mit Ihrem individuellen Klienten eher überflüssig: Sie sind ja ohnehin der Meinung, dass sich ihr „Fall" nicht wesentlich von dem unterscheiden kann, der in Ihrer Einzelfallstudie untersucht wurde.

Nicht einmal die Entscheidung ist aus der gruppenspezifischen Häufigkeit abzuleiten, ob die entsprechende pflegerische oder medizinische Technik bei knappen finanziellen und anderen Ressourcen überhaupt entwickelt und für die Population bereitgestellt werden soll. Um diese Entscheidung treffen zu können, brauchen Sie zusätzlich zur Kenntnis über die gruppenspezifische Häufigkeit (z. B. der *Number Needed to Treat*) noch eine Gerechtigkeitsregel und eine Menge Ausführungsregeln. Eine solche Regel ist zum Beispiel die Regel des „Glücks für die größte Anzahl". Wenn die Mittel nicht für alle Maßnahmen reichen, besagt diese Regel, dann sollen sie für die Maßnahme aufgewandt werden, die voraussichtlich den meisten Menschen hilft. Von selbst versteht sich eine solche Regel keineswegs (vgl. ausführlicher die Literatur bei J. Behrens, 1982).

Die Entwicklung pflegerischer und therapeutischer Technologien verlangt oft weit größere Investitionen als sie der einzelnen pflegerischen oder medizinischen Einrichtung zur Verfügung stehen. Als Trend scheint sich abzuzeichnen, dass die Frage, worin investiert wird, populationsbezogen im Gesundheitssystem entschieden wird. Mit anderen Worten: Die Entscheidung, welche Technologien überhaupt entwickelt und bereitgestellt werden, fällt weniger die einzelne Praxis. Diese Bereitstellungsentscheidungen fällen die aggregierten Akteure wie Zulassungsstellen, also Kassenärztliche Vereinigungen, Träger der Krankenversicherung und die sie beratenden wissenschaftlichen Fachgesellschaften. Da sich deren Entscheidungen auf Populationen beziehen, sind relative Häufigkeiten in Studien schon auf den ersten Blick passgenau für diese Entscheidungen. Auf die vermutlich zu erwartenden Entscheidungen dieser populationsbezogenen Träger können sich antizipierend die anbietenden Unternehmen bei ihren Investitionsentscheidungen beziehen, wie nicht nur an der pharmazeutischen Industrie deutlich wird (→ Tabelle G1, linke Spalte, Seite 27).

Die einzelnen Praxen hingegen entscheiden im Arbeitsbündnis mit den Pflegebedürftigen, welche der bereitgestellten Technologien zur Anwendung kommen. Sie sind von der Entscheidung entlastet, ob eine Technologie überhaupt entwickelt und bereitgestellt werden soll. So entlastet können sie sich auf den Einzelfall konzentrieren. Wie sehr sich diese Einzelentscheidungen auf das gesamte Wirtschaftssystem auswirken, können Sie daran ermessen, wie häufig die Einrichtungen von Pharmareferenten besucht werden und wie sehr sich Kassenärztliche Vereinigungen darum bemühen, sie zu beraten.

Für diese Ansiedlung der Anwendungsentscheidung auf der Mikroebene der einzelnen Pflegebedürftigen spricht auch eins: Während die Übertragung von Studienergebnissen, die immer in gruppenspezifischen Häufigkeiten bestehen, plausibler für Populationen als für Einzelne gelingt, sind „Nutzen" viel plausibler bei einzelnen Pflegebedürftigen zu erkennen als bei Populationen. Wenn Sie zu den Rauchern unter unseren Leserinnen und Lesern gehören, können Sie sich das leicht klarmachen. Für Raucher stellt sich im Alter manchmal die sehr schwere Nutzenabwägung, ob sie sich ein Bein amputieren lassen oder lieber bald sterben. Solange Sie diese schwierige Nutzenabwägung für sich selber durchführen, ist die Entscheidung zwar schwer, aber, wie immer sie auch ausfällt, für Sie legitim.

Aber stellen Sie sich vor, Sie würden gar nicht gefragt, sondern diese Entscheidung würde für Sie getroffen – und zwar nach Aggregation der Nutzenschätzungen von 100 zufällig ausgewählten Rauchern mit etwa Ihrem Gesundheitszustand. Aggregation der Nutzenschätzungen könnte technisch unschwer so vorgenommen werden: Einhundert zufällig ausgewählte Raucher in der genannten Entscheidungssituation würden gefragt, ob sie sich eher für Amputation oder eher für den baldigen Tod entscheiden würden. Wenn 95 % der befragten Raucher sich eher für das Eine entschieden hätten, würde nach dieser Mehrheitsentscheidung auch bei Ihnen so verfahren – Ihre eigene Entscheidung wäre gar nicht mehr gefragt. Fänden Sie das legitim?

Jeder Schluss von einer Mehrheitsmeinung bei Nutzenabwägungen auf den individuellen Nutzen ist nicht nur unplausibel, sondern für viele Menschen auch illegitim. Die Information hingegen, bei wie viel Prozent der Amputierten die Amputation die erwartete Wirkung hatte, ist für jeden individuell Entscheidenden relevant.

Weniger fundamental als diese Unterscheidung zwischen klinischen Entscheidungen und Entscheidungen im Gesundheitssystem ist die Frage, ob sich Einzelaufgaben bei Evidence-based Nursing delegieren lassen. Der ursprüngliche Gedanke von Evidence-based Nursing basierte ja auf der Leitvorstellung, dass alle therapeutisch Tätigen bei auftretenden Fragen rasch in Datenbanken nach passenden Studien suchen und ihre Handlungen entsprechend gestalten. Dieser ursprüngliche Gedanke ist nach unserer Meinung immer noch insofern der Realität angemessen, als Verantwortung vom einzelnen therapeutisch Tätigen nicht nach oben delegiert werden kann. Aber die von Guyatt et al. (2000) aufgeworfene Frage, ob nicht Literaturrecherchen delegiert werden können, stellt sich trotzdem.

Nur unter der Voraussetzung, dass die Pflegenden auf der Mikroebene die Verantwortung für Assessment, Formulierung der Fragestellung, die Maßnahme und die Evaluation behalten, erschiene uns eine Implementierung der Methode Evidence-based Nursing in den drei Ebenen des Gesundheitssystems wie in Abbildung G7 angedeutet möglich.

Allerdings ist bei deren Diskussion zu beachten: Jede Delegation zur Zeitersparnis beinhaltet die Gefahr, dass die Delegierenden sich erst von Wissen und dann von der Verantwortung und der Beherrschbarkeit des Prozesses enteignen. Auf der Mikroebene, wo einzelne therapeutisch Pflegende mit alltäglichen Problemen konfrontiert werden, ist wahrscheinlich nur wenig Zeit für die erläuterten sechs Schritte der EBN-Methode. Hier scheint es sinnvoll, Pflegeprobleme an eine zentrale Stelle in der Institution weiterzugeben, die sie anhand der EBN-Methode bearbeitet und Möglichkeiten der Implementierung und Adaptation an die Pflegenden „am Bett" zurückgibt. Dieses Vorgehen kann in den Pflegeprozess integriert werden, und die Pflegenden benötigen nur ein

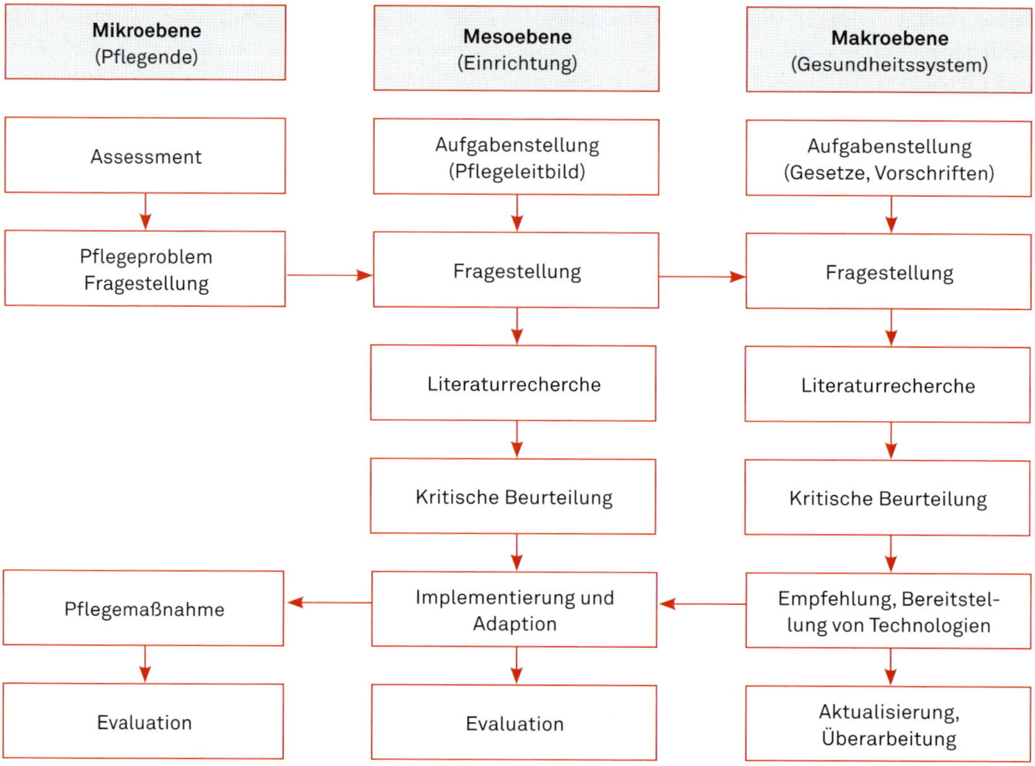

Abbildung G7: Evidence-based Nursing in den Ebenen des Gesundheitssystems

Grundlagenwissen über EBN: was die Methode leisten kann und welche Fragen beantwortet werden können. Dann können Sie die Verantwortung für die Zielvoraussetzung, die Formulierung der Fragestellung, die Maßnahme und die Evaluation behalten.

Auf der Mesoebene, zum Beispiel in einer Institution, werden Pflegeprobleme in Form von Pflegestandards aufgegriffen und Handlungsanweisungen für die Mitarbeiter formuliert. Diese Standards sollten auf alle Fälle auf Ergebnissen aus der Pflegeforschung beruhen – wie vom Gesetzgeber gefordert.

Bundesweit, also auf der Makroebene, wären Evidence-basierte Pflegeleitlinien denkbar, die eine Empfehlung als Grundlage für Pflegestandards darstellen können, und auf dieser Ebene werden Bereitstellungs- und Entwicklungsentscheidungen getroffen, die mehr Ressourcen erfordern als die einzelnen Therapeuten haben. Wichtig ist auch hier, dass Probleme aus der Praxis in die Fragestellung einfließen und die Empfehlungen wieder an die Praktiker gerichtet werden.

G.1.3.3 Florence Nightingale als historische Begründerin der Evidence-based Practice

Evidence-based Nursing und Evidence-based Medicine gehören zu dem Konzept der Evidence-based Practice, einem methodischen Ansatz, dessen Grundgedanke erstmals im England des 18. Jahrhunderts bei den *Medical Arithmetics* auftaucht (R. Kunz et al., 2007, p. 44). Er wurde in den 80er-Jahren des vorigen Jahrhunderts vor allem von David Sackett übernommen und fordert, die „individuelle klinische Erfahrung mit den besten zur Verfügung stehenden externen Nachweisen aus der systematischen Forschung zu integrieren“ (David L. Sackett, Richardson, Rosenberg, & Haynes, 1999, p. 2) – später zu Recht unter Betonung der *patient values* (David L. Sackett, Straus, Richardson, Rosenberg, & Haynes, 2000, p. 1).

In der Pflege sind Mitte des 19. Jahrhunderts erste Schritte durch die Pionierarbeit von Florence Nightingale erkennbar, die erste Instrumente zur Beobachtung entwickelte und Daten in Form von farbigen Balken- und Tortendiagrammen graphisch präsentierte. Sie tat das zu einer Zeit, als wissenschaftliche Berichte gerade anfingen, überhaupt Tabellen zu enthalten. Sie arbeitete eng mit Statistikern zusammen und forderte die Sammlung einheitlicher Krankenhausstatistiken, um Krankenhäuser, Gebiete und Länder vergleichen zu können – diese Forderung wurde angenommen und wird als die Basis des heutigen ICD-Schlüssels[5] angesehen (McDonald, 2001).

Nightingale kämpfte auch für die Ausbildung der Pflegenden: Sie verglich die Mortalitätsraten von Pflegebedürftigen in Krankenhäusern, die von ausgebildeten Pflegenden betreut wurden, mit denen, die von Laienpflegenden betreut wurden – übrigens ohne einen Unterschied festzustellen.[6] Später vertrat sie öffentlich die Ansicht, dass staatliche Vorschriften durch Statistiken geleitet sein sollten (McDonald, 2001).

G.1.3.4 Schlussbemerkung und Überleitung

Die skizzierte Analyse der pflegerischen Entscheidung und Problemlösung wird uns im ganzen vorliegenden Buch leiten – in ihrem Licht werden wir Studien und Methoden beurteilen.

Abbildung G2 auf Seite 29 zeigt Ihnen zugleich, dass die verschiedenen Bestimmungsgründe dieser pflegerischen Entscheidungsbildung und Problemlösung in ganz unterschiedlicher Weise untereinander vernetzt sein können.

Zuvor sind wir darauf eingegangen, dass auch Anreizsysteme, Vorschriften und Leitlinien ganz unterschiedlich zu beurteilen sind, je nachdem, ob sie die Entscheidung in die Richtung befördern, die durch den Klienten und das nachprüfbare Wissen alleine bestimmt worden wären oder nicht. Es ist durchaus möglich, dass auch Entscheidungen und Leitlinien einen Bezug zu Evidence-basiertem Wissen haben (in Abbildung G2 auf Seite 29 unten dargestellt). Gerade Leitlinien und Vorgesetztenvorschriften beanspruchen in der Regel, in dieser Weise auf Evidence-basiertem Wissen zu beruhen. Hier müssen wir uns bewusst bleiben, dass es, wie eben unter Probabilismus begründet, absolut sicheres Wissen in Handlungswissenschaften eher selten in dem erforderlichen Ausmaß gibt und insofern jede Leitlinie und jede Vorgesetztenvorschrift mit einem Verfallsdatum versehen sein muss, an dem diese Vorschrift spätestens einer erneuten Prüfung unterzogen wird.

Auch von externer Evidence zu dem Klienten kann in einigem, heute noch nicht die ganze Bevölkerung betreffenden Ausmaß eine Verbindung gezogen werden, es gibt durchaus Klienten und Pflegebedürftige, die – zum Teil zum Schrecken ihrer Pfleger und Ärzte – sich als *e*-Patienten präsentieren, indem sie sich im Internet selber mit Informationen über ihr Krankheitsbild oder ihr Pflegeproblem versorgen und mit diesen Informationen ihre Pflegenden und Ärzte ansprechen. Diese Pflegebedürftigen und Klienten mögen ein Schreckensbild sein, sie sind auch Vorboten einer allgemeinen Verhaltensänderung bei chronischen Krankheiten.

Wir erwarten, dass ein entscheidender Einfluss zur Verbreitung von Evidence-basierter Pflege von Pflegebedürftigen, von Patienten und deren Familienmitgliedern und Freunden ausgehen wird, die Zugang zum Internet haben und Professionsangehörige mit dem dort gefundenen Material konfrontieren werden. Diese Klienten haben ein Interesse an Entscheidungen, die ihrem einzigartigen Einzelfall gerecht werden – das Interesse an störungsfreien, schnellen und kostengünstigen Organisationsabläufen, das sie indirekt mit den behandelnden Einrichtungen durchaus teilen mögen, steht bei ihnen zunächst nicht im Vordergrund.

Wir erwarten allerdings nicht, dass sich das Verhältnis zwischen Professionen und Klienten grundsätzlich dadurch ändern wird, dass das Wissen übers Internet den Klienten genauso schnell verfügbar ist wie den Professionen. Die Differenz zwischen Professionen und Klienten liegt nämlich im Wesentlichen nicht im Wissen über externe

5 *International Classification of Diseases*, internationale Klassifikation der Krankheiten

6 Allerdings wurden die Gruppen nicht randomisiert, sodass die Vermutung naheliegt, dass die pflegebedürftigeren Patienten den ausgebildeten Pflegekräften zugeteilt wurden.

Evidence, sondern in der persönlichen Betroffenheit: Bei der Bewältigung von Angst und Betroffenheit und der Moderation von Entscheidungen sind Professionsangehörige auch dann hilfreich und oft unerlässlich, wenn sie nicht mehr wissen als ihre Klienten. Davon kann jeder Angehörige eines Gesundheitsberufes ein Lied singen, der einmal auf der anderen Seite der Spritze stand (vgl. J. Behrens, 2000, 2002d) sowie Schritt 6 ab Seite 291).

Chronische Krankheiten unterscheiden sich von akuten, unvorhergesehenen Krisen dadurch, dass sie Patienten zu Experten ihrer Krankheit machen, wenn sie auch selber aus Angst die Augen manchmal lieber verschließen würden. Je mehr das Krankheitspanorama durch chronische Krankheiten bestimmt wird, umso mehr haben wir es mit Kranken zu tun, die uns als Experten entgegentreten. Damit werden sie aber keineswegs für ihre Käufe alleine verantwortliche Kunden, die unsere Haltung im Sinne des Bedienens, wie wir es oben in Abgrenzung zur Erwartung zauberischer Fähigkeit dargetan haben, ändern (J. Behrens, 1994) – die Beratungspflicht durch die Profession bleibt.

Mit diesem Kapitel G.1 verbinden wir das Ziel, Sie auf wenigen Seiten mit einigen grundlegenden Eigenschaften der pflegerischen Problemlösungssituationen vertraut zu machen, die die Aufgabe von Evidence-based Nursing sind. Auf diese Andeutungen werden wir im ganzen Buch immer wieder vertiefend zurückkommen müssen. Nur dieser Bezug auf die pflegerische Entscheidungssituation bewahrt Evidence-based Nursing davor, als erschreckende Utopie einer mechanischen Unterordnung individueller Fälle unter Schema-F-Rezepte ohne Berücksichtigung der Autonomie der Lebenspraxis der Klienten missverstanden zu werden. Diese Art der subsumierenden Zuordnung ist mit professionellem wissenschaftlichen Handeln unvereinbar.[7]

Im folgenden Kapitel G.2 widmen wir uns ebenso kurz den Besonderheiten wissenschaftlichen Wissens. Das ist aus zwei ganz unterschiedlichen Gründen sehr nötig. Häufig kommt – erstens – nichts so unwissenschaftlich, so unnachprüfbar daher wie die hehre „Wissenschaft“, die dann dem autoritären vernebelnden Hokuspokus des Zauberers zum Verwechseln ähnlich wird. Statt von Evidence-basierter Pflege ist dann von „Eminenz-basierter“ Pflege zu reden (Isaacs & Fitzgerald, 1999).

Zweitens nehmen wir jene heute immer leiser werdenden Stimmen sehr ernst, die eine pflegerische und eine wissenschaftliche Haltung für nahezu unvereinbar halten. Pflege basiere vielmehr auf Gefühl, auf Einfühlung, auf persönlicher, eigentlich nicht in Worte zu fassender Erfahrung (auf „tacit knowledge“ d.h. schweigendem Wissen). Der Druck, alles wissenschaftlich hinterfragen und begründen zu müssen, könne nur zur Enteignung der Pflegenden von ihren Fähigkeiten und zur Ablenkung von ihren pflegebedürftigen Klienten hin zu bürokratischen Dokumentationsaufgaben führen (J. Behrens, 2001a).

Und wenn die Pflege nicht umhin käme, sich der Wissenschaft zu öffnen, dann doch eher „qualitativen“ im Sinne von subjektiven, gefühlsnäheren, die Klienten ungefiltert zu Wort und zu ihrem Recht kommen lassenden Methoden. Zahlenmäßig quantifizierende, standardisierte, Hypothesen testende statistische Verfahren seien der Pflege doch eher wesensfremd. „Qualitative“ und „quantitative“ Verfahren hätten unterschiedliche Gütekriterien.

Daher gehen wir in diesem 2. Teil des Grundlagenkapitels auf diese Fragen so kurz, aber doch auch so klar wie möglich ein. Wir hoffen damit, Ihre Fragen zu treffen. Wir müssen Sie ehrlicherweise darauf hinweisen, dass unsere Antworten keineswegs mit der gesamten Literatur übereinstimmen. Insofern kommt es auf die Argumente an. So ist zum Beispiel unser Argument noch keineswegs Allgemeingut, dass „quantitative“ Forschungen letztlich denselben erkenntnistheoretisch zu begründenden Gütekriterien unterliegen wie „qualitative“ und sich nur in den Techniken unterscheiden, welche unterschiedlichen Gefährdungen dieser Gütekriterien vorbeugen sollen.

Aber auch, wenn Sie alle diese Fragen genauso beantworten würden wie wir und wir bei Ihnen nur offene Türen einrennen: Werfen Sie trotzdem einen Blick auf diese Argumente, weil sich aus ihnen die Gütekriterien ergeben, nach denen später Studien auf externe Evidence hin sortiert werden können.

7 Manchmal wird diese Auffassung als „szientifischer Subsumtionsautomat“ bezeichnet.

G.2 Was ist durch Nachprüfung beständig verbessertes Wissen?

G.2.1 Evidenz versus Evidence

Gibt es denn überhaupt Wissen, das nicht nachprüfbar ist und nicht im Hinblick auf seine beständige Nachprüfung geäußert und genutzt wird? Allerdings. Nachprüfbar ist ein Wissen, das eine zweite Person selber prüfen kann. Es ist ein zwischen zwei Personen prüfbares, das heißt intersubjektives Wissen. Intersubjektiv überprüfbar sind nicht Evidenzerlebnisse und Offenbarungen, die ein anderer mir nur glauben, aber nicht überprüfen kann. Intersubjektiv überprüfbar ist es nicht, wenn mir der rauschende Bachlauf mitteilt, wie ich meine Klienten zu behandeln habe. Derartige Offenbarung kann meine Kollegin mir zwar glaubend abnehmen, aber nicht selber überprüfen. Sie muss mir glauben und kann nicht wissen.

Diesen Charakter von offenbartem, gläubig hinzunehmendem und nicht nachprüfbarem Wissen hat übrigens auch Wissen, das ich vom Katheder unter Berufung auf meine Professur in einer Vorlesung dartue, ohne die empirischen Studien anzugeben, aus denen ich das Vorgetragene eigentlich weiß. Ob ich mich vor meine Studenten auf höchstpersönliche Mitteilungen durch den murmelnden Rio del Ponte in Premosello oder auf einen Stand der Wissenschaft berufe, beides kann für Zuhörer gleichermaßen wenig nachprüfbar sein.

Im Deutschen wird ganz im Unterschied zum Angelsächsischen mit dem Begriff „Evidenz" ein Wissen bezeichnet, das mehr der nicht nachprüfbaren und nicht der Nachprüfung bedürftigen Glaubensgewissheit entspricht, wie sie uns die Stimme aus einem murmelnden Bach gewähren mag. Der englische Begriff von *Evidence* hingegen hat die Bedeutung von empirisch, also zwischenmenschlich intersubjektiv nachprüfbarem Wissen. Da der englische Begriff *„evidence"* korrekt mit „Beweis" oder „Beleg" übersetzt wird (Duden, 1999), im Gegensatz dazu aber das deutsche Wort „Evidenz" als „vollständige, überwiegende Gewissheit" und „einleuchtende Erkenntnis" verstanden wird (Duden, 2001), also als etwas, das so augenscheinlich, klar und auf der Hand liegend ist, dass es nicht mehr bewiesen werden muss, und somit fast das genaue Gegenteil der ursprünglichen Verwendung im anglo-amerikanischen Sprachraum darstellt, sollte man „evidence-based" auf keinen Fall mit „evidenzbasiert" übersetzen. Um mit dem Phänomenologen Alfred Schütz zu sprechen, setzt Evidence-based Nursing den schmerzhaften Abschied von der Illusion der Gewissheit voraus.

Eine mögliche Alternative ist „wissenschaftlich fundiert", wobei die Assoziation mit „Evidence-based" sowie die Möglichkeit der Abkürzung „EBN" auf der Strecke bleiben. Mangels anderer sinnvoller Übersetzungen wird daher der englische Begriff „Evidence-based Nursing"[8], der deutschen Großschreibung angepasst, vorgeschlagen.

G.2.2 Was heißt wissenschaftlich begründet?

Häufig wird Evidence-basiertes Wissen gleich meinend mit wissenschaftlichem Wissen übersetzt. Dies ist nicht falsch, bedarf aber der Klärung. Was ist wissenschaftliches Wissen? Was bei unseren Umfragen unter Erstsemestern und Praktikern als wissenschaftliches Wissen bezeichnet wurde, war in der Regel das Unwissenschaftlichste, was man überhaupt über Wissen sagen kann – wissenschaftliches Wissen wurde fälschlich durch eminente soziale Stellung der Autoren und Publikationsart definiert: das Wissen, das Professoren in anerkannten Fachzeitschriften veröffentlichen.

Diese Definition ist offensichtlich falsch. Wie zahlreiche Beispiele zeigen, haben auch hochmögende Professoren in allerbester Absicht den gefährlichsten Unsinn in renommierten Zeitschriften veröffentlichen können. Daher liest man es lieber umgekehrt: Wissenschaft ist die Gesamtheit von Methoden, Wissen beständig nachzuprüfen, und deren immer vorläufigen Ergebnissen. Es kommt auf die Nachprüfbarkeit von Wissen an, nicht darauf, ob es bezahlte Wissenschaftler waren und welche Gehaltsgruppe oder hierarchische Stellung sie

8 Dass es sich hier um ein englisches Wort handelt, ist bei den vielen englischen Wörtern in der deutschen Umgangssprache kein Hinderungsgrund. So gerate ich als gebürtiger Hamburger keineswegs in Todesangst, wenn jemand ankündigt, jetzt einen Hamburger essen zu gehen: Ich kann darauf vertrauen, dass Anglizismen korrekt verwendet werden.

erreicht hatten, als sie etwas als Wissen ausgaben. *Wissenschaft ist antiautoritär, Evidence ist unabhängig davon zu haben, ob Eminenzen zustimmen.*

G.2.3 Gibt es einen Unterschied zwischen wissenschaftlicher und alltäglicher Nachprüfung?

Grundsätzlich nein: Wenn wir im Alltag etwas wirklich nachprüfen und nicht bloß glauben oder auch nur ohne eigene Verantwortung „nachschwätzen" wollen, benutzen wir prinzipiell dieselben Methoden wie die Wissenschaft.

Nur kann niemand im Alltag immer alles nachprüfen. Die meisten unserer Entscheidungen treffen wir so,

- wie wir sie auch schon vorher getroffen haben,
- wie sie unser Chef oder unser Vorbild uns gesagt hat,
- wie sie uns am meisten Geld bringen oder
- wie sie die Klienten gerne hätten,

also nach den in Abbildung G2 auf Seite 29 als Anreize dargestellten Einflüssen. Das ist keineswegs vorschnell moralisch zu verurteilen. Wie Husserl (1962) und in seiner Folge Schütz (1971) gezeigt haben, ist im Alltag ein Leben gar nicht möglich, das beständig jede Entscheidung auf Alternativen hin durchprüft. Wir leben, als würden wir uns auskennen und alles wäre so wie immer bewährt. Schütz hat das mit den beiden Fiktionen „und so weiter und so fort" und „ich kann immer wieder" bezeichnet. Nur in einer Krise unserer Routinen fangen wir im Alltag an, nachzuprüfen, zu zweifeln und systematisch Alternativen zu prüfen.

Hauptsächlich ist das genau der Unterschied zwischen Alltag und Wissenschaft: Im Alltag sind der Zweifel und die sich aus ihm ergebende Nachprüfung von Alternativen die Ausnahme, in der Wissenschaft sind der Zweifel und die Nachprüfung die Normalität (Oevermann, 1991). Man kann sagen, Wissenschaft ist (mit der Kunst vielleicht) derjenige Ausschnitt menschlichen Handelns, der sich mit der beständigen Nachprüfung immer nur vorläufig gültigen Wissens beschäftigt (Gadamer, 1986; Peirce, 1976; Popper, 1973).

Da Wissenschaftler auch Menschen sind, handeln auch sie selbstverständlich nicht immer wissenschaftlich alle Entscheidungen anzweifelnd und Alternativen prüfend. Im Gegenteil verhalten auch sie sich nicht, wenn sie nicht forschen, also im Wirtshaus, auf Cocktailpartys und zu Hause, als hätten sie die Gewissheit mit Löffeln gefressen.

Wissenschaftliche und alltägliche Nachprüfungen folgen denselben Regeln. Die Forderung, alles Handeln permanent nachzuprüfen, lässt sich wegen Zeitmangels nicht verwirklichen. Aber: Auch für unsere Routinehandlungen beanspruchen wir, dass wir sie prinzipiell mit Wirkungskontrollen begründen könnten, dass wir unser implizites Wissen wenn nötig explizit machen könnten. Wenn wir diesen Anspruch aufgeben, verlangen wir von unseren Mitmenschen, dass sie sich unserem unbegründbaren Offenbarungswissen (→ Kapitel G.2.1 auf Seite 47) in gläubigem Gehorsam unterwerfen müssen.

G.2.4 Macht es für die Nachprüfbarkeit einen Unterschied, ob ich mit hermeneutisch-interpretativen oder quantitativen Untersuchungsergebnissen argumentiere?

Auch diese Frage ist grundsätzlich zu verneinen, obwohl das in einem großen Teil der Literatur anders gesehen wird. Quantitative Ergebnisse sind immer nur im Kontext hermeneutisch-interpretativer Forschungen sinnvoll (J. Behrens, 2002d).

Wie die Hirnforschung zeigt, gilt das nicht nur für Menschen (Singer, 2002). Wahrscheinlich arbeiten Hirne nach den Regeln des geisteswissenschaftlichen Konstruktivismus schon bei elementarsten Sinneswahrnehmungen. Sie bilden Hypothesen und Erwartungen. Und wenn die Erwartungen in eine Krise geraten, werden neue Hypothesen gebildet (Maturana & Varela, 1987).

Sicherlich erinnern Sie sich noch an die beliebten Unterscheidungen zwischen induktiv naturwissenschaftlich-objektiven Erkenntnissen, die sich dem Wirken der Natur auf unsere Sinnesorgane verdanken, und sozialwissenschaftlich-subjektiven Erkenntnissen, die nur in geisteswissenschaftlichen Konstruktionen bestehen können. Dieser Streit der Fakultäten ist, falls er nicht immer ein Missverständnis war, zu Ende oder steht unmittelbar vor seinem Ende. Welche Seite gewonnen hat, wird Sie überraschen. Wer ist zu wem übergetreten?

Nicht die sozialwissenschaftlichen Konstruktivisten sind zu den induktiven Objektivisten übergetreten, die vertraten, dass sich objektive Erkenntnis dem Wirken der Natur auf unsere Sinnesorgane verdankt. Im Gegenteil – die meisten Naturwissenschaftler vertreten heute mit guten Gründen eher einen erkenntnistheoretischen Konstruktivismus (Maturana & Varela, 1987).

Alle Gehirne, nicht nur das menschliche, arbeiten wahrscheinlich konstruktivistisch, das heißt nach einem herleitenden, methodisch konstruierenden Vorgehen. Da haben es naturwissenschaftliche Induktivisten, das heißt Forscher, die vom Einzelnen auf das Allgemeine schließen, nicht leicht, ihre Meinung zu begründen. Aber auch Forscher, die „qualitative" Forschung nicht als Erwartungen und Hypothesen testendes, sondern im Gegenteil als induktives Vorgehen darstellen, verwickeln sich in logische Widersprüche.

Auch die Naturwissenschaft ist in folgender Hinsicht eine Sozialwissenschaft: Wissen unterliegt dem hermeneutischen Zirkel, und statistische sowie auch naturwissenschaftliche Untersuchungen haben Handlungsrelevanz immer nur im Kontext dieses hermeneutischen Zirkels.

Diese prinzipielle Ähnlichkeit wissenschaftlichen Vorgehens sei an einem trivialen Beispiel einleitend erläutert. Das beste Beispiel wäre zweifellos eines, das wir alle erlebt haben, woran wir uns aber kaum noch erinnern. Wir alle sind als Barbaren auf die Welt gekommen und mussten sehr viele Untersuchungen unternehmen, bis wir uns in der Welt zurechtfanden. Während wir diese Zeit weitgehend vergessen haben, ist es jedem geläufig, wie es ist und was er tut, um sich in einer fremden Umgebung zurechtzufinden.

G.2.5 Zusammenfassung: Haben wir einen privilegierten Zugang zum fremden Innersten?

Manche Pflegende nehmen gegenüber der Medizin in Anspruch, dass sie sich auf den ganzen Menschen einlassen und ihn verstehen, während Mediziner nur den jeweiligen Ausschnitt ihres Fachgebiets sehen und den Menschen in seinen Bedürfnissen und Zielen gerade nicht verstehen. An dieser Vorstellung ist, wenn sie methodisch begründet werden kann, sicher etwas dran.

Nicht begründbar ist aber die Vorstellung, wir hätten durch Mitgefühl und Einfühlungsvermögen die Fähigkeit, einen unmittelbaren Zugang zum fremden Innersten des Pflegebedürftigen zu haben. Wir sind nicht Gott. Wir sind, auch wenn das manchmal sowohl für uns als auch für unsere Klienten schmerzlich ist, keine Zauberer. Alle unsere Erfahrung beruht darauf, dass wir mit einem Rüstzeug von Deutungsmustern an eine Situation herangehen und uns, wenn es gut geht, durch Eigenschaften der Situation belehren lassen, unsere Deutungen anzupassen. Wir sehen, was unser Vorverständnis und unsere Vorkenntnisse uns zu sehen erlauben, und wenn es gut geht, wissen wir hinterher mehr als vorher und haben uns nicht einfach unsere Vor-Urteile bestätigen lassen. Aus diesen dem Menschen prinzipiell eigenen Erkenntnis- und Erfahrungsbildungsprozess folgen die Regeln der Wissenschaft:

- Erkenntnis ist ein Prozess, in den wir mit Vorerfahrungen hineingehen. Nur wenn wir der Realität die Chance dazu geben, folgt auf unsere Vorerfahrungen ihre Berichtigung. Dieser Prozess drückt sich aus in dem Modell von orientierenden, heuristischen Alltagstheorien, denen wir unsere Erwartungen verdanken und aus denen wir (manchmal eher ungern) prüfbare Hypothesen bilden.
- Die Orientierung unserer erfahrungsbegründenden Strategien erfolgt an der Widerlegung, nicht an der Bestätigung unserer Vorverständnisse, das heißt an dem Versuch, unserer widersprechenden Meinung dieselbe Chance zu geben wie unserer Meinung.

Welche Art von „Messinstrumenten" wir dabei benutzen, ändert an diesem Vorgang selber nichts. Jedes Messinstrument muss selber begründet sein. Auch das, was wir im Alltag oft als Einfühlungsvermögen, Intuition oder Empathie kennen, ist ein solches Messinstrument.

Wie wir oben gesehen haben, sind auch unsere Gefühle gegenüber unseren Klienten Reaktionen auf diese Klienten, aus denen wir und die Klienten etwas über die Pflegebedürftigen selber schließen können. Beispiel dafür sind die Reaktionen des Psychoanalytikers auf den Analysanden, seine Gefühle der Wut, der Verachtung, des Hasses, des Mitleids usw. gegenüber diesem. Diese Gefühle sind nicht nur und nicht einmal überwiegend zu erklären aus den persönlichen Erlebnissen des Psychoanalytikers in seiner Welt, sondern sind hinreichend auf den Analysanden zurückzuführen, sodass diese Gefühle als „Gegenübertragung" etwas über den Analysanden sagen.

Beweis für unsere Ansicht ist, dass zwei Analytiker unabhängig voneinander und damit auch unabhängig von ihren jeweils persönlichen Erlebnissen und Erfahrungen beim selben Analysanden dieselben Gefühle als Gegenübertragungen haben und für ihre Erkenntnisse über diesen Klienten in derselben Weise nutzen (die technische Bezeichnung dafür, dass zwei Personen unabhängig voneinander dasselbe wahrnehmen, ist „Interraterstabilität"). Die ganze Ausgestaltung der Psychoanalyse ist als eine Versuchsanordnung zu verstehen, die die Analytiker befähigt, nicht nur ihre eigenen Vorurteile zu reproduzieren, sondern ihre Reaktionen als Gegenübertragungen zu lesen und für den Prozess der Diagnose und der Intervention für ihre Klienten zu nutzen.

Alles Verstehen anderer, einschließlich, wie Husserl gezeigt hat, unserer eigenen Person lässt sich indessen in dieses Einstellen von Beobachtung in Deutungsschemata zusammenfassen (J. Behrens, 1980; Husserl, 1962).

Die Art des Schließens, die wir am Beispiel der Nutzentheorie der Pflegehandlung oben gesehen haben, ist zuerst von Peirce diskutiert worden. Für diejenigen unter Ihnen, die dieses ausführlicher nachlesen wollen: Es handelt sich um den Vorgang des abduktiven Schließens (Peirce, 1976).

In diesen letzten Abschnitten hoffen wir, Ihnen gezeigt zu haben, worin sich wissenschaftliches Vorgehen von Alltagsvorgehen unterscheidet und worin es ihm gleicht.

Wissenschaftliches und Alltagswissen unterscheiden sich vor allem darin, dass wir im Alltag (insbesondere in Berufen, die sich aus dem Beruf des Zauberers historisch entwickelt haben) gelernt haben, vorzuspiegeln und selber zu glauben, dass uns „alles klar" ist, wir seit langem Bescheid wissen und sich unsere Klienten uns nur anvertrauen müssen, weil wir alles besser wissen.

Diese Haltung ist keineswegs als überheblich zu kritisieren, sondern sie entspricht vielen Bedürfnissen. Wenn wir jeden Morgen abwägen würden, ob mehr dafür spricht, aufzustehen oder mehr dafür, im Bett liegen zu bleiben, wären wir womöglich bis mittags mit unseren Überlegungen nicht fertig und die Frage hätte sich erübrigt. Nur in den Krisen unserer Erfahrung sind wir auch im Alltag bereit, alle Varianten der Erklärung und Deutung eines Sachverhalts gegeneinander zu prüfen. Was im Alltag die Erfahrungskrise und also das Außergewöhnliche ist, das ist für den wissenschaftlich Arbeitenden das Normale, der Alltag. Es muss hinterfragt und geprüft werden, selbst wenn der Wissenschaftler glaubt, seine Lösung würde sich schon als die richtige erweisen.

Kein Unterschied zwischen Wissenschaft und Alltag besteht hingegen in den prinzipiell angewandten Methoden der Überprüfung, nämlich der Widerlegung falscher bzw. nicht tragbarer Erklärungen und Deutungen. Dies mag verblüffen. Die von Popper „Falsifikationismus" genannten Verfahren, die Erwartungen ihrer Berichtigung und Widerlegung bewusst auszusetzen versuchen, sind uns auch im Alltag vertraut, wenn wir unsere Erfahrung in eine Krise geraten sehen. Sie ergeben sich einfach daraus, dass wir erkennen müssen, dass wir nicht allwissend sind.

Daher ist die entscheidende erste Unterscheidung, die wir bei der Sichtung der Literatur mit Evidence-based-Nursing-Verfahren treffen können, ob der Verfasser Evidenzerlebnisse präsentiert, die nur er ganz persönlich hatte und die von anderen nicht geprüft, sondern nur geglaubt werden können. Oder aber, ob eine Behauptung beansprucht, nicht geglaubt, sondern – weil nachprüfbar – gewusst werden zu können.

Wissenschaftlich kontrollierter Erfahrung und Alltagserfahrung ist gemeinsam, dass beide mit orientierenden Heuristiken („Alltagstheorien") arbeiten, die selber nie ganz empirisch überprüfbar sind. Umso wichtiger ist, aus diesen orientierenden „Alltagstheorien" Hypothesen zu bilden und Messinstrumente zu begründen, die eine Chance haben, widerlegt zu werden.

Aus diesem Zusammenhang von Vorwissen und sich daraus ergebenden Hypothesen, die widerlegt werden können, ergibt sich auch die Grundbehauptung dieses Buchs, die wir weiter ausführen werden, dass nämlich „quantitative" Studien nur als Bestandteile „qualitativer" Studien Sinn machen. Um eine quantitative Studie durchführen zu können, muss ich wissen, welche Qualitäten ich eigentlich zählen und messen will, das heißt in welchem Kontext meine Untersuchung überhaupt von Bedeutung ist und Sinn macht. Insofern gehen hermeneutisch-interpretative Verfahren quantitativen nicht nur voraus, sondern sie sind auch bei der Deutung quantitativ gewonnener Ergebnisse unverzichtbar.

Das verbreitete Abfolgemodell, dem zufolge hermeneutisch-interpretative Verfahren für die Hypothesenbildung und quantitative für deren Tests geeignet sind, teilen wir nicht. Die grundlegenden Argumente gelten nicht nur für Gegenstände, die durch menschliches Handeln beeinflusst sind, sondern dem Anspruch von Husserl und Mead folgend für alle Gegenstände, soweit sie Gegenstände unseres Bewusstseins sind, also zum Beispiel auch für die Astronomie.

Eine Frage haben wir uns dabei für Kapitel 4 ab Seite 131 aufgehoben, die Ihnen sicher schon auf der Zunge liegt, und zwar die alltägliche Frage nach der Objektivitätssicherung der Wissenschaft, der Sicherung gegen alle möglichen Verzerrungen. Diese Sorge um Verzerrungen macht in der Tat die Evidence-based-Nursing-Techniken aus, die den Gegenstand des 4. Kapitels dieses Buchs bilden, des 4. Schrittes der EBN-Methode.

G.2.6 Wissenschaftliche Haltung

Beim Nach-dem-Weg-Fragen fällt jedem die wissenschaftliche, also zweifelsoffene Haltung leicht, da das Eingeständnis von Nichtwissen keine Schande ist. Diesen Zustand kennen wir in unserer klinischen Praxis genau nicht. Die Pflegebedürftigen sind irritiert, wenn wir uns unschlüssig und suchend zeigen (J. Behrens, 2000). Kollegen in unseren Teams halten uns für unschlüssig und umständlich und unsere Vorgesetzten halten uns für wenig durchsetzungsfähig oder wenig bereit, gehorsam ihre Meinung zu übernehmen.

In der Tat ist die wissenschaftliche Haltung in unserem Alltag äußerst selten. Wissenschaftliche Haltung besteht darin, alles zu tun, damit sich die Falschheit der von uns propagierten Ansichten und Projekte selber zeigen kann. Wir müssen unsere Fragestellungen und Untersuchungen so bilden, dass die unserer Meinung widersprechende Ansicht eine möglichst große Chance hat, sich als berechtigt zu erweisen. Wer tut denn so etwas von sich aus?

Wir sind umgeben von Leuten, die durchsetzungsfähig und rhetorisch geschickt neue Pflegemodelle in die Tat umsetzen wollen. Fast niemand kennt jemanden, der sein eigenes fortschrittliches Pflegemodell, zum Beispiel die Bezugspflege, selber Testbedingungen aussetzt, die es widerlegen könnten. Im Gegenteil beginnen wir neue Pflegemodelle immer mit den begeistertsten und fähigsten Kolleginnen und Kollegen – so wird eine mögliche Widerlegung unwahrscheinlich.

Wenn ich aber erkannt habe, dass alles Wissen nur vorläufig ist und einer Nachprüfung unterliegt, dann respektiere ich Leute besonders, die ihre eigenen Annahmen einem rigorosen Test unterziehen. Sie tun es im Interesse der Pflegebedürftigen und der Kollegen. Die Haltung, die man dafür braucht, ist aber nur langfristig zu erwerben. Sie verlangt eine hohe Toleranz gegenüber der kränkenden Erfahrung, dass man selber nicht Recht hatte. Deswegen sprach man im alten Rom von Untersuchungen, die ohne Zorn und Eifer („sine irae et studio") durchgeführt werden müssen. Für den schmerzhaften Prozess, in dem wir uns eine solche Haltung aneignen, ist das Wort „Läuterung" keinesfalls zu hoch gegriffen.

Als wir klein waren, hofften wir, dass sich die Welt nach uns richte. Seitdem wir unseren Narzissmus überwunden haben, können wir uns auf eine wissenschaftliche Haltung einlassen. Denn nur eine solche Haltung sichert, dass wir uns bei der Beurteilung einer pflegerischen Intervention auf Untersuchungen beziehen, die unseren eigenen Erfahrungen und unseren naturwissenschaftlichen oder geisteswissenschaftlichen Konzepten und Modellen widersprechen. Nur die wissenschaftliche Haltung ermöglicht es uns, dass wir der Versuchung widerstehen, uns durch Gehorsam gegenüber Vorgesetzten und kleinen und großen Autoritäten der Verantwortung zu entledigen und diese Verantwortung an jene Autoritäten zu delegieren. Erst diese Haltung ermöglicht uns, auszuhalten, dass wir nur zu wahrscheinlichen Erkenntnissen, in der Regel aber nicht zu absoluten Gewissheiten in unseren praktischen Handlungen in der Lage sind und dass jedes praktisch relevante Wissen nur ein vorläufiges Wissen ist, das der Nachprüfung bedarf.

G.2.7 Alle „quantitativen" Verfahren machen nur Sinn als Teile hermeneutisch-interpretativer Untersuchungen

Insbesondere in der Pflege sind hermeneutisch-interpretative Ansätze quantitativen gegenübergestellt worden. Die Pflege bezieht sich dabei auf eine alte sozialwissenschaftliche Diskussion, die hier nur in wenigen wichtigen Argumenten aufgenommen werden kann (J. Behrens, 1980, 1983; Kelle & Kluge, 2001).

Wie häufig, ist es instruktiv, was beide Gruppierungen einander vorwerfen. Die Anhänger quantitativer Verfahren werfen den hermeneutisch-interpretativ Forschenden häufig vor, dass sie an einen dem Menschen gar nicht möglichen Induktionismus und Naturalismus glauben. Sie strebten gar nicht an, ihre Wahrnehmungen durch Sampling und Standardisierung von Messverfahren kontrollieren zu können. Anhänger hermeneutisch-interpretativer Verfahren werfen den Anhängern quantitativer vor, sie wüssten gar nicht, was sie eigentlich messen.

Die Einsicht, dass alle sozialen Phänomene immer abhängig sind von signifikanten sozialen Gesten und Symbolen, die ihren Sinn aus kulturellen Kontexten beziehen und unabhängig von ihrem Kontext gar nicht erschlossen werden können, erzeugt die Notwendigkeit, diese kulturellen Kontexte hermeneutisch zu erschließen und zu verstehen. Bevor ich standardisierte Befragungs- oder Beobachtungsinstrumente schaffe, muss ich mir darüber klar werden, was ich beobachte und erfrage. Und auch bei der Interpretation des Ergebnisses einer Messung muss ich wieder auf diesen kulturellen Kontext rekurrieren; Hier ist an Lakatos (1982) für sowohl quantitative als auch hermeneutisch-interpretative Forschungen anzuknüpfen.

Die hermeneutischen Verfahren sind als theoriekonstituierende und -konstruierende heranzuziehen, die Gültigkeitsprobleme aufgrund falscher Strategien der Sicherung der Gültigkeit zu verringern trachten. Statistisch hypothetisch arbeitende Ansätze dagegen sind heranzuziehen, wenn es mir bereits gelungen ist, die mich interessierenden Phänomene in angemessener Weise quantitativ messbar zu machen.

Quantitative und hermeneutisch-interpretative Studien, das ist die Position unseres Buchs, unterscheiden sich letztlich weniger in den Gütekriterien als in den Validitätsbedrohungen und den Strategien der Validitätssicherung, die die jeweiligen Verfahren im Auge haben. Insofern vertreten wir die oben schon genannte These, dass alle quantitativen Verfahren nur sinnvoll sind im Kontext hermeneutisch-interpretativ, also hermeneutisch arbeitender Theoriebildungs- und Untersuchungsstrategien (J. Behrens, 1980, 1983, 2002d; J. Behrens & Heinz, 1991; Corbin & Hildenbrand, 2000; Feinstein & Horwitz, 1997; Kelle & Kluge, 2001; Lakatos, 1982).

Eine (falsche, aber durchaus weit verbreitete) Übersicht liefert Tabelle G2 (Geri LoBiondo-Wood & Judith Haber, 1996, p. 288). Diese Entgegensetzung ist, wenn Sie unseren bisherigen Argumenten folgen, in allen genannten Dimensionen unzutreffend (J. Behrens, 1983, 2002a, 2002b, 2002d).

Falsch ist übrigens die auch innerhalb von Evidence-based Nursing häufig vertretene Ansicht, dass für Erleben, Bedeutung, Gefühle und Erfahrung von Personen eher nichtquantitative Designs in Frage kommen und geeignet seien. Es gibt gerade für die Erhebung von Gefühlen und Erleben zahlreiche gut getestete psychologische Instrumente, die auf Ordinal- oder Intervallskalenniveau zu messbaren Ergebnissen kommen. Ängste und Depressionen lassen sich sowohl in Skalen körperlicher Reaktionen (z.B. Hautwiderstand) als auch in psychologischen Befragungsskalen messen. Insofern besteht überhaupt kein Unterschied zwischen körperlichen Reaktionen und psychologischen Gefühlen und Einstellungen. Allerdings setzen Messungen und die Ergebnisinterpretation dieser mit Skalen erreichten Messungen immer Theorien voraus, die hermeneutisch aus Kontexten entwickelt wurden.

G.2.8 Handeln nach Gefühl und „tacit knowledge": Habitualisierung und Empathie

In der Pflege werden viele Problemlösungen, Entscheidungen und generell Handlungen nach dem Gefühl getroffen. Das ist allerdings keineswegs nur in der Pflege so, sondern überall. Sind diese Pro-

Tabelle G2: Falsche Entgegensetzungen zwischen „qualitativen" und „quantitativen" Studiendesigns (G. LoBiondo-Wood & J. Haber, 1996, p. 288)

	„Qualitative" Designs	„Quantitative" Designs
Fragestellung	Erleben, Gefühle und Erfahrungen von Personen	Messung, wie viele Pflegebedürftige wie reagiert haben
Ziel	Individuen in ihrer Umgebung verstehen	Ergebnisse finden, die auf möglichst viele Menschen übertragbar sind
Stichprobe	theoretische oder zielgerichtete Auswahl einer relativ kleinen Gruppe von Personen	möglichst zufallsverteilt, um eine repräsentative Stichprobe einer größeren Population zu erhalten und Verzerrungen (Bias) zu minimieren
Datensammlung	(halb-)strukturierte Interviews; Methoden und Inhalte können durch neue Erkenntnisse während der Untersuchung verändert werden	systematische Datensammlung, Verblindung
Auswertung	während der Datenerhebung; Einheiten sind Muster, Konzepte oder Kategorien und Themen von Gedanken und Gefühlen; Daten werden interpretiert und eine Hypothese aufgestellt	immer nach der Datensammlung; Einheiten sind Zahlen, die kombiniert, statistisch aufbereitet und abschließend interpretiert werden
Beurteilung	Glaubwürdigkeit, Folgerichtigkeit, Übereinstimmung	Reliabilität und Validität
Präsentation	Erzählstil mit vielen Zitaten, manchmal mit Diagrammen oder theoretischen Modellen ergänzt	statistische Fachbegriffe und Kenngrößen

blemanalysen, Lösungsentscheidungen und generellen Handlungen nach dem Gefühl eher mit der ersten Sorte Wissen, nämlich dem persönlichen, zwischenmenschlich nicht überprüfbaren Offenbarungswissen vereinbar oder eher mit der zweiten Sorte Wissen, nämlich dem zwischenmenschlich überprüfbaren Wissen?

G.2.8.1 Habitualisierung

Häufig wird Handeln aus dem Gefühl heraus als nicht objektivierbar, nicht empirisch begründbar, zwischenmenschlich nicht nachprüfbar, sondern als individuelles Evidenzerlebnis angesehen. Es wird also Handeln aus dem Gefühl leicht dem ersten Wissenstyp, der zwischenmenschlich nicht prüfbaren Offenbarung, zugeordnet.

Wir sind anderer Meinung: Handeln aus dem Gefühl kann sehr wohl – muss aber freilich nicht – auf nachprüfbaren Grundlagen beruhen. Dann ist „Handeln aus dem Gefühl" in Fleisch und Blut übergegangenes nachprüfbares Wissen, das zu einer, wie es im Deutschen schön heißt, „guten Nase" führt, aber gleichwohl auf Befragen jederzeit in seinen Komponenten wieder ausgesprochen, das heißt bewusst gemacht und einer Überprüfung zugeführt werden kann. Diese zwischenmenschliche Überprüfbarkeit wird immer beansprucht, auch wo diese Überprüfung konkret nicht durchgeführt wird. Das unterscheidet „*tacit knowledge*" von Offenbarungswissen, das zwischenmenschlich nicht überprüft werden kann, sondern geglaubt werden muss.

Patricia Benner hat in ihrem berühmten Buch über die Sozialisation Pflegender – und dies lässt sich auf alle Berufe und Tätigkeiten übertragen – beobachtet, dass die Anfängerinnen nach Lehrbuch entscheiden und die „Expertinnen" im dritten Jahr nach Gefühl (Benner, 1984). Dieses Gefühl sehen wir als habitualisiertes, in Fleisch und Blut übergegangenes Wissen.

Sehr einfache Beispiele auch außerhalb der Pflege zeigen uns das Gemeinte. Wenn Sie Ihren Kindern Schwimmen oder Fahrradfahren beizubringen versuchen, werden Sie merken, dass diese sehr einfachen, in drei Sätzen beschreibbaren Handlungen für Sie sehr schwer so falsch auszuführen sind, wie Sie dies bei Ihren Kindern beobachten. Sie können fast gar nicht mehr so falsch schwimmen, dass Sie untergehen, wie das Ihre Kinder noch sehr gut können. Und Sie können gar nicht mehr so Fahrrad fahren, dass Sie mit dem Fahrrad umfallen. Obwohl Sie wissen und sehen, was Ihr Kind noch falsch macht, ist es Ihnen selber nur mit großer Anstrengung möglich, diesen Fehler zu wiederholen, um die Falschheit der Abläufe besser analysieren zu können. Dieses Wissen, wie man Fahrrad fährt oder schwimmt, ist Ihnen in Fleisch und Blut übergegangen. So etwas beobachten wir bei jedem Wissen.

Entscheidend für die Zuordnung ist aber, ob Sie dieses Wissen jederzeit analysieren und auf Regeln zurückführen können und dieses auch beanspruchen. Die Notwendigkeit lässt sich wieder an den extrem einfachen Beispielen des Schwimmens und Radfahrens deutlich machen. Gerade unsere lebenserhaltende Neigung zu habitualisieren führt nämlich dazu, dass wir uns beim Lernen einer neuen Aktivität oft Haltungen angewöhnen, die ergonomisch oder sonst wie ungünstig sind. Jeder Sportler kann davon berichten. Es bedarf einer genauen Analyse der einzelnen Handlung im Licht empirisch gestützter Regeln, um die Fehler der habitualisierten Handlung zu erkennen und sich – in einem sehr mühsamen Prozess – abzugewöhnen.

G.2.8.2 Empathie

Im Handeln nach Gefühl steckt aber noch eine zweite Beobachtung: In allen auf Kommunikation begründeten Handlungen, wie der Pflege anderer, wird unter Handeln nach Gefühl häufig verstanden, dass wir uns, während wir einen anderen pflegen, von unseren Gefühlen der Wut, der Sympathie, des Mitleids und so weiter nicht freimachen können. Das ist auch gut so und keineswegs ein Widerspruch zu der von uns behaupteten, als objektiv beanspruchten Perspektive und ihrer Nachvollziehbarkeit.

So nutzen in der Psychoanalyse Analytiker und in entsprechenden Balintgruppen auch Pflegende ihre Gefühle der Wut, des Mitleids, des Ärgers gegenüber ihren Klienten als Informationen über diesen Klienten, die sie dazu befähigen, eine bessere Diagnose und eine bessere Dosierung ihrer Interventionen im Interventionsprozess durchzuführen. Vereinfacht gesagt, Pflegende, Ärzte und Analytiker nutzen hier ihre eigenen Gefühle, wie sie in anderen Situationen Thermometer benutzen, um die Körpertemperatur zu messen. Ist das nicht höchst subjektiv?

Gerade nicht. Analytiker, Pflegende und Ärzte nutzen nämlich Einrichtungen und Supervisionsgruppen, wie zum Beispiel das Kolloquium bei Analytikern und die Balintgruppe bei Ärzten und Pflegenden. Alle diese Supervisionsgruppen erheben den Anspruch, aus den Darstellungen der jeweils Behandelnden so gut auf den Fall zurückschließen zu können, dass Dritte Fehler der Behandlung oder der Pflege erkennen können. Sowohl die diagnostische als auch die Prozessqualität kann, das ist der Anspruch, zwischenmenschlich aus diesen Darstellungen der Gefühle (als Gegenübertragungen) objektiviert werden. Die Bewertung einer Analyse im Kolloquium beschränkt sich nicht darauf, nur das Ergebnis festzustellen, sondern den Prozess selber objektiv zu beurteilen und zu bewerten. Insofern sind Gegenübertragungen zumindest dem analytischen Anspruch nach genauso objektiv wie Fiebermessungen mittels eines Thermometers.

G.2.9 Ist Wissenschaft objektiv? Über die Bedeutung von Geld, Verblendung, Verbohrtheit, Größenwahn und Karrierismus in der Wissenschaft

Ist Wissenschaft objektiv? Gibt es objektives Wissen? Nicht nur so unterschiedliche Gruppen wie Erstsemester und Ministerialbeamte vertraten uns gegenüber häufig die Ansicht, ein richtiger Professor in der Wissenschaft könne doch beweisen, was immer er in seiner Besserwisser- und Rechthaberei beweisen wolle oder für ihn finanziell günstig sei. Auch unsere eigenen Abschnitte G.2.1 bis G.2.7, die die Vorläufigkeit des Wissens und den Konstruktivismus der Wahrnehmung betonten, lesen Sie vielleicht so, dass wir Wissenschaft nicht für besonders objektiv halten und Wissen für subjektiv.

Das ist ein falscher Eindruck: Perspektiven halten wir für objektiv und Ergebnisse für zwischenmenschlich nachprüfbar. Um das zu begründen, brauchen wir die Seiten dieses Buchs. Aber es dient der Klarheit, wenn wir unsere Argumente zu Anfang wenn nicht begründen, dann doch wenigstens nennen. Unsere Argumente erläuterten wir oft an Abbildung G8. Sie soll den Einfluss zeigen, den Geld, Verblendung, Verbohrtheit, Größenwahn, Karrierismus und Ähnliches auf die wissenschaftliche Produktion nachprüfbaren Wissens haben.

Der größte Einfluss beginnt nicht bei der Fälschung der Ergebnisse (auch das gibt es, ist aber zu entlarven), sondern bei der Formulierung von Fragestellungen (→ Kapitel G). Hier sehen wir mindestens zwei Einflüsse: Erstens kostet klinische Forschung Geld – viel mehr als Papier, Bleistift und Zeit, die ein Mathematiker zum Beispiel braucht. Es ist eine Entscheidung des Gemeinwesens, privater Sponsoren oder privater Auftraggeber und keine rein innerwissenschaftliche Entscheidung, für welche Fragen Forschung finanziert wird, für welche nicht (Feinstein & Horwitz, 1997).

Das ist ein enormer Einfluss auf die Entstehung wissenschaftlicher Ergebnisse. Daher versuchen Wissenschaftlergremien in allen Ländern, durch Beratung und Begutachtung selber Einfluss auf die Verteilung öffentlicher Mittel und privaten Sponsorings zu bekommen. Mit anderen Worten: Den Einfluss des Geldes in der Forschung müssen Sie sich nicht so vorstellen, dass ein Wissenschaftler einen Scheck dafür bekommt, dass er bestimmte Forschungsergebnisse unterdrückt oder – in Laboruntersuchungen – seine Proben mit Aquarellfarben auffrischt. Das gibt es auch. Aber der wichtigste Einfluss des Geldes liegt bei der Auswahl der Fragestellungen, deren Erforschung überhaupt finanziert wird.

Zweitens haben nicht alle Fragestellungen dieselbe Aussicht auf eine mittelfristige Antwort. Kaum beantwortbare Fragestellungen lohnen sich aber für Forscher nicht besonders – auch ein Forscherleben währt nicht ewig. Im Zweifel lohnt sich für einen Forscher eine nicht ganz so spannende, aber beantwortbare Fragestellung mehr als eine hoch spannende, aber unbeantwortbare Forschungsfrage. Nicht nur für das Streben des Forschers nach einem auskömmlichen Arbeitsplatz, sondern auch gesellschaftlich: Als Gutachter stand einer von uns Autoren oft vor der Situation, welchem Projektantrag knappe Mittel zugesprochen werden sollten: dem mit der relevantesten Frage, aber undurchführbarem Forschungsplan, oder dem mit durchführbarem Forschungsplan, aber nicht höchst relevanter Frage. Wie würden Sie entscheiden?

Die Bearbeitbarkeit einer Fragestellung ist in der Regel Voraussetzung für die Förderung. Das kann auch in Evidence-based Nursing zum Problem werden. Wie Sie noch sehen werden, sind

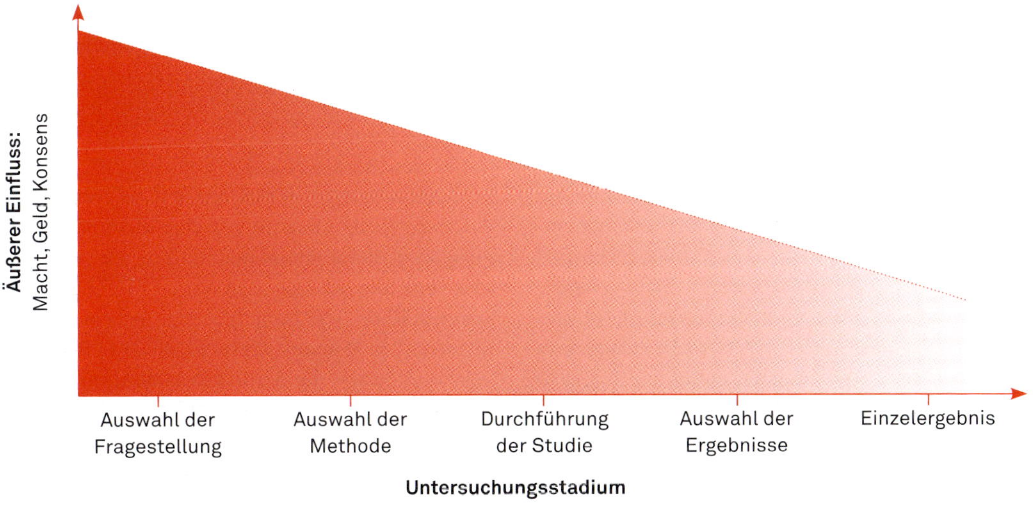

Abbildung G8: Außerwissenschaftliche Einflüsse auf wissenschaftliche Studien

randomisierte kontrollierte Verlaufsstudien besonders aussagekräftig bei der Wirkungsanalyse pflegerischer und therapeutischer Interventionen. Ihre Veröffentlichung vermittelt Reputation. Aber nicht alle Fragen lassen sich mit einem solchen Forschungsplan bearbeiten. Die Versuchung für Forscher liegt nahe, sich auf solche Fragen zu werfen, die sich mit randomisierten kontrollierten Studien bearbeiten lassen (J. Behrens, 1998). Das ist zweifellos ein außerwissenschaftlicher Einfluss auf die Entstehung wissenschaftlicher Erkenntnisse.

Der nächst größere außerwissenschaftliche Einfluss kann bei den methodischen Entscheidungen einfallen: Wer wird für die Untersuchung nach welchen Kriterien ausgewählt und mit welchen Instrumenten untersucht? Auch hier spielen Geld, Zeit und Konventionen eine Rolle, weil nicht alle Untersuchungsmöglichkeiten dasselbe kosten und denselben Erfolgsrisiken unterliegen. Aber der außerwissenschaftliche Einfluss scheint etwas weniger Ansatzpunkte als bei der Fragestellung zu haben, weil sich einige methodische Entscheidungen eben doch aus der Fragestellung ergeben.

Allerdings müssen fast alle Untersuchungen methodische Kompromisse eingehen. Eine ordentliche Untersuchung unterscheidet sich hauptsächlich dadurch von einer schlechten, dass in ihr diese Kompromisse und Überlegungen zur Methode offengelegt werden. Dann können Sie sie als Leser nachvollziehen und prüfen und müssen nicht einfach der Beteuerung glauben, dass alles hochwissenschaftlich, randomisiert und repräsentativ ist.

Im letzten Stadium, wenn die Entscheidungen zur Fragestellung und zur Methode gefallen sind und die Durchführung ordentlich dokumentiert wurde, wird der außerwissenschaftliche Einfluss auf das Ergebnis ziemlich gering. Die Resultate ergeben sich fast unaufhaltsam. Die Forscher und Auftraggeber, denen die Ergebnisse nicht gefallen, haben jetzt nur noch zwei Möglichkeiten: entweder plumpe Fälschung oder - was häufiger vorkommt - keine Veröffentlichung der unerwünschten Ergebnisse.

Darauf kommen wir in Schritt 3 ab Seite 111 bei der Erörterung der Suche nach der besten Evidence sowie in Schritt 4 ab Seite 131 bei der kritischen Beurteilung von Studien zurück.

G.2.10 Schlussbemerkung

Mit diesem Grundlagenkapitel ist eigentlich alles gesagt, was man über die Methode Evidence-basierter Entscheidungen in der Pflegepraxis wissen muss. Alles Weitere ergibt sich aus der doppelten Grundanforderung, dass das in solchen Entscheidungen herangezogene Wissen *zwischenmenschlich nachprüfbar* und auf die biografischen Teilhabebedürfnisse der individuellen, uns beauftragenden Klienten *anwendbar* sein muss. Mit diesen Grundanforderungen haben Sie die Kriterien, nach denen Sie Studien sichten können - der große Rest dieses Buchs sind Ausführungen zu diesen Grundanforderungen, den sechs Schritten der EBN-Methode.

G.3 Die Bedeutung von EBN für die Begründung der Pflegewissenschaft als Handlungswissenschaft – zehn Jahre Entwicklung von EBN

G.3.1 Was für eine Wissenschaft ist die Pflegewissenschaft? Kontemplative und Handlungswissenschaften

In diesem abschließenden Grundlagenkapitel soll auf die Bedeutung eingegangen werden, die EBN für die Begründung der Pflegewissenschaft hat - und dabei noch einmal die Darstellungen dieses Buchs auf die Debatten und Errungenschaften der vergangenen zehn Jahre bezogen werden.

Für das Verständnis der vielleicht wichtigsten Errungenschaft in der jüngsten Geschichte von Evidence-based Nursing, nämlich die Unterscheidung zwischen externer und interner Evidence, ist eine sehr alte wissenschaftstheoretische Debatte unverzichtbar. Sie kann hier nur kurz umrissen werden. Die Wissenschaftlichkeit der Pflegewissenschaft ist wie die der Medizin seit langem und bis heute umstritten. Als Aristoteles in der „Nikomachischen Ethik“ versucht, sich zu versichern, was Wissenschaft überhaupt sei, beginnt er abgrenzend bei dem, was für ihn ganz offenbar keine Wissenschaft ist: die Medizin. Warum ist Medizin keine Wissenschaft? Nicht etwa deshalb, weil – wie heute oft rezipiert wird – bei dem damaligen Stand der Gesundheitswissenschaften Heilkundige erfolglose Scharlatane gewesen seien. Aristoteles geht im Gegenteil von zahlreichen Heilerfolgen der heilkundigen Berufe aus. Die Medizin ist für Aristoteles vielmehr deswegen keine Wissenschaft, weil sie sich nicht um das Allgemeine, sondern um individuelle Entscheidungen im Einzelfall individueller Personen (Patienten) kümmert (Aristoteles, 1995). Als „Wissenschaft" gelten für Aristoteles und seine Nachfolger dagegen nur kontemplative Wissenschaften wie Biologie und Soziologie, die nicht den Einzelfall, sondern das Allgemeine anzielen. Die aristotelische Auffassung von Wissenschaft schlägt sich noch zweieinhalb Jahrtausende später in der Selbstreflexion der Medizin nieder, wenn der berühmte Internist Gross und der Methodiker Löffler in ihrem Standardwerk „Prinzipien der Medizin" folgenden „Merksatz"-feststellen:

> In der Medizin sind Wissenschaft, Kunst und Handwerk untrennbar verbunden. Wenn auch die Forschungsergebnisse mehr wissenschaftlicher Natur sind, der Umgang mit den Kranken mehr eine Kunst, so handelt es sich dabei um Akzente *(R. Gross, Löffler, & Gontard, 1997, p. 8).*

Auch die DFG und das BMBF verstehen unter „medizinischer Grundlagenforschung" eigentlich Biologie, genauer biologische Laborforschung. Allerdings: Wenn die Medizin und die Pflegewissenschaft ihren Wissenschaftscharakter nur auf kontemplative Grundlagenwissenschaften wie die Biologie und die Soziologie bezögen, dann stellten sich Medizin und Pflegewissenschaft selbst als „Anwendung" der kontemplativen Grundlagenfächer dar, ohne selbst Wissenschaft zu sein. Warum sollte aber angewandte Biologie nicht „angewandte Biologie" heißen, sondern „Medizin"? Etikettenschwindel? Und warum sollten angewandte Soziologie und Biologie „Pflegewissenschaft" statt angewandte Soziologie und angewandte Biologie heißen?

Auch die Zuflucht zu den Begriffen „Handwerk" und „Kunst", die (R. Gross et al., 1997) im Zitat eben nahmen, führt nicht weit. Handwerker lassen nicht gerne – wie Dachdecker und Reparateure von Geschirrspülmaschinen in einer Befragung durch einen der Autoren, Behrens, bewiesen – ihre Arbeit als unwissenschaftlich oder außerwissenschaftlich bezeichnen. Im Gegenteil legen sie Wert auf die Feststellung, dass ihr Handwerk auf dem aktuellen Stand der physikalischen Wissenschaft fußt. Und selbst Kunsthochschulen mit einer hoch ausdifferenzierten Fächervielfalt wie die Burg Giebichenstein in Halle, kennen und lehren die Kunstrichtung „Umgang mit Patienten" nicht. Deshalb können die Begriffe „Handwerk" und „Kunst" nicht die Frage übertönen, ob es außer kontemplativen noch andere Wissenschaften gibt.

Die Antwort lautet: „Ja". Die therapeutischen Wissenschaften und die Pflegewissenschaft wie auch die Medizin sind Wissenschaften mit eigenen, von den kontemplativen Wissenschaften der Biologie, Soziologie und anderen trennbaren Gegenständen: Ihr Gegenstand ist die zukunftsunsichere, aber vernünftige innovative Einzelfallentscheidung im jeweiligen Feld – unter Handlungsdruck und Begründungszwang gemeinsam mit den je einzigartigen Klienten. Sie als „Künste" statt als Handlungswissenschaften zu bezeichnen, macht ihre Praxis als „vernünftige" undiskutierbar, unkritisierbar, unerforschbar. Sie sind „Handlungswissenschaften". Dass sie eigene Handlungswissenschaften und nicht ausschließlich Anwendungen oder Ableitungen aus kontemplativen Wissenschaften sind, wird alltäglich bewiesen. Denn Krisenentscheidungen des multiprofessionellen therapeutischen Teams mit den Klienten im Einzelfall lassen sich nicht einfach aus kontemplativen Wissenschaften der Biologie und der Soziologie „ableiten".

Dennoch sind sie nicht einfach Glückssache, Kunst oder Intuition jenseits aller wissenschaftlichen Vernunft. Sie sind mit eigenen Methoden wissenschaftlich untersuchbar und vernünftig begründbar in der Handlungswissenschaft des Aufbaus interner Evidence, die externe Evidence für den Einzelfall erst nutzbar macht. Das belegen alle Fachpflegenden jeden Tag: Wissen liegt typischerweise meist vor in sogenannten Wahrscheinlichkeitsaussagen, also in belegten Häufigkeiten für Gruppen. Aus solchen Häufigkeiten kann man nie auf den Einzelfall schließen. Es bleibt eine nicht ableitbare Entscheidung zu treffen. Fachpflegende treffen diese Entscheidungen zusammen mit den

Pflegebedürftigen häufig unter großem Zeitdruck und in großer Unsicherheit. Aber trotzdem beanspruchen Fachpflegende wie alle therapeutischen Professionen, selbst die schnell und intuitiv getroffene Entscheidung hinterher vernünftig und nachvollziehbar begründen zu können – und zwar vor den Pflegebedürftigen ebenso wie vor der Fachöffentlichkeit.

Und die pflegebedürftigen Klienten vertrauen darauf, dass die fachpflegerischen Vorschläge und Maßnahmen im Einzelfall nicht Glückssache sind oder Lotterie, sondern vernünftig begründet und beurteilt werden können. Sie vertrauen auf wissenschaftlich geprüfte Erfahrung und Sorgfalt gerade auch bei Entscheidungen unter Zeitdruck und Unsicherheit. Solche Einzelfallentscheidungen im Arbeitsbündnis mit Klienten sind in der Tat nicht der Gegenstand „kontemplativer" Wissenschaften. Kein kontemplativ arbeitender Biologe hat sie mit der von ihm untersuchten einzelnen Zelle gemeinsam zu treffen. Solche vernünftig begründbaren Entscheidungen sind der Gegenstand von Handlungswissenschaften. Deswegen nutzt die Handlungswissenschaft Pflegewissenschaft die kontemplativen Wissenschaften Soziologie, Biologie und andere, aber sie hat einen eigenen Gegenstand: Die vernünftige Entscheidung in der Begegnung mit dem einzigartigen Klienten – unter Handlungsdruck und Zukunftsunsicherheit.

Es ist die wichtigste Bedeutung von Evidence-based Nursing, dass sie für das tägliche Handeln der Pflegeprofession die Ressourcen und methodischen Probleme der Handlungswissenschaft Pflegewissenschaft reflektiert – und zwar in Verantwortung für ihre eigenen Wirkungen (verantwortungsethisch im Sinne Max Webers und vorher Schleiermachers).

G.3.2 Reflexion der Handlungswissenschaft – Die grundlegende Unterscheidung von externer und interner Evidence

EBN hat sich als Methode des *Health Service Research in Nursing* (pflegerische Versorgungsforschung) entwickelt, die – verantwortungsethisch – die Wirkungen von Handlungen erkennen und beachten will. Das ist nicht leicht. Es erstaunt nicht, dass sich die Entwicklung der Diskussion in unterschiedlichen Kontroversen verlief, auf die hier nur kurz eingegangen werden konnte. Das Verdienst aller Diskutanten von EBN ist, überhaupt die Unterscheidung von externer und interner Evidence rigoros zu treffen und nicht davon auszugehen, dass die Eminenz der Fachleute diese Unterscheidung überflüssig macht. EBN unterscheidet, wie wir gesehen haben, strikt die kontemplative Zusammenfassung der verlässlichen Erfahrungen Dritter (externe Evidence) von der handelnden Entscheidung im Einzelfall des Pflegebedürftigen (Fallverstehen im Aufbau interner Evidence in der Begegnung) und kann deswegen den wechselseitigen Prozess zwischen beiden wissenschaftlich bearbeiten.

Sowohl über externe als auch über interne Evidence ist in den vergangenen Jahren viel diskutiert worden. Handlungswissenschaftlich (und für die pflegerische Praxis) ist das Verständnis interner Evidence noch wichtiger als das Verständnis externer Evidence.

Die Unterscheidung zwischen externer und interner Evidence ist eigentlich ganz einfach zu treffen (siehe Abbildung G1 auf Seite 27) und wird hier noch einmal wiederholt: Externe Evidence umfasst alles, was ich aus der verlässlichen Erfahrung Dritter wissen kann. Interne Evidence umfasst im hier vertretenen Verständnis alles, was ich als Pflegebedürftiger nur von mir selbst wissen und in der Begegnung mit der Pflegeprofession klären kann (also Ziele, Empfindungen, Outcomes, Qualität).

Obwohl die Unterscheidung so einfach ist, verwechseln therapeutische und pflegerische Professionen beide Bereiche gern. Wenn ein Zahnarzt beim Bohren zum zuckenden Patienten sagt, das könne doch bei örtlicher Betäubung gar nicht weh tun, schließt er von der externen Evidence fälschlich auf die interne. Denn sein Satz meint: Nach aller wissenschaftlich kontrollierten Erfahrung (externe Evidence) hat das Millionen von Menschen nicht weh getan, folglich kann es auch dem gerade behandelten Patienten nicht weh tun. Dieser Schluss ist offensichtlich ein Fehlschluss von externer auf interne Evidence. Weniger leicht erkennbare Fehlschlüsse von externer auf interne Evidence sind auch in der Fachpflege nicht unbekannt: Aus Untersuchungen zu typischen Stadien der

Krankheitsverarbeitung, zu Bedürfnispyramiden, zur Lebensqualität (Onkologie) und zu Selbstpflegefähigkeiten (Johann Behrens & Zimmermann, 2006) schließen Fachpflegende, dass ihre Klienten dieselben Wahrnehmungen, Bedürfnisse und Lebensqualitätsverständnisse haben, könnten sie sich nur äußern (vgl. Kritik an Vanessa Henderson in Johann Behrens, 2005b).

Aber der Beitrag zur Forschungsmethodik ist offenbar keinesfalls der wichtigste Beitrag von Evidence-based Nursing. Der nützlichste Beitrag von EBN ist vielmehr die Klärung des Verhältnisses von externer und interner Evidence, weil es professionsethische und organisatorische Entscheidungen und die Sicht auf das Arbeitsbündnis prägt.

Pflegende und Therapeuten können meist nicht am Pflegebedürftigen oder Patienten, sondern nur mit ihm hilfreich wirken. Denn diese pflege- oder therapiebedürftigen Nutzer sind nicht Konsumenten von ihnen unabhängig zu erstellender Produkte, sondern durch ihre Nutzung erzeugen sie die Pflege- oder Therapieleistung. Fast jeden Tag sind – bewusst oder nicht – von Pflegebedürftigen und Pflegenden folgenreiche Entscheidungen über Behandlungen zu treffen, in der Regel unter zeitlichem Entscheidungsdruck und immer mit einem Rest Zukunftsungewissheit. Bei ihren Entscheidungen greifen auftraggebende Pflegebedürftige und Pflegende auf unterschiedlich verlässliche externe Evidence und unterschiedlich deutlich begriffene interne Evidence zurück (→ Abbildung G1 auf Seite 27). Die Unterscheidung zwischen externer und interner Evidence ist sehr einfach. Externe Evidence bezeichnet alles „gesicherte" Wissen, das wir überhaupt aus der Erfahrung Dritter ziehen können. Interne Evidence dagegen bezeichnet alles Wissen über uns selbst, das oft nur in der Begegnung zwischen je einzigartigen Pflegebedürftigen und Pflegenden geklärt werden kann.

Externe Evidence, also Erfahrungen Dritter, liegen uns typischerweise als Folgen von Behandlungen innerhalb von beobachteten Gruppen vor, also in gruppenspezifischen Häufigkeiten. Die Ergebnisse unterrichten uns darüber, zu welchen Folgen eine Behandlung bei Dritten geführt hat. Solche Häufigkeiten als Wahrscheinlichkeit in unserem Einzelfall interpretieren zu können, gibt die Statistik bekanntlich als logische Ableitung nicht her. Der Schluss von der beobachteten Häufigkeit auf unseren Einzelfall ist vielmehr eine Bewertung, die eine unausweichliche Entscheidung unter Ungewissheit darstellt. Externe Evidence informiert uns also bestenfalls darüber, was bei anderen wie geholfen hat. Nicht aus externer Evidence ableitbar ist hingegen, was mein Klient will und wessen er bedarf. Welche Aspekte der Lebensqualität für meinen Patienten relevant sind, kann nur im Gespräch mit diesem selbst erarbeitet werden. Deswegen kann zum Beispiel eine Erhebung der Relevanz von Komponenten der Lebensqualität für den Durchschnitt einer Bevölkerung oder auch einer Gruppe von erkrankten Personen prinzipiell nicht die Erhebung dieser Relevanz im einzigartigen Fall meines Klienten ersetzen.

Schon aus diesem einfachen Unterschied zwischen interner und externer Evidence ergeben sich weitreichende professionsethische, organisatorische und rechtliche Folgen für

- Standards und Leitlinien,
- organisatorische vertikale und horizontale Kooperationen,
- Schritte der Erarbeitung von Evidence sowie die
- Aus-, Fort- und Weiterbildung in Pflege- und Gesundheitsberufen.

G.3.2.1 Standards und Leitlinien

Standards und Leitlinien, die im besten Fall ja nur Zusammenfassungen der aktuell gerade besten externen Evidence sein (→ Abbildung G1 auf Seite 27) und die individuellen Ziele, Bedürfnisse und Empfindungen gar nicht abbilden können, können nie die Entscheidung im Einzelfall vorgeben. Wer Standards ungeprüft „anwendet", handelt nicht Evidence-basiert.

Jeder Pflegende ist gegenüber seinem Klienten doppelt handlungs- und begründungsverpflichtet: zum einen auf seine individuellen Ziele, Bedürfnisse und Empfindungen einzugehen und ihn von dieser internen Evidence aus und zum anderen auf dem aktuellen Stand der externen Evidence zu informieren, zu beraten und in seinem Auftrag zu behandeln – und dies nicht nur einmal zu Beginn einer Behandlung, sondern bei jeder Zustandsänderung, die eine neue Entscheidung nötig macht, wieder. Das ist leichter gesagt als getan (zur Umsetzung siehe Leitfaden auf Seite 104).

G.3.2.2 Organisatorische vertikale und horizontale Kooperationen

Professionelles Handeln findet überwiegend in Organisationen statt, und viele Pflegende fühlen sich zwischen externer und interner Evidence einerseits und den Anweisungen ihrer Vorgesetzten andererseits hin- und hergerissen. So sehr es hier täglich knirscht, „prinzipiell" ist dieser vermeintliche Widerspruch in den Organisationen des Gesundheitswesens – ganz im Unterschied zu anderen Produktions- und Dienstleistungsbereichen – eindeutig geklärt: Da alle Berufe und Organisationen im Gesundheitswesen sich auf Wissenschaft (externe Evidence) und Patientenorientierung (interne Evidence) berufen, verpflichten sich Vorgesetzte darauf, externer und interner Evidence zu folgen – auch wenn es ein Untergebener ist, der wegen seines Kontakts zum Klienten und seines Zugangs zur externen Evidence interne und externe Evidence schneller feststellt als er selber.

Diese Konstellation findet sich auch im Arbeits- und Haftungsrecht, worauf hier schon aus Platzgründen nicht näher eingegangen werden kann, prinzipiell wieder: Keine weisungsabhängige Pflegekraft darf einer Anweisung, von der sie weiß, dass sie für ihren Klienten schlecht ist, einfach folgen. Hier gilt für Anweisungen dasselbe wie für Standards.

Wenn ein Vorgesetzter sie zum Beispiel anweist, den Dekubitus eines Pflegebedürftigen zu föhnen und zu eisen – lange Zeit eine naturwissenschaftlich (pseudo)begründete, von allen Fachautoritäten vertretene Praxis –, darf sie dieser Anweisung heute nicht einfach folgen. Nur bei Werkleistungen wie der Herstellung von Kotflügeln und anderen Produktionen und Dienstleistungen, die sich nicht auf interne Evidence berufen und wo man missratene Produkte in den Ausschuss geben kann, bevor sie man dem Kunden übergibt, kann man Anweisungen einfach folgen.

G.3.2.3 Schritte der Erarbeitung von Evidence

Aus der unaufhebbaren Differenz von externer und interner Evidence folgt drittens, dass Evidence-Basierung immer von den Bedürfnissen des individuellen Klienten her erarbeitet wird, sonst hat man gar keine Frage an die externe Evidence.

Der erste Schritt dieses Prozesses – auch diesen Schritt hat die Pflegewissenschaft zuerst in die Evidence-Basierung eingeführt – ist die Auftragsklärung, der Aufbau interner Evidence in der Begegnung mit dem Pflegebedürftigen (siehe Schritt 1 und 2 in diesem Buch).

Diese Auftragsklärung klärt auch die innerorganisatorische Arbeitsteilung. Uns ist keine Einrichtung im Gesundheitswesen bekannt, in deren Leitbild steht, man wolle sich über die Bedürfnisse der Klienten hinwegsetzen und die externe Evidence missachten, um ungestört den eigenen Standards, Vorschriften und Interessen folgen zu können.

Dann wird die Fragestellung der Pflegebedürftigen erarbeitet, die nun die Literaturrecherche nach externer Evidence, die Bewertung der Aussagefähigkeit dieser Studien allgemein und für die besondere Situation der individuellen Pflegebedürftigen leitet. Die Veränderung der Pflegepraxis und die Evaluation von Wirkungsketten (Qualitätsmanagement und EBN) sind abschließende Schritte auf der Spirale, die dem Pflegeprozess entspricht.

G.3.2.4 Aus-, Fort- und Weiterbildung in Pflege- und Gesundheitsberufen

Das Verhältnis von externer und interner Evidence hat erhebliche Folgen für die Aus-, Fort- und Weiterbildung in Pflege- und Gesundheitsberufen. Die Aneignung von Lehrbuchwissen mit Standardregeln reicht keineswegs und führt häufig zu einer unangemessenen, respektlosen Haltung gegenüber Klienten; stattdessen geht es darum, Fähigkeiten zur Erschließung externer und zum Aufbau interner Evidence mit den Klienten zu erwerben. Hier wurde von der Pflege eine Reihe von Beiträgen zur Entwicklung und Implementierung von Curricula für die Aus-, Fort- und Weiterbildung geleistet, die Effektivität und die Grenzen von problemorientiertem Lernen wurden zum Teil erstmalig kontrolliert untersucht (Them, Schulc, Roner, & Behrens, 2003).

G.3.3 Hermeneutische Spirale im Arbeitsbündnis: Von der internen Evidence zur externen und zurück

EBN unterscheidet, wie wir sahen, konsequent die kontemplative Zusammenfassung der verlässlichen Erfahrungen Dritter (externe Evidence) von der handelnden Entscheidung im Einzelfall (Fallverstehen interner Evidence) und kann deswegen den wechselseitigen Prozess zwischen beiden wissenschaftlich bearbeiten.

Für die Pflegepraxis haben sich in den letzten Jahren weltweit die folgenden Schritte des Aufbaus interner Evidence in der Begegnung mit individuellen Klienten herausgebildet (→ Abbildung G6 auf Seite 37): Aus der Begegnung mit je einzigartigen Klienten (interne Evidence) folgen erst die Fragen an die gesicherten Erfahrungen Dritter (externe Evidence), deren Ergebnisse in das Gespräch mit den einzigartigen Pflegebedürftigen eingebracht, also in den Aufbau interner Evidence integriert werden.

Wir können hier von einer hermeneutischen Spirale sprechen: Die Ziele und Wahrnehmungen einzigartiger Pflegebedürftiger sind nicht ein für alle Male gegeben. Sie hängen selber davon ab, was im Lichte kontrollierter Erfahrungen Dritter als mögliche Option erwogen werden könnte.

Bei allen sonstigen Differenzen und Kontroversen ist klar: Wenn ich keine individuelle Klientenfrage habe - wobei der Klient ein Pflegebedürftiger ebenso wie eine Rat suchende internationale Organisation wie ein Ministerium sein kann -, habe ich gar keine Frage an die externe Evidence, also an die im Internet so reichlich vorhandene Literatur. EBN ist mehr als ein Verfahren, mit dem Gutachter Forschung beurteilen, ich beurteile Forschungsergebnisse immer von den Fragen meines Klienten aus.

Die Schritte belegen klar, dass es sich bei Evidence-based Nursing um die handlungswissenschaftliche Reflexion der Mitglieder der Pflegeprofession über ihre pflegerische Praxis handelt. Daher wird bereits bei den ersten Einführungen in EBN weltweit fallverstehend gearbeitet - mindestens mit Fallvignetten, besser - siehe unten das Fazit zur Pflegepädagogik - mit tatsächlichen Fällen, die die Auszubildenden tatsächlich betreuen.

G.3.4 15 Jahre interne Evidence als gemeinsames Produkt der Begegnung – unter Nutzung externer Evidence

G.3.4.1 Inzwischen akzeptiert

Seit der ersten Auflage dieses Buchs und seiner Vorüberlegungen hat unser Begriff von Interner Evidence Akzeptanz gefunden - wenn auch nicht alle seine Komponenten unumstritten sind. Interne Evidence, so schrieben wir, ist alles, was ich nur von den potenziell pflegebedürftigen Personen selber wissen und mit ihnen in der Begegnung erarbeiten kann - unter Nutzung aller externen Evidence (siehe Kapitel G in diesem Buch). Raspe schreibt 2015: „Ich sehe als interne Evidenz alles, was nur in der klinischen Situation geklärt werden kann" (H. Raspe, 2015). Das stimmt noch weitestgehend überein.

Weitgehend akeptiert ist auch: *Ich kann von der externen Evidence nie einfach auf die interne Evidence schließen, wenn (!)* die Erfahrungen, die in die externe Evidence eingehen, auf Häufigkeiten in Gruppen zurückgehen („Durchschnittswerte") und nie für jede einzelne Person gelten. (Das heißt selbstverständlich auch: Wenn das Gegenteil der Fall ist und eine Aussage für jeden einzelnen Menschen ganz und gar gilt, dann kann ich von der externen Evidence auf die interne schließen. Dann gibt es keine Differenz zwischen interner und externer Evidence. Solche für jeden einzelnen Menschen immer geltenden Aussagen sind zum Beispiel das berühmte: Einen Sprung aus dem Flugzeug in großer Höhe überlebt man nicht ohne Fallschirm. Oder auch: Jeder Jeck ist anders. Nun basieren (leider) medizinische, pflegerische und therapeutische Behandlungen selten ausschließlich auf erwiesenen All-Aussagen, wenn auch viele Menschen jede ihrer Aussagen für erwiesene All-Aussagen halten. Die *Number-Needed-to-Treat* bzw. die *Number-Needed-to-Harm* ist (leider) sehr oft größer als 1. Daher müssen wir uns immer erst zusammen mit unseren Klienten versichern, ob die Durchschnittswerte, die wir in der externen Evidence finden, auch für sie gelten. Der zitierte Ausspruchs des Zahnarztes, „Das kann doch gar nicht wehtun", ist dann schlicht der logisch nicht mögliche Schluss von der externen auf die interne Evidence. *Diese grundlegende Differenz* zwischen externer und interner Evidence ist trivial.

Trivial ist auch, dass in *der angstvollen Krise der ersten Erkenntnis* einer Krankheit oder einer Pflegebedürftigkeit die meisten Personen– anders als im ökonomischen Konsumentenmodell unterstellt – nicht immer schon über *fertige Präferenzen* verfügen und nach einer konsistenten Rangfolge ihre Wahl einer Behandlung treffen können. Im Gegenteil müssen sie lange in sich hineinhören, alle möglichen Optionen in ihren Wahrscheinlichkeiten und Konsequenzen aus der externen Evidence zur Kenntnis nehmen und abwägen, bevor sie in dieser Krisensituation wissen, was sie prioritär wollen. Dazu möchten sie sehr häufig jemanden, der sich mit ihnen niedersetzt: mit ihnen nicht nur alle Versprechen erfolgreicher Behandlung im Internet und aus dem Bekanntenkreis fachkundig und auf sie bezogen durchgeht (ohne externe Evidence läßt sich interne Evidence nicht aufbauen), sondern ihnen auch hilft, Klarheit über sich selbst – ihre Ressourcen einschließlich ihrer körperlichen Zustände, ihre Kontexte, ihre Teilhabebedürfnisse – zu finden, die für sie intern evidente Indikation zu erarbeiten und ihre Angst nicht zu beseitigen, aber zu bewältigen. Eine solche Person sein zu können, mit denen gemeinsam Menschen diese „interne Evidence" für sich aufbauen können, behaupten sprichwörtlich Mitglieder der ärztlichen, therapeutischen und pflegerischen Professionen. Das wird in stehenden Redewendungen wie „Arzt des Vertrauens" deutlich. Zweifellos haben sie dieses Potenzial auch. Aber Vertrauen lässt sich nicht vorschreiben. Ob ich einem Mitglied der pflegerischen, therapeutischen oder ärztlichen Profession vertraue, ist eine empirische Frage. Wir Mitglieder einer Profession können uns nicht vorstellen mit „Guten Morgen, ich bin die Ärztin (die Pflegerin, die Therapeutin) Ihres Vertrauens, Sie sind gesetzlich verpflichtet, mir zu vertrauen." Auch dieses Wissen zum Aufbau interner Evidence ist inzwischen trivial – auch wenn es sich im therapeutischen, ärztlichen und pflegerischen Handeln noch nicht überall durchgesetzt hat.

G.3.4.2 Kontrovers: Individuelle Teilhabebedürfnisse als notwendige Bestandteile von Bedarfsindikationen

Dass der Aufbau interner Evidence für die Stellung einer Indikation unverzichtbar ist, wurde inzwischen für einige Bestandteile der internen Evidence akzeptiert, für andere allerdings nicht. Akzeptiert ist sie für alle körperlichen Wahrnehmungen und Beobachtungen, zum weit kleineren Teil auch für Kontexte. *Nicht allgemein akzeptiert ist,* ob das individuell variierende Bedürfnis nach einer spezifischen, selbstbestimmten *(selbstgewählten) Teilhabe* (im Sinne der §§ 1ff. des deutschen Sozialgesetzbuchs IX oder der ICF der WHO) notwendiger Teil der Indikation einer pflegerischen, therapeutischen oder ärztlichen Maßnahme ist (H. Raspe, 2015).

In der Tat kann das Entfernen der Gebärmutter in bestimmten Situationen onkologische Risiken reduzieren. Ob dies aber deswegen schon indiziert ist, hängt davon ab, was eine individuelle Frau (nicht die Frau an sich oder die Natur im Allgemeinen) mit ihrer Gebärmutter noch vorhat (spezifisches selbstgewähltes Teilhabebedürfnis). In diesem Teilhabebedürfnis unterscheiden sich Frauen durchaus. Im Aufbau interner Evidence sind daher Risiken und Teilhabebedürfnisse individuell gegeneinander abzuwägen, um zu einer objektiven Indikation zur Gebärmutterentfernung zu gelangen. Ohne Erarbeitung der Teilhabebedürfnisse ist die Indikation objektiv nicht zu stellen. Ein konkretes Teilhabebedürfnis geht in die Bestimmung des Bedarfs, der *„needs"* ein. Ein Kinderwunsch ist ein typisches individuell stark variierendes Teilhabebedürfnis: Viele Menschen wünschen sich kein selbstgezeugtes/selbstgeborenes Kind, viele andere dagegen durchaus. In den meisten Staaten gibt es keine Zeugungs- und Gebärpflicht, wie es eine Schulpflicht gibt. Insofern ist die Teilhabe selbstbestimmt und nicht vorgeschrieben. Selbstverständlich gehen in den Kinderwunsch und seine Realisierung alle möglichen Motive und Umstände ein, die nicht alle bewusst sein mögen (vgl. im Anschluss an Husserl J. Behrens (1980)). Aber das ändert nichts daran, dass diese soziale Teilhabe selbst gewollt, selbst gewählt und insofern selbstbestimmt ist. Das Wort „Selbstbestimmung" stellt keine zu hohen Anforderung an den Nachweis eines völlig „freien Willens".

Der Kinderwunsch und andere Teilhabewünsche gehen bei Menschen – bei Haustieren bestimmt Frauchen bzw. Herrchen über die Teilhabe – in die Indikation einer Behandlung ein. Das wäre anders, wenn a) die Patientin ein Organ und keine Person wäre oder wenn b) die Gesundheitsprofessionen beauftragt wären, die Gesundheit im Zweifel gegen ihre Patientinnen durchzusetzen („in dubio pro salute"). Behandelten die Gesundheitsprofessionen Organe und nicht Personen, wäre schlicht das indiziert, was für das Organ das Gesündeste wäre. Wenn die Patientin eine Person und nicht nur ein Organ ist, muss die Person sich selber darüber klar werden, was sie mit ihren Organen vorhat. Ihr Teilhabebedürfnis bestimmt mit, ob eine Gebärmutterentnahme indiziert ist oder nicht. Zu b) Wären die Gesundheitsprofessionen Beauftragte der Gesundheit und nicht Beauftragte individueller Personen, wären die Teilhabebedürfnisse irrelevant: Ja, die Gesundheit wäre gegen alle ungesund lebenden Personen durch fachlich qualifizierte „Gesundheitsapostel" durchzusetzen. Dem ist aber in unserem Rechtsstaat nicht so (auf den Punkt kommen wir unten zurück). Es kommt auf das Teilhabebedürfnis jeder einzelnen Frau an. Sie ist es, die das ärztliche, therapeutische oder pflegerische Professionsmitglied beauftragt – erst mit der Indikationsstellung und dann mit der Behandlung.

Daraus folgt weit mehr als die Selbstverständlichkeit, dass eine Person eine Behandlung ablehnen kann (H. Raspe, 2015). Das kann sie immer. Es geht viel weiter gehend um ihren Anspruch auf einen Behandlungsvorschlag unter der Prämisse, dass sie ihre Gebärmutter behalten will. Um einen Handlungsvorschlag unter dieser Prämisse zu erarbeiten, muss die Profession gründlich in der externen Evidence nach ähnlichen Konstellationen fahnden. Sie muss eine fachlich begründete Indikation unter der von der Patientin gewünschten Prämisse zu erarbeiten versuchen. Das Teilhabebedürfnis geht notwendig in die Indikationsstellung ein. Insofern folgen wir nicht ganz der Feststellung von Raspe: „Im Reich der regelbasierten generellen Indikationsstellung geht es für Mitglieder der Solidargemeinschaft GKV nicht um deren Bedürfnisse, -wünsche und -präferenzen, sondern um ihre fachlich zu objektivierenden Bedarfe (‚needs') als Grundlage jedes Leistungsanspruchs" (H. Raspe, 2015). Ein Kinderwunsch – also ein keineswegs von allen Personen geteiltes, doch recht verbreitetes individuelles Teilhabebedürfnis – zum Beispiel geht sehr wohl in den fachlich zu objektivierenden Bedarf („*needs*") ein. Eine Indikationsstellung ohne Berücksichtigung der Tatsache, ob ein Kinderwunsch besteht oder nicht, ist keine vollständige Indikationsstellung lege artis. Selbst wenn die Suche nach einem Behandlungsvorschlag unter der Prämisse eines Kinderwunsches mit dem (unwahrscheinlichen) Ergebnis endet, es sei keinerlei Behandlung denkbar, darf die Tatsache eines bestehenden oder nicht bestehenden Kinderwunsches nicht von vorn herein aus der Indikationsüberlegung als irrelevant ausgeschlossen werden. Nach unserer Kenntnis stellt die Solidargemeinschaft GKV Bedarf und individuelles Teilhabebedürfnis auch nicht wie zitiert gegeneinander. Oft können Patienten an einer Behandlung erst dann mitwirken, wenn für sie aus „Bedarfen" ihre Bedürfnisse wurden. Und ebenso gehen, wie wir zu zeigen versuchten, Teilhabebedürfnisse in die Bestimmung des Bedarfs ein. Ein genereller Gegensatz zwischen Bedarf und Bedürfnis ist daher nicht zu vermuten. Oft können therapeutische, pflegerische und vor allem medizinische Professionen so tun, als behandelten sie nur ein Organ und keine Person (z. B. auf dem OP-Tisch bei Vollnarkose der Patientin oder des Patienten). Aber sobald die Narkose abklingt, erweist sich der Zusammenhang von Organ und Person wieder als ziemlich unverkennbar. Für Mitglieder der therapeutischen und pflegerischen Professionen ist es ohnehin weniger typisch, mit Personen unter Vollnarkose zu arbeiten, obwohl auch das selbstverständlich häufig vorkommt.

Daraus ergibt sich eine relativ einfache Prüfung, ob unter Berücksichtigung individueller Teilhabebedürfnisse die interne Evidence für eine Indikation aufgebaut wurde: Zu erwarten ist, dass Frauen je nach ihrem Teilhabebedürfnis unterschiedlich entscheiden und daher auch unterschiedlich behandelt werden. Wenn sich hingegen in versorgungsepidemiologischen Untersuchungen zeigte, dass eine Maßnahme wie die Gebärmutterentfernung nach Region und nicht nach Teilhabeplänen der Frauen variiert, wäre das ein starker Indizienbeweis – und zwar dafür, dass die Indikationsstellung ohne hinreichenden Aufbau interner Evidence, ohne Respekt vor dem Teilhabebedürfnis der individuellen Frauen vorgenommen wurde.

Denn es ist unerklärbar, dass die Frauen, die sich für die Extraktion entscheiden, mehrheitlich in einer Region wohnen, und die, deren Teilhabebedürfnisse zu einer Entscheidung gegen die Extraktion führen, in einer anderen. Viel glaubwürdiger ist, dass der Unterschied zwischen Regionen auf unterschiedliche Meinungen von Klinikleitungen zurückgeht.

G.3.4.3 Setzt der teilhabeorientierte Aufbau interner Evidence Geschäftsfähigkeit voraus?

Unsere Betonung des individuellen Teilhabebedürfnisses wurde ferner manchmal missverstanden, als gelte sie nur für geschäftsfähige Personen, die sich sprachlich äußern könnten. Daher erläutern wir das Bedürfnis nach selbstbestimmter (selbstgewählter) Teilhabe an sehr pflegebedürftigen Personen, die ihre Geschäftsfähigkeit seit langem verloren haben und sich sprachlich nicht mehr verständlich machen können. Alle Personen bewohnten im Jahr 2015 stationäre Pflegeeinrichtungen in Bayern, Brandenburg oder Bremen.

In der Tat konnten auch rehabilitativ und geriatrisch sehr erfahrene Ärztinnen und Ärzte selbst bei einer halbstündigen Erstuntersuchung dieser Personen nicht erkennen, ob ein Bedürfnis zu selbstbestimmter Teilhabe vorhanden war und worauf es sich richtete. Die Fachpflegenden, die mit den Personen viel Umgang hatten, konnten es aber. Und was sie wahrnahmen, nahmen bald auch die Ärztinnen und Ärzte wahr. Ihr Teilhabebedürfnis drückten die Personen körperlich aus: Einer versuchte häufig, sich an der Tür aufzurichten, zu anderen Zeiten setzte er sich hin, machte sich steif und ließ sich zu nichts bewegen. Das Teilhabeziel (Reha-Ziel) war damit von seiner Seite ausgedrückt: Stehen können, gehen können, den Raum verlassen können – und zwar dann und nur dann, wenn man das will. Es ist anzunehmen, dass er noch weitergehende Bedürfnisse selbstbestimmter Teilhabe hatte – die wir nur nicht erkennen konnten. Schon Jahrzehnte älter ist die Videoaufnahme einer blinden, nicht mehr sprechfähigen, demenzkranken Frau, der von einem Pfleger Essen gereicht wurde. Sie biss die Lippen zusammen, wenn der Löffel kam. Der Pfleger ruckelte mit dem Löffel an den zusammengepressten Lippen, bis sie sich öffneten und er das Essen in ihren Mund bringen konnte. Den meisten Zusehenden, auch aus der Pflege, fiel an diesem Video der wirklich elementaren sozialen Handlung des gemeinsamen Essens zunächst nur auf, dass sich diese Szene jeden Tag in jeder Pflegeeinrichtung ähnlich abspiele. In der Zeitlupe des Videos sahen alle sofort, dass die Frau mit ihren Händen Bewegungen machte: Sie drehte die Handfläche nach außen und nach innen. Die Interpretation fiel niemandem schwer. Wenn sie die Hand nach innen drehte, erwartete sie, dass der Löffel kam. Wenn sie die Hand nach außen drehte, erwartete sie, dass der Löffel ging. Unglücklicherweise kam der Löffel genau umgekehrt, nämlich als sie die Hand nach außen gedreht hatte. Und er ging weg, wenn sie die Hand nach innen gedreht hatte. Zweifellos können Pflegende lernen, auf solche körpersprachlichen Äußerungen zu achten und dem Rhythmus ihrer Partner zu folgen, wie sie es ja auch beim Tanzen können (J. Behrens, 1983; Hanns et al., 2008).

Zusammenfassend erscheint es uns keineswegs zu bezweifeln, dass auch schwer eingeschränkte Personen Bedürfnisse nach selbstbestimmter Teilhabe haben. Zu bezweifeln ist nur, ob wir sie immer erkennen. Denn die Fähigkeit bzw. die Macht (*„power"*, *„empowerment"*) (J. Behrens, 1984; Johann Behrens, Weber, & Schubert, 2012) dieser Personen, unsere Missverständnisse berichtigen zu können, nimmt ab. Auf diese Fähigkeit und Macht, Missverständnisse berichtigen zu können, kommt es aber an. Verständigung funktioniert ja (J. Behrens, 1983; Johann Behrens & Zimmermann, 2004, 2006) keinesfalls so, dass wir mittels Spiegelneuronen und Empathie einen privilegierten Zugang zum fremden Innersten haben (J. Behrens, 1980, 1983). Vielmehr nähern wir uns dem Verständnis des anderen iterativ, indem der andere und wir fortwährend in Sekundenbruchteilen Fehlinterpretationen berichtigen. Wenn diese *„power"* zur Berichtigung verloren geht, ist viel verloren. Um diesen Verlust halbwegs zu kompensieren, bedarf es von Seiten der Pflege großer Aufmerksamkeit und Zuwendung, gerade, um Bevormundung zu vermeiden. Dann wird ein großer Reichtum an Verständigungsweisen möglich: über körperliche Reaktionen (Muskelspannung und Entspannung), übers Sehen, übers Probehandeln (Hanns et al., 2008).

Fürsorgliche Bevormundung ist gang und gäbe. In allen stationären Pflegeeinrichtungen berichtete die Fachpflege über Ehepartner und Kinder der Bewohnerinnen, die überfürsorglich die Bewohner vor rehabilitativer Selbstüberforderung bewahren wollten. Vor dieser fürsorglichen Bevormundung ist selbstverständlich auch die Pflege nicht gefeit. Es erstaunte daher schon vor 20 Jahren, mit welcher Selbstverständlichkeit die Äußerungen von Familienanghörigen als Ersatz für die Äußerungen der Pflegebedürftigen genommen wurden (in mancher Untersuchung wurde gar nicht offengelegt, ob eine Äußerung von Pflegebedürftigen oder seinen Angehörigen kam). Verstehen ist nur systemisch möglich, das Gegenüber ist oft ein System interagierender Familienmitglieder, in der Regel erweitert um das System der interagierenden pflegenden und therapierenden Zuständigen.

G.3.4.4 Ist die Pflege für Bedürfnisse nach selbstbestimmter Teilhabe zuständig?

Zu beweifeln ist auch oft, wer für die Erfüllung der Bedürfnisse nach selbstbestimmter Teilhabe zuständig ist. Das ist an folgendem Fall zu diskutieren. Einem schwer pflegebedürftigen Bewohner einer stationären Einrichtung wurde äußerst wohlmeinend vorgetragen, dass er aus gesundheitlichen Gründen zu mobilisieren sei. Er zeigte sich aber, wie es im rehabilitationsmedizinischen und psychologischen Fachdeutsch heißt, wenig „motiviert", sein Bett zu verlassen und seine Potenziale zu realisieren, nur weil das gesund ist. Reden ließ er mit sich darüber nicht. Befragungen nach seinen Interessen überging er unwirsch. Eine Bezugspflegerin erinnerte sich, dass er früher in dieser stationären Einrichtung oft bei der Voliere war und diese mitversorgte. Beim Wort „Voliere versorgen" kam er kurz aus seiner Reserve. Er glaubte aber nicht, dass das noch einmal möglich sein würde. Da sagte die Pflege glücklicherweise nicht, wenn er immer schön bei den Übungen mitmache, könne er am Ende vielleicht die Voliere mitversorgen. Sie fuhren ihn stattdessen zur Voliere zum Nachschauen. Von diesem Augenblick machte er in den nächsten Wochen erstaunliche Fortschritte beim Mobilitätstraining. Das individuelle Teilhabeziel war gefunden, dass den Anstrengungen, Mühen und Zumutungen rehabilitativer Therapie und Pflege einen Sinn geben konnte. Die Gesundheit allein konnte das nicht. An diesem Beispiel wird auch deutlich, warum die Teilhabeziele selbstbestimmt, selbstgewählt sein müssen. Denn viele Menschen haben nicht das Teilhabebedürfnis, eine Voliere mitzuversorgen. Die Aussicht, dass sie nach der Reha-Pflege die Voliere mitversorgen sollten, hielte sie eher von rehabilitativen Bemühungen ab. Keinesfalls kann man also das konkrete Teilhabeziel, die Voliere mitzuversorgen, zum Ziel von Pflege und Therapie für alle machen. Zu verallgemeinern scheint uns aber erstens der Respekt vor der Autonomie der Teilhabebedüfnisse, die die Pflege hier zeigte. Zu verallgemeinern scheint uns aus alltäglichen Erfahrungen zweitens das Bedürfnis vieler Bewohnerinnen und Bewohner, „nützlich" zu sein und etwas für andere tun zu können. Der plötzliche Wechsel von einer Position, in der insbesondere Frauen jahrzehntelang für andere sorgten, zur Position des Klienten ohne Verantwortung, für den von anderen nach ihren Maßstäben gesorgt wird, ist für viele schwer zu ertragen.

War es die Aufgabe der Pflege, den Pflegebedürftigen zur Voliere zu bringen? Glücklicherweise stellte die stationäre Einrichtung sich diese Frage trotz Personalmangels nicht. Wir wollen ihr auch nicht hier, sondern in einem anderen Buch nachgehen. Denn außer Zweifel steht: Hätte die Pflege nicht dieses höchstindividuelle Teilhabebedürfnis identifiziert, wären alle reha-medizinischen und therapeutischen Bemühungen mindestens schwerer, wahrscheinlich sogar aussichtslos gewesen. Der Verweis auf abstrakte Gesundheit und der Verweis auf Mobilitätsverbesserung genügten nicht zur „Motivation". Der Reha-Bedarf musste erst durch ein konkretes Teilhabeziel zum Reha-Bedürfnis werden, damit der Pflegebedürftige die enormen Anstrengungen und Mühen auf sich nehmen konnte, die jede Therapie und jede Rehabilitation bedeuten. Ohne konkretes, selbstbestimmtes Teilhabeziel keine Indikation zur Rehabilitation.

G.3.4.5 Verraten Gesundheitsprofessionen ihre Patienten an die Solidargemeinschaft oder umgekehrt die Solidargemeinschaft an ihre Patienten?

Dass wir das individuelle Teilhabebedürfnis (im Sinne der Ziele Selbstbestimmung und Teilhabe der Paragraphen 1 folgende des deutschen SGB IX und der ICF der WHO) als notwendiges Element der internen Evidence und damit der Indikationsstellung betonten, hat uns einige kritische Fragen eingebracht. Ob wir übersähen, dass Mitglieder der Gesundheitsprofession „Gatekeeper“ für die Leistungen der Solidargemeinschaft seien (tun wir ganz und gar nicht, siehe Behrens et al., 2012)? Ob wir übersähen, dass Mitglieder der Gesundheitsprofessionen zahlreichen Normen des Zivil-, Straf-, Sozial- und Standesrechts unterworfen seien, die sie daran hinderten, den Bedürfnissen nach Selbstbestimmung und Teilhabe ihrer Patienten und Pflegebedürftigen zu folgen (diese Gesetze sind allerdings weitestgehend dieselben, die auch für Patienten und Pflegebedürftige gelten)? In vielen Diskussionen wurde daraus ein Interessengegensatz zwischen der einzelnen Pflegebedürftigen und der Solidargemeinschaft der Versicherten konstruiert, die Mitglieder der Gesundheitsprofessionen in eine doppelte Loyalität zwänge, in die Loyalität gegenüber ihren Patientinnen und in die Loyalität gegenüber der Solidargemeinschaft. Darauf gehen wir im Folgenden kurz ein (ausführlicher in Behrens et al., 2012), wobei wir vorschlagen, ein drittes Interesse nicht zu vergessen, nämlich das finanzielle Interesse jedes einzelnen Mitglieds der Profession.

In §12 Absatz 1 SGB V beschloss die Solidargemeinschaft im Parlament, GKV-Versicherte könnten keine Leistungen zu Lasten der GKV beanspruchen, die „nicht notwendig oder unwirtschaftlich sind“, und Behandler „dürfen“ solche Leistungen nicht zur Lasten der GKV „bewirken“. Ein Standardbeispiel für solche nicht notwendigen und unwirtschaftlichen Leistungen sind „Wunschkaiserschnitte“ ohne medizinisch, hebammenwissenschaftlich oder therapeutisch fassbarem Grund (H. Raspe, 2015). Das SGB V wie auch die anderen Sozialgesetzbücher, aber auch das Strafrecht und das Zivilrecht sind hier relevant, sie wenden sich aber keineswegs dagegen, Teilhabebedürfnisse in die objektive Indikationsfeststellung aufzunehmen. Von Hebammenwissenschaftlerinnen ist die Zunahme der Kaiserschnitte in Deutschland sehr kritisch hinterfragt worden. Womöglich ist eine ihrer Ursachen das, was Heiner Raspe sehr treffend als ökonomisch induzierten Indikationsschwindel bezeichnet: „... ökonomisch induzierter Indikationsschwindel ist nicht selten und gern hüllt er sich in das Gewand der kunstvoll induzierten Bedürfnisse angeblich souveräner Patienten und Kunden“ (H. Raspe, 2015). Klar ist, dass dieser verhüllte Indikationsschwindel nichts mit dem Aufbau interner Evidence in der Begegnung mit den indiviuellen Patienten zu tun hat, ja, geradezu sein Gegenteil ist. Er ist besonders unanständig deswegen, weil Patientinnen und Patienten besonders schwer erkennen können, dass ihr Vertrauen in Evidence hier betrügerisch ausgebeutet wird. Unter Berufung auf Evidence betreiben Eminenzen Evidence-Betrug. Damit haben wir uns schon in der ersten Fassung dieses Buchs 2004 auseinandergesetzt.

Generell wird an dieser Stelle oft die Frage gestellt: Sind Mitglieder der therapeutischen, pflegerischen und der ärztlichen Professionen in einem Interessenkonflikt zwischen den Interessen der Solidargemeinschaft, die sich Gesetze gab, und den Teilhabebedürfnissen ihres individuellen Patienten? Sind sie Diener zweier Herren und begehen täglich, um einen Ausdruck unter Anwälten zu verwenden, „Parteienverrat“? Die Antwort auf diese bohrenden Fragen ist: Nein. Denn die Solidargemeinschaft hat die Position der Professionen genau so definiert, dass sie unabhängig von der Kaufkraft, dem Stand und der Herkunft der Kranken und Pflegebedürftigen deren individuelle Interessen im Rahmen der Gesetze wahrnehmen. Auch darin drückt sich ihr Bevölkerungsbezug aus. Sie sind von Gesetzes wegen (und schon vom hippokratischen Eid her, vgl. Behrens et al., 2012) verpflichtet, in der gesundheitlichen Versorgung gegen die soziale Ungleichheit vorzugehen, indem sie jeden allein nach seinem Bedarf, ohne auf Kaufkraft und Stand zu schielen, behandeln.

Dass Mitglieder der ärztlichen, pflegerischen und therapeutischen Professionen nicht in einem Interessenkonflikt zwischen Solidargemeinschaft und individuellen Kranken und Pflegebedürftigen stehen, wenn sie sich an die Gesetze halten, ist in den 1980er-Jahren am Steuerberater erörtert worden, bei dem viele einen erheblichen Konflikt vermuteten. Auch der Steuerberater begeht keinen Parteienverrat, wenn er den Steuergesetzen folgt und nicht seinen Mandanten beim Steuerbetrug unterstützt. Er hält alle Gesetze ein, und ist dabei seinem Auftraggeber verpflichtet. Er hat kein doppeltes Mandat, er dient nicht zwei Parteien. Er ist nur dem Auftrag seines Mandanten verpflichtet, unter Wahrung der Gesetze im Interesse seines Mandanten die Steuererklärung zu erstellen. Den gegenteiligen Auftrag, unter Verletzung der Gesetze die Steuererklärung zu erstellen, hat er nicht –

und er nähme einen solchen Auftrag auch gar nicht an. Parteienverrat beginge er, wenn er nebenbei in einem Honorarvertrag bei der Steuerfahndung für die Ausforschung seines Mandanten arbeitete (J. Behrens, 1994).

Gerade weil die Position des Steuerberaters gesetzlich wie beschrieben geregelt ist, kommen Mandanten zu ihm, die ihre Unterlagen nicht gleich bei der Steuerfahndung einreichen würden. Er ist der Steuerberater seiner Mandanten. Dass die Steuerberater (Lohnsteuervereine usw.) im Nebeneffekt für eine gesetzlich korrekte Steuerzahlung entscheidend mitsorgen (ohne Steuerberatung würden wegen der komplizierten Materie die meisten Menschen entweder zuwenig oder zuviel Steuern zahlen, aber nicht die exakt richtige Summe), bedeutet nicht, dass sie Parteienverrat begehen (J. Behrens, 1994). Schweigepflichten schützen das Verhältnis des Mandanten zum Steuerberater wie das Verhältnis des Patienten oder der Pflegebedürftigen zu den Gesundheitsprofessionen. Das gilt erst recht für therapeutische, pflegerische und ärztliche Berufe, wenn sie sich an die Gesetze halten. Denn es sind im Wesentlichen dieselben Gesetze, denen auch die Pflegebedürftigen und Patientinnen unterworfen sind. Deswegen ist die Rede vom doppelten Mandat und zwiefacher Treueverpflichtung irreführend. Wer Steuerhinterziehung vorhat, ist beim Steuerberater falsch und wird auf der Suche nach Spießgesellen empirisch eher bei seiner Bank oder Vermögensberatung fündig. Wer nicht notwendige oder ineffiziente Gesundheitsleistungen sucht, ist bei den Gesundheitsprofessionen falsch aufgehoben. Von einer gespaltenen Loyalität der Gesundheitsprofessionen – einerseits gegenüber dem Gesetzgeber, andererseits gegenüber ihren Patientinnen – kann keine Rede sein, nur weil sie sich an Gesetze halten, denen auch ihre Klienten unterworfen sind. „Ökonomisch induzierter Indikationsschwindel“ (H. Raspe, 2015) verletzt sowohl die Interessen der Patientinnen und Patienten als auch die der Solidargemeinschaft – Beispiel Kaiserschnitt und andere unnötige, ineffiziente und auch riskante Eingriffe. Hier sind die Gesundheitsprofessionen eigentlich weniger in einem Interessenkonflikt zwischen ihren individuellen Patientinnen und der Solidargemeinschaft. Vielmehr stehen die finanziellen Interessen der Behandelnden einerseits gegen die hier übereinstimmenden Interessen der individuellen Patientinnen und der Solidargemeinschaft andererseits. Zweifellos stimmen die Interessen eines Patienten zuweilen nicht überein mit den Interessen anderer Patienten – zum Beispiel beim Warten auf eine Organspende – aber der „ökonomisch induzierte Indikationsschwindel“ ergibt sich nicht aus diesem Interessenunterschied. Zu „ökonomisch induziertem Indikationsschwindel“ gehört immer ein drittes Interesse, nämlich das ökonomische Interesse und die entsprechende Verführbarkeit eines Mitglieds der Professionen, die Indikationen stellen. Dies ökonomische Interesse der Behandler als Ausdruck des Interessenunterschiedes zwischen einzelnen Kranken bzw. Pflegebedürftigen und der Solidargemeinschaft hinzustellen, ist offensichtlich Schönfärberei. Da kann man viel nüchterner sein: Es ist eben schwer, die Normen der Profession, auf die man sich verpflichtet hat, auch bei finanziellen Versuchungen einzuhalten. Aber von Gesetzes wegen ist kein Mitglied einer Gesundheitsprofession gezwungen, die Solidargemeinschaft an die individuelle Patientin oder die individuelle Patientin an die Solidargemeinschaft zu verraten. Denn nicht notwendige, also die Not nicht wirksam wendende Leistungen liegen keineswegs im Interesse der Patientinnen und Patienten. Im Gegenteil, wegen des Risikos der Nebenwirkungen widersprechen sie ihnen. Und dass von zwei gleich wirksamen Leistungen die Ressourcen schonendere gewählt wird („Wirtschaftlichkeit“), entspricht bei Ressourcenknappheit dem Realitätsprinzip. Gesetze und andere Realitäten sind Gegenstände der Gespräche und Begegnungen, in denen interne Evidence aufgebaut wird. Gerade weil es in diesem Bereich so viele Interessenkonflikte bei der Interpretation des Notwendigen gibt, ist die Rede von der geteilten Loyalität und dem unvermeidlichen Parteienverrat der Gesundheitsprofessionen wenig hilfreich.

G.3.4.6 Erlaubt die Arbeitsorganisation überhaupt den Aufbau interner Evidence in der personalen Begegnung? Deprofessionalisierung und Professionalisierungsbedarf

Sehr anschaulich beschreibt Heiner Raspe (2015), warum es in bestimmten „Situationen zunehmend unmöglich wird, die internen Evidenzen bipersonal aufzubauen, die Johann Behrens im Auge hat“

(H. Raspe, 2015): Denn „Die Verweildauer eines Falls auf einer internistischen Station beträgt weniger als eine Woche, die verantwortlichen Ärzte und Pflegenden wechseln z.T. täglich, die Arbeitsorganisation vereinzelt humane Impulse, die klinischen Pfade gehorchen nicht nur der medizinischen, sondern auch der betriebswirtschaftlichen Logik, ökonomisch orientierter Indikationsschwindel ist nicht selten und gerne hüllt er sich in das Gewand angeblich souveräner Patienten und Kunden" (H. Raspe, 2015). Seit mehr als 60 Jahren, seit der Biologe, Psychoanalytiker und Soziologe Talcott Parsons in „Social Systems" die Figur des modernen Arztes nicht nur zur Schlüsselfigur seiner Professionstheorie, sondern auch seiner Theorie der modernen Gesellschaft machte, weisen Tausende von Autorinnen und Autoren darauf hin, dass die ärztliche Profession sich deprofessionalisiere. Das mag durchaus sein. Und der virtuose Chirurg, der Patientinnen und Patienten nur voll narkotisiert auf seinem Tisch liegen sieht, musste nie eine personale Beziehung zu ihnen aufnehmen, sondern konnte sich immer ausschließlich auf die Behandlung ihrer Organe konzentrieren. Denn eine personale Beziehung zu Patientinnen und Patienten aufzubauen, war ja Aufgabe der Hausärztinnen und Hausärzte, der *„family doctors"*. Der virtuose Chirurg konnte sich damit begnügen, der hochspezialisierte Zulieferer der Hausärztin und des Hausarztes zu sein. Hochspezialisierte Medizin ist daher mit narkotisierten Patienten möglich, ohne eine „personale Beziehung" einzugehen. Aber die Therapie und die Fachpflege – so viel ist sicher – kann ohne diese „personale Beziehung" nicht gedeihlich arbeiten. Die Physiotherapeutin wechselt nicht von Sitzung zu Sitzung. Vielmehr sind 15 Minuten dauernde, achtmal wiederholte Sitzungen über einige Wochen – immer begegnet dieselbe Physiotherapeutin derselben Patientin – typisch für die Physiotherapie, für die Ergotherapie, für die Logopädie und für viele andere Therapien. Soviel Zeit über so lange Zeiträume verbringen wache Patientinnen und Patienten fast nie mit ihren Ärztinnen und Ärzten. Für die Pflege gilt das erst recht. Zwar wechseln Pflegende im notwendigen Schichtbetrieb häufig. Aber immer wieder begegnen dieselben Pflegebedürftigen denselben Fachpflegenden. Die personale Beziehung ist kaum zu verdrängen. Sie kann abgewehrt werden. Sie kann verleugnet werden (Johann Behrens, Langer, Hanns, & Zimmermann, 2005; Luderer & Behrens, 2005). Aber sie ist da. Die Notwendigkeit des Aufbaus interner Evidence unter Nutzung externer Evidence ist in der alltäglichen Pflege und Therapie unabweisbar, auch wenn sie nicht erfüllt wird. Es kann zwar bezweifelt werden, ob Fachpflege und Therapeutinnen und Therapeuten schon Professionen sind. Aber dass ihr Handeln professionalisierungsbedürftig ist, wie in diesem Buch beschrieben, lässt sich schwer in Abrede stellen. Daher kann es sein, dass die ärztliche Tätigkeit seit mehr als 60 Jahren deprofessionalisiert wird. Ganz glauben wir das nicht. Aber ganz sicher ist: Die Fachpflege und die Therapie bleiben von ihren Aufgaben her professionalisierungsbedürftig und sind auch in Zukunft nur in professionalisierter personaler Beziehung möglich – oder es handelt sich nicht um Pflege und Therapie.

G.3.4.7 Kurzer historischer Rückblick: Warum entwickelte sich das Konzept interner Evidence trotz der Aufklärung so viel später als das der externen Evidence?

G.3.4.7.1 Anforderungen an externe Evidence einschließlich der Kritik an Eminenzen bei Albertus Magnus

Das Konzept externer Evidence, gerade in ihrem Gegensatz zur bloßen Eminenzbasierung, ist seit langem entwickelt. Die Anforderungen an Externe Evidence wurden, nach ihrer Ausbildung in den aristotelischen Schriften und ihrer Behandlung in der arabischen Literatur, sogar in Westeuropa schon vor bald 800 Jahren – also in einer sehr hierarchischen katholischen Kirche – recht vollständig definiert, und ausgerechnet hier finden wir schon die Kritik an Eminenzbasierung. Als Beweisbeleg führen wir die Schriften des anerkannten Kirchenlehrers Albertus Magnus, des Lehrers von Thomas von Aquin, an. In Kenntnis der arabisch-islamischen Kommentare zu den von den Arabern tradierten aristotelischen Schriften schreibt Albertus Magnus in De vegetabilibus 6,1,1: „Das Experiment allein gibt in diesen Dingen [also Kräutermedizin, Pflege, Heilungen] eine Gewißheitserkenntnis". Und in seinen Ethica 6,1,1, begründet er die Forderung nach Replizierbarkeit jeder Beoachtung, nach *„contrast sampling"* und Sättigung im Sinne der

Grounded Theory mit dem Bias-Risiko: „Viel Zeit ist erforderlich, um festzustellen, dass bei einer Beobachtung alle Täuschung ausgeschlossen ist. [...] Es genügt nicht, die Beobachtung nur auf eine bestimmte Weise anzustellen. Man muß sie vielmehr unter den verschiedensten Umständen wiederholen, damit die Ursache der Erscheinung mit Sicherheit ermittelt wird" (Albertus Magnus, 1981; Bergdolt, 2004). Das bringt ihn nachvollziehbar in Widerspruch zu der Tradition, Wahrheit aus der logischen Deduktion autoritativer Theorien und anderer heiliger Texte abzuleiten: „Ein [logischer] Grundsatz, der mit der experimentellen Sinneswahrnehmung nicht übereinstimmt, ist in Wirklichkeit kein Grundsatz, sondern ein fundamentaler Fehler" (Albertus Magnus, Physica 8,2,2, 1981, S. 144). Nur als empirisch gesättigte, nur als empirisch geprüfte sind Theorien „gehaltvolle Theorien", so würden wir heute dasselbe sagen, sonst sind sie hoffnungsvolle Konzepte, Vermutungen, Vorurteile, Stereotypen. Die Aussage einer Eminenz, so sagt die katholische Ober-Eminenz, der Heilige Albertus Magnus im 13. Jahrhundert, reicht für eine Beweisführung nie.

Allerdings: Angesichts der Klarheit dieser Position der Kirchenautorität des 13. Jahrhunderts zur „externen Evidence" stellt sich die Frage, warum ihre Umsetzung bis heute so schwer fällt. Vielleicht stellt sie charakterliche Anforderungen, die schwer zu erfüllen sind.

G.3.4.7.2 Selbstbestimmte Teilhabe und der Aufbau interner Evidence

Während also die meisten Prinzipien des Aufbaus und der Beurteilung externer Evidence in den Grundzügen seit vielen Jahrhunderten vorliegen, wie wir an Albertus Magnus belegten, hat die Klärung interner Evidence eine viel kürzere Tradition. Diese Klärung findet verstärkt erst heute statt. Sie stellt die eigentliche Neuerung der jüngeren Bemühungen zur Evidence-Basierung dar. Den Grund für diese Ungleichzeitigkeit der Entwicklung der Konzepte der externen und der internen Evidence vermuten wir, wie gleich auszuführen ist, in einer zweideutigen Entwicklung der Aufklärung. Während die Aufklärung die Wissenschaft von Eminenzen emanzipieren will, geht sie in ihrer Kritik an der Gesundheitspolizey der „Viehzüchter"-Könige weit weniger weit, ja, überträgt sogar deren Rechte und Ansprüche auf ein neues Subjekt, den Staat.

Wenn wir heute von *Evidence-Informed Decision Making* reden, stehen Vorstellungen wie die von Sackett anfangs beschriebenen (David L. Sackett et al., 2000) im Vordergrund: Es sei der Arzt, der unter Berücksichtigung der Präferenzen des Patienten, der externen Evidence und seiner Erfahrung entschiede. Wie weit immer die Berücksichtigung der Präferenzen des Patienten ginge, wie weit der Patient auch Mitsprache und Mitentscheidung habe, es sei der Arzt, der zumindest wesentlich mitentschiede. Die Diskussion der Evidence-Basierung hat sich lange auf die Produktion und Erkenntnis externer Evidence konzentriert und nicht auf den Aufbau interner Evidence in der Begegnung zwischen Therapeuten und Patienten, in der Fragen an die externe Evidence erst entstehen. Wie kommt es zu dieser Vorstellung? Die Vorstellung ist in der Tat merkwürdig. Im Recht kennen wir eine ganz andere Vorstellung. Im Recht ist der Patient der selbst entscheidende Auftraggeber, der den an der Gesundheit der Bevölkerung orientierten Arzt oder Therapeuten für die verantwortliche Zusammenstellung der externen Evidence, für seine verantwortlichen körperlichen und Kontext-Untersuchungen, für sein Zuhören und für seine Beratung und endlich für seine verantwortlichen, vom Patienten entschiedenen Behandlungen zeitweise mietet und bezahlt. Der Arzt ist rechtlich der hochkompetente Dienstleister des einzelnen Klienten, seien es Patienten, Ratsuchende oder die Bevölkerung, der die Aufträge des Klienten im Rahmen der Gesetze nach bestem Wissen und Gewissen ausführt und ihm gegenüber für die gute Ausführung haftet. Seit wann entscheidet legitimerweise der Dienstleister, was er seinem Auftraggeber antut?

G.3.4.7.3 Die Aufklärung stand kurz vor dem Konzept der „internen Evidence"

Die zu prüfende Antwort ist: Seit und wegen der – in diesem Punkt gegen die absolutistischen „Viehzüchter"-Könige unvollendeten – Aufklärung. Vorher gab es zum Beispiel seit dem ersten Jahrtausend vor unserer Zeitrechnung in Hellas religiös begründete, politisch begründete autoritative Vorschriften, wie man zu leben hatte, und daneben in den hippokratischen Schriften die Diätetik, eine minutiöse Lehre gesundheitsförderlicher Selbstpflege. Hebammen, Heiler, Wanderärzte priesen sie an. Im Unterschied zu religiösen und politischen Vorschriften des richtigen Lebens wurden sie den entscheidungsfähigen Personen als Ratschläge unterbreitet. Solche diätetischen Ratgeber gesundheitsförderlicher Selbstpflege erschienen seitdem bis heute ununterbrochen mit natürlich stark wechselnden Ratschlägen der angesagten Ernährung, Bewegung, Schlafenszeit, Benimm- und Sexualpraktik usw. Heute kommen diese diätetischen Ratgeber der Selbstpflege, wie jeder Besuch in einem europäischen Bahnhofskiosk belegte, in mindestens 75% aller dort verkauften Zeitschriften vor. Es handelt sich um eine Art ununterbrochenen diätetischen Grundrauschens seit fast 3000 Jahren (Johann Behrens et al., 2012).

Dass sich Politik, dass sich die Könige und Grundherren, die sich um ihr Volk wie um eine Viehherde sorgen, mit diesem diätetischen Grundrauschen verbinden, verwundert nicht. Spätestens im Absolutismus ist die Gesundheitsförderung der „Viehzüchter"-Könige entwickelt. Der gute Hirte hütet seine Schafe – bis zur Schlachtreife. Aus Ratschlägen diätetischer Selbstpflege werden staatliche Gesetze.

Was dagegen auf den ersten Blick verwundert ist, dass mit der Kritik der Aufklärung an der absolutistischen Herrschaft sich an dieser staatlichen Pflicht zur gesundheitsförderlichen Selbstpflege so wenig ändert, wie im Folgenden belegt wird.

G.3.4.7.4 Schuldet der Bürger die gesundheitbezogene Selbstpflege, die er als Knecht und Leibeigner seinem „Viehzüchter"-Herrn schuldete, nun, da das Volk der Souverän wurde, dem Volk?

Der Philosoph Leibniz propagierte im 17. Jahrhundert, anstatt sich für die Emanzipation der Bevölkerung von staatlicher Bevormundung einzusetzen, als Aufgabe des Staates, die Gesundheit der Bevölkerung als „gemeine Wohlfahrt" zu fördern. Unzählige Ärzte griffen seine Argumentation auf und arbeiteten Reformvorschläge aus, in denen Ärzte öffentliche Aufgaben für sich beanspruchten. Was sie bisher nur in der Ausnahmesituation der Pest oder vergleichbarer Seuchen befristet taten, erklärten sie jetzt zu ihrer ständigen Aufgabe und erweiterten ihre beanspruchten Zuständigkeiten enorm (Bergdolt, 2004, S. 208ff.). Der Arzt „sollte die Lebensführung der Menschen überwachen, ihre Ernährung kontrollieren, über den Einfluß von Umweltfaktoren auf die Gesundheit nachdenken, Kontroll-, ja Reihenuntersuchungen durchführen und die Regierung in medizinischen Fragen beraten" (Bergdolt, 2004, S. 208). Wenn unsere These richtig ist (J. Behrens, 1982), war dieser Anspruch der diätetisch orientierten Ärzte der Aufklärung nur dann umsetzbar, wenn sie für sich die autoritativen Rechte beanspruchen, die bisher nur die Vertreter der Religion hatten. Das war tatsächlich der Fall, und zwar mit Unterstützung von Leibniz. „Leibniz zögerte nicht, nach katholischen Vorbild regelmäßig ‚Gesundheitsbeichten' einzufordern. Anstatt einer Buße sollte vom Arzt, der den Geistlichen ersetze, ‚Lebensregeln' auferlegt werden. Die von Ärzten beherrschte Gesundheitspolizei, der nichts verborgen bleiben durfte, hatte Heil und Gesundheit der Gesellschaft zu sicheren; der einzelne hatte sich diesem Ziel unterzuordnen" (Bergdolt, 2004, S. 208).

Schärfer als mit den Begriffen der „Gesundheits-Beichte" und der „Auferlegung von Lebensregeln" ist der Gegensatz zum Aufbau interner Evidence nicht zu fassen. Während der Therapeut dem Hilfesuchenden beim Aufbau interner Evidence zuhört, um dessen individuelle selbstgewählte Teilhabebedüfnisse zu erfahren und von diesen ausgehend die externe Evidence nach passenden Erfahrungen befragt, funktioniert eine Gesundheitsbeichte genau umgekehrt. Der Therapeut weiß bereits, was richtig und gesund ist, und hört dem Bürger nur zu, um zu erfahren, wo dieser gesundheitlich gesündigt hat. Während der Therapeut beim Aufbau interner Evidence mit dem Hilfesuchenden mögliche Handlungsoptionen sucht, sie mit dessen selbstbestimmten Teilhabebedürfnissen und Ressourcen vergleicht und dann die Entscheidung seines Auftraggebers, des einzelnen Bürgers, akzeptiert, erlegt der aufgeklärte Arzt bei Leibniz dem Bürger Lebensregeln auf. Sein wahrer Auftraggeber ist die öffentliche Gesundheitsförderung, nicht der einzelne Bürger als „Patient", der selbst seine gesundheitlichen mit seinen anderen Zielen abwägt. Der Arzt ist der Gesundheit verpflichtet, nicht dem Patienten, und entscheidet in dubio pro salute (im Zweifel für die Gesundheit).

Bis heute gehen in Deutschland Medizinern und anderen Gesundheitsberufen Worte wie „pflegeedukative" und „gesundheitsedukative Maßnahmen" und „Gesundheitserziehung" bei Erwachsenen (!) locker über die Lippen. Diese Lockerheit, diese Skrupellosigkeit in der Wort- und Konzeptwahl wäre unerklärlich, hätte nicht die Aufklärung, die so kurz vor der Entwicklung eines Konzepts des Aufbaus interner Evidence stand, die Ärzte und Philosophen als Erben der „Viehzüchter"-Könige zum Vormund und Priesterersatz über die Bürger bestellt.

Selbst der Schüler von Leibniz, Christian Wolff, der die Universität Halle-Wittenberg zu einem Vorposten der Befreiung von kirchlich-staatlicher Bevormundung zu machen versuchte – in einer eher formalen Rede zum Rektoratswechsel hatte er argumentiert, dass selbst die Sinesier (= Chinesen), ohne vorher durch Taufe in die christliche Leitkultur eintreten zu müssen, allein durch den Gebrauch der Vernunft zu angemessenen Sitten kämen, und Christian Wolff hatte dieses Argument, für das er sofort von seinen pietistischen halleschen Professorenkollegen beim Preußenkönig verpfiffen wurde, mit der sofortigen Ausweisung aus Halle bezahlen müssen, andernfalls er gehängt worden wäre – selbst dieser Held Christian Wolff bekam die Kurve nicht ganz. In seiner Rektoratsrede „Über die die Sittenlehre der Sinesier" (Halle, 1721), machte er sich „Vernünftige Gedanken vom gesellschaftlichen Leben der Menschen und in Sonderheit dem gemeinen Wesen zur Beförderung der Glückseligkeit des menschlichen Geschlechts, den Liebhabern der Wahrheit mitgeteilt" (Wolff, 1721). In dieser Schrift reklamierte er das diätetische Grundrauschen, wie wir es nannten, als Gegenstand für die Philosophie. Er erklärte die Philosophie zur „physischen und psychischen Lebenslehre", die zuständig wurde für Ernährungslehre, Geschlechtsleben, Säuglingspflege und überhaupt alle Gebiete, für die die diätetische Lehre der Selbstpflege eine minutiöse Lehre des richtigen Lebens entwickelt hatte. Zu ihrer Begründung bedürfe es, so Wolffs Position, nichts als der Vernunft, weder der Religion noch der Tradition. (Ob Wolff wegen dieser Berufung auf Vernunft allerdings „Atheist" war, wie Bergdolt, 2004, S. 208 schreibt, sei dahingestellt.) Wolff kam aber argumentativ nicht so weit, zu postulieren, dass die Bürger als „Liebhaber der Wahrheit" selbstbestimmt entscheiden könnten, an welchen Lebensäußerung sie teilhaben wollten und an welchen nicht. Anstelle ihres individuellen Teilhabebedürfnisses sollte die Vernunft gebieten. Die Vernunft übernahm bei Wolff die Stelle, die vorher kirchliche Autoritäten und Traditionen eingenommen hatten. Das Volk, der einzelne Bürger musste zur Vernunft gebracht, umerzogen werden. Obwohl so kurz davor, bekam Wolff wie sein Lehrer Leibniz also die Kurve zu einem Konzept des Aufbaus interner Evidence nicht.

Wolffs Schüler und Kritiker Kant definierte die Aufklärung klar als „Ausgang des Menschen aus seiner selbstverschuldeten Unmündigkeit" und hielt den einzelnen Menschen für einen Zweck an sich, der keinem anderen Zweck zu unterwerfen sei, also auch nicht dem der Förderung der Volksgesundheit und des Wohlstands der Gemeinwesen. Spätestens jetzt lag von diesem Gedanken aus das Konzept des Aufbaus interner Evidence in der Begegnung mit dem mündigen Patienten zum Greifen nahe. Zu respektieren, dass ein anderer an anderen Bereichen des Lebens teilhaben möchte als ich selber und ich ihm nicht meine Teilhabevorstellungen zu oktroyieren habe, eignet sich als allgemeine Maxime. Die Umsetzung im Rahmen vorhandener *„capabilities"* (A. Sen) ist schon schwer genug, wir müssen uns auch abstimmen, um uns nicht in unseren Teilhabewünschen zu behindern. Aber der Respekt vor individuellen Teilhabebedürfnissen kann ein allgemeines Gesetz werden.

G.3.4.7.5 Osterhausens Umdeutung der Aufklärung

Viele Ärzte beriefen sich zwar begeistert auf Kant. Führte sie das zu einer Selbstkritik ihrer Bevormundungs- und Umerziehungsvorstellungen? Keineswegs. Vielmehr verkehrten sie die Kantsche Position unter Berufung auf Kant geradezu in ihr Gegenteil. Dafür sind die Schriften Karl Osterhausens ein eindrucksvolles Beispiel. Karl Osterhausen bestimmt 1798 in expliziter Aufnahme der Kantschen Definition der Aufklärung die medizinische Aufklärung als „Ausgang des Menschen aus seiner Unwissenheit, welche sein physisches Wohl betrifft" (Osterhausen, 1798, S. 8). Damit dreht er das Kantsche Argument um: Aus der Tatsache, dass viele Menschen nicht die externe Evidence der Heilmittel überblicken, wie wir heute sagen würden, schließt er, dass er als Arzt die Menschen auch nicht nach ihren individuellen Teilhabezielen fragen, sie nicht beim Aufbau ihrer internen Evidence unterstützen muss. Stattdessen glaubt er, direkt zur Belehrung übergehen zu können. In der Einleitung seines Hauptwerks beklagt er beredt die Unkenntnis externer Evidence, und wir bezweifeln keine Minute, dass er bezogen auf die externe Evidence recht hatte: „Die traurige Wahrnehmung, welche ich als praktischer Arzt täglich zu machen Gelegenheit habe, dass sich so viele Menschen, wenn es Gesundheit und Leben gilt, von Aberglauben, Vorurteilen und Irrtümern blenden lassen und mit dem unverzeihlichsten Leichtsinn der Gefahr in die Arme werfen, stimmt mich öfters zum Mißmut" (Osterhausen, 1798, Vorrede). Auch sein Aufruf an die wissenschaftlich suchenden Ärzte ist angesichts der damals geringen Überlegenheit der Medizin über den „Aberglauben" sehr nachvollziehbar, „ausschließlich all ihr Nachdenken, ihre Untersuchungen, ihren Fleiß und ihre Zeit" der Klärung externer Evidence zu widmen „und deren Pflicht es nun ist, zu ihrer Vervollkommnung ihr Möglichstes beizutragen. Ihnen liegt es ob, die Begriffe ihrer Wissenschaft zu berichtigen, Irrtümer aus ihr zu entfernen, das Falsche von dem Wahren zu sichten, das Schwankende zu befestigen, ihre Grenzen zu erweitern, zu den Schätzen, welche schon vorhanden sind, neue zu häufen" (Osterhausen, 1798, S. 15). Viel besser könnten wir es auch als heutige Mitglieder von GRADE und Cochrane nicht sagen, was den Aufbau externer Evidence angeht. Und vielleicht ist auch in den Worten Osterhausens seine Einsicht zu spüren, es sei mit den „Schätzen, welche schon vorhanden sind" noch nicht so weit her. Auch seinen Ärger über „kluge Basen und Consorten" der Patienten können wir nachvollziehen, die ihm „mit ihren Vorschlägen und Einwendungen beschwerlich fallen" und „seine besten Ratschläge hindern" (Osterhausen, 1798, S. 12f.). Aber darüber übersah Osterhausen das Entscheidende, das er als begeisterter Kant-Leser von Kant hätte übernehmen können: dass es die individuellen Teilhabeziele des Patienten sind, die der medizinischen Behandlung ihr Ziel vorgeben, und nicht eine über diesen individuellen Zielen stehende Gesundheit. Der Mensch dient nicht der Volksgesundheit. Was für den Patienten gut ist, hat nicht der Arzt vorzuschreiben. Vielmehr hat der Arzt dem Patienten aufmerksam zuzuhören, was dieser erwägt, und ihm sein Wissen über vergangene häufige Verläufe zur Verfügung zu stellen, damit sich der Patient über seine Ziele klar werden und sich entscheiden kann. Denn den klinischen Professionellen braucht ein Patient aus zwei Gründen:

a) Der Professionsangehörige kann sich geübt Zugang zur externen Evidence verschaffen und überblickt viele Wahrscheinlichkeiten oder sogar Optionen, die der Patient kennen muss, um zu wissen, wozwischen er sich überhaupt – an seinen Teilhabebedürfnissen orientiert – entscheiden kann.
b) Der Professionsangehörige kann sich dem Patienten in dessen Angst und Ambivalanz für ein Gespräch zur Verfügung stellen, in dem kein Gefühl, kein Gedanke und kein Wort zu schlimm sind, um vorgebracht zu werden – während sich die meisten Menschen in Geprächen mit ihren Lieben aus Rücksicht und Liebe zurückhalten.

Es gibt unter Patienten medizinische Kapazitäten, die für sich die Funktion a) nicht brauchen. Aber die Funktion b) brauchen sie auch. Nur als Erzieher brauchen sie den Arzt nicht, der ihnen im Dienste der Volksgesundheit vorschreibt, woran sie teilzunehmen haben.

Mit Osterhausen hatten aufgeklärte Ärzte im Fahrwasser von Wolff diesem die Meinungsführerschaft abgenommen, die die Philosophie, was die minutiöse Lehre der richtigen Selbstpflege angeht, bis heute nicht wieder zurückgewann. Wolffs Definition der Philosophie als „physischer und psychischer Lebenslehre" hielt sich nicht lange. Die Medizin übernahm die Zuständigkeit für die „physische und psychische Lebenslehre". Ärzte setzten sich dazu entschieden für das Verbot von Selbstmedikation nach der diätetischen Tradition der Selbstpflege und vor allem für das Verbot der Beratung durch „Quacksalber", wie sie die Landpfarrer mit ihren Kräutergärten, die Hebammen und weisen Frauen bezeichneten, ein. Sicher ist Bergdolt (2004) zuzustimmen, dass bei den Ärzten das Interesse an der Ausschaltung von Konkurrenz überwog (Bergdolt, 2004, S. 210ff.). Soviel man heute weiß, waren nämlich die Heilungserfolge der Ärzte keineswegs denen der Landpfarrer mit ihren Kräutergärten und schon gar nicht denen der Hebammen und weisen Frauen überlegen. Sicher ist, dass der weit überwiegende Teil der Bevölkerung ausschließlich von diesen sogenannten Quacksalbern behandelt und beraten wurde. Denn 80 % zum Beispiel der französischen Bevölkerung lebten 1790 auf dem Lande, 78 % aller französischen Ärzte aber in den Städten (Brockliss, 1995, S. 64). Ärzte und

Mehrheit der Bevölkerung sahen sich so gut wie nie. Unter diesen Umständen ist es nachvollziehbar, dass die Ärzte ausschließlich im Einsatz der massivsten Staatsgewalt eine Chance im Kampf gegen ihre Konkurrenten mit deren großer Erfahrung der diätetischen Begleitung und Tröstung von Erkrankten sahen. Allerdings interessieren uns in unserer Argumentation für einen Moment nicht die ziemlich offensichtlichen materiellen ärztlichen Interessen als vielmehr die Ideen, auf die die Ärzte sich dabei beriefen. Sie beriefen sich auf die Ideen der Aufklärung – allerdings bemerkenswerterweise trotz Kant nicht auf die Idee des mündigen Bürgers als Souverän. Die Idee des Bürgers als Souverän hätte direkt zum Konzept des Aufbaus interner Evidence in der Begegnung mit dieser souveränen Person geführt. Stattdessen versuchen die Ärzte der Aufklärung eine Interpretation der Ideen der Rationalität und der Humanität durchzusetzen, nach der Rationalität und Humanität eine beständige Umerziehung des Volkes und die Bekämpfung aller konkurrierenden „Quacksalber" erfordern, und zwar durch Ärzte im Bund mit dem Staat. Während im Jahrhundert davor der Theologe John Donne in seinem Buch Biathanatos noch gegen Selbsterhaltung als Primärpflicht argumentiert hatte, hatte Patientenautonomie bei den Ärzten des 18. Jahrhunderts keine Chance mehr. Johann Peter Frank (1745–1821) faßte diese Interpretation von Rationalität und Humanität in seinem vielzitierten Hauptwerk „System einer vollständigen medizinischen Polizey" repräsentativ zusammen (J.P. Frank, 1779). Weil der ökonomische Wohlstand eines Staatswesens mit der Volksgesundheit wachse, solle sich der Staat um Schwangerenfürsorge, Hygiene, Waisenhäuser, Krankenhäuser, Arbeitsbedingungen und alles kümmern, was der Volksgesundheit diene. Als „Mutter der Krankheiten" habe das „Volkselend" zu gelten und entsprechend vom Staat bekämpft zu werden. Erkranken Individuen trotz dieser Präventionsmaßnahmen chronisch, sollten sie möglichst kostengünstig ausgesondert werden. Damit belegt Johann Peter Franks Werk unserer Meinung nach: Unter den Motti der Rationalität, Humanität und Volksgesundheit eignen sich die Ärzte den „Viehzüchter"-Standpunkt an, unter dem die absolutistischen Könige ihr Volk betrachtet hatten, und erklären sich gegenüber dem Staat als die besten Sachwalter dieses Standpunkts (Bergdolt, 2004). Die vormaligen Dienstleister der Kranken, die als Dienstleister um den Auftrag der Kranken konkurriert hatten, schwangen sich als Sachwalter des Staates zu Herren und Erzieher des Volkes auf. Der noch heute verbreitete Begriff der „Compliance", wörtlich des Gehorsams gegenüber dem Arzt, wurde Bürgerpflicht. Er trifft den Nagel auf den Kopf. Denn normalerweise schuldet der Diener seinem Herrn Compliance und nicht der Herr seinem Diener. Im Begriff der Compliance des Patienten kehrten sich die Verhältnisse um.

G.3.4.7.6 Ist das eine Kritik von außen, die den Zeitgenossen fremd war?

Ist unsere Kritik eine Kritik von außen, die den Zeitgenossen ganz fremd war? Wäre es so, könnten wir nicht von einer verschütteten Alternative sprechen und behaupten, das Konzept der internen Evidence sei schon in der Aufklärung ganz kurz davor gewesen, realisiert zu werden. Allerdings finden sich durchaus prominente Zeitgenossen der Aufklärung, die bezeugen, dass dieses bevormundende Verständnis von „Humanität" und „Aufklärung" manchem selbstbewussten Bürger übel aufstieß, besonders in der deshalb aufklärungskritischen Romantik. Goethe ließ der Frau vom Stein am 8. Juni 1787 eine gallige Notiz zustellen, wonach durch diesen Begriff der Humanität „zu gleicher Zeit die Welt ein großes Hospital und einer des anderen humaner Krankenwärter wird" (Goethe, 1787, zitiert nach Schipperges und Goethe (1996, S. 11) – der Begriff „Krankenwärter" war bekanntlich noch im 20. Jahrhundert als männliche Entsprechung zur „Krankenschwester" gebräuchlich). Aber das volkserzieherische Selbstverständnis der Medizin ließ sich durch sarkastische Briefchen großer Geister ebenso wenig beeindrucken wie selbst durch ministeriale staatstheoretische Abhandlungen. Kein Geringerer als Wilhelm v. Humboldt schrieb dem Staat in seinen „Ideen zu einem Versuch, die Grenzen der Wirksamkeit des Staates zu bestimmen" vor, dass der Staat „sich schlechterdings allen Bestrebens, direkt oder indirekt auf die Sitten oder den Charakter der Nation zu wirken, [...] gänzlich enthalten müsse" (Humboldt, 1792, zitiert nach Bergdolt, 2004, S. 210). Umsonst. Alle Fakultäten, nach der medizinischen, der juristischen und der theologischen auch die natur- und geisteswissenschaftlichen, die philologischen, historischen und pädagogischen Fakultäten und Fakultätsteile wetteiferten darum, den Staat zu genau den Versittlichungsbemühungen zu veranlassen, die W. v. Humboldt dem Staat untersagt hatte. Germanistik, Geschichte und Pädagogik bezogen, wie vorher die Medizin bei Frank, aus dieser Versittlichungsfunktion für die Nation die Begründung, warum der Staat diese Fächer finanziell zu alimentieren hätte. Erst 1989 klärte sich endgültig, welches Fach bei diesem Wetteifern gewonnen hatte (Johann Behrens et al., 2012). Wenn für Wilhelm v. Humboldt 1792 noch die Einsicht in die Notwendigkeit des Aufbaus interner Evidence offen gewesen war – wer kann das wissen? – so war diese alternative Entwicklung mit dem erfolgreichen Umerziehungspathos der Medizin verschüttet.

G.3.4.8 Verständnis, Aufbau und Beurteilung interner Evidence

Im Verständnis interner Evidence sind in den vergangenen zehn Jahren die möglicherweise nützlichsten Beiträge der Pflege zur allgemeinen Diskussion über Evidence-Basierung geleistet worden. In den zehn Jahren hat sich die Vorstellung, was interne Evidence ist, sehr geändert. Vor zehn Jahren (und manchmal noch heute) wurde interne Evidence im Kopf des Therapeuten verortet und meinte dessen „individuelle klinische Expertise". Dem Therapeuten stand im alten Konzept von EBM ein Patient oder Klient gegenüber, der über „Präferenzen" (wie in der Wirtschaftswissenschaft der Konsument) verfügte und diese anmelden konnte (David L. Sackett et al., 1999).

Nun gibt es zweifellos Nutzer, die als mündige Kunden in vielen Bereichen ihre Vorlieben (für bestimmte Behandlungen und Substanzen) kennen, und es ist eine Selbstverständlichkeit, ihnen mit Respekt zu begegnen. Aber in den Krisenschüben der Krankheit und Pflegebedürftigkeit hat man seine „Präferenzen" nicht immer schon parat, sondern sucht das Gespräch und die Begegnung, in der man seine Bedürfnisse, Empfindungen und Ziele klären kann. Man will einerseits wissen, was möglich ist und wie es anderen damit ging (externe Evidence) – insofern gehen Informationen zur externen Evidence in alle Bedürfnisklärungen ein.

Andererseits ist Information nicht alles, und die Informationsasymmetrie zwischen Therapeuten und Klienten ist gar nicht das wesentliche Merkmal ihres Verhältnisses. Das wird einem sofort klar an jedem Spezialisten, der an der Krankheit erkrankt, für die er Spezialist ist. Es mangelt ihm offensichtlich nicht an Informationen. Aber er braucht das Gespräch und die Begegnung mit einem Professionsangehörigen, auf den er nicht so viel Rücksicht nehmen muss wie auf einen nahen Familienangehörigen, um sich über seine Bedürfnisse klar zu werden und sich entscheiden zu können. Auf der anderen Seite der Spritze sieht die Welt ganz anders aus.

Beim *Evidence-Informed Decision Making* geht es nicht so sehr um die Teilung der Entscheidung (die ja ohnehin beim Auftraggeber liegt, insofern ist der Begriff merkwürdig) oder nur der Information, sondern um Beistand („Teilen") in der Angst. Daher nutzen wir heute den Begriff der „internen Evidence" für die in der Begegnung zwischen Pflegebedürftigen und Therapeuten geklärten Bedürfnisse und Ziele der Pflegebedürftigen. Der Aufbau dieser internen Evidence bedarf selber einer großen Kompetenz, die unter Praxissupervision zu erwerben ist.

In der Praxissupervision haben sich die Fragen auf Seite 104 bewährt, mit denen Pflegebedürftige interne Evidence in der Begegnung mit Mitgliedern der Pflegeprofession klären können. Die 9. Frage – „Wem will ich mit dieser Entscheidung Gutes tun?" – erscheint interessanterweise Fachpflegenden wie Ärzten oft unverständlich, weil die Antwort trivial sei: Mir als Pflegebedürftigem selbst. Pflegebedürftige hingegen finden diese Frage nie merkwürdig und nennen sofort Personen, meist Familienmitglieder, denen sie mit ihrer Entscheidung Gutes tun wollen. Dieser Wunsch muss ausgesprochen sein, um seine Problematik besprechen zu können.

Es ist kein Zufall, dass es die Pflege war, die diese Frage zu erforschen begann. Mitglieder der Profession Pflege sind es traditionell, die die meiste Zeit mit Pflegebedürftigen und Patienten sprechen. Die „individuelle klinische Expertise", die alle Fachpflegenden haben, ist eine Mischung aus ins Selbstverständliche abgesunkener externer Evidence, Berufs- und Begegnungserfahrung. Interne Evidence als Ergebnis einer Begegnung, in der einzigartige Pflegebedürftige und Mitglieder der Pflegeprofession ikonische, indexikalische und symbolische Zeichen austauschen, ist in den vergangenen zehn Jahren im Anschluss an den Konstruktivismus, die Bio-Semiotik und die Systemtheorie, in der Medizin auch im Anschluss an die Integrierte Medizin Thure von Uexkülls und Viktor v. Weizsäckers gegen die ältere Auffassung von Sackett ausgearbeitet worden (Husserl, 1962; Peirce, 1976). Das kann aus Platzgründen nur in folgender Übersicht angedeutet, nicht ausgeführt werden:

- *Ursache - Wirkung:* triviale Maschine
- *Ursache - Bedeutungserteilung - Wirkung:* nichttriviale Maschine; Therapeut und Klient als *Black Boxes*, zwischen ihnen beständig Kommunikation mit ikonischen Zeichen: basale leibbezogene Erfahrungen wie Hunger, Schmerz, Lust
- *indexikalische Zeichen:* Vorstellungen des Subjekts über Ursachen und Wirkung
- *symbolische Zeichen:* Sinnnarative der eigenen Existenz in der Einteilung von Peirce
- *Interaktionen:* unbewusst abgestimmtes Verhalten der beteiligten Personen. Die Beschäftigung mit dem Verhältnis von interner und externer Evidence hat in den letzten Jahren auch die in den Gesundheitswissenschaften verbreitete dreigliedrige Beschreibung von Qualitätsentwicklungen entscheidend erweitert (siehe Schritt 6 ab Seite 291). Das ältere Modell unterschied zwischen Strukturqualität, Prozessqualität und Ergebnisqualität. Dabei wurde schnell klar, dass ich über Prozessqualität gar nichts aussagen kann, wenn ich nicht das Ergebnis des Prozesses kenne. Und über Strukturqualität kann ich erst etwas aussagen, wenn ich weiß, welche Strukturvoraussetzungen die evident als wirksam bewiesenen Prozesse erfordern. Ohne Kenntnis der Prozessergebnisse lässt sich auch über Strukturqualität nichts sagen. Zwar erscheint es leichter, Strukturen zu beschreiben als Ergebnisse zu beweisen. Und im Gesundheitswesen ist es immer noch recht verbreitet, über Strukturqualität zu reden, ohne die Ergebnisqualität zu kennen.

Jede Rede über Strukturqualität antizipiert aber faktisch eine Wirkungshypothese zur Ergebnisqualität (Wirkungsrichtung). Und Anforderungen, Prozesse und Strukturen können nur mit erreichbaren Ergebnissen begründet werden (vgl. Begründungsrichtung in Abbildung 6-2 auf Seite 293).

Die Beschäftigung mit individueller interner Evidence hat aber ein Weiteres belegt (J. Behrens, 2002a, 2002b). Die Ziele, die Individuen dazu bringen, pflegerische Handlungen gutzuheißen, sind gar nicht identisch mit den unmittelbaren Prozessergebnissen. Es sind Ziele selbstbestimmter Teilhabe am individuell-biografisch relevanten sozialen Leben (Beziehungen, kulturelle Erlebnisse), die der Pflegeprozess allein gar nicht verwirklichen kann. Pflegeprozesse leisten günstigenfalls einen Beitrag zu diesen Zielen selbstbestimmter Partizipation. Aber ihre Begründung liegt in diesen Zielen, nach diesen Zielen sind sie auszuwählen.

G.3.4.9 Verständnis, Aufbau und Beurteilung externer Evidence (Studienbeurteilung)

Nachdem wir oben die wichtigen methodischen Schritte 1 bis 6 erörtert und die Fortschritte und Kontroversen im Verständnis interner Evidence aufgearbeitet haben, konzentrieren wir uns jetzt auf neue Entwicklungen und Kontroversen zum Schritt 4, der Beurteilung von Studien über die Erfahrungen Dritter (externe Evidence). Hier sind die Wendung gegen Laborforschung und ungeprüfte theoretische Wirkmodelle, die Erörterung der Stärken und Grenzen randomisierter kontrollierter Verlaufsstudien (RCTs) und andere wichtige Neuerungen entscheidend geworden, die wir im Folgenden erörtern.

G.3.4.9.1 Externe Evidence: warum sie oft fehlt

Was finden wir, wenn wir nach externer Evidence suchen? Das ist eine wirkliche Herausforderung.

1) Wir finden im Internet kaum bewältigbar viel. Jährlich werden 500 000 Studien und Abermillionen von Berichten über anscheinend sichere Pflege- und Heilungsmethoden veröffentlicht. Im Internet ist eine Form der „Weltgesellschaft" Wirklichkeit geworden. Berichte über traditionelle indische und chinesische heterodoxe Heilungserfolge sind ebenso nahe wie australische und solche aus Frankfurt-West. Noch vor 30 bis 25 Jahren folgte der Informationsfluss organisatorischen Hierarchien: Eine kleine Gruppe sich fortwährend vernetzender großer und kleiner Eminenzen an der Spitze von Organisationen besaßen, ja lasen sogar Zeitschriften, tauschten sich auf Kongressen und Partys über wichtige Ar-

beiten junger Leute aus, sandten sich die Separata ihrer Veröffentlichungen, telefonierten mit ihren wichtigen Freunden, wenn sie nicht weiterwussten. Und dann teilten sie ihren Mitarbeitern mit, was der Chef der Einrichtung an Studien für relevant erachtet und als die Methode des Hauses beschlossen hatte. In einer Kultur mündlicher Informationsweitergabe, ja selbst noch in einer Kultur teurer Bücher und noch teurerer Zeitschriften funktionierte diese Eminenz-basierte, reputationsgesteuerte Vernetzung und Oligarchisierung von Informationen. Überkomplexität und Überfülle von Informationen waren kein wirkliches Problem, eher zu undurchlässige Filter. Mit dem Internet hat jedes Organisationsmitglied, aber auch jeder Klient Zugang zu Millionen von Informationen. Der Managementtheoretiker Peter F. Drucker spricht daher von der *Next Society*, die mit dem Computer aufkommt. Die durch die älteren Publikationskanäle gestützten oligarchischen Netze werden von einer Fülle von Vernetzungsmöglichkeiten unterspült. Wie trenne ich die Spreu vom Weizen, wie erkenne ich aussagekräftige Informationen über Erfahrungen Dritter? Das wird zu einem drängenden Problem in der Überfülle der Informationen. Wenn man sich nicht lieber gleich Gurus anvertraut, bedarf es der Raster, die einem helfen, die Spreu vom Weizen zu unterscheiden. Diese Raster waren zunächst in Gefahr, zu mechanisch auszufallen. Die Weltgesellschaft der Information erweist sich als hochselektiv. Hier hat die Pflege Beiträge zu Verbesserung von Suchrastern geleistet, viel ist noch zu tun.

2) Plötzlich stellt sich heraus, dass unter den Abermillionen Informationen für viele pflegerischen Fragestellungen verlässliche externe Evidence kaum zu finden ist oder ganz fehlt. Das hat zum einen damit zu tun, dass finanzkräftige Interessen eher Studien finanzieren können als weniger finanzkräftige. So ist zu erklären, dass einer riesigen Menge von Arzneimittelstudien (mit oft zu kurzer Laufzeit für die Erfassung langfristiger Nebenwirkungen) ganz wenige Randomisierte kontrollierte Studien gegenüberstehen, die medikamentöse gegen nichtmedikamentöse Verfahren testen. Verglichen mit den Mitteln für Arzneimittelstudien fließen sehr wenig Forschungsmittel in die Physiotherapie, die Ergotherapie, die Pflege, die Psychotherapie.

3) Aber es sind keineswegs nur die finanziellen Mittel, die verlässliche externe Evidence für komplexe pflegerische Handlungen rarmachen. Eine ungewollte Nebenwirkung geht vom Forschungsprozess selber aus. Die Wirkung einzelner Verrichtungen ist in Vergleichsstudien leichter zu erfassen als die Wirkung komplexer Handlungsketten, wie sie für die Pflege typisch sind. Vor der Orientierung an externer Evidence könnte daher die Gefahr ausgehen, die ohnehin schon zu sehr an der Einzelverrichtung orientierte Pflege in ihrer Verrichtungsorientierung noch zu bestärken. Aber ein *Nursing* ohne *Caring* ist keine Evidence-basierte Pflege und wird professionsethisch den Klienten nicht gerecht. Deswegen hat die Pflege – zum Beispiel in den deutschen Pflegeforschungsverbünden – begonnen, dieser Verkürzungsgefahr entgegenzuwirken und die Effekte komplexer pflegerischer Handlungsverläufe vergleichend zu prüfen, beispielsweise im Forschungsverbund „Evidence-basierte Pflege chronisch Kranker und Pflegebedürftiger in kommunikativ schwierigen Situationen“ (Schaeffer, Behrens, & Görres, 2008).

G.3.4.9.2 Initialer Paradigmawechsel externer Evidence: Wirkungsnachweis außerhalb des Labors nötig

Am Beginn der neueren *Health Service Research* (Versorgungsforschung) steht überall eine rigorosere, zumindest veränderte Anforderung an einen Wirkungsnachweis („lege artis“, „state of the art“) zur ethischen Begründung von Handlung. Die ältere Auffassung, gegen die sich Health Service Research und in ihr EBM und EBN wandten, setzte ihr Vertrauen in ein physiologisches oder psychologisches Wirkungsmodell: Ein physiologisches oder psychologisches Wirkungsmodell, das sich im Labor oder in der psychotherapeutischen Einzelpraxis bewährt habe, reiche hin, um es bei Leidensdruck anzuwenden; Wirksamkeitsnachweise darüber hinaus seien nicht erforderlich.

Dieses starke Vertrauen auf das Labor ist in den Gesundheitswissenschaften 200 Jahre alt; viele Erfolge in diesen Jahren gehen auf die Orientierung am Labor zurück. So ist es verständlich, dass Wirkungen im Labor oder in der Einzelpraxis als ausreichende Wirkungsnachweise gelten. Heute gelten sie nicht mehr als ausreichend. So wurde lange ein Dekubitus mit Föhnen und Eisen behandelt, weil ein anerkanntes physiologisches Wirkungsmodell zur Verfügung stand und die zuständigen Ordinarien dieses Verfahren für „lege artis" hielten. Untersuchungen mit Vergleichsgruppen – eine Verblindung der Anwender ist bei Föhnen und Eisen ohnehin nicht möglich – galten angesichts des Konsenses aller Experten und des so plausiblen physiologischen Wirkungsmodells nicht nur als überflüssig, sondern auch als extrem unethisch, weil man dazu einer Kontrollgruppe aus überflüssigem Forschungsehrgeiz ein bewährtes Verfahren gegen jede Ethik entziehen musste.

Da Föhnen und Eisen aufwendig sind, lag der Verdacht nahe, dass allein schon die Forderung, ein so praktisch bewährtes und physiologisch gut begründetes aufwendiges Verfahren gegen alle Ethik prüfen zu wollen, nur aus Gründen ökonomischer Rationierung erhoben sein könne. Als es dann doch zu methodisch keineswegs elaborierten Vergleichsstudien kam, waren die Belege nicht mehr zu ignorieren, dass es sich bei Föhnen und Eisen um ein zwar mit Zuwendung, Liebe und Geduld durchgeführtes, gleichwohl besonders brutales und quälendes Verfahren der Körperverletzung und Schinderei (im wortwörtlichen Sinne) handelte.

Für Pharmaka war ein vierstufiges Verfahren mit Doppelblindversuch etabliert worden, das aber auf dem physiologischen Wirkmodell aufbaute (J. Behrens, 2000).

G.3.4.9.3 Wirkung in der Health Service Research in Nursing: Organisationen und Gesundheitssysteme als Interventionen („Zweckgebilde")

Nicht in der physiologischen Forschung, nicht in der Laborforschung, sondern in der *Health Service Research* – einem Forschungszweig, der eigentlich für einen Biomediziner keineswegs reputierlich war – verbreitete sich die Auffassung, dass ein klinischer Wirkungsnachweis unverzichtbar sei, und zwar zunächst für einzelne Behandlungsinterventionen, dann – siehe unten – für Organisationen und Gesundheitssysteme.

Diese neue Position provozierte die alte physiologische, am Laborexperiment orientierte Position besonders dadurch, dass sie den klinischen Wirkungsnachweis auch dann ernst nahm, wenn gar kein physiologisches oder psychologisches Wirkungsmodell zur Erklärung einer gefundenen klinischen Wirkung bereitstand. Berühmt wurden klinische Wirkungen homöopathischer Behandlungen, deren Dosis so gering war, dass eine physiologisch erklärbare Wirkung ausgeschlossen werden konnte. Die Pharmaforschung hatte sich vorher nicht zu dieser Provokation aufgeworfen. Für Pharmaka war ein vierstufiges Verfahren mit Doppelblindversuch etabliert worden, das aber immer auf dem physiologischen Wirkmodell, dem Labor aufbaute. Die Versorgungsforschung *(Health Service Research)* beharrte nun darauf, dass es Wirkungen geben kann, für die es noch kein physiologisches Wirkungsmodell aus dem Labor gab – und dass umgekehrt Wirkungen nicht eintreten können, obwohl das physiologische oder psychologische Wirkungsmodell plausibel ist.

Dieses Bestehen auf Wirkungsnachweisen in der Praxis war für keinen medizinischen „Grundlagen-Wissenschaftler" besonders reputierlich. Die Grundlagenwissenschaft fand im Labor statt. Das Bestehen auf Nachweisen, dass eine Maßnahme auch tatsächlich hinreichend vielen Nutzern zugutekommt, ist zwar Jahrhunderte alt, aber nicht unbedingt in der Medizin. Schleiermacher, der Hallesche Konzeptgeber der Berliner Universitätsgründung, vertrat es besonders rigoros – aber als Pädagoge und Ethiker, nicht als Mediziner. Er ist vor 200 Jahren, wie einleitend dargestellt, der eigentliche Gründer Evidence-basierter Versorgungsforschung. Die Gründungserzählung von EBM spielt erst in der zweiten Hälfte des 20. Jahrhunderts in McMaster bei Toronto. Dem Gründungsmythos zufolge war es eine Gruppe antiautoritär maulender Medizinstudierender und dann eine Gruppe Pflegestudierender, die sich gegen den riesigen zu paukenden Lernstoff mit der Forderung wehrte, nur die Therapien lernen zu müssen, deren Wirkungsnachweise („Evidence") sie selber prüfen könnten. So entstanden problemorientiertes Lernen und EBM und EBN als Methode der *Health Service Research* in den 80er-Jahren des 20. Jahrhunderts zusammen. (Heute wissen wir: Die Hoffnung, dass das Studium dadurch weniger aufwendig würde, erwies sich als Illusion.)

G.3.4.9.4 Kausalität und die Gefahren der Selbsttäuschung

Mit der gegen viele Eminenzen gerichteten Position, eine aus dem Labor oder einem theoretischen Wirkungsmodell gewonnene Erwartung ersetze keineswegs den klinischen Wirkungsnachweis, waren leider noch nicht alle methodischen Probleme geklärt. Denn die Wirkung einer Maßnahme (einschließlich Organisationsmaßnahmen) ist weniger trivial festzustellen als im Alltag angenommen. Im Alltag tun wir etwas, um etwas zu bewirken – und wenn es eintritt, schreiben wir das Ereignis unserer Maßnahme befriedigt als Wirkung gut. Die Welt scheint durch lauter Um-zu-Motive gesteuert zu sein. Und eine Handlung und die ihr folgenden Ereignisse zu verstehen, scheint hauptsächlich darin zu bestehen, die Motive kennenzulernen, die diesen Handlungen zugrunde lagen.

So hat der Phänomenologe Husserl in „Über das Fremdverstehen" diese Prozesse als Fiktionen analysiert (J. Behrens, 1980; Husserl, 1962; Kelle & Kluge, 2001). Kausalität ist ein interpretatives Konstrukt, das in der Alltagssprache häufig vorkommt – und viel seltener in den Naturwissenschaften. Denn was dort beobachtet werden kann, sind Korrelationen. Kausalitäten sind nicht direkt beobachtbar, Kausalität ist eine Interpretation, die Naturwissenschaftler erst nach vielen Experimenten wagen.

Diese Husserlsche Analyse ist für Pflegehandlungen besonders relevant. Denn auf den Pflegeverlauf wirken im Zeitverlauf viele Einflüsse gleichzeitig: a) der Pflegende und seine Selbstheilungs- und Selbstpflegekräfte, b) seine Umgebung, seine Familie und seine Leute, c) die unspezifische Zuwendung und Begleitung der Fachpflegenden und erst dann d) die einzelne zu evaluierende Maßnahme. Besonders die Wirkung der Zuwendung, des Da-Seins in der Not (*Caring*), der Beziehung ist in der Pflege wichtig.

In allen medizinischen, pflegerischen und therapeutischen Handlungen ist der sogenannte Placebo-Effekt, hinter dem sich der motivierende Effekt der Beziehung und der Effekt des Rituals verbirgt, groß, manchmal ist er der größte. Das gilt, wie der Chirurg Bernd Hontschik (1987) zeigte, auch für die Chirurgie. Was ist der Placebo-Effekt? Es ist die Ermutigung durch Zuwendung, Da-Sein in der Not, Beziehung. Deswegen haben kurzzeitig angelernte Schauspielschüler mit Handauflegen so große „Erfolge". Michael Balint (1957) hat das für die Allgemeinmedizin betont. Wenn das schon in der Medizin so ist, wie viel mehr in der Pflege, die die meiste Zeit mit ihren Nutzern verbringt. Weil die einzelnen Maßnahmen ungeheuer schaden können, aber auch einen großen Zusatznutzen über die bloße Zuwendung hinaus haben können.

Diese Wirkkomponenten lassen sich an vielen Pflegehandlungen, auch am bekannten Föhnen und Eisen bei Dekubitus, unterscheiden. Das Erste, was beim Föhnen und Eisen bei Dekubitus wirkte, war die Zuwendung, die viele Zeit beim Pflegebedürftigen, die mit diesem Verfahren notwendig verbunden ist, und oft die Liebe und das Mitgefühl der Fachpflegenden mit dem Pflegebedürftigen.[9]

Die erste Wirkkomponente „Zuwendung, Beratung, Trost" kann zweifellos Lebensgeister und Selbstheilungskräfte der Dekubitus-Kranken wecken. Die zweite Wirkkomponente von Föhnen und Eisen ist dagegen die – ungeplante – schwere Körperverletzung. Sie macht nicht nur die erste positive Wirkkomponente der Zuwendung, des Trostes, des Verständnisses und der Beratung zunichte, sondern macht die gesamte Pflegehandlung Föhnen und Eisen zur völlig überflüssigen brutalen Qual. Niemand würde Föhnen und Eisen bei Dekubitus befürworten, nur weil es mit besonders viel pflegerischer Anwesenheit und Zuwendung verbunden ist (→ auch Abbildung 4-12 auf Seite 167).

Methodisch braucht die Fachpflege also Beobachtungs- und Analyseverfahren, die in der Lage sind, mögliche Wirkkomponenten voneinander zu unterscheiden. Da man die einzelne Pflegehandlung nicht von den Pflegenden trennen kann, braucht man spezielle Forschungspläne, um überhaupt zwischen den Effekten der Selbstheilung und der Selbstpflege, der Zuwendung und des Kümmerns und den Folgen der einzelnen Maßnahme unterscheiden und sie erkennen zu können. Wir suchen den Effekt zu erfassen, der über das Placebo, über die Zuwendung und die Selbstheilungskräfte hinausgeht – oder von diesen abgeht.

9 Zugegeben, wir glauben ausschließen zu können, dass das äußert aufwendige Föhnen und Eisen aus Gründen nur der Befriedigung sadistischer Neigungen der Fachpflegenden gewählt wurde. Im Gegenteil wurde es von Fachpflegenden im Vertrauen auf physiologisch-medizinische Autoritäten und ihre theoriebasierten Wirkmodelle ausgeübt. Ebenso ist völlig auszuschließen, dass Föhnen und Eisen aus Geld- und Ressourcenmangel gewählt wurde: Föhnen und Eisen ist ein äußerst personalintensives Verfahren.

Das ist mit Vorher-Nachher-Untersuchungen sicher nicht festzustellen. Vorher-Nachher-Vergleiche erlauben nie die Trennung der Wirkkomponenten voneinander, denn sie zeigen alle genannten Effekte gleichzeitig ungeschieden. Die Effekte von Maßnahmen werden nur erkennbar im Gruppenvergleich – und auch da nur dann, wenn

- beide Gruppen dasselbe Maß an Zuwendung erhalten,
- beide Gruppen ähnlich – auch in den unbekannten Merkmalen – zusammengesetzt sind (keine Auswahleffekte durch Pflegende und Forscher),
- beide Gruppen hinreichend groß sind, damit sich die großen individuellen Unterschiede der Fachpflegenden und der Pflegebedürftigen in beiden Gruppen ausgleichen und auch kleinere Wirkungen der untersuchten Handlungen – bei allen zirkulären Wechselwirkungen, Verstärkungen und Abpufferungen, allen Interaktionseffekten – sichtbar werden. (Wer von der Einzigartigkeit der beteiligten Individuen und vielen Wechselwirkungen ausgeht, braucht größere Untersuchungsgruppen als der, der davon ausgeht, alle Menschen verhielten sich gleich.)

Solche Vergleichsgruppen sind für die Praktiker am ehesten dann gegeben, wenn der Zufall die Zuordnung von Pflegebedürftigen bestimmt und nicht die – oft ein bestimmtes Ergebnis erhoffenden (Strauss & Corbin, 2004) – Fachpflegenden oder Forschenden. Daraus erklärt sich die Beliebtheit von Randomisierten kontrollierten Studien bei den Lesern von Studien.

Solche Studien sind zweifellos ein ziemlich aufwendiges Verfahren. Wir hätten solche Studien nicht nötig, wären wir allwissende Götter. Ihr ethisch und methodisch begründetes anspruchsvolles Verfahren ist gleichwohl knapp darstellbar und lernbar, aber nicht auf den hier vorhandenen Seiten. Sonst bedürfte es einschlägiger Handbücher wie dem von Behrens und Langer (2010b) nicht. Dort wird auch diskutiert, was man gegebenenfalls tun kann, wenn die Pflegebedürftigen nicht Pflegehandlungen (und damit oft Einrichtungen) zufällig zugeordnet werden können: Man wählt die Einrichtung zufällig aus, die eine neue Pflegehandlung einführen soll (Cluster-Randomisierung). In der Pflege und in den nichtpharmakologischen Therapien sind Fachpflegende und Therapeuten nicht zu „verblinden" wie in der Pharmaforschung mit ihren gleich aussehenden, aber substanzlosen Pillen: Pflegende sehen immer, was sie tun, und Pflegebedürftige sehen es auch. Daher sind Untersuchungspläne in der Pflege besonders sorgfältig zu erstellen. Zumindest die Beobachter, die das Ergebnismaß erheben, sollten möglichst nicht wissen, welche Pflegehandlung einer untersuchten Pflegebedürftigen zugutekam (Beobachterverblindung).

Aber selbst in einen kurzen Überblick wie diesen gehören die Grenzen Randomisierter kontrollierter Studien. Diese Grenzen verstehen sich zum Teil von selbst. Wegen ihres Aufwands werden randomisierte Studien häufig nur in einzelnen Einrichtungen durchgeführt. Sie sind deswegen auch nur für die jeweilige Einrichtung, aber nicht schon für die Bevölkerung aller Pflegebedürftigen repräsentativ. Um sich als praktizierende Fachpflegende sicherer zu sein und Pflegebedürftige besser beraten zu können, sollte die Studie in mehreren unterschiedlichen Einrichtungen durchgeführt worden sein (multizentrische Studie). Und es reicht für ein vertrauenswürdiges Ergebnis auch nicht nur eine einzelne multizentrische Studie, sondern mehrere Studien sollten unabhängig voneinander zu einem ähnlichen Ergebnis gelangt sein. Aus dieser Anforderung der Pflegepraxis ergibt sich innerhalb randomisierter kontrollierter Studien eine Rangfolge der Vertrauenswürdigkeit, in der Meta-Analysen vieler randomisierter Studien vertrauenswürdiger sind und damit einen höheren Evidence-Level verkörpern als eine oder wenige randomisierte Studien.

Es ist zu beachten, dass diese Hierarchie verschiedene randomisierte Studien untereinander und nicht alle möglichen Studientypen vergleicht. Für die Praxis sind diese Levels in verständliche Alltagssprache nach GRADE (→ Kapitel 4.12.2 auf Seite 237) so übersetzt worden (Johann Behrens & Langer, 2010b): Bei Meta-Analysen ist es „nicht besonders wahrscheinlich, dass weitere Studien ganz andere Ergebnisse zu erwünschten und unerwünschten Wirkungen bringen werden". Bei einzelnen randomisierten Studien ist es dagegen „recht wahrscheinlich, dass weitere Studien ein anderes Bild ergeben". Solche Evidence-Level haben ihren Sinn in der Begegnung zwischen Fachpflegenden und Pflegebedürftigen, die Erfahrungen Dritter (externe Evidence) betrachten und sie für ihre eigenen Entscheidungen bewerten. Bei ihrer Betrachtung, aber auch für die Pflegeprofession insgesamt ist von großer Relevanz, die äußeren verfälschenden Einflüsse auf die Studienlage, also auf die Einflüsse finanzieller Interessen und forscherischer „Erwünschtheit" zu beachten.

Studien, deren Ergebnis den Forschenden oder den Finanziers, auch den staatlichen, nicht so gut passte (es kam „nichts", d.h. nicht das Erwünschte heraus), wurden in der Vergangenheit öfter gar nicht erst zur Publikation eingereicht (Publikations-Bias). Gegen diesen Einfluss forscherischer „Erwünschtheit" hilft eine frühzeitige zentrale Registrierung aller Forschungsprojekte – diese zentrale Registrierung macht die nicht publizierten Studien sichtbar. Die Pflegeprofession setzt sich daher für die zentrale Registrierung begonnener Studien vielfach ein.

Dass Studien Geld kosten, bewirkt einen ungeheuer großen Einfluss des Geldes auf das Wissen, das über die Erfahrungen Dritter mit Pflegemaßnahmen überhaupt in der Welt vorhanden ist. Die Mobilisierung dieses Geldes ist dann einfacher, wenn die Investoren eine gefundene erfolgreiche Intervention patentieren und damit für eine Weile monopolisieren können. Die Monopolrente lässt die Investitionen und oft den erhofften Gewinn zu den Investoren zurückfließen. Patentieren lassen sich Pharmaka, Pflegehandlungen lassen sich nicht patentieren. Jeder Fachpflegende kann und soll gefundene Lösungen in die Tat umsetzen. Daher ist zu erwarten, dass leichter Kapital in die Pharmaindustrie fließt als in Pflegestudien.

Diese Verzerrung („*Money Bias*") muss die Pflegeprofession durch öffentliche Mittel zu kompensieren suchen. In vielen Universitäten werden Drittmittel der öffentlichen Forschungsförderung doppelt so hoch gewichtet wie Industriemittel.

Wer Wirkungen evaluieren will, kommt, so lässt sich zusammenfassen, um randomisierte kontrollierte Studien nicht herum. Dass solche Studien überhaupt nötig sind, stellt für jeden Halbgott eine schwere narzisstische Kränkung dar. Wie viel befriedigender war es für Halbgötter, vom Katheder herab, gestützt auf Laborexperimente und theoretisch elegante naturwissenschaftliche Wirkungsmodelle den Stand der Wissenschaft zu verkünden. Aber was nützt eine Randomisierte kontrollierte Studie, wenn die intervenierende Pflegehandlung nicht erfasst wurde oder das Ergebnismaß das Ziel schlecht abbildete?

G.3.4.9.5 Einbettung in hermeneutisch-interpretative, in phänomenologische und ethnografische Studien

Randomisierte kontrollierte Studien evaluieren Wirkungen nur unter bestimmten Voraussetzungen, die (leider) mit der Randomisierung und der Verblindung (die Sorge dafür, dass die Auswerter nicht wissen, ob jemand in der Interventions- oder Kontrollgruppe war) noch keineswegs erfüllt sind. Genau genommen sind es nur ganz wenige einzelne, wenn auch in der Praxis entscheidende Selbsttäuschungsgefahren, für die die randomisierte Zuteilung zu Interventions- und Vergleichsgruppe eine Bewältigungschance bietet. Es ist die Selbsttäuschung durch verschiedene Auswahlfehler (Selektions-Bias).

Wir unterliegen aber noch ganz anderen Selbsttäuschungsgefahren, und leider gibt es keine einzelne Methode, die alle Gefahren gleichzeitig bewältigt. Mindestens so elementar wie die Irrtumsgefahr durch verzerrte Auswahl der Untersuchten ist die Gefahr, nicht das angemessene Messinstrument für die Wirkung, die man messen will, zu nutzen. Man misst dann gar nicht, was man messen will. Logischerweise kann dieser Fehler auch durch eine noch so perfekte Zufallsauswahl keinesfalls ausgeglichen werden. Dieser Fehler kommt in vielen Varianten vor: Man weiß gar nicht, welche Pflegeergebnisse für den Pflegebedürftigen die relevantesten sind. Man nimmt das Outcome, das man hat, und nicht das, das man meint. Die Intervention, die geprüft wird, ist eine andere als die, die im Alltag genutzt wird – diesen Bias haben alle Studien: jede Studie, auch phänomenologische und qualitative und Beobachtungsstudien, verändern das Feld, dass sie beobachten: Nur Studien, die mit prozessproduzierten Daten arbeiten, tun das nicht. Deswegen kann es logisch auch keine eindimensionale Hierarchie von Studien, keinen Goldstandard für alle Fehlerbewältigungen geben (J. Behrens, 2002a), sondern pro Verzerrung (Bias) bedarf es einer eigenen Studienrangfolge mit einem je eigenen Goldstandard an der Spitze. Man muss sich entscheiden, welchen Fehler man am meisten fürchtet und welchen man in Kauf nimmt.

Kontrollierte Studien unterstellen, dass die relevante Zielgröße (Outcome) verwendet wird und die untersuchte Intervention identifiziert und bei allen individuellen Unterschieden hinreichend ähnlich ist. Diese Unterstellungen sind oft geradezu heroisch.

Wenn man die Bedeutung der Outcomes und das Erleben der Intervention für Pflegebedürftige, aber auch für Pflegende erfassen will, sind phänomenologische Ansätze nötig (Identifikation von Konzepten). Oftmals wird in diesen Studien erst klar, was eigentlich die „Intervention" war. Interventionen sind immer Bündel von Einflüssen, und keineswegs sind die beabsichtigten und geplanten die entscheidenden. Husserl hat gezeigt: Man versteht eine Handlung nicht dadurch, dass man die Absichten zur Kenntnis nimmt, die der Handelnde mit ihr verfolgt (J. Behrens, 1980; Husserl, 1962).

Kulturelle Praktiken, zu denen der Pflegeprozess zweifellos gehört, sind mit ethnografischen Methoden beobachtbar und in ihren Regeln verstehbar. Oft wird die Grounded Theory als qualitative Methode bezeichnet - das ist falsch. Ihre Autoren Glaser und Strauss beanspruchten, das Verfahren der Theoriebildung und Theorieprüfung allgemein zu beschreiben. Mit Methoden der Grounded Theory ließ sich daher die Entwicklung der Physik beschreiben (J. Behrens, 2002d).

So lässt sich zusammenfassen:

- Da nicht eine Methode alle Selbsttäuschungen bewältigen kann, kann es keine eindimensionale Hierarchie von Studien geben. Vielmehr setzen randomisierte kontrollierte Studien (RCTs) - oft ungeprüft - voraus, dass die phänomenologischen oder ethnografischen Studien bereits durchgeführt wurden, die die Intervention (den Pflegeprozess) und die Ziele erfassen. RCTs sind nur sinnvoll, wenn sie in hermeneutisch-interpretative Studien eingebettet sind. Wer von „Wirkung" redet, beansprucht ein experimentelles Design.
- Auch phänomenologische und ethnografische Studien, die Bedeutung und Erleben rekonstruieren, erzeugen lediglich externe Evidence. Der Schluss auf den individuellen Klienten, auf interne Evidence, ist selbstredend auch für diese Studien nicht möglich. Auch wenn sehr oft erfasst wurde, dass Schwangerschaften oder Sterbeprozesse bestimmte Stadien durchlaufen - es ist eine Ebenenverwechslung, aus dieser externen Evidence der Erfahrung Dritter zu schließen, dass diese Stadien bei meinen Klienten genauso ablaufen. Sie müssen mit unseren Klienten in jedem einzigartigen Fall erhoben werden.

G.3.5 Zur Kritik an der Evidence-Basierung der Medizin

Zwar noch nicht gegen EBN, aber gegen EBM hat der Berliner Medizinsoziologe Werner Vogd, jetzt München, schon 2002 eine viel beachtete Kritik verfasst (Vogd, 2002). Diese Kritik ist in den folgenden Punkten zu diskutieren.

Dem Beitrag von Werner Vogd (2002) kommt das Verdienst zu, die alte system- und interaktionstheoretische soziologische Debatte über das Verhältnis von Erfahrungswissen und Professionshandeln aufgegriffen zu haben, die zur Zeit unter dem Etikett „Evidence-based Medicine" verhandelt wird und deren Hauptmotive sich in der Medizin in Deutschland mindestens bis ins 18. Jahrhundert und in der Philosophie bis in die aristotelische Diskussion über Erfahrung zurückverfolgen lassen.

Ohne dass Max Weber von Vogd genannt wird, handelt es sich bei der Diskussion um einen Schritt im Prozess der Entzauberung ärztlichen Handelns vom magischen Heilen zum professionellen, wissenschaftlich kontrollierte Erfahrung für den einzigartigen Fall des individuellen Patienten nutzenden Handeln in Respekt vor der Autonomie der Lebenspraxis des Patienten. Ein Ende des Prozesses, die völlige Entzauberung ist - wie wir sahen - unvorstellbar. Auch das zweite Thema in Vogds Aufsatz, die Auswirkungen methodischer Debatten für die Stärkung oder Schwächung von Berufsgruppen im Gesundheitswesen, ist zu Recht ein altes Thema der Medizin- und Gesundheitssoziologie. Während Wissenschaft die Krise der Erfahrung als zu bearbeitenden Normalfall nimmt, sieht Routinehandeln die Krise der Erfahrung als Grenzfall. Vogd führt ein Fülle von Diskussionen für die Tendenz der Entdifferenzierung der Funktionssysteme Recht, Ökonomie, Politik und Medizin an, die er in EBM verkörpert sieht.

Allerdings wird diese Diskussion dadurch erschwert, dass Vogds Rezeption der EBM-Position diese mit den Positionen verwechselt, die von EBM gerade kritisiert werden. Das hat überraschende Folgen. Die von Werner Vogd gegen EBM kritisch ins Feld geführten Argumente sind zu einem erheblichen Teil genau die Argumente, die zu der Entwicklung von EBM geführt haben.

Das betrifft

- die Unaufhebbarkeit der Unterscheidung von interner und externer Evidence,
- den Übergang von der sicheren Gewissheit zur bloßen Wahrscheinlichkeit,
- die Entdifferenzierung der Funktionssysteme.

G.3.5.1 Unaufhebbarkeit der Differenz von interner und externer Evidence

Am Anfang von EBM (vgl. z.B. Sackett, 2000) steht die Erkenntnis, dass die an anderen Patienten gemachten Erfahrungen gerade nicht deduktiv auf den individuellen Fall des gerade betreuten Patienten übertragen werden können.

Am Anfang von EBM steht die irreduzible Differenz von interner Evidence, wie sie nur in der Interaktion zwischen einem Therapeuten und seinem Patienten entstehen kann, und der extern zu dieser Beziehung, nämlich an anderen Patienten gewonnenen Erfahrung. Sie ist als externe Evidence zu bezeichnen. Die keineswegs triviale Frage, mit der sich EBM (und vorher in Deutschland schon Zimmermann (1763)) beschäftigt, ist: Wie lässt sich überhaupt externe Evidence für die Behandlung des einzigartigen eigenen Patienten nutzen?

Die Unterscheidung von interner und externer Evidence hat mehrere Gründe.

1) *„Wahrscheinlichkeiten", Häufigkeitsverteilungen in Untersuchungsgruppen erlauben keinen umstandslosen Schluss für den Einzelfall:* Aus Studien an anderen Patienten, so gut sie alle drohenden Verzerrungen durch methodische Kontrollen auch vermeiden mögen, folgt grundsätzlich nie automatisch, wie im einzigartigen Fall des individuellen Patienten vorzugehen ist. Selbst wenn eine Therapie in 999 von 1000 Anwendungen nicht wirkte, kann nie ausgeschlossen werden, dass ich die eine Ausnahme bin. EBM stellt den Übergang von sicherer Gewissheit, über die der erfahrene, naturwissenschaftlich ausgebildete Arzt verfügen zu können glaubte, zur „Wahrscheinlichkeit" dar. Aus der für eine Population präzise errechenbaren Häufigkeitsverteilung ist nie auf den Einzelfall zu schließen.
2) *Respekt vor der Autonomie der Patienten:* Sogar wenn die Erkrankung des individuellen Patienten hinreichend sicher Ähnlichkeit mit einer an anderen Patienten erfolgreich behandelten Erkrankung hat (und das kommt häufig vor), folgt daraus keineswegs, dass diese Behandlung auch anzuwenden ist. Der therapeutische Respekt vor der Autonomie der Lebenspraxis des Patienten verbietet das. Die Verständigung über Behandlungsziele kann nie durch die Ableitung aus den Zielen anderer Patienten ersetzt werden. Wie die individuelle Diagnose ist insbesondere die Verständigung über Behandlungsziele nur als interne Evidence zu gewinnen, die nie durch Ableitungen aus extern gesicherter Erfahrung ersetzt werden kann. An einem jedes Jahr in Tausenden von Fällen durchlittenen Beispiel: Selbst wenn der nahezu sicher prognostizierbare Tod in den nächsten Monaten nur durch eine Fußamputation zu verhindern ist, folgt daraus selbstverständlich nicht die Amputation. Allein die Patienten haben die Entscheidung zwischen wahrscheinlichem Tod und Amputation zu treffen, und häufig entscheiden sie gegen die Amputation.
3) *Zeitlicher Entscheidungsdruck:* Therapeuten haben mit ihren Patienten auch unter den Bedingungen des Nichtwissens oder der Unklarheit darüber, welche Krankheit genau vorliegt, welche therapeutische Entscheidung genau passen könnte, eine Entscheidung zu treffen, weil diese Entscheidung nicht unbegrenzt bis zur endgültigen Abklärung aufgeschoben werden kann (Oevermann, 1996, p. 50).

Diese drei Momente bewirken die irreduzible Differenz, die EBM zum Thema macht. Wegen dieser irreduziblen Differenz ist eine technokratisch-automatische, also entscheidungsfreie Ableitung einer Behandlung aus externer Evidence ausgeschlossen. Erst aus dieser Differenz ergibt sich überhaupt die Frage der EBM, wie externe Evidence für interne Behandlungsentscheidungen herangezogen werden kann. Diese Differenz ist einer der konstitutiven Gründe für die Unterscheidungen zwischen technokratischen Experten und Professionen.

Vogd (2002) zitiert selber die in seinen Augen für EBM repräsentativen Schrift von David L. Sackett et al. (2000):

> Gute Ärzte nutzen sowohl klinische Expertise als auch die beste verfügbare externe Evidenz, da keiner der beiden Faktoren allein ausreicht: Ohne klinische Erfahrung riskiert die ärztliche Praxis, durch den bloßen Rückgriff auf Evidence „tyrannisiert" zu werden, da selbst exzellente Forschungsergebnisse für den individuellen Patienten nicht anwendbar oder unpassend sein können. Andererseits kann ohne das Einbeziehen aktueller externer Evidenz die ärztliche Praxis zum Nachteil des Patienten leicht veraltetem Wissen folgen.

Überraschenderweise argumentiert Vogd trotz seines eigenen Zitats im Folgenden dann aber so, als sei das Programm von EBM gerade der von Sackett als tyrannisch kritisierte Rückgriff auf Forschungsergebnisse. So kritisiert er unter Berufung auf Hafferty und Light, EBM sei „mit einem deutlichen Autonomieverlust ärztlichen Handelns zugunsten des statistischen Mittelwertes" (Vogd, 2002, p. 306) verbunden. Alle Schritte des methodischen Vorgehens von EBM zielen aber darauf ab, genau diese Orientierung an statistischen Mittelwerten zu hinterfragen und von zu prüfenden Voraussetzungen abhängig zu machen.

Wie im Folgenden noch zu erörtern sein wird, macht es gerade die Autonomie von Professionen aus, dass sie in Respekt vor der Autonomie der Lebenspraxis der Patienten ihre bestverfügbare Kenntnis externer kontrollierter Erfahrung (Evidence) in die Beratung und Behandlungsentscheidung einbringen. Die Indikationsfreiheit des Therapeuten steht weder über der Autonomie des Patienten, noch enthebt sie den Therapeuten der Pflicht, für seine therapeutischen Empfehlungen die beste verfügbare Evidence zu nutzen. Lange zum Beispiel wurde Dekubitus mit Föhnen und Eisen behandelt. Für diese Behandlung gab es einige theoretische Plausibilität, und sie entsprach der jahrzehntelangen kasuistischen Erfahrung der berühmtesten Mediziner. Erst in – wegen dieser theoretischen Plausibilität und jahrzehntelangen Erfahrung der Autoritäten sehr spät begonnenen – kontrollierten Vergleichsstudien erwies sich, dass das Föhnen und Eisen eine besonders quälende Form der körperverletzenden Verschlimmerung von Druckgeschwüren darstellt. Keine professionelle Autonomie, keine ärztliche Indikationsfreiheit kann das Gewissen eines Therapeuten entlasten, der die Ergebnisse zu Föhnen und Eisen nicht zur Kenntnis nimmt. Das ist nicht erst seit der EBM-„Bewegung" (Vogd, 2002, p. 294) so, sondern gilt seit Jahrhunderten für alle Therapeuten, die sich auf kontrollierte Erfahrung berufen.

G.3.5.2 EBM und Behandlungsleitlinien, Evidence und der Konsens der Eminenzen

Leitlinien haben in den therapeutischen Professionen eine lange Tradition, auch ohne dass sie das Geringste mit externer, methodisch kontrollierter Evidence zu tun haben müssten. Statt auf Evidence gründen sie sich häufig auf Eminenz, also auf den Konsens eminenter Fachautoritäten. Da nur ein Teil der Behandlungs- und Diagnoseverfahren durch kontrollierte externe Evidence gesichert ist, sind Konsensstandards durchaus vorherrschend. Allerdings erfordert es die Redlichkeit, die Basis und Vorläufigkeit von Konsensstandards und Eminenz-basierten Leitlinien ebenso offenzulegen, wie es für eine Evidence-basierte vorläufige Zusammenfassung des aktuellen Wissensstandes beansprucht wird. Die Forderung, Leitlinien mit externer Evidence zu begründen, hat etwas Antiautoritäres. Sie zielt auf permanente Prüfung und Korrektur von Leitlinien. Anders als Vogd schreibt, wirkt EBM eher als steter Stachel gegen Leitlinien.

Vor wenigen Jahren hätte zweifellos ein Konsens- und Expertenstandard bei Dekubitus noch Föhnen und Eisen zur Behandlungsleitlinie gemacht. Auch viele der derzeitigen Leitlinien werden sich morgen als Irrtümer erweisen – auch die auf derzeitiger externer Evidence basierenden Leitlinien. Daher legt EBM so viel Wert darauf, Leitlinien mit einem Verfallsdatum zu versehen. Leitlinien und EBM, die Vogd (2002, p. 297) nahezu als eine Einheit sieht, stehen also im Gegenteil eher in einem produktiven Spannungsverhältnis zueinander. Als „Bewegung" (Vogd, 2002, p. 294) ist EBM eher den antiautoritären Bewegungen zuzurechnen. Antiautoritäre Bewegungen sind wenig geeignet, Leitlinien zu betonieren, weil Leitlinien permanent im Lichte neuer Studien in Frage gestellt werden.

In dieser Begründungspflicht sehen sich auch lokal eminente Autoritäten, wodurch EBM entweder zur Vereinheitlichung regionaler Unterschiede und Hausstandards oder aber zur transparenten Differenzierung von Therapien nach Kontexten drängt. Denn während Eminenzen durchaus einzelne Kliniken und Orte dominieren können, was eine Vielzahl lokaler Standards erwarten lässt, ist schwer einsehbar, warum Evidence aus kontrollierter Erfahrung lokal begrenzt sein soll, wenn die Kontextbedingungen der Patienten ähnlich sind.

G.3.5.3 EBM und Management

Im oben Gesagten steckt ein Problem für EBM, eines, das Vogd gar nicht sieht: Wie lässt sich EBM mit hierarchischen Entscheidungsstrukturen verbinden?

Während an Kliniken – womöglich aus guten Gründen – die Stationsärztin den Oberarzt und der Oberarzt die Chefärztin nach entscheidendem Wissen zu fragen haben, versetzt die Internet-Verfügbarkeit externer Evidence jeden unabhängig von seiner Position in der formalen Hierarchie in die Lage, die externe Evidence heranzuziehen – nicht nur die Ärzte in Ausbildung, sondern sogar Patienten (darauf kommen wir zurück). Es ist – um einen historischen Vergleich zu bemühen –, als könnten plötzlich alle selber die Bibel lesen und bedürften keines Vorlesers, Übersetzers, Auslegers und Ex-cathedra-Lehrers mehr. Die Spitzen der Hierarchien hätten dann nur soweit etwas zur externen Evidence zu sagen, als sie ihre Meinungen im Lichte der allen zugänglichen externen Evidence vor den lesekundigen untersten Stufen der Hierarchie rechtfertigen könnten.

So viel zu Evidence-basiertem Management noch zu klären ist (Lomas, 1994), zumindest Eines ist klar: Leitlinien der Arbeitsgemeinschaft wissenschaftlich-medizinischer Fachgesellschaften (AWMF) gäbe es auch ohne EBM. Die Forderung, in Leitlinien die externe Evidence zu berücksichtigen, ist nicht die Ursache der Existenz von Leitlinien (vgl. dagegen Vogd, 2002, p. 297), sondern im Gegenteil ihre Unterwerfung unter einen weitgehenden Zwang zur Begründung aus kontrollierter Erfahrung.

G.3.5.4 Entdifferenzierung zwischen Medizin und Recht: EBM, Leitlinien und Haftungsimmunisierung

Die Leitliniendiskussion gewinnt besondere Brisanz dadurch, dass sie eine Verknüpfung von Medizin- und Rechtssystem in der Frage der Haftung zu erleichtern scheint (Vogd, 2002, p. 298). Die Befolgung der Leitlinie bewirke eine Haftungsimmunisierung. „Wer die Leitlinie befolge, dem [könne] prinzipiell kein Behandlungsfehler vorgeworfen werden, ausgenommen, die Leitlinie sei ‚veraltet', entspräche also nicht mehr dem Stand der medizinischen Wissenschaft", zitiert Vogd (2002, p. 299) Hart (1998). Wie an anderen Stellen des Aufsatzes ist unklar, ob Vogd hier Hart paraphrasiert oder selber spricht. Auf alle Fälle ist diese Position logisch unvereinbar mit der Trennung von interner und externer Evidence, wie sie für EBM konstitutiv ist.

Die Befolgung einer Leitlinie (externer Evidence) kann logisch für keine Behandlungsentscheidung hinreichen, da ja die Behandlungsziele, die besonderen Lebensumstände des Patienten immer nur mit diesem selbst erarbeitet, nicht aber aus einer Leitlinie abgeleitet werden können. Der Professionsangehörige muss daher das Befolgen einer Leitlinie nicht weniger rechtfertigen als das Abweichen von ihr. Wenn es manchmal heißt, jeder, der sich nicht an Standards hielte, müsse sich verantworten, so wird das aus der Position von EBM gerade kritisiert: Auch jeder, der sich an Standards hält, muss sich verantworten. Standards können einem nie die verantwortliche Entscheidung abnehmen. Allerdings müssen Professionsangehörige die Behandlungsentscheidungen in Kenntnis, nicht in Unkenntnis der externen Evidence treffen können.

Was das für das Haftungsrecht heißt, kann hier nicht länger ausgeführt werden. „Immer dann, wenn die Medizin sich nicht auf eine Empfehlung verständigen kann, wird sich der Jurist dieser Situation beugen und auf die Steigerung der Aufklärungsanforderungen ausweichen. Medizinisch bleibt eine ‚Standardlücke', rechtlich wird sie für den Patienten autonomiesichernd geschlossen" (Hart, 1998, p. 13). Die Nachfrage des Funktionssystems Recht nach Leitlinien besteht unabhängig von EBM. Nicht „die Ausformulierung Evidence-basierter Leitlinien der medizinischen Leitlinien hat weitreichende rechtliche Implikationen“, wie Vogd (2002, p. 298) schreibt, sondern die Existenz von Leitlinien überhaupt. Alle Argumente, die Vogd kritisch zu Standards anmerkt, haben erst zu EBM und ihrer Hinterfragung von Standards geführt.

G.3.5.5 Entdifferenzierung der Funktionssysteme Ökonomie und Medizin

Als Beleg für seine These der funktionalen Entdifferenzierung durch EBM führt Vogd an: „EBM, auch als politische, rechtliche und ökonomische Problematik verstanden, bewirkt einen merkwürdigen Druck hinsichtlich der Prioritätensetzung. Aus wirtschaftlicher Perspektive dient sie als Legitimation für Rationierungsmaßnahmen“ (Vogd, 2002, p. 306). Für diese sehr weitreichende Behauptung findet sich in dem Aufsatz kein Beleg. Es dürfte auch schwerfallen, einen zu finden. EBM enthält kein ökonomisches Programm. EBM ist ein Verfahren, bei Behandlungsentscheidungen im Einzelfall externe Wirksamkeitsnachweise zu berücksichtigen. Sie trägt also bestenfalls zur therapeutischen Wirksamkeitsprüfung bei. Zur Begründung von Rationierungsregeln leistet sie nichts.

Rationierung ist die Verteilung wirksamer Behandlungsmaßnahmen unter Bedürftigen derart, dass einige Bedürftige die Maßnahme erhalten, andere Bedürftige nicht. Nur wirkungsvolle Maßnahmen können rationiert werden. Was niemand braucht, kann auch nicht rationiert werden (J. Behrens, 2001b).

Es gibt eine für viele Gesellschaften hochrelevante Diskussion über Rationierungsregeln in der praktischen Philosophie. Der Utilitarismus, die Orientierung also daran, welche Verwendung einer knappen Ressource einer möglichst großen Zahl von Menschen einen Nutzen stiftet, die Orientierung am gesamtgesellschaftlichen Nutzen (was immer das auch sei), die Orientierung an der sozialen Wichtigkeit von Bedürftigen (wie immer diese auch zu messen sei) – all diese und viele andere Rationierungsregeln werden philosophisch und politisch diskutiert oder auch unter der Hand angewandt und müssen von der Gesellschaft entschieden werden. Zu dieser wichtigen Rationierungsdiskussion leistet EBM keinen Beitrag. Im Gegenteil muss das politische System oder die Gesellschaft erst über Rationierungsregeln entschieden haben, bevor zwischen wirksamen, evidence-begründeten Maßnahmen gewählt werden kann.

Insofern trägt EBM entgegen Vogds These nichts zur Entdifferenzierung der Funktionssysteme Ökonomie, Politik, Recht und Medizin bei. Mit Verlaufsstudien sind vielleicht die Folgen einiger Entscheidungen festzustellen, nicht aber die Entscheidungsregeln bei knappen Ressourcen zu gewinnen. Die Verantwortung für diese Regeln kann nicht in technokratischer Regression auf EBM abgewälzt werden. (Zur Tendenz im Gesundheitswesen, statt Rationierungsentscheidungen offenzulegen, lieber in Bedarfskonstruktionen den Bedarf den Möglichkeiten anzupassen, siehe J. Behrens (2001b). EBM erschwert das eher.)

G.3.5.6 Können wir überhaupt aus der Erfahrung anderer lernen?

Dass es externe Evidence tatsächlich gibt, dass wir also aus der Erfahrung anderer tatsächlich lernen können, versteht sich keineswegs von selbst. Guba und andere bestreiten das, weil es in ihrer Variante des Konstruktivismus keine Falsifikation geben kann, keinen Unterschied zwischen Fiktion und falsifizierbaren Berichten über Ereignisse (J. Behrens, 2002b; Lincoln & Guba, 1985).

Für viele Kranke macht es aber durchaus einen erheblichen Unterschied, ob die Erzählung von einer Heilung eine Fantasie ist oder sich tatsächlich zugetragen hat. Ja man übertreibt wahrscheinlich nicht, wenn man behauptet, dass die meisten Patienten sich an einen Therapeuten in der Hoffnung wenden, dass dieser sich auf externe Evidence stützen kann und nicht alle Irrtümer der Medizingeschichte noch einmal an ihnen durchprobieren muss.

Dennoch ist es keineswegs trivial, dass externe Evidence herangezogen werden kann. Das war schon das Thema von J.G. Zimmermann (1763). Die Vorsichtsmaßregeln gegen falsche Schlüsse machen EBM aus. Da es nicht nur eine Art des Fehlschlusses aus Erfahrung gibt, kann es auch keine eindimensionale Rangordnung von Studien mit RCTs an der Spitze geben. Vielmehr bedarf jede Täuschungsquelle einer eigenen methodischen Kontrolle.

RCTs zum Beispiel können besser als Fall-Kontroll-Studien Sampling Biases kontrollieren, aber keineswegs Verzerrungen durch unangemessene Definitionen und Messungen der Ergebnisse kompensieren. Nur wenn alle anderen Verzerrungen ausgeschlossen sind, ist eine einlinige Rangordnung von Studien denkbar (J. Behrens, 2002a). Vogd identifiziert Evidence fälschlich mit RCT.

Unverständlich ist, warum Vogd (2002, p. 296) schreibt, „nicht mehr allein die Wirkung einer Intervention zählt, [...], sondern der klinische Erfolg, ausgedrückt in den Maßzahlen Lebensqualität und Lebenslänge". Für EBM zählt nur die Wirksamkeit für die Patienten. Die Erfolgskriterien können sehr vielfältig sein. Sie sind für die behandelnden Therapeuten und ihre Patienten wichtig für die Frage, ob ein Studienergebnis überhaupt für ihre Behandlung im Einzelfall relevant ist, weil es von den Patienten erstrebt wird.

Dass EBM weithin mit RCTs identifiziert wird, hat – unserer Ansicht nach – eher mit dem zu tun, was später unter Wissensinszenierung zu erörtern ist: Natürlich wäre es eine angenehm entlastende Verheißung, von 1000 Studien nur 2 lesen zu müssen, weil nur 2 RCTs sind. EBM leistet diesem Missverständnis nicht Vorschub.

Festzuhalten ist, dass Therapeuten, die sich Methoden des EBM zunutze machen, sich nicht im Begriff von „Erfahrung" von ihren allein kasuistisch vorgehenden Kollegen unterscheiden. Sie machen nur mehr Anstalten, um Patienten vor Fehlschlüssen aus unklaren Erfahrungen zu schützen.

Es ist auch nicht die große Zahl von Untersuchten, die eine multizentrische Studie einer Studie an einem einzigen Patienten überlegen macht. Auch eine Verlaufsstudie an einem einzigen Patienten könnte eine später verallgemeinerbare Wirkung zeigen, wie umgekehrt eine große Studie systematischen Verzerrungen unterworfen sein kann. Aber viele Möglichkeiten, Erfahrungen gegen Verzerrungen zu kontrollieren, sind erst bei einer größeren Fallzahl anwendbar.

Vogd zitiert seitenlang Bock (Vogd, 2002, pp. 301–303), ohne klar werden zu lassen, ob er sich dessen Argumentation zu eigen macht oder nicht. Aber ob externe Erfahrungen nach den Regeln von EBM gegen zumindest einige Verzerrungen kontrolliert sind oder nicht, immer stellen sie nur externe Evidence her (siehe oben), die interne Evidence nicht ersetzen, sondern nur ergänzen kann.

G.3.5.7 Vertrauensbildende Entzauberung: Von der Gewissheit zur Wahrscheinlichkeit

„Als angewandte Wissenschaft kann Medizin nicht an Unsicherheit oder Unwissen anschließen", schreibt (Vogd, 2002, p. 304) apodiktisch unter Berufung auf Luhmann, „sondern muss mit der ‚Fiktion des Wissens' arbeiten." Wieso muss? Zwar mag auch mancher Therapeut als Patient, wenn er auf der anderen Seite der Spritze ist, hoffen, dass der behandelnde Therapeut ohne jede Unsicherheit sofort weiß, was ihm fehlt, und das auch bieten kann. Das nennen wir die charismatisierende Hoffnung auf Überbrückung der Unsicherheit.

Jede Entzauberung ist zweifellos auch ein Verlust. Im Begriff der ärztlichen Eleganz lebt häufig unter anderem diese Hoffnung auf charismatische Überbrückung der Unsicherheit fort, und es ist nicht zu erwarten, dass wir je werden auf sie verzichten können. Aber Eleganz kann sich als gespielt erweisen.

Was, wenn die Unsicherheit sich nicht durch inszenierte Sicherheit überspielen lässt? Dann begründet nur Entzauberung Vertrauen. Hinter dem Vogdschen Begriff der angewandten Wissenschaft steht der Rückfall hinter ein Argument, das Gadamer schon in „Wahrheit und Methode" gegen die pietistische Scheidung der *subtilitas intelligendi* und der *subtilitas explicandi* hier von der *subtilitas applicandi* dort stark machte.

Die pietistische Tradition hatte der älteren Unterscheidung zwischen *subtilitas intelligendi* (dem Verstehen) und *subtilitas explicandi* (dem Auslegen) als drittes die *subtilitas applicandi* (die Anwendung) hinzugefügt. Die pietistische Einsicht, dass Verstehen und Auslegen eine Einheit bilden, hatte die Anwendung ganz vom Verständnis getrennt. Gadamer macht gegen diese Trennung das Argument stark, „dass im Verstehen immer so etwas wie eine Anwendung des zu verstehenden Textes auf die gegenwärtige Situation des Interpreten stattfindet" (Gadamer, 1986, p. 291).

G.3.5.8 Wissensinszenierung und technokratische Regression

Von Mitgliedern des Deutschen Netzwerkes EBM ist in dem Maße, in dem die medizinische, aber auch die gesundheitspolitische Diskussion auf EBM Bezug nahm, häufiger kritisiert worden, dass EBM nur zitiert würde, um das Gegenteil zu tun. Die Evidence-Prüfung von Studien wird, gegen den Habitus von EBM, statt zur Entzauberung zur Behauptung schwer nachvollziehbaren Sonderwissens neuer Eminenzen genutzt (vgl. Kapitel G.3.5.6 auf Seite 85).

Das ist in der Geschichte der ärztlichen Kunst keineswegs neu. Auch Recht und Politik als Standardsetzer machen sich gerne die Reputation der Wissenschaft zunutze, sodass die begrenzte Rezeption von EBM die Hoffnung auf Entlastung durch technokratische Regression nährt, auf Verschiebung von Verantwortung an die Wissenschaft. Allerdings steht dieser Missbrauch von EBM auf brüchigem Grund, weil die Verfahren von EBM diesen Missbrauch immer wieder unterminieren. Technokratische Regression ist nicht mit EBM vereinbar. Die Unterscheidung von interner und externer Evidence, der Fallibilismus, der Respekt vor der Autonomie der Lebenspraxis stehen allen Hoffnungen auf technokratische Regression und Entdifferenzierung entgegen – allerdings bleibt hier noch viel zu tun.

Dass überhaupt belastbare externe Evidence über Behandlungsverfahren entsteht, ist von Voraussetzungen abhängig, die Vogd gar nicht anspricht. Studien müssen finanziert werden, und nicht alle Fragestellungen haben dieselbe Chance, finanziell genügend potente Förderer zu finden. Darüber hinaus ist – unserer Ansicht nach – das Verhältnis von EBM zum Management im Gesundheitswesen nach wie vor klärungsbedürftig. Den Verfahren von EBM sieht man immer noch an, dass es sich ursprünglich um eine Bewegung von Studenten, Patienten und „einfachen" Ärzten in Hamilton handelte, die sich nicht den Lehrmeinungen von wohlbestallten Eminenzen beugen, sondern ihre eigenen Entscheidungen ausschließlich am Patientenproblem und an nachprüfbarer Evidence orientiert fällen wollten. EBM und Problemorientiertes Lernen sind zusammen entstanden. Wie passen sie in unsere Hierarchien (Kitson, Harvey, & McCormack, 1998; Walshe & Rundall, 2001)?

G.3.5.9 Professionalisierungsschub oder Auflösung ärztlicher Autonomie

Werner Vogd hat die Alternative „Professionalisierungsschub oder Auflösung ärztlicher Autonomie" zum Titel seines Beitrags gemacht. Die Antwort fällt nicht schwer. Wenn professionelle Autonomie in Respekt vor der Autonomie der Lebenspraxis des Patienten, in dessen Auftrag Professionsangehörige tätig werden, und in gewissenhafter Prüfung und Nutzung, nicht aber in großspurigem Überspielen der externen Evidence besteht, dann liegt in EBM die Chance zu einem Professionalisierungsschub. Verschiedene soziologische Schulen gebrauchen den Begriff der Professionalisierung unterschiedlich. Wird „professionelle Autonomie" einer Berufsgruppe erst dann zuerkannt, wenn die Professionsangehörigen weder auf ihre Klienten noch auf externe Evidence Rücksicht zu nehmen brauchen, dann trägt EBM zu keinem Professionalisierungsschub bei.

Ihrem Anspruch entgegen, ist auch EBM zweifellos nicht gefeit, für technokratische Regressionen in Anspruch genommen zu werden. Ihre selbstkritischen Potenziale erweist EBM darin, dass sie ständig drohende Wissensinszenierungen im Namen von EBM selber hinterfragen kann. Diese selbstkritischen Potenziale werden noch gebraucht werden.

1. Schritt: Auftrag klären in der Begegnung – Evidence-Informed Decision Making

1.1 Der Auftrag Ihrer Einrichtung

Die meisten Mitglieder der Pflegeprofession arbeiten in Einrichtungen. Die Einrichtungen sollen es ihnen ermöglichen, ihren Klienten zu dienen. Nicht selten fühlen sich die Pflegenden allerdings in einer Art Sandwichposition: Oben die Einrichtungsleitung, unten die pflegebedürftigen Klienten, und dazwischen Sie. Einige erinnert diese Position weniger an einen Sandwich als vielmehr an einen Schraubstock. Bei allem Leiden am Schraubstock hat diese Position auf den ersten Blick aber oftmals auch etwas Entlastendes. Allzu belastende Entscheidungsverantwortungen lassen sich gegenüber den Pflegebedürftigen und gegenüber einem selbst abwehren mit dem Spruch zur Klientin: „Ich verstehe Ihr Problem gut. Aber ich habe meine Vorschriften – und Sie haben Ihre Präferenzen!"

Beide Teile des Abwehrspruchs verdienen es, genauer angesehen zu werden – die „Vorschriften" ihrer Einrichtung und die „Präferenzen" ihrer Klienten. Fangen wir bei Ihren Vorschriften an, beim Auftrag Ihrer Einrichtung. Dazu können wir auf das im Grundlagenkapitel G Erörterte zurückgreifen. Denn dieses Grundlagenkapitel zeigte oder sollte zeigen, dass die pflegerische Auftragsklärung der entscheidende, aber auch riskante Schritt für den gemeinsamen Aufbau interner und für die Nutzung externer Evidence in der Begegnung mit der Klientin, für die Verknüpfung von *Nursing* und *Caring* ist.

Woher wissen Sie, was Ihr Auftrag ist? Viele Pflegeprozesse gehen daneben, weil die Aufgabenstellung nicht erarbeitet, sondern verhudelt wurde. Da ist es unverständlich, dass in vielen Darstellungen der Schritte Evidence-basierter Pflege und Medizin ausgerechnet der erste Schritt, die Aufgabenklärung, fehlt – als sei diese ganz unproblematisch gegeben.

Viele Pflegende fühlen sich zwischen ihrer Chefin, den wirtschaftlichen Überlebensinteressen der Einrichtung, den Versichertengemeinschaften einerseits und den Pflegebedürftigen und Patienten andererseits von zwei Seiten eingezwängt. Diese Zwangslage, so belastend sie ist, erlaubt manchmal auch bequeme Abwehrantworten. So hören Pflegebedürftige und Patienten von uns oft: „Ich verstehe Sie ja so gut, aber ich kann da leider nichts machen, die Kasse zahlt nicht und die Einrichtung erlaubt es mir nicht." Das ist natürlich falsch. Es wird aber daran klar, dass die meisten von uns mit zwei Seiten die Aufgabenstellung klären müssen: Mit der Einrichtung und mit den individuellen Pflegebedürftigen.

Von diesen beiden Seiten ist für die Einrichtung die Seite der Pflegebedürftigen die wichtigere – weil die Pflege der Pflegebedürftigen der Zweck der Einrichtung ist. Viele Pflegende empfinden das aber nicht so. Sie fühlen sich eher in einer Schraubstockposition, in der sie die Einrichtung von oben drückt und die Pflegebedürftige von unten.

Von wem und wie bekommen Sie eigentlich Ihren Auftrag?

- Von einer Pflegebedürftigen, die sich mit weitgehenden Hoffnungen oder präzisen Präferenzen (z. B. Franzbranntwein) an Sie wendet,
- von Ihrer Berufsgruppe, die ein bestimmtes Angebot der Krisenintervention macht,
- von Ihrem Gelübde,
- von Ihrer Einrichtung, die ein Leistungsangebot macht,
- von der Versichertengemeinschaft, die Ihre Rechnung zahlt oder

- von der lokalen Gemeinschaft, die Pflegebedürftige nicht hilflos in der Öffentlichkeit sehen will, sondern wohlversorgt hinter Mauern?

Was ist Ihre Aufgabe
- als Mitglied der Pflegeprofession, das überdies
- von der Versichertengemeinschaft mit Bedarfsprüfungen betraut ist (z.B. in Diagnosen) und überdies
- häufig in Einrichtungen angestellt ist und eine Chefin hat?

Die bisweilen auftretende Spannung zwischen methodischer Absicherung und Relevanz lässt sich produktiv wenden, wenn Sie als ersten Schritt von Evidence-based Nursing sich Ihres Auftrags, also Ihrer Perspektive vergewissern. Jede pflegerische Praxis ist theoriebasiert – gleichgültig, ob diese Basisperspektiven stillschweigend in unsere Arbeit eingehen oder ob wir sie uns bewusst machen.

Die Klärung des pflegerischen Auftrags, der erste unter den sechs Schritten der EBN-Methode, ist noch aus einem zweiten Grund unerlässlich: Berufsmäßige Pflege ereignet sich in der Regel in vielgliedrigen arbeitsteiligen Zusammenhängen, in denen auch die Pflegebedürftigen ihren Part zu erfüllen haben (vgl. Literaturverzeichnis zu J. Behrens & Müller, 1989). Solche arbeitsteiligen Zusammenhänge individuieren sich zu Systemen mit einem gewissen Beharrungsvermögen. Als relevante Umweltinformation nehmen sie wahr und suchen, was zu ihnen passt (generell untersuchen das Maturana & Varela, 1987).

Keineswegs passt jede neue in der Literatur berichtete wissenschaftliche Erkenntnis in automatischer Harmonie zu den eingewöhnten Routinen, Grundüberzeugungen und Vorurteilen eines Hauses. Ein „Haus" hat zwei Möglichkeiten:

Entweder stellt es nur solche Fragen, deren Antworten gut zu ihm passen. Oder es unterzieht sich der zuweilen erheblichen Mühe, seine Praxis an Erkenntnisse anzupassen, die nicht zu seinen bisherigen Erfahrungen, Überzeugungen und Routinen passen. Damit ein „Haus" sich überhaupt der erheblichen Mühe unterzieht, diese letztere Anpassung zu beginnen, müssen Sie sich auf die Hauptaufgabe der Einrichtung, die *„primary task"*, berufen können. Wenn ein wissenschaftliches externes Ergebnis eine Praxis begründet, die die Hauptaufgabe besser zu erfüllen hilft als die bisherigen Routinen, kann keine Einrichtung mehr begründet am Hergebrachten festhalten.

Daher heißt der erste Teilschritt der sechs EBN-Schritte keineswegs: „Machen Sie sich klar, welche Fragen und Antworten zu den Routinen und Grundüberzeugungen Ihrer Einrichtung passen", sondern der erste Schritt heißt: „Machen Sie sich klar, was die Hauptaufgabe Ihrer Einrichtung ist". Die Aufgabe geht den Routinen und Überzeugungen vor. Und auf diesen ersten Schritt müssen Sie beim zweiten Teilschritt, bei der Auswahl der beantwortbaren Fragestellung ebenso zurückkommen können wie beim fünften Schritt, der Adaptation und Applikation der Einrichtung an die gefundenen Erkenntnisprozesse.

Sie können sich das immer noch an der Abbildung G2 auf Seite 29 klarmachen, die die pflegerische Problemlösungs- und Entscheidungssituation aufführt. Außer durch die interne Evidence der Pflegeanamnese und die externe Evidence aus Forschungsergebnissen wirken auf Entscheidungen noch die im unteren Kasten genannten Vorschriften, Faustregeln, Richtlinien, Routinen, ökonomischen und moralischen Anreize und gesetzlichen Regelungen ein. Wie sollten diese sich immer schon im Einklang mit den neuesten Forschungsergebnissen befinden können? Wessen unsichtbare, aber allwissende Hand könnte das bewirken?

Um aber Vorschriften, Faustregeln, Richtlinien, Routinen, ökonomische und moralische Anreize sowie gesetzliche Regelungen (die häufig geringere Hindernisse bieten als die vorher genannten) ändern zu können, müssen Sie sich auf die primäre Aufgabe Ihrer Einrichtung berufen können. Und selbst dann wird es, worauf wir beim sechsten Schritt zurückkommen, nicht leicht. Dabei sind gesetzliche Regelungen oft deswegen die geringsten Hindernisse, weil Gesetzgeber sich mit „unbestimmten Rechtsbegriffen" flexibel gegenüber neuen Erkenntnissen zu halten versuchen. Durchführungsvorschriften und Anreizstrukturen sind viel härteres Gestein.

Wo finden Sie die Hauptaufgabe Ihrer Einrichtung, damit Sie sich auf sie berufen können? Jede Organisation, auch der Ein-Personen-Pflegedienst, hat einen Zweck, der ihre Existenz rechtfertigt. Dieser primäre Zweck ist nicht die standesgemäße Entlohnung ihrer Mitglieder, das ist nur ein Mittel zum Zweck der Versorgung der Bedürftigen mit guter Pflege oder, zum Beispiel bei Bäckereien, mit Brötchen. Dieser Zweck ist neuerdings manchmal in Leitbildern formuliert, häufiger in Handelsregistern, Vereinsregistern, bei Kammern, in Ordnungen und Gesetzbüchern. Sie können sicher sein: Im Unterschied zu Liebespaaren, die diffus für alles zuständig sein und sich alles ständig neu ausdenken können, haben Organisationen einen Organisationszweck. (Auf diesen Unterschied werden wir noch häufiger zurückkommen müssen, weil unsere Pflegebedürfnisse nicht selten dazu tendieren, diffus und von Liebesbedürfnissen nur schwer unterscheidbar zu werden.) Und Sie werden, wenn Sie es nicht schon wissen, freudig überrascht sein von dem, was Sie da an Zweckbestimmungen lesen können. Kaum werden Sie als Zweck geschrieben finden, nur solche Pflegebedürftigen und Patienten zu versorgen, bei denen die Kosten geringer sind als die Vergütungen. Bei Einrichtungen des Gesundheitswesens werden Sie auch sehr selten Gewinnmaximierung oder die Erzielung hoher Löhne und Gehälter als einzigen Zweck genannt finden.

Der erste Schritt, die Aufgabenklärung, ist ein Merkposten. Wenn Sie dreimal die Woche eine Literaturabfrage starten, müssen Sie sich selbstverständlich nicht dreimal die Woche neu über die pflegerische Aufgabe Ihrer Einrichtung klar werden. Das führte nur zu gebetsmühlenähnlichen Wiederholungen von bereits Geklärtem. Es genügt häufig, dass Sie sich daran erinnern, wie Sie sich das letzte Mal über diese Aufgabe klar geworden sind. Aber als ein Merkposten sollte der erste Schritt stehen bleiben, auch wenn er keine drei Sekunden Zeit beansprucht. Denn ein entscheidender Grund, warum Forschungsergebnisse *nicht* Eingang in die Praxis fanden, liegt zweifellos darin, dass die professionelle „Aufgabenklärung" als erster Schritt der EBN-Methode nicht durchgeführt wurde.

Erlauben Sie uns ein Beispiel aus unserer Universität Halle-Wittenberg. Martin Luther hatte, wie Sie vielleicht gehört haben, oft Ärger mit seinen Vorgesetzten über seine Arbeit. Dann bot ihm, wie er selber oft betonte, ein Blick in seine Anstellungs- und Doktorurkunde, in seinen Diensteid, Halt und Orientierung. Es lohnt sich vielleicht auch für Sie, Ihre Aufgaben in Ihrem Arbeitsvertrag und in den Leitbildern Ihrer Organisation nachzulesen.

1.2 Die Auftragsklärung mit Ihrem pflegebedürftigen Auftraggeber: Aufbau interner Evidence

1.2.1 „... – und Sie haben Ihre Präferenzen"

Nun können wir endlich zur Aufgabenklärung mit Ihrem individuellen pflegebedürftigen Auftraggeber kommen. Denn so viel sollte jetzt eindeutig geworden sein: Ihr Auftraggeber ist letztlich Ihr individueller Klient, nicht Ihre Einrichtung. Ihre Einrichtung sorgt für die Infrastruktur, damit Sie Ihrem Auftraggeber gerecht werden können. Das geht aus der von Ihnen nachlesbaren Selbstbeschreibung Ihrer Einrichtung hervor. Um Infrastruktur bereitstellen zu können, braucht Ihre Einrichtung zwar Einnahmen, wie Sie Einnahmen brauchen, um pflegen zu können. Ihre Einrichtung freut sich (wie Sie) daher über pflegebedürftige Menschen, weil sie ja sonst nichts zu tun hätte. Aber dennoch hat Ihre Einrichtung (ausweislich ihrer Selbstbeschreibung) nicht das Ziel, die Pflegebedürftigen zur Abnahme möglichst vieler Dienstleistungen zu bewegen: Im Gegenteil möchte Ihre Einrichtung nur diejenigen Dienste leisten, die die Pflegebedürftigen wirklich brauchen – selbst wenn Ihre Einrichtung durch diese professionstypische Selbstbeschränkung ihre kurzfristigen Einnahmen nicht maximiert.

Zusammenfassend: „Ich habe meine Vorschriften" reicht als Handlungsaufgabe so gut wie nie. Die Vorschriften sind nie hinlänglich konkret für den Einzelfall (siehe Kapitel G auf Seite 27). Die Pflegebedürftigen sind nicht Fälle, an denen Pflegende vorgeschriebene Programme abzuspulen haben. Die einzelnen Pflegenden sind es, die allein die Einrichtung zur Wirkung bringen.

Aber auch der zweite Teil des Satzes ist weniger als halb wahr: „... – Sie haben Ihre Präferenzen". Kunden haben Präferenzen, die an ihrem Einkaufsverhalten zu sehen sind. Pflegebedürftige sind gerade, woran nun zu erinnern ist, keineswegs nur Kunden: Zwei entgegengesetzte Haltungen vernebeln Ihnen den Blick auf Ihre individuellen Klienten. Die eine Haltung heißt: Die Klientin weiß oder muss selber wissen, was sie will. Sie hat klare Präferenzen, die Sie nur mitschreiben müssen. Die entgegengesetzte Haltung ist die fürsorglich bevormundende: Nicht Ihre Klientin, nur Sie wissen, was wirklich gut für Ihre Klientinnen ist – ob als Ersatzmutter, Ersatzvater oder als „Viehzüchter"-Königin (Johann Behrens, 2005a, 2005b). Beide Vernebelungen haben, wie so oft im Leben, ihre Gründe.

In Abbildung 1-1 sind beide Interpretationen als die Extrema eines Kontinuums pflegerischer Behandlung aufgeführt, wobei links das Marktmodell steht (Pflegebedürftige wissen selber genau, was gut für sie ist) und rechts ein Professionsmodell für den Extremfall, dass Pflegebedürftige in völliger Ohnmacht gar nicht mehr wissen können, was gut für sie ist. Für pflegerische, beraterische und allgemein therapeutische Tätigkeit kann gezeigt werden, dass sie in der Regel nur erfolgreich sind, wenn sie die Eigenpflege, die Selbstheilung, die eigene Zielsetzung unterstützen. Versteht man das reine Marktmodell und die reine stellvertretende Entscheidung durch die Professionsangehörigen als Endpunkte eines Kontinuums, so befindet sich der Klient therapeutischer, beratender oder pflegerischer Dienste dazwischen (vgl. ausführlicher J. Behrens, 1994, pp. 155–159). Allerdings bleibt die Beurteilungsfähigkeit zwischen Klienten und Professionsangehörigen immer asymmetrisch. Die Unterscheidung zwischen perfekter Stellvertretung und anbieterinduzierter Nachfrage ist fast nicht möglich (J. Behrens, 1994, pp. 158–160).

Nun ist unsere These, dass chronisch Kranke sich im Durchschnitt eher auf dem Kontinuum nach links bewegen und die Abhängigkeit vom Urteil der Profession, die für akute existenzbedrohende Krisen typisch ist, sich durch Lernprozesse subjektiv bei ihnen eher verliert. Sie werden zu Laien-Experten ihrer Erkrankung oder Behinderung.

1.2.2 Patientinnen und Pflegebedürftige haben Präferenzen – ausreichende?

In vielen Büchern lesen Sie, Sie sollten die individuellen „Präferenzen der Pflegebedürftigen" beachten. Präferenzen sind Vorlieben, die jemand hat. Zweifellos gibt es so etwas, zum Beispiel eine Vorliebe für Franzbranntwein oder für eine Lieblingshaarfarbe. Und um es gleich zu betonen: Das Falscheste, was Sie machen können, ist, eine geäußerte Präferenz einfach fürsorglich zu missachten, weil Sie es besser wissen. Eine solche Missachtung ist enorm kränkend. Diese Kränkung ist so häufig, dass die schwerbehinderten und pflegebedürftigen Menschen der Bewegung „Selbstständig Leben" möglichst keine ausgebildeten Pflegekräfte

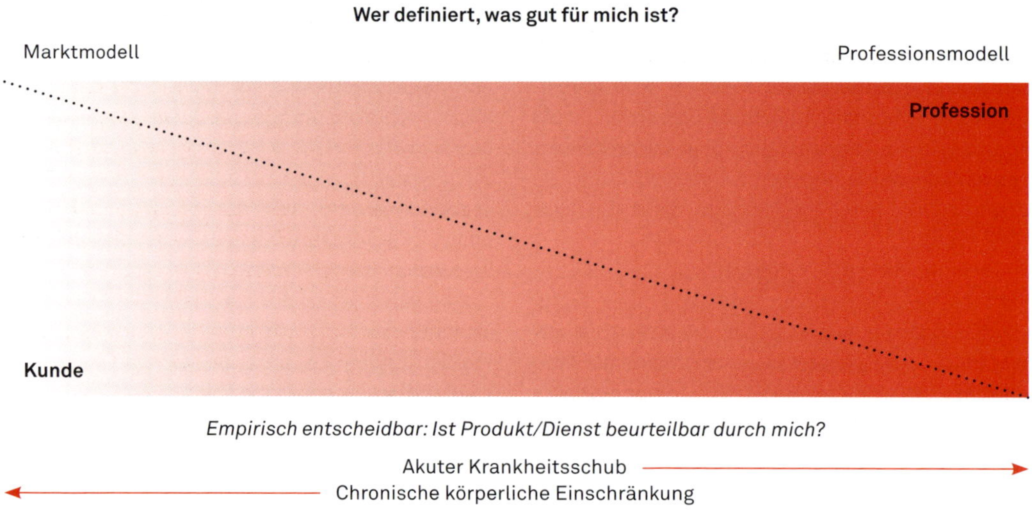

Abbildung 1-1: Kontinuum: Wer definiert, was gut für mich ist?

mehr zu ihrer Pflege zulassen, sondern nur „Assistenten“, die sie selber anlernen. Gerade chronisch Kranke und Pflegebedürftige entwickeln durch die Dauer ihrer Pflegebedürftigkeit eine Expertise in dem, was ihnen hilft, die sie an die linke Seite des Kontinuums der Abbildung 1-1 auf Seite 92 bringt: Sie haben in der Tat klare Präferenzen und können präzise Aufträge geben. Das unterscheidet sie von erstmalig und akut von einer Pflegebedürftigkeit betroffenen Menschen (J. Behrens, 2000, 2002c).

1.2.3 Bewältigung der Informationsasymmetrie oder Bewältigung der Angst – was wir beim Evidence-Informed Decision Making teilen

Aber in vielem sind sich Pflegebedürftige nicht so sicher, weil sie sich noch nicht hinreichend mit Möglichkeiten und Bedürfnissen beschäftigt haben oder einfach, weil sie verständlicherweise Angst haben und manchmal am liebsten gar nicht über ihre Lage nachdenken, sondern alle Hoffnung auf Sie als Professionsangehörige richten und Sie entscheiden lassen wollen. Diese letztere Situation der Angst kennen auch die Kranken und Pflegebedürftigen, die keinerlei Informationsdefizit haben. Würden Sie bei Informations- und Angstasymmetrie allein nach abzuhakenden Präferenzen fragen, wäre das ein Zeichen dafür, dass Sie gefühllos Ihre Klienten in ihrer Situation nicht ernst nähmen. Weil in der Literatur, auch der zum *Evidence-Informed Decision Making*, viel öfter von der Informationsasymmetrie zwischen Klienten und Professionsangehörigen die Rede ist als von der Angstasymmetrie, gehen wir zuerst auf die Informationsasymmetrie ein.

1.2.3.1 Informationsasymmetrie

Pflegebedürftige müssen von Ihnen informiert werden, was für Möglichkeiten sie haben, um sich entscheiden, also um Alternativen präferieren zu können. Man kann sich nur entscheiden, wenn man die Alternativen kennt. Über diese Alternativen informieren Sie aus Ihrer Kenntnis der externen Evidence – und zwar nicht nur einmal, zu Beginn der pflegerischen Behandlung, sondern immer wieder neu, wenn der Verlauf etwas zu entscheiden gibt. Alles, was wir im Kapitel G zur Nutzung externer Evidence erörterten, ist hier einschlägig.

Kenntnis der Alternativen reicht aber zur Entscheidung, zur Bildung von Präferenzen allein nicht. Erst im Licht der individuell angestrebten begründenden Ziele (→ Abbildung G4 auf Seite 33) gibt es überhaupt ein Kriterium, unter dem Behandlungsbedürftige zwischen Alternativen wählen können. Diese angestrebten begründenden Ziele ergeben sich, wie in Kapitel G bereits anhand der Abbildung G2 auf Seite 29 erörtert, nie aus externer Evidence, auch nicht aus Studien zu den Lebensqualitätspräferenzen der Bevölkerung. Diese Ziele können nur individuell erarbeitet werden. Sie sind entscheidend – zumal externe Evidence, wie wir in Kapitel G sahen, immer nur häufige Verteilungen von Nutzen und Leid einer Behandlung vermuten lassen, nicht das Ergebnis im Einzelfall unseres Auftraggebers.

1.2.3.2 Angstasymmetrie

Das eben Gesagte verliert nicht an Relevanz, wenn keine Informationsasymmetrie zu bewältigen ist. Im Gegenteil. Das zeigt fast jedes Beispiel einer medizinischen Kapazität, die an der Krankheit erkrankt, für die sie selber Spezialistin ist. Niemand hat mehr Informationen über diese Krankheit als die erkrankte Kapazität selbst. Es ist keinerlei Informationsasymmetrie zu bewältigen. Dennoch besteht häufig ein Bedarf nach Entscheidungs- und damit Zielklärung mit Ihnen oder einem anderen Professionsmitglied. Es geht um die Bewältigung nicht der Informationsasymmetrie, sondern der Angst.

Auf der anderen Seite der Spritze sieht die Welt auch für die Kapazität ganz anders aus. Hier ist Ihre Kompetenz als Gesprächspartnerin beim Aufbau interner Kompetenz gefragt. Wenn Sie sich hier nur als Bereitstellerin von Informationen, also als wandelndes Internet-Lexikon verstünden, machten Sie sich einer schweren professionellen Verfehlung des Bedarfs schuldig. Die angelsächsische sprachliche Unterscheidung von *Nursing* und *Caring* erweckt manchmal den Eindruck, diese Kompetenz als Gesprächspartnerin beim Aufbau interner Evidence gehöre mehr dem *Caring* zu als dem *Nursing*. Der Eindruck trügt. *Nursing* ohne *Caring* ist nicht professionell. Gerade die Kompetenz als Gesprächspartnerin beim Aufbau interner Evidence gehört zu den Kernkompetenzen der Pflegeprofession. Diese Kompetenz ist, wie wir im Folgenden zu zeigen versuchen, durchaus erwerbbar. Wir haben den Eindruck, dass die Betonung der Bewältigung des Informationsdefizits in der Literatur und die viel seltener erwähnte Bewältigung von Angst selber ein Ausdruck von Angstverdrängung ist. Das kommt auch in der Rede über das *„Evidence-Informed Decision Making"* zum Ausdruck. Denn nicht die Entscheidung wird geteilt. Der Pflegende stellt die Pflegediagnose, die Ärztin die weitere Indikation, sie entscheiden nicht: Der Behandlungsbedürftige entscheidet. Was im *Evidence-Informed Decision Making* geteilt wird, sind die Bewältigung von Angst und Unsicherheit und der gemeinsame Aufbau interner Evidence.

1.2.4 Präferenzen und Ziele klären sich in der Begegnung

Deshalb unsere These: Für viele Pflegeprozesse sind Präferenzen nicht einfach vorhanden, sondern sie entstehen in Abwägungs- und Klärungsprozessen. Noch präziser: Sie klären sich in der Begegnung, oft in der Begegnung mit Ihnen, den Professionsangehörigen.

Manchen Pflegenden, denen wir das vortrugen, war das nicht recht. Der Einfluss der pflegenden Person war ihnen zu groß. Hieße gemeinsamer Aufbau interner Evidence nicht, dass dieselben Pflegebedürftigen bei einem Mitglied der Pflegeprofession andere Ziele, Bedürfnisse und Entscheidungen erarbeiteten als bei einem anderen Mitglied der Pflegeprofession?

Ja, das kann es durchaus heißen. Interne Evidence ist ein Produkt der Begegnung. Allerdings dienen Supervisionen wie Balintgruppen (Elzer, 1997; Welter-Enderlin & Hildenbrand, 2004) dazu, Pflegende zu befähigen, sich selber eher als Instrument zu begreifen, mit dessen Hilfe die Pflegebedürftigen ihre Bedürfnisse und Situationen klären, als ihre eigenen Bedürfnisse am Pflegebedürftigen zu befriedigen.

Zum Verständnis kann es hilfreich sein, Sie vergegenwärtigen sich, als was Sie den Pflegebedürftigen begegnen. Dazu kann wieder ein Blick in die Geschichte der Pflege nützlich sein.

1.2.4.1 Pflegearbeit geht im rollenförmigen Handeln nicht auf: Nursing ohne Caring ist keine Pflege

Die Grundlage jeder Pflege ist eine einzigartige personale Beziehung. Als Professionelle erfüllen Sie nicht einfach Arbeitsrollen, aber Sie sind andererseits auch nicht die Lebenspartner, als die Sie die einen oder anderen Pflegebedürftigen gerne hätten. Das ist kurz zu beweisen. Woran erkennen Sie jeden Tag beweiskräftig, dass Sie keineswegs in Ihrer Arbeitsrolle aufgehen, bestimmte Verrichtungen der Behandlungs- oder Grundpflege am Pflegebedürftigen durchzuführen? Die Pflegebedürftigen erzählen Ihnen ihr Leben und ihre Sorgen, deren Kenntnis für Ihre Einzelleistung oft keineswegs erforderlich wäre. Das allein ist noch nicht Beweis genug. Die Pflegebedürftigen könnten sich ja einfach im Ton vergriffen haben und die Grenzen Ihrer Rolle falsch einschätzen.

Ein schlagender Beweis dafür, dass Ihre Arbeit nicht nur rollenförmig ist, liegt aber darin, dass Sie den Pflegebedürftigen nicht zurechtweisen (dürfen), er erzähle Sachen, die nicht zur Sache gehörten. Würden Sie Pflegebedürftige so in die Schranken weisen, die Umstehenden einschließlich Ihrer Vorgesetzten würden Sie für eine schlechte Pflegerin halten. In der Pflegebeziehung gibt es wie in der Freundschaft kein Thema, für das sich Pflegebedürftige entschuldigen müssten, sprächen sie es an. Wie in der Freundschaft wollen auch viele in der Pflege als Personen und nicht einfach als Anlässe für Maßnahmen anerkannt werden. Das ist die Nähe und Diffusität, die im *Caring* wirkt.

Andererseits wissen die meisten Pflegebedürftigen – manchmal zu ihrem Bedauern, oft zur therapieförderlichen Entlastung –, dass Pflege Ihr Beruf ist und Sie sie nicht pflegen, weil Sie mit ihnen ein eheähnliches Verhältnis eingehen wollen. Sie vertrauen sogar auf Ihre Distanz, die Ihnen die Übersicht über Symptome, Literatur, Erfahrungen ermöglicht: eine Übersicht und Fähigkeit, die die Pflegebedürftigen nicht erworben haben oder in der Angst der akuten Krise verloren haben.

Berufsrolle und personale Beziehung widersprechen sich daher nach unserer professionstheoretischen Auffassung nicht, sondern ergänzen sich. Erst beide zusammen erlauben Ihnen, in der Beziehung die interne Evidence aufzubauen und dafür externe Evidence zu nutzen. Einfach gesagt, was schwer zu erreichen ist:

> Pflegebedürftige sollen sicher sein können, dass sie Ihnen gegenüber alles Persönliche zum Thema machen können, und dass Sie trotzdem nicht aus der Rolle fallen. Das schafft eine spezifische Sicherheit, wie sie nur Professionen, nicht Familien und Freunde herstellen können.

Zu dieser Kombination von Nähe und Distanz verhilft die Profession. Sie darf durch tröstende Bagatellisierungen und hektische Hilfeleistungen nicht gefährdet werden. Denn erst aus diesen beiden Eigenschaften erwächst die Produktivität der Zielklärung und der Auftragsklärung in schweren pflegerischen Situationen: Einfühlung, zuverlässige Anwesenheit einerseits, Wissen, Können, Überblick und Distanzfähigkeit andererseits erwarten die Pflegebedürftigen von uns – zu Recht, denn anders kann ein Arbeitsbündnis nicht entstehen.

1.2.4.2 Wen pflegen Sie eigentlich? Ihre Liebsten, Gott in Ihren Nächsten oder Ihre auftraggebenden Klienten?

Gerade Pflege geht also nicht in der Berufsrolle auf. Aber berufliche Pflege ist andererseits nicht dasselbe wie Pflege durch Freunde und Verwandte. Wie ähnlich bei allen Professionen kommt es also in der Pflege darauf an, dass die Pflegebedürftigen Ihnen gegenüber grenzenlos alles Persönliche zum Thema machen können und sich dennoch darauf verlassen dürfen, dass Sie nicht aus Ihrer Berufsrolle fallen. Denn wen pflegen Sie eigentlich?

Blicken Sie für eine Sie überzeugende Antwort, die das Verhältnis der *Caritas* von Ihnen als Professionsangehörige zu Ihren einzigartigen Klienten deutlich macht, wieder zurück in Ihre Geschichte. Sie fingen, wie Sie wissen, an als Zauberin. Aber dann kam das Problem Ihrer nicht immer wirksamen Zauberkraft. Misserfolge fielen auf alle therapeutisch Tätigen, auch die christlichen Gemeinschaften und Orden zurück, in denen bis 1130 Pflege noch nicht von medizinischer Behandlung unterschieden war. Im Edikt von Clermont zog der Papst 1130 die Notbremse und verbot den Mönchsorden eine praktische Betätigung in der Medizin. Das war der Beginn der Pflege als einer nicht nur von der Zauberei, sondern auch von der medizinischen Heilkunst strikt getrennten Tätigkeit. Die ersten nur Pflegenden waren daher nicht etwa Frauen, sondern Männer, genauer: Mönche und Kreuzritter. Es war kein Zufall, dass die ersten ausdifferenzierten Pflegenden Männer waren (Johann Behrens, 2007).

Wen aber pflegten die Kreuzritter, die Johanniter, Templer, die Mönche und dann Nonnen? Sie pflegten ihre Nächsten – gemeint war damit Jesus, dessen Leid im Leid der Armen und Kranken zu ehren war. Deshalb hatten Kranke Anspruch auf die Anrede „Herr" und auf das standesgemäß den Herren vorbehaltene gute Essen. Da sie aber nicht als konkrete Personen gemeint waren, konnten sie ermahnt werden. Bei Beschwerden mahnten die Mönche und Kreuzritter die konkreten Pflegebedürftigen zur Bescheidenheit: Benedict von Nursia hatte den Benediktinern wie einst Origines die Konsequenzen der Unterscheidung zwischen konkretem Pflegebedürftigem und dem eigentlich gemeinten Nächsten klargelegt: „Die Kranken sollen bedenken, dass man ihnen dient, um Gott zu ehren. Sie sollen ihre Brüder, die ihnen zur Verfügung stehen, nicht durch übertriebene Ansprüche traurig machen" (Benedict von Nursia, zitiert nach Bergdolt, 2004, p. 72). Nicht die konkreten Pflegebedürftigen meinten sie mit ihrer Pflege, sondern Jesus. In dieser spezifischen Form der *Caritas* lag eine spezifische Missachtung der konkreten Person, des mangelnden Respekts vor der internen Evidence.

Die Missachtung ist nachvollziehbar. Sie erinnern vielleicht noch aus Ihrer Kindheit, wie kränkend und oberflächlich es war, für etwas das Lob Ihrer Eltern und Lehrer zu finden, von dem Sie selber wussten, dass es misslungen war: ein Gedicht, dessen Verse Sie vergaßen, ein Lied, das Sie falsch sangen. Sie durften es nicht noch einmal wiederholen, die Erwachsenen klatschten und sagten: „Hast Du doch toll gemacht." Vielleicht kann für uns nur das Anerkennung sein, wofür wir uns selber anerkennen können. Nächstenliebe, die eigentlich jemanden anders meint, hat auch etwas Kränkendes. Klar ist das – seit der Romantik – in der Liebe: Was würden Sie von Ihrem Liebhaber denken, der Ihnen sagt, er liebte weniger Sie mit Ihren konkreten Eigenschaften, sondern diente in Ihnen vielmehr Jesus oder Maria? Bei unseren Liebsten ist uns klar, dass wir als konkrete Person geliebt werden wollen – so sehr die Regeln der wechselseitigen Achtung in überindividuellen Normen und religiösen Überzeugungen wurzeln und zu sichern sind. Aber was wollen wir als Patientinnen und Pflegebedürftige, die wir offensichtlich nicht die Geliebten der Pflegenden sind? Wollen wir als konkrete Personen gemeint sein oder als bloßer Anlass, einem anderen Liebesdienste zu erweisen, die uns gar nicht meinen (vgl. ausführlicher J. Behrens, 2002c)? Wir wollen wohl als konkrete Person gemeint sein und dabei die Sicherheit haben, dass wir alles ansprechen können, weil die Pflegenden nicht aus ihrer Rolle fallen.)

1.2.4.3 Pflege, Psychotherapie und Selbstpflege

Bevor wir auf die typischen Gefährdungen dieses Arbeitsbündnisses durch die Pflege selber (und darauf, wie diese Gefährdungen zu erkennen und zu vermeiden sind) eingehen, setzen wir uns kurz mit einem Einwand auseinander, den wir häufig hörten: Ziel- und Auftragsklärung, der Aufbau interner Evidence sei eine Aufgabe der ärztlichen oder psychologischen Psychotherapie, nicht der Pflege. Unsere beiden Gegenargumente greifen zum ersten auf Logik und Beobachtung des pflegerischen Alltags zurück, zum zweiten auf das in der Pflege verbreitete und häufig missverstandene Konzept der Selbstpflege in Anlehnung an Orem.

1.2.4.4 Psychotherapie oder Pflege?

Der Erfolg der meisten Pflegehandlungen hängt von einem Arbeitsbündnis ab, weil ohne Mitwirkung der Pflegebedürftigen die volle Wirkung nicht zur Geltung kommen kann. Dieses Arbeitsbündnis können andere Berufsgruppen nicht hinlänglich für die Pflege aufbauen. Das Verhältnis der Pflege zur Psychotherapie ist darum sehr ähnlich dem Verhältnis der Pflege zur Physiotherapie, zur Ergotherapie und anderen Mitgliedern des multiprofessionellen therapeutischen Teams. Wie die alltagsumspannende Pflege die kurzzeitigen physiotherapeutischen Behandlungen durch falsche Handlungen konterkarieren und durch angemessene zur Wirkung bringen kann, so kann sie auch psychotherapeutische Behandlungen zur Wirkung bringen oder konterkarieren. Psychotherapeuten und Physiotherapeuten verfügen über spezielle Behandlungstechniken, zu denen die Pflege weder berechtigt noch befähigt ist. Aber die Pflege muss physiotherapeutische und psychotherapeutische Interventionen hinreichend verstehen, um im multiprofessionellen Team pflegen zu können. Manche Psychotherapeuten sprechen deshalb von niedrigschwelliger psychotherapeutischer (Mit-)Behandlung durch die Pflege, zu der die Pflege gerade deshalb besonders befähigt ist, weil sie mehr als alle anderen Berufsgruppen Zeit und Alltag mit den pflegebedürftigen Patienten teilt. Viele Pflegende verfügen auch über psychotherapeutische Grundausbildungen. Aber die Rede von der niedrigschwelligen psychotherapeutischen Mitbehandlung verunklart etwas die Tatsache, dass der Aufbau des pflegerischen Arbeitsbündnisses und der individuellen internen Evidence eine genuine Aufgabe der Pflege ist und nicht ohne Schaden für die Pflegebedürftigen an andere Berufsgruppen delegiert werden kann.

1.2.4.5 Selbstpflege: Selbsterkennen, Selbstbestimmen, Selbsttun

Zurzeit beziehen sich die meisten Pflegenden auf das Konzept der Selbstpflege von Orem. Selbstpflege beinhaltet drei Komponenten, von denen unzulässigerweise häufig nur die dritte gesehen wird, obwohl die ersten beiden viel wichtiger sind. Selbstpflegefähigkeit beinhaltet,

1) die eigenen Gefühle, Bedürfnisse und Ziele wahrnehmen zu können,
2) die pflegerischen Handlungen selber bestimmen zu können (*Autonomie*),
3) pflegerische Handlungen selber durchführen zu können (*Autarkie*).

Selbstwahrnehmung und Selbstbestimmung machen die Autonomie aus, Selbsttun bewirkt Autarkie. Autonomie ist entscheidender als Autarkie. Autarkie ist eines unter mehreren Mitteln, Autonomie zu erlangen. Es fällt mir anscheinend leichter, eine Handlung zu bestimmen, die ich selbst verrichten kann, als eine Handlung, für die ich jemanden brauche. Aber ich leide nicht unter dem Selbstpflegedefizit, etwas nicht selbst tun zu können (z. B. Haareschneiden), so lange ich es bin und nicht der Friseur, der bestimmt, wann ich zum Friseur gehe. Erst wenn der Friseur bestimmt, wann ich die Haare geschnitten bekomme, und zwar nach einheitlichen Frisurvorgaben, die die Friseurinnung für meinesgleichen als bedarfsgerecht verordnet hat, beginne ich unter dem Selbstpflegedefizit Haareschneiden wirklich zu leiden.

Nicht nur die dritte, allein unwichtigste Komponente der Selbstpflegefähigkeit ist durch Krankheit und krisenhafte Pflegebedürftigkeit gefährdet, sondern in diesen Krisen auch die beiden ersten, die Selbstwahrnehmung der eigenen Bedürfnisse/Ziele und die Selbstbestimmung. Daher geht es an den Pflegebedürftigen vorbei, wenn die Pflege allein die dritte Komponente misst und erhebt, welche bedeutsamen Alltagsverrichtungen die Pflegebedürftigen allein oder nur mit Hilfe ausführen können – so, als seien Pflegeziele und Selbstbestimmung immer schon gesichert. In Wirklichkeit ist es Aufgabe der Pflege, bei der Selbstklärung zu assistieren und Selbstbestimmung zu fördern.

1.2.5 Beziehungen zum Aufbau interner Evidence – und ihre Gefährdungen

1.2.5.1 Kein Nursing ohne Caring

Eine elementare Voraussetzung zum Aufbau interner Evidence ist *Caring*. Im angelsächsischen Sprachraum wird *Nursing* (als berufliche Verrichtungen der Behandlungspflege und auch Grundpflege) häufig dem *Caring* gegenübergestellt, der Sorge für jemanden. Das deutsche Wort *Pflege* kennt diese Unterscheidung (erfreulicherweise) nicht. In der Tat kann *Nursing* ohne *Caring* auch kein *Nursing* sein. Es ist eine elementare Voraussetzung zum Aufbau des pflegerischen Arbeitsbündnisses, dass Sie auch dann für die Pflegebedürftigen da sind, wenn Sie ihnen nicht mit einer Einzelverrichtung helfen können.

Sie bauen einen Rahmen auf, Sie kümmern sich, Sie sind da. Viele Handlungen, die wir ausführen, sollen einfach nur symbolisieren, es ist jemand da, wir werden nicht einfach allein gelassen. Selbst wenn Ihre Handlungen keinerlei Wirkung haben: Sie symbolisieren, es ist jemand da, der sich kümmert. Diese symbolischen Handlungen kennt die Soziologie der Politik von staatlichem Handeln. Sie spricht bei vielen staatlichen Maßnahmen von „symbolischer Politik". Die Alternative zu diesen symbolischen Handlungen wäre ein Alleinlassen der Klienten mit einem Schulterzucken: Wir sind nicht zuständig, warten Sie es ab. Mit unserem Kümmern symbolisieren Sie, wir lassen Dich nicht allein. Das ist die Kraft des *Caring*. Oder wie der Hypochonder Voltaire über die Ärzte sagte, sie lenken uns ab, während die Natur ihr Werk tut. Oder über die Pflege: Zu sehen, so schön, so gebildet, in unser Elend. Noch viel schmeichelhafter ist Voltaires Argument zum *Caring* der Krankenpflegerinnen. Dass so schöne, häufig so gebildete Frauen sich zu den Kranken begäben und ihnen in ihrem Elend Gesellschaft leisteten, nahm er als Trost und Wunder wahr.

Dies „Gesellschaft leisten im Elend" (*Caring*) darf keineswegs durch die Reduktion nur aufs *Nursing* gefährdet werden, soll *Nursing* nicht Humanität und Wirkung verlieren.

1.2.5.2 Gefährdungen des warmherzigen Respekts

In der Pflege ist die Haltung des warmherzigen Respekts, in dem Sie für jemanden da sind, wohl am meisten dadurch gefährdet, dass diese Haltung nur pflichtgemäß aufgesetzt wird. Es kommt aber auf affektiv eindeutige und ehrliche Signale an. Gerade Pflegebedürftige haben ein feines Gespür für falsche Töne, für die Nichtübereinstimmung von Worten und Körpersprache. Hören Sie auf sich selber. Nehmen Sie Ihre eigenen Gefühle der Wut, der Hilflosigkeit, der Genervtheit an als wichtige Mitteilungen über die pflegerische Beziehung. Nehmen Sie die körpersprachlichen Signale der Pflegebedürftigen wahr, die ihre Reden begleiten. Nehmen Sie an Ihren eigenen Gefühlen die charismatisierenden Bedürfnisse wahr, die die Pflegebedürftigen an Sie richten, die Erwartungen an Ihre Omnipotenz. Dann erst können Sie sie mit den Pflegebedürftigen authentisch klären.

Geben Sie Pflegebedürftigen Gelegenheit zu klagen, ohne dass Sie ihre Not gleich tröstend bagatellisieren. Pflegebedürftige könnten sich nicht ernst genommen fühlen. Bagatellisieren müssen Pflegebedürftige schon genug im Privatleben. Überdecken Sie Sorgen nicht mit hektischen Hilfsangeboten. Die Hand nehmen, am Bett sitzen vermittelt mehr als ein Feuerwerk von Verrichtungen. Sie können gelassen auf Beschuldigungen reagieren.

Kommen Sie den Aufträgen der Pflegebedürftigen nicht mit lauter eigenen Handlungen zuvor. Die Pflegebedürftigen müssen Zeit haben, Ihnen deutlich machen zu können, was sie wollen. Sie müssen sich mit Ihrer Hilfe bei Informationen und Bedürfnisklärungen Ziele gesetzt haben, aber nicht Ihre Ziele. Es kann (sehr häufig) sein, dass sie die geplanten Handlungen nicht durchhalten, die sie sich selber vornahmen. Aber es macht einen entscheidenden Unterschied, ob es ihre eigenen Ziele sind, die sie nicht erfüllen, oder Ihre Ziele als Pflegende. Als Pflegende brauchen Sie den Auftrag, auf den Sie sich beziehen können – sonst stürzt Ihr Arbeitsbündnis in die bekannte Adherence-Falle.

1.2.5.3 Mangelnde Adherence als mangelnder Aufbau interner Evidence

An mangelnder Adherence ist nicht nur bezeichnend, dass Pflegebedürftige ihre Medikamente nicht nehmen oder ihre geplanten Handlungen nicht verfolgen – bemerkenswert ist zusätzlich, dass sie häufig vor Ihnen so tun, als hätten sie sie genommen und durchgeführt. Nicht selten führt das bei Medikamenten zu einer Erhöhung der Dosis. Dass die Pflegebedürftigen sich nicht an Verschreibungen und pflegerische Handlungen halten, kann gute Gründe haben. Dass sie Ihnen gegenüber aber nicht selbstbewusst ihre Handlungsweise vertreten, sondern sie im Gegenteil zu verbergen suchen, wirft ein schlechtes Licht auf das Arbeitsbündnis. Erst in diesem Verbergen und falschem Vorgeben ist ein Mangel an Vertrauen, ein Mangel am Arbeitsbündnis, ein Mangel an Aufbau interner Evidence eindeutig.

Dieses Verhalten ist weit verbreitet – in allen Bereichen der Pflege. Viele Pflegende, mit denen wir darüber sprachen, überrascht es gar nicht mehr. Sie vermuten, dass Pflegebedürftige und Patienten Angst vor den Vorhaltungen der Pflegenden und Ärzte hätten, käme ihr Verhalten heraus. Sie vermuten, sie hätten zu große Scham- und Schuldgefühle gegenüber den Pflegenden und Ärzten. Wahrscheinlich trifft diese Vermutung zu. Aber sie beweist, dass diese Pflegebedürftigen Sie nicht als Auftragnehmer anerkennen, denen sie alles sagen können, ohne dass Sie aus der Rolle fallen. Sie verwechseln Sie mit ihren Erziehungsberechtigten und anderen Mitgliedern ihres Lebens, denen sie etwas vormachen müssen.

1.2.5.4 Warum „Pflegeedukation" in die Irre führt

Vor diesem Hintergrund ist ein Sprachgebrauch keinesfalls auf die leichte Schulter zu nehmen, der sich in der deutschsprachigen Pflege in den letzten Jahren verbreitet hat. Pflegeberatung, Pflegeinformation, *Coaching* werden merkwürdigerweise zusammengefasst unter dem Oberbegriff „Pflegeedukation". Wer ist denn der Erziehungsberechtigte dieser Pflegeedukation? In welchem Gerichtsverfahren wurden die Pflegebedürftigen entmündigt, in ihre Kindheit zurückversetzt und die Pflegenden zu ihren Erziehungsberechtigten bestellt?

Der deutsche Begriff der „Edukation" kann sich auch nicht auf den englischen *„education"* berufen, weil der durchaus etwas anderes meint als Edukation. Wer Beratung von Pflegebedürftigen als Erziehung plant, kann sich nicht darüber wundern, dass Pflegebedürftige ihm etwas vorzumachen versuchen.

Als Pflegende sind Sie in großen Aufgaben von Ihren pflegebedürftigen Klienten gefordert: als Professionspartner zur Klärung ihrer Bedürfnisse, Ängste, Ziele und Aufträge beim Aufbau interner Evidence, als Experten bei der Nutzung externer Evidence, als Lotsen, Vermittler (*„Broker"*), Türöffner (*„Gatekeeper"*) und advokatorische Vertreter im Gesundheitssystem, als pflegerische Behandler, Berater und Trainer. Aber alle diese Aufgaben sind nur erfüllbar, wenn der erste Schritt, die Klärung des Auftrags, gelingt und möglichst schriftlich fixiert wird.

Die Aufgabe der Auftragsklärung, das sollte dieser Abschnitt zeigen, ist nicht ein für alle Mal am Anfang der Pflegebeziehung erledigt. Während der gesamten dynamischen Pflegeprozesse wird immer wieder um die Klärung des Auftrags und die Weiterentwicklung des Arbeitsbündnisses gerungen werden.

1.3 Ein Beispiel: Zielklärung in der onkologischen Pflege

Den Abschluss dieser Erörterung des entscheidenden ersten Schrittes von Evidence-based Nursing soll ein Beispiel aus der Zielklärung onkologischer Pflege und Medizin bilden.

In der Onkologie sind in den letzten Jahren Merkmale der Lebensqualität als Zielgrößen (Endpunkte) neben sogenannte „harte" Erfolgskriterien wie Überleben, Response-Rate, Toxizität usw. gestellt worden. Eine große Zahl von Assessmentverfahren wurde entwickelt, die die Lebensqualität von onkologisch erkrankten Menschen erfassen, häufig mit Bevölkerungsdurchschnitten vergleichen und auf diese Weise therapeutische Entscheidungsprozesse im Einzelfall auf eine vernünftige Grundlage stellen sollen.

In diesen beiden Entwicklungen, die noch keineswegs abgeschlossen sind, ist ein Fortschritt zu sehen, der keinesfalls in Abrede gestellt werden kann. Der knappe Raum dieses Kapitels soll aber genutzt werden, um auf zwei grundlegende Verwechslungen hinzuweisen, die in diesen Entwicklungen vermieden werden sollten. Im Nebeneinander von Zielgrößen für Lebensqualität (Outcomes) und sogenannten „harten" Outcomes ist eine Verwechslung von Zielen und Mitteln zu sehen. Und in der Praxis, durchschnittliche Werte der Lebensqualität bei der Entscheidung über die Behandlungsbedürftigkeit im Einzelfall heranzuziehen, liegt die Gefahr der Verwechslung von interner und externer Evidence. Werden diese beiden Verwechslungen vermieden, kann sich die Entwicklung der Lebensqualitätsforschung sehr positiv für den einzelnen Patienten auswirken.

1.3.1 Die Verwechslung von Mitteln und Zielen: Vier Stufen der Qualität

Das gleichberechtigte Nebeneinander von Endpunkten wie der Überlebensrate, der Rezidivfreiheit in der Zeit und der Remission (Rate, Dauer) einerseits mit Lebensqualitätseigenschaften, wie zum Beispiel körperlicher Belastbarkeit, Belastbarkeit im Alter, Beschwerden im Armbereich, Körperbild, Schmerzen, Emotionen, Konzentration/Erinnerung, Müdigkeit und Familienleben/soziale Unternehmungen, stellt eine Verwechslung von Zielen und Mitteln dar: Die erstgenannten, traditionell medizinisch erhobenen Endpunkte sind nämlich Zwischenziele, genauer gesagt Mittel für die Erreichung einer Lebensqualität, die der eigentliche Grund für Patienten ist, sich einer Behandlung zu unterziehen. Ziele und Mittel können logisch nicht gleichberechtigt nebeneinander stehen. Die Lebensqualität ist das letztlich begründende Ziel medizinischer Behandlungen. Und welche Komponenten der Lebensqualität für die einzelnen Patientinnen und Patienten relevant sind, kann nur jede und jeder Einzelne von Ihnen für sich selbst entscheiden und mitteilen.

Von Lebensqualität, also vom *qualis*, dem Wie des Lebens, sprechen wir in der Onkologie vor allem deswegen, weil Überlebenswahrscheinlichkeiten nicht alles sind. Es ist eine traurige Tatsache, dass es Zustände des Lebens gibt, die für viele Menschen schlimmer sind als der Tod. Und lange vor dieser Wahl zwischen Leben und Tod ist das Wie des Lebens besonders relevant, wenn Behandlungen einerseits mit Schmerzen und anderen Nebenwirkungen verbunden sind, ihr Nutzen aber andererseits nicht bei allen Behandelten eintritt. Dies Verhältnis gibt die *Number Needed to Treat* wieder: Sie zählt die Menschen, die sich einer Behandlung unterziehen müssen, damit einer unter ihnen einen Nutzen von dieser Behandlung hat. Diese Zahl ist im Rückblick auf viele Behandlungsverläufe einigermaßen gut zu erheben. Aber im Voraus, prospektiv, können wir im Einzelfall nie wissen, ob ein erkrankter Mensch zu denen gehören wird, denen eine Behandlung wirklich nützt. Hier ist unter unaufhebbarer Unsicherheit eine Entscheidung im Einzelfall zu treffen, die nur vom wohl informierten kranken Menschen selbst getroffen werden kann. Es ist eine Entscheidung unter Unsicherheit, keine Ableitung aus gesichertem Wissen. In der Abwägung zwischen Behandlungsalternativen kann für den Einzelnen das Wie des Lebens eine entscheidende Relevanz einnehmen.

Wie kommt es überhaupt zu der Verwechslung von Mitteln und Zielen? Ein Grund mag darin bestehen, dass das berühmte Donabedian-Schema, mit dem wir uns die Qualität in der Medizin klarzumachen angewöhnt haben, nur drei Stufen enthält. Donabedian kennt Ergebnisqualität, Prozessqualität und Strukturqualität. Der Zusammenhang zwischen diesen drei Größen ist einfach (→ Abbildung 6-2 auf Seite 293). Ich muss die Ergebnisse eines Prozesses kennen, um zu wissen, welcher Prozess der angemessene ist. Und ich muss den Prozess kennen, um die Anforderung an die Struktur ableiten zu können, die dieser Prozess nötig macht. Bei der Beurteilung der Ergebnisqualität empfiehlt es sich aber, zwischen solchen Ergebnissen zu unterscheiden, die durch den Prozess direkt mit ziemlicher Sicherheit erreicht werden können, und solchen, die die Patienten als letztlich die Behandlung erst begründenden Ziele anstreben. Häufig ist das Prozessergebnis nur ein Beitrag zum angestrebten begründenden Ziel des Patienten. Gleichwohl ist es nur dieses letztlich angestrebte begründende Ziel, das einen Patienten eine Behandlung überhaupt erst wünschen lässt. Daher ist vorgeschlagen worden (J. Behrens, 1999), zur besseren Klarheit das Donabediansche dreistufige Schema durch eine vierte Stufe zu erweitern: Dadurch kann zwischen den unmittelbaren Prozessergebnissen und dem angestrebten begründenden Ziel klarer unterschieden werden (→ wiederum Abbildung 6-2 auf Seite 293).

Diese Unterscheidung bewährt sich darin, dass der Beitrag der Ergebnisse des Prozesses zu den angestrebten begründenden Zielen einer Behandlung reflektiert werden kann. Die angestrebten begründenden Ziele, die die Wahl zwischen Behandlungsalternativen erst entscheidbar machen, sind immer solche der Lebensqualität. Das Verdienst der Lebensqualitätsforschung liegt darin, dass sie den Zusammenhang zwischen Prozessergebnissen und angestrebten begründenden Zielen aufklären und lange Wirkungsketten retrospektiv prüfen will und kann. Je mehr wir über den Zusammenhang zwischen Ergebnissen therapeutischer Prozesse und den eigentlich angestrebten begründenden Zielen wissen, desto besser können Menschen in schwierigen Entscheidungssituationen sich für Behandlungen entscheiden.

Das gilt nicht nur für die Wahl zwischen Behandlungsoptionen, die aktuelle Leitlinien für die Verbesserung der Lebensqualität nennen. In der aktuellen Leitlinie für die Therapie des Mammakarzinoms zum Beispiel sind fünf Therapieoptionen auf die Lebensqualität von Brustkrebspatientinnen bezogen: Schmerztherapie, Physiotherapie und Lymphdrainage, Psychotherapie, soziale Beratung und Rehabilitation und, zur Steigerung körperlichen Leistungsvermögens, Sport und Ernährung. Das gilt auch für alle anderen Therapieoptionen in der Behandlung an Krebs erkrankter Menschen. Die Entscheidung zwischen Behandlungsoptionen kann allerdings immer nur eine individuelle sein. Das auszuführen ist Zweck des nächsten Abschnittes.

1.3.2 Verwechslung von interner und externer Evidence

Die unaufhebbare Unterscheidung zwischen externer und interner Evidence ist die Schlüsselunterscheidung sowohl von Evidence-based Medicine als auch von Evidence-based Nursing als Kunstlehren der patientenorientierten klinischen Entscheidung (vgl. Kapitel G).

Die Unterscheidung ist sehr einfach: Externe Evidence bezeichnet alles bestmöglich gesicherte Wissen, das wir aus der Erfahrung Dritter ziehen können. Interne Evidence dagegen bezeichnet alles Wissen, das wir nur in unserer Kommunikation mit unserer jeweiligen einzigartigen Patientin oder unserem Patienten erarbeiten können. Externe Evidence, also Erfahrungen Dritter, liegen uns typischerweise als Folgen von Behandlungen innerhalb von Gruppen vor, also in gruppenspezifischen Häufigkeiten. Diese Ergebnisse unterrichten uns darüber, zu welchen Folgen eine Behandlung bei Dritten geführt hat. Von gruppenspezifischen Wirkungshäufigkeiten lässt sich keine Wirkung im Einzelfall einfach ableiten. Solche Häufigkeiten als Wahrscheinlichkeit in unserem Einzelfall zu interpretieren, wie es häufig geschieht, ist eine gewisse Mogelei und auch nicht unmittelbar entscheidungsrelevant, weil der Einzelne immer nur ganz betroffen ist oder gar nicht.

Selbst im Grenzfall einer Behandlungsoption mit einer *Number Needed to Treat* von 1000:1 kann jeder Einzelne dieser 1000 hoffen, dieser Eine zu sein. Die Übertragung einer gruppenspezifischen Wirkungshäufigkeit auf den Einzelfall ist keine Ableitung, sondern eine Bewertung, die eine unausweichliche Entscheidung unter Ungewissheit darstellt.

Externe Evidence informiert uns also bestenfalls darüber, was bei anderen wie geholfen hat. Nicht aus externer Evidence ableitbar ist hingegen, was mein Patient will und wessen er bedarf. Welche Aspekte der Lebensqualität für meinen Patienten relevant sind, kann nur im Gespräch mit diesem selbst als interne Evidence erarbeitet werden. Deswegen kann eine Erhebung der Relevanz von Komponenten der Lebensqualität für den Durchschnitt einer Bevölkerung oder auch einer Gruppe von erkrankten Personen prinzipiell nicht die Erhebung dieser Relevanz im einzigartigen Fall meines Patienten ersetzen. Jeder, der von seinem Zahnarzt schon einmal gehört hat: „Das kann doch gar nicht weh tun", kennt diese Verwechslung von interner und externer Evidence. Die zahnärztliche Meinung (sie mag fachlich so gut begründet sein wie sie will), es könne etwas gar nicht weh tun, ändert natürlich an unserem Schmerz gar nichts. Sie ist allenfalls relevant, um die Gründe für Schmerzen weiter zu explorieren.

Die sechs Schritte in den Kunstlehren von Evidence-based Medicine und Evidence-based Nursing stellen nichts anderes dar als die Schritte, die nötig sind, um in einem iterativen Prozess aus vorläufiger interner Evidence Fragen an die externe Evidence formulieren zu können und dann externe Evidence für den Aufbau interner Evidence nutzen zu können.

Nachdem die beiden Verwechslungen, die Verwechslung von Zielen mit Mitteln und die Verwechslung von interner und externer Evidence allgemein dargestellt wurden, können nun auf der Grundlage dieser – hoffentlich geradezu trivial gewordenen – Argumentation komplexere Assessmentinstrumente ansatzweise erörtert werden.

1.3.3 Assessmentinstrumente

In der Lebensqualitätsforschung ist das Verhältnis von interner und externer Evidence faktisch, ohne es so klar in diesen Begriffen zu diskutieren, im SEIQoL-Verfahren zur Bestimmung individueller Lebensqualität reflektiert worden. SEIQoL ist die Abkürzung für *Schedule for Evaluation of Individual Quality of Life*. Deren Autoren wenden sich gegen die verbreiteten standardisierten Fragebögen zu Lebensqualität, zum Beispiel den generischen SF-36 (*Short-Form Health Survey*), oder Fragebögen wie den EORTC, den *Functional Living Index Cancer* (FLIC), das *Nottingham Health Profile* (NHP), das *Profile of Mood States* (POMS), das *Sickness Impact Profile* (SIP), das *Multidimensional Fatigue Inventory* (MFI), den *Spitzer Quality of Life Index* und andere standardisierte Fragebögen, die außer der generellen auch die tumorspezifische Lebensqualität messen sollen.

Da die Dimensionen der Lebensqualität in den Antwortmöglichkeiten und die Gewichte dieser Dimensionen in der Regel vorgegeben seien, werde die individuelle („subjektive") Bedeutung der Dimensionen für den einzelnen Krebskranken systematisch vernachlässigt. Ihr Grundargument beziehen Waldron, O'Boyle, Kearney, Moriarty und Carney (1999) auf Krebspatienten in fortgeschrittenen Krankheitsstadien. Das Argument ist aber nicht auf diese Gruppe beschränkt, weil es sich eigentlich allgemein auf die irreduzible Differenz von interner und externer Evidence bezieht. Aus ihrem Argument ziehen Waldron et al. (1999) den Schluss, die individuelle, von ihnen subjektiv genannte Lebensqualität mit einem halbstrukturierten Interview zu erfassen. Das Interview soll drei Fragen behandeln, die in der Tat nur als interne Evidence erarbeitet werden können:

1) Welche fünf Bereiche („*cues*") sind den Befragten am wichtigsten für ihr Leben? Diese Bereiche sollen die Befragten frei formulieren und nicht aus einer Liste heraussuchen.
2) Wie zufrieden sind sie gerade mit ihrer Befindlichkeit in diesen Bereichen (ausgedrückt in *Levels* von „schlechtester Zustand, den ich mir vorstellen kann" bis „bester Zustand, den ich mir vorstellen kann")?
3) Welches Gewicht messen sie dem einzelnen Bereich für ihre gesamte Lebensqualität zu?

Die Unterscheidung zwischen diesen drei Bereichen ist in der „Subjektive-Indikatoren-Forschung" mehr als 30 Jahre alt, ebenso alt sind die Argumente, die für eine freie Formulierung oder – genauer gesagt – für eine Strukturierung der Formulierung durch den Interviewten sprechen (siehe als Überblick zum Beispiel J. Behrens, 1983).

Als Heuristik bei der gemeinsamen interaktiven Erarbeitung interner Evidence für therapeutische Ziele ist das Verfahren wenig umstritten. In Frage steht, ob sich diese offenen Formulierungen auch dazu eignen, Zielgrößen („Endpunkte") in prospektiven randomisierten klinischen Verlaufsstudien zu definieren und zu operationalisieren. Das kann durchaus sein, wenn die selbststrukturierten Ausführungen der Interviewten sich hinreichend ähneln.

Die Vorstellung der „Sättigung" in der *Grounded Theory* von Anselm Strauss, Barney Glaser und Juliet Corbin erwartet solche Ähnlichkeiten bei steigender Fallzahl. Aber was wäre, wenn das Verfahren keine hinreichende Spezifizierung primärer oder auch sekundärer Endpunkte der Lebensqualität für Prüfpläne lieferte? Es spräche nicht unbedingt gegen die Eignung des Verfahrens für die interaktive Erarbeitung interner Evidence.

Da die Verständigung über die Ziele einer Therapie ohnehin nur im Einzelfall eines Patienten sinnvoll ist, können sich Verfahren zur Erzeugung externer und interner Evidence durchaus unterscheiden. Bei der externen Evidence geht es darum, Erfahrungen Dritter möglichst präzise auf Wirkungen von Therapien hin analysieren zu können. Wieweit dieses Wissen in die Entscheidung für die eigene Therapie einzubeziehen ist, ist selber eine Entscheidung. Sie mag leichter sein, wenn die Dritten, deren Erfahrungen dokumentiert sind, in ihren Zielen einem selbst ähneln.

Die Verwechslung von interner und externer Evidence führt einerseits zu einer Standardisierung der Behandlung über das Maß hinaus, das im Interesse des einzelnen Patienten liegt. Andererseits werden durch die Verwechslung von interner und externer Evidence Leitlinien so unglaubwürdig, dass die Ergebnisse externer Evidence gar nicht mehr zur Kenntnis genommen werden. Erst die Unterscheidung von interner und externer Evidence stellt klar, warum keine therapeutische Entscheidung ohne sorgfältige Prüfung der externen Evidence vertretbar ist – wenn sie auch nie aus dieser einfach abzuleiten ist.

2. Schritt: Problem formulieren

2.1 Fragen als Geburtshelferinnen interner Evidence und Fragen an die externe Evidence

Aus der mit unseren pflegebedürftigen Klienten erarbeiteten internen Evidence entwickeln wir im zweiten Schritt Fragen an die externe Evidence. Wir wollen ja keine Referate über Literaturstände schreiben, sondern die Fragen unserer Klienten klären, um sie bei ihren individuellen Entscheidungen zu unterstützen. Ohne präzise Fragen an die externe Evidence ist diese gar nicht für unsere alltäglichen Pflegeentscheidungen, für den schrittweisen Ausbau interner Evidence mit unseren Klienten zu nutzen. Ohne unsere zielgerichteten Fragen bleibt das in Literaturdatenbanken gesammelte Wissen ein Sammelsurium ohne jede Relevanz für uns.

Aber auch beim Aufbau der internen Evidence helfen, wie wir gerade am Schritt der Auftragsklärung erörterten, Fragen. Fragen haben eine Hebammenfunktion: Sie helfen Menschen, ihre eigenen, ihnen manchmal selbst noch nicht ganz klaren Vorstellungen zur Welt und zur Sprache zu bringen. Deswegen verglich sich der Philosoph Sokrates vor mehr als 2300 Jahren stolz mit einer Hebamme und seine philosophische Fragetechnik mit der Hebammenkunst. Das Kind, bei dessen Geburt die Hebamme der Mutter hilft, ist nicht das Kind der Hebamme, sondern allein der Mutter. So bestand auch Sokrates darauf, dass er keine Weisheiten als Produkt seiner Überlegungen lehrte, sondern dass die gefundenen (Zwischen-)Ergebnisse allein das Produkt seiner Gesprächspartner waren. Bei deren Geburt hatte er ihnen lediglich durch Nachfragen nach ihren allgemeinen Ansichten und Nachfragen bei logischen Widersprüchen geholfen.

Deshalb ist uns Sokrates nicht durch ein Lehrbuch, sondern ausschließlich durch die mehr oder weniger genaue Mitschrift von Dialogen bei Trinkgelagen, Spaziergängen und anderen Anlässen überliefert, die Platon angefertigt hat – aus dem Gedächtnis, weil er noch keine Tonbandprotokolle solcher Interaktionen aufnehmen konnte. Auf diesen Ursprung in der Hebammenkunst ist die Hermeneutik bis heute stolz (vgl. Gadamer, 1986). Gerade für den Aufbau interner Evidence und unserer professionellen geburtshelferischen Rolle bei diesem Aufbau können wir entscheidend von der Methode der sokratischen Dialoge lernen.

Solche geburtshelferischen Fragen, die unseren pflegebedürftigen Klienten bei der Klärung ihrer Entscheidungen helfen können, sind, das diskutierten wir am Ende des 1. Schrittes, zwar als Leitfäden denkbar und haben dann etwa die folgende Form, wie Abbildung 2-1 zeigt. Aber wir empfehlen solche Leitfäden nicht, ohne zugleich vor ihnen zu warnen: Denn die Klärung geschieht in der Begegnung zwischen Ihnen und Ihren einzigartigen Klienten. Ein Leitfaden beinhaltet immer die Gefahr, dass Sie ihn bei Zeitknappheit einfach als Formular benutzen und gemeinsam ausfüllen oder von Ihren Klienten ausfüllen lassen. Ein Formular ersetzt kein Gespräch. Sokrates hat keine Fragebögen verteilt, das hätte nicht hinreichend geburtshelferisch gewirkt. Die von Plato aufgezeichneten Dialoge des Sokrates sind keine Sammlung ausgefüllter Fragebogen.

An diesem Beispiel können Sie erstens erkennen, dass einfache Fragen am Beginn (Stufe I) schnell zu schwierigen Beziehungsfragen führen (Stufen III und IV), ohne die auch scheinbar einfache Fragen oft nicht zu beantworten sind. Viele dieser Fragen sind wirklich schlecht ohne Gespräch zu klären.

Stufe I

1. Welche Entscheidung ist zu treffen – welche mir bereits bekannten alternativen Optionen habe ich?
2. Wann habe ich diese Entscheidung zu treffen?
3. Wie weit bin ich mit dieser Entscheidung?

Stufe II

4. Was zeigt die Forschung zu Erfahrungen Dritter, also die externe Evidence zu diesen und weiteren Optionen?
5. Welche positiven, welche negativen Wirkungen hat eine Maßnahme bisher bei mir ähnlichen Personen mit welcher Häufigkeit gezeigt?
6. Wie wichtig sind mir persönlich die häufigen Hauptwirkungen, wie wichtig die Nebenwirkungen?

Stufe III

7. Mit wem möchte ich die Entscheidung treffen?
8. Möchte ich, dass ein anderer diese Entscheidung für mich trifft – wer?

Stufe IV

9. Was setzt mich bei dieser Entscheidung unter Druck?
10. Wem will ich mit dieser Entscheidung Gutes tun?
11. Auf wen ich baue ich bei dieser Entscheidung?
12. Was sind die persönlichen Ziele, an denen ich die Entscheidungsoptionen messe?

Abbildung 2-1: Leitfadenbeispiel als Hilfe beim Aufbau interner Evidence durch den individuellen Pflegebedürftigen (Vorsicht: Begegnung klärt, nicht der Fragebogen!)

Und Sie erkennen zweitens, dass schon die Kenntnis von Entscheidungsoptionen von externer Evidence abhängt, die Sie als Professionsangehörige finden müssen (Stufe II, Frage 4 und 5). Externe Evidence ist ein wichtiger Baustein des Aufbaus interner Evidence für eine Entscheidung, aber auch nicht mehr. Wenn wir uns im Folgenden überwiegend mit Fragen an die externe Evidence beschäftigen, behalten wir immer im Kopf, dass diese Fragen aus der internen Evidence kommen und die Antworten wieder in sie eingehen müssen, um für Entscheidungen unserer Klienten zu ihrem *Nursing/Caring* überhaupt relevant zu sein.

2.2 Wie kommen wir zu Fragen, die sich auch beantworten lassen?

Da der zweite Teilschritt in Evidence-based Nursing sich zu Recht auf Fragestellungen konzentriert, die beantwortbar sind, besteht immer ein kleiner oder großer Anreiz dafür, Fragen danach auszuwählen, wie klar sie beantwortbar sind, und nicht danach, wie weit sie den geäußerten Bedürfnissen und Prioritäten der Pflegebedürftigen und anderer Klienten entsprechen. Das gilt aus verständlichen Gründen sogar für berufsmäßige Forscher. Forscher kommen schneller zu Ergebnissen, wenn sie in einem schon gut erforschten Bereich mit bewährten Methoden entscheidbare Fragen beantworten, als wenn sie erst Felder erschließen, Methoden entwickeln und begründen und noch gar nicht entscheidbare Fragen entscheidbar machen müssen.[1]

2.2.1 Wie wir verlernten, zu fragen

Das Schwierigste für entscheidungsfreudige, zupackende, erfahrene, gut ausgebildete Berufstätige im Gesundheitswesen ist es, Fragen zu stellen. Das

1 So befürchtete der Soziologe Adorno vor 50 Jahren glücklicherweise nicht ganz zu Recht, dass Forschung „methodisch“ immer besser, die Ergebnisse aber immer irrelevanter würden.

hat spezifische Gründe, die vor allem für Gesundheitsberufe gelten, und recht unspezifische Gründe, die für alle Menschen gelten, die lange auf der Schule waren.

Zuerst kurz die unspezifischen Gründe: Während Kinder einem noch Löcher in den Bauch fragen können, lernen wir in den ersten zehn Schuljahren, dass „Ich weiß nicht" keine besonders gute Haltung für einen Schulbesucher ist. Im Bildungssystem stellen häufig Lehrer die Fragen und gute Schüler beantworten sie wie aus der Pistole geschossen. Dabei sind selbst die Fragen der Lehrer eher rhetorische Fragen, die sozusagen die Stelle bezeichnen, in die die richtige Antwort der Schüler treffen soll. In Wirklichkeit kennen die Lehrer die richtige Antwort. Diese allgemeine Erziehung zur aufgeweckten routinierten Haltung, der alles immer schon klar ist, gilt in Gesundheitsberufen in spezifischer und verstärkter Weise. Wie wir bereits bei der Analyse der Situation pflegerischer Entscheidungen nachvollziehen konnten, steht am Anfang der Professionalisierungsgeschichte der Pflege die Zauberin und weise Frau. Gerade unsere Klienten, wie zum Beispiel Pflegebedürftige, erhoffen von uns, dass wir nicht irren und grübeln, sondern auf einen Blick das für sie Richtige erkennen und ihnen vorschlagen.

Die Demonstration von Unsicherheit auf pflegerischer oder ärztlicher Seite gilt selber als Gesundheitsrisiko für Pflegebedürftige, die sich dadurch tief verunsichern lassen. Wie die Placebo-Forschung zeigt, kann der Glaube an die Kraft der Pflege oder der Medizin Berge versetzen, auch da, wo sich kein Wissenschaftler die Heilung naturwissenschaftlich erklären kann. Daher gibt es in allen Professionen einen Begriff der „Eleganz", der die Fähigkeit meint, ohne viel Umwege und Grübelei gleich das Richtige zu erkennen und, ohne den Pflegebedürftigen überflüssigerweise mit quälenden Fehlversuchen Schmerzen zu bereiten, gleich das Richtige zu tun (J. Behrens, 2000).

Da es bei Professionen in der Tat, wie wir oben bei der Analyse der Situation pflegerischer Entscheidungen dargestellt haben, um die Entscheidung unter Handlungsdruck geht, ist das Ideal der Eleganz auch keineswegs fehlleitend. Es kommt nur darauf an, dass die Eleganz nicht gespielt, sondern Evidence-basiert begründet ist.

2.2.2 Subjektive Fragen – objektive Antworten

Fragen zu stellen ist nicht nur das Schwierigste, sondern auch das Wichtigste und Folgenreichste. Viele von Ihnen werden (wie zahlreiche unserer Studierenden, denen wir diese Überlegungen vortrugen) zunächst keineswegs darauf vertrauen, dass Wissenschaft objektiv ist und nicht persönliche Interessen und Entscheidungen von Wissenschaftlern die Ergebnisse entscheidend beeinflussen. Häufig haben wir von Erstsemestern, aber auch von Ministerialbeamten gehört, dass man doch mit der Wissenschaft alles beweisen könne, was man wolle; man brauche nur den richtigen Professor dafür.

Wir sind dagegen der hier zu belegenden Auffassung, dass die äußere Beeinflussung von Wissenschaft nicht hauptsächlich bei den Ergebnissen anzusetzen ist, obwohl wir natürlich zugeben, dass es gerade in den Gesundheitswissenschaften und in der Medizin auch zahlreiche recht plumpe Fälschungen von Ergebnissen gegeben hat.

Die wertende Beeinflussung in der Wissenschaft (→ Abbildung G8 auf Seite 55) findet unserer Einschätzung nach viel stärker bei der Stellung und der Auswahl von Fragen statt, die erstens überhaupt für bearbeitungswürdig gehalten und die zweitens für deren Bearbeitungen bezahlt werden. Hier ist ein eminenter außerwissenschaftlicher Einfluss auf die Wissenschaft möglich.

Sodann wird das, was überhaupt wissenschaftliches Ergebnis werden kann, durch die Auswahl der Zielgrößen und der Messinstrumente innerhalb von Untersuchungen beeinflusst. Diese hängen aber schon so eng mit der Frage zusammen, dass sie nahezu Bestandteil einer sauber gestellten Frage sind. Wenn Fragestellung, Messverfahren und Ergebnisdefinitionen festliegen, dann, so unsere in diesem Buch nach und nach zu begründende These, ergeben sich Ergebnisse vom Eingreifen des Forschenden relativ unabhängig, quasi wie von selbst.

Deswegen: Achten Sie auf die Fragestellungen! Mit der Fragestellung ist schon sehr viel im Problemdefinitions- und Problemlösungsprozess vorentschieden. Wenn sie das Einfallstor übler Interessenvertreter suchen wollen, bei der Fragestellung, ihrer Formulierung und Auswahl finden sie es.

Abbildung G8 auf Seite 55 zeigt – in Anknüpfung an den „Werturteilsstreit" – die Einflüsse von außen auf wissenschaftliche Studien. Es soll klar erkennbar sein, dass der Einfluss auf wissenschaftliche Ergebnisse

- erstens über die zugelassene oder finanzierte Fragestellung und
- zweitens über die akzeptierten Forschungsmethoden geht.

Wenn Fragestellung und Methode gegeben sind, ergibt sich das Ergebnis ziemlich zwingend. Wenn einem das Ergebnis dennoch nicht gefällt, bleiben nur die Auswahl bei der Veröffentlichung (d.h. die Geheimhaltung unwillkommener Ergebnisse) und zuletzt – die plumpe Fälschung. Fälschungen sind aber sehr gut aufdeckbar im Vergleich zu den Einflüssen, die sich auf die Auswahl von Fragestellungen und zum Beispiel der Forschungspopulation richten.

Hier wird auch eine Gefahr für Evidence-based Nursing deutlich: nicht alle pflegerisch relevanten Fragen sind gleich einfach zu erforschen. Forscher neigen aus verständlichen, auch arbeitsorganisatorisch durchaus vernünftigen Gründen dazu, sich vorwiegend auf solche Fragen zu stürzen, bei denen man in absehbarer Zeit zu einem Ergebnis kommt. Darauf ist in Meta-Analysen zu achten, auf deren Technik wir in Kapitel 4.11 auf Seite 222 kommen.

2.2.3 Gütekriterien von Frageformulierungen

Wenn Fragen so entscheidend und gleichzeitig so ungewohnt zu stellen sind, kann man lernen, sie zu formulieren? Ja – allerdings ist der gewöhnliche Universitäts- und Schulbetrieb nicht gerade eine gute Gelegenheit, Fragen stellen zu lernen. Schon das einfachste Merkmal einer Frage, nämlich dass sie ein Verb enthält und ein Fragezeichen, findet man recht selten; typisch sind Überschriften wie „Der Franzbranntwein in seiner Bedeutung für die Pflege und die Seele des Menschen" bei akademischen und schulischen Texten.

Es hilft auch nicht viel, eine solche Überschrift einfach in einen Fragesatz umzuformulieren: „Welche Bedeutung hat der Franzbranntwein für die Pflege und die Seele des Menschen?" Wenn man gute Fragen stellen will, muss man sich festlegen auf das, was man erwartet und prüfen will. Insofern ist jede Frage sehr begrenzt und führt meistens zu weiteren Fragen. Konkret: „Führt das Einreiben des Rückens mit Franzbranntwein im Vergleich zu Wasser zu einem tieferen Einatmen und ist dies eine wirksame Maßnahme zur Pneumonieprophylaxe?"

Wenn bei dieser Frage herauskommt, dass Franzbranntwein nicht geeigneter ist (Döschel, 1995), ergibt sich daraus eine durch diese Antwort überhaupt noch nicht beantwortete Frage: Sieht eine Pflegebedürftige die Verwendung von Wasser verglichen mit dem ebenso ‚wirkungsvollen' Franzbranntwein als Ausdruck der persönlichen Geringschätzung?

Beide Fragen sind so unterschiedlich, dass es sich lohnt, ihre Beziehung zueinander zu untersuchen. Denn die Beantwortung der ersten Frage (Einreiben mit Franzbranntwein ist zur Pneumonieprophylaxe nicht besser als Einreiben mit Wasser) ergibt erst dann hinreichende Evidence für die pflegerische Entscheidung, wenn auch die zweite Frage geklärt ist. An diesem einfachen Beispiel wird schon klar, dass es sich lohnt, präzise Fragen zu stellen, weil nur präzise Fragen die Chance eröffnen, dass unser eigenes Vorverständnis geklärt und widerlegt werden kann.

Es fällt weiterhin auf, dass viele Projekte in der Pflege, an denen Studierende beteiligt sind oder die sie durchführen, nicht der Beantwortung einer Frage dienen, sondern eher der Einführung einer Veränderung. Solche Projekte heißen zum Beispiel typisch „Einführung eines theoriegeleiteten Pflegemodells in die So-und-so-Station". Wenige Projekte haben eine entsprechende Frageformulierung, zum Beispiel: „Ist die Intervention nach Pflegemodell *a* besser geeignet als die Intervention nach Pflegemodell *b*, um das Pflegeergebnis *x* bei den Pflegebedürftigen N_1 bis N_{100} zu erreichen?" Und höchst selten ist diese Untersuchung so angelegt, dass beide Interventionen dieselbe Chance haben, sich als besser geeignet zu erweisen. Daher kann man durchaus davon reden, dass viele Projekte in der Pflege – auch wenn sie sich mit Pflegeforschung verbinden – eigentlich eher missionarische als nachprüfende Projekte sind. Es sind von einer pflegerischen Interventions- oder Diagnosemethode Begeisterte, die andere von der Machbarkeit und Nützlichkeit ihrer Idee überzeugen wollen. Die Begeisterung ist sehr wichtig! Ohne sie geschähe das Meiste nicht. Ebenso wichtig ist aber, die Prüfbedingungen möglichst rigoros zu gestalten, damit unsere Begeisterung nicht den Pflegebedürftigen schadet. Die Prüfbedingungen müssen der Ansicht, die unserer widerspricht, die Chance geben, sich als die Bessere zu erweisen. Den wenigsten Forschern ist es gleichgültig, welche Ansicht sich als die weniger widerlegte erweist. Umso mehr müssen wir uns auf die Untersuchungsbedingungen verlassen können (Oevermann, 1991, unter Hinweis auf Popper).

2.3 Elemente einer Frage

Erst wenn man sich seiner pflegerischen Aufgabe bewusst ist und das zu lösende Problem wirklich zu den Aufgaben der Pflege zählt, sollte man dazu übergehen, eine Frage zu formulieren. Diese Frage besteht je nach Problem aus unterschiedlichen Komponenten: Für Interventionen empfiehlt sich zum Beispiel ein Aufbau nach dem PIKE-Schema, wie in Abbildung 2-2, für Diagnosestudien würden die „Interventionen" zum Beispiel durch „diagnostische Tests" ersetzt.

Der Sinn dieses Schemas ist, sich zum einen des Problems bewusster zu werden, indem man es von mehreren Seiten beleuchtet; zum anderen erleichtert eine klare Fragestellung die anschließende Recherche, da die Frage nach dem PIKE-Schema in der Regel die zentralen Schlüsselworte schon enthält.

Doch nun zu den vier Elementen im Einzelnen: Sie umfassen den Pflegebedürftigen oder die Personengruppe, die eine Intervention erhält und die mit einer Kontrollintervention verglichen und an bestimmten Ergebnismaßen (Outcomes) gemessen wird (→ Abbildung 2-2). Wenn man sich dieses Schema einprägt, hat man schon eine gute Gliederung für die Frage und die wichtigsten Aspekte des Pflegeproblems berücksichtigt.

Pflegebedürftiger

Intervention

Kontrollintervention

Ergebnismaß

Abbildung 2-2: Elemente einer Frage

Für Diagnostische Genauigkeitsstudien würde die „Intervention" beispielsweise durch den neuen Test (Index-Test) und die „Kontrollintervention" durch den Goldstandard ersetzt werden.

In Tabelle 2.1 werden zur Veranschaulichung einige beispielhafte Fragen nach dem PIKE-Schema aufgeführt.

Der erste Teil der Frage beschreibt den Pflegebedürftigen bzw. eine Gruppe von Pflegebedürftigen oder ein Problem, das im Mittelpunkt der Frage steht, wie zum Beispiel einen Pflegebedürftigen mit einem bestehenden Dekubitus an der rechten Ferse, Kinder im Grundschulalter mit Leukämie, die Kosten für die Pneumonieprophylaxe durch Atemübungen oder die mangelnde Versorgung alleinstehender älterer Menschen. Wie wir bereits im Grundlagenkapitel zeigten, sollten Sie sehr auf die Fragestellung achten. Bei der Auswahl von Fragestellung und Methode wird – oft nahezu unbemerkt – ein nicht zu unterschätzender Einfluss darauf ausgeübt, was überhaupt wissenschaftliches Wissen werden kann. Die Intervention ist die Pflegemaßnahme, die von Interesse ist; in der Regel wird diese Maßnahme mit einer anderen Maßnahme verglichen (Kontrollintervention). Man kann generell sagen, dass Interventionen in kontrollierten Studien immer verglichen werden, und zwar entweder mit einer neuen Intervention oder eben mit keiner Intervention, falls eine Maßnahme neu eingeführt werden soll. Bei diagnostischen Tests wird analog ein neuer Test mit dem bisherigen Standardtest („Goldstandard") verglichen. Beispiele dazu sind der Einsatz von Validation, die Oberkörperhochlagerung nach dem Essen zur Pneumonieprophylaxe, der Vergleich zwischen Funktionspflege und Bereichspflege oder die bewusste Waschrichtung zur Aktivierung des Pflegebedürftigen im Vergleich zur herkömmlichen Waschmethode.

Das Ergebnismaß ist der klinische Endpunkt, an dem gemessen werden soll, ob ein bestimmtes Ergebnis eingetreten ist oder nicht. Häufig wird die Forderung eines Ergebnismaßes stiefmütterlich behandelt, obwohl es eine elementare Rolle spielt, ob Angst mit einem Fragebogen oder mit physiologischen Parametern gemessen wird oder ob man die Qualität einer Bettdecke nach ihrem Gewicht oder ihrer Farbe oder nach ihrer Wärmekraft oder Waschbarkeit hin beurteilt (vgl. auch

Tabelle 2.1: Beispiele für Fragestellungen nach dem PIKE-Schema

Personen	Intervention	Kontrollintervention	Ergebnismaß
Bettlägerige Pflegebedürftige ohne Dekubitus	Zweistündliche Lagerung	Vierstündliche Lagerung	Dekubitusrate
Kann bei bettlägerigen Pflegebedürftigen ohne bestehenden Dekubitus durch einen zwei- im Vergleich zu einem vierstündlichen Lagewechsel die Entstehung von Dekubitus reduziert werden?			
Demente Patienten in einem Krankenhaus	Einrichtung eines Nachtcafés	(Krankenhäuser ohne Nachtcafé)	Werte beim Mini Mental Status Test
Haben demente Pflegebedürftige in einem Krankenhaus durch die Einrichtung eines Nachtcafés verbesserte Werte beim Mini Mental Status Test?			
Pflegebedürftige in einem Pflegeheim	Einsatz von Pflegehelfern	Einsatz von Altenpflegekräften	Zufriedenheit der Angehörigen
Hat der Einsatz von Pflegehelfern anstelle von Altenpflegekräften in einem Pflegeheim einen Einfluss auf die Zufriedenheit der Angehörigen?			
Personen mit postoperativen Atemwegserkrankungen	Temperaturmessung	Röntgenaufnahme des Thorax	Diagnostische Genauigkeit bei Erkennung von Atelektasen
Mit welcher diagnostischen Genauigkeit können Atelektasen bei Personen mit postoperativen Atemwegserkrankungen durch Temperaturmessung im Vergleich zum Thoraxröntgenbild ermittelt werden?			

unser Beispiel der Bewertung des Franzbranntweins). Ein Ergebnismaß kann zum Beispiel ein Score auf einer Schmerzskala, die Behandlungsdauer im Krankenhaus, eine Mortalitätsrate oder ein HbA_{1c}-Wert bei Diabetikern sein.

Wir empfehlen das Ergebnismaß Ihrer besonderen Aufmerksamkeit vor allem aus zwei Gründen:

1) Die Irrtumsmöglichkeit durch ein unangemessenes Ergebnismaß wird in der EBM-Literatur unterschätzt im Vergleich zur Irrtumsmöglichkeit durch nicht zufällige Zuordnung von Personen zur Interventions- und zur Kontrollgruppe. Auch die beste Kontrollmöglichkeit für eine verzerrende Zuordnung zur Interventions- und Kontrollgruppe (z.B. durch randomisierte kontrollierte Studien, auf die wir noch zurückkommen) kann keinesfalls den Fehler kompensieren, der durch ein unangemessenes Ergebnismaß entsteht. Das sollte eigentlich trivial sein (J. Behrens, 2002a, 2002b).
2) Häufig wird als Ergebnis nur gemessen, was zeitlich deutlich nach der pflegerischen Intervention liegt. Das verletzt die Logik. Pflegerische Interventionen haben auch Ergebnisse, die fast gleichzeitig mit der Intervention auftreten, zum Beispiel Schmerz, Ärger, Angst. An einem Beispiel dargelegt, das auf den ersten Blick für die ausschließliche Relevanz der Ergebnismessung deutlich nach dem pflegerischen Prozess spricht, die Geburtshilfe, heißt das: Das Ergebnis nach der geburtshelferischen Intervention ist das glücklich zur Welt gebrachte Kind. Das Ergebnis, das während der Schwangerschaft und Geburtshilfe auftritt, ist der Zustand der Mutter mit ihrem ungeborenen Kind. Sind Pflegefehler, Erniedrigungen und vermeidbare Übel der Mutter in diesem Stadium irrelevant, wenn das Kind zur Welt kam?

Achten Sie auch auf Interventionsergebnisse, die während der Intervention auftreten. Auch die Ergebnisse während des Interventionsprozesses müssen verglichen werden, weil sie dazu führen können, eine pflegerische Maßnahme als schlechter als eine andere einzustufen (vgl. unsere Diskussion zur Qualitätssicherung in Kapitel G.1.3 auf Seite 34 sowie Abbildung G4 auf Seite 33 und Abbildung G5 auf Seite 35).

2.4 Beispiel: Schlucktraining bei Apoplexie

Lesen Sie das Szenario aufmerksam durch, und versuchen Sie anschließend, die vier Elemente einer Frage nach dem PIKE-Schema zu finden und eine beantwortbare Frage zu formulieren!

> *Szenario:* Sie arbeiten als Krankenschwester auf einer internistischen Station in einem kleineren Krankenhaus der Regelversorgung. Bei der Dienstübergabe sprechen Sie auch über Frau A., die vor drei Tagen einen Schlaganfall erlitten hat; gemeinsam mit Ihren Kollegen überlegen Sie, was Sie gegen die Schluckstörungen von Frau A. tun könnten.
>
> Um die Zeit, bis Frau A. wieder normales Essen zu sich nehmen kann, zu verkürzen und um eine Aspirationspneumonie zu vermeiden, schlägt ein Kollege vor, mit Frau A. ein Schlucktraining zu beginnen. Ihre Stationsschwester wendet ein, dass für so etwas im Moment keine Zeit wäre, zumal der Nutzen eines Schlucktrainings fraglich sei.
>
> Da Sie ein wenig Englisch sprechen und ab und zu Pflegestudien aus Fachzeitschriften an die Pinnwand hängen, bittet Ihre Stationsschwester Sie, nach Studien auf diesem Gebiet zu recherchieren.

Da das Szenario auch weiterhin verwendet wird, werden Sie mögliche Elemente einer beantwortbaren Frage in den folgenden Abschnitten finden. Für die ganz Neugierigen hier ein Vorschlag:

> Zuerst das PIKE-Schema: Pflegebedürftige sind hier Apoplektiker mit Schluckstörungen, die Intervention wäre ein Schlucktraining und eine Kontrollintervention gibt es nicht, sodass das Schlucktraining mit herkömmlicher Pflege verglichen wird, und das Ergebnismaß könnte das Auftreten einer Aspirationspneumonie sein. Die Frage kann also lauten: „Kann bei Apoplektikern mit Schluckstörungen durch ein spezielles Schlucktraining eine Aspirationspneumonie vermieden werden?"

3. Schritt: Literaturrecherche

Nachdem Sie das zu bearbeitende Problem glücklich in eine Fragestellung gepackt haben, können Sie voller Zuversicht zur Literaturrecherche übergehen. Hierbei ist nicht nur von Bedeutung, dass man sich vorab überlegt, was überhaupt veröffentlicht wird (→ Kapitel 3.1) - auch die Auswahl der Recherchequellen (→ Kapitel 3.2 auf Seite 112 und Kapitel 3.4 auf Seite 116) und „Handwerkszeug" wie der sinnvolle Umgang mit Quellen (→ Kapitel 3.5 auf Seite 121) und effektive Suchstrategien (→ Kapitel 3.6 auf Seite 123) sind für den Erfolg wichtig.

3.1 Was veröffentlicht wird

Man findet in der natur- wie sozialwissenschaftlichen Literatur sehr viele Arten von Veröffentlichungen.

In Abbildung 3-1 wird die Struktur der Literatur über Interventionen sehr selektiv dargestellt, wobei man die Art der Publikation und ihre relative Häufigkeit im Pool der gesamten Veröffentlichungen erkennen kann (McKibbon et al., 1999, p. 8).

Diese Übersicht ist nur ein Beispiel und beinhaltet viele wesentliche Veröffentlichungen, zum Beispiel Beobachtungsstudien zur Erfassung langfristiger Wirkungen im pflegerischen Alltag, Klärungen der Ergebniserfassung oder hermeneutisch-interpretative Studien gar nicht.

Diese Pyramide der Häufigkeiten ist (noch) nicht mit einer Pyramide der Qualität zu verwechseln. Unsere Analyse der seit 1998 viermal im Jahr im BMJ-Verlag erscheinenden Review-Zeitschrift Evidence-Based Nursing ergab, dass 25 % der als externe Evidence erzeugend anerkannten Artikel mit „qualitativen" Methoden arbeiten.

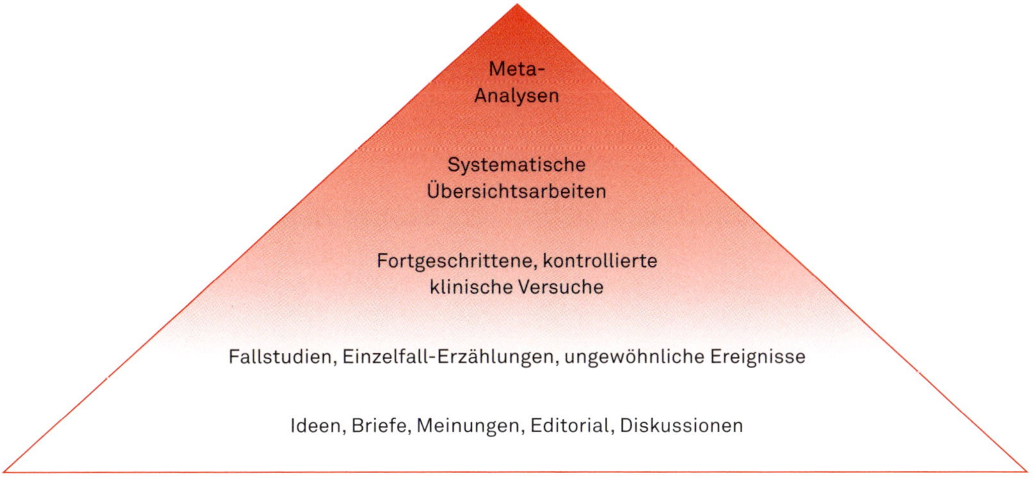

Abbildung 3-1: Publikationspyramide - Häufigkeit von Veröffentlichungen (mod. n. McKibbon, Eady, & Marks, 1999, p. 8)

Alle dargestellten Kategorien von Publikationen sind für den Prozess der Erforschung von biowissenschaftlichen Interventionen wichtig, aber nicht alle Kategorien sind für die konkrete Entscheidung für eine Intervention am Pflegebedürftigen von Nutzen. Je weiter man sich in den Kategorien nach oben bewegt bzw. an die Spitze der Publikationspyramide gelangt, um so konzentrierter wird das Wissen, und umso besser sollte die Qualität sein, da (hoffentlich) nur das Beste jeder Kategorie in die nächsthöhere Ebene übernommen wird. Nur unter dieser Bedingung entspricht die Publikationspyramide auch einer „Qualitätspyramide".

Die unterste Stufe sind Ideen, Briefe und Meinungen, die im Editorial, in Leserbriefen an eine Zeitschrift oder manchmal auch als kompletter Artikel zu finden sind. In der nächsten Kategorie werden Fallstudien vorgestellt, die oft als Idee für weitere Forschungen dienen, die dann zunächst unter Laborbedingungen oder gleich in Beobachtungsstudien getestet werden. Obwohl diese Informationen in einer höheren Kategorie liegen, sind sie immer noch nicht das, was die Praktiker am Patientenbett umsetzen können. Vielversprechende Ergebnisse aus der Laborforschung können in die Stufe der Tierexperimente gelangen – hier wird auch deutlich, dass die Publikationspyramide auf die Medizin zugeschnitten ist.

Wohlgemerkt: Man ist immer noch weit von der klinischen Anwendung entfernt, bewegt sich aber durch den Evaluationsprozess stetig darauf zu. Die nächsten drei Stufen entsprechen den Phasen I bis III der klinischen Arzneimittelprüfung[1]: In Phase I wird die Intervention an einer kleinen Zahl von freiwilligen Probanden für eine kurze Zeit durchgeführt, wobei man bei Medikamenten vor allem auch auf die Nebenwirkungen achtet. Die zweite Erprobung einer Intervention am Menschen (analog der Arzneimittelprüfung Phase II) findet schon durch eine Intervention an sorgfältig ausgewählten Patienten im klinischen Umfeld statt, wobei immer noch keine Vergleichsgruppe gebildet wird.

Erst in Phase III der Arzneimittelprüfung führt man eine vergleichende Therapiestudie, die meist sehr arbeits- und kostenintensiv ist, durch, um eine Aussagekraft zu erhalten, die stark genug ist, die Vorteile, die wirklich auf die Intervention zurückzuführen sind, klar herauszustellen und somit eine zuverlässige Aussage für die spätere Anwendbarkeit in der täglichen Praxis treffen zu können. Es gibt noch eine vierte Phase der klinischen Arzneimittelprüfung, die routinemäßige Anwendung in der Praxis zur Anwendungsbeobachtung, die aber im Kontext der Veröffentlichung in Zeitschriften zunächst keine große Rolle spielt.

Sie spielt zu Unrecht keine Rolle. Für ihre klinische Nutzung ist es hochrelevant, ob eine Therapie unter Laborbedingungen von hochinteressierten und hoch motivierten Kollegen angewandt wurde und Ergebnisse zeigte oder im ganz normalen Alltag von Kollegen, die an den Patienten orientiert sind, aber nicht unbedingt ein missionarisches Interesse an gerade dieser Therapie verfolgen. Für die Praxis sind Studien unter Alltagsbedingungen relevanter. Daher sind Beobachtungsstudien (auf die Methode kommen wir in Kapitel 4.3.8 auf Seite 161 zu sprechen) für die Beurteilung pflegetherapeutischer Interventionen unter Alltagsbedingungen relevanter als Studien unter experimentellen Laborbedingungen (Europarat, 2002, p. 28 f.).

Aus den vergleichenden Therapiestudien schließlich kann man systematische Übersichtsarbeiten (→ Kapitel 4.11 auf Seite 222) erstellen, die die Ergebnisse der methodisch besten Forschungsarbeiten zusammenfassen. Sind die Teilnehmer und die Interventionen der Studien, die in eine Übersichtsarbeit aufgenommen wurden, vergleichbar, kann man die Einzelergebnisse mit statistischen Methoden kombinieren und erhält so valide Aussagen für die Anwendung einer Intervention.

Der gesamte Prozess, der in Abbildung 3-1 auf Seite 111 dargestellt ist, ist mit einer Raffination vergleichbar: Das Wissen wird immer konzentrierter, und nur die sicheren Erkenntnisse im Sinne externer Evidence (vgl. Kapitel G.1 auf Seite 25) werden in die nächsthöhere Stufe übernommen.

3.2 Woher man Wissen beziehen kann

Im Unterschied zu Experten, die über die komplette Literatur in ihrem speziellen Fachgebiet informiert sein sollten, ist für Pflegende „am Bett" eher

1 vgl. §§ 21–37, 40–42 Arzneimittelgesetz

ein breit gefächertes Wissen erforderlich. Zudem haben Pflegende häufig weder die Ressourcen in Form von Bibliotheken noch die Zeit zum Lesen während ihrer Arbeit zur Verfügung, wohl aber einen Zugang zum Computer und meist auch zum Internet.

Es wäre sehr einfach für Pflegende, auf dem Laufenden zu bleiben, wenn sie schnellen Zugriff auf eine einzige Datenbank hätten, in der alles Wissen verständlich und griffbereit ist; leider ist dem nicht so, denn die meisten deutschsprachigen Pflegezeitschriften enthalten größtenteils Artikel der unteren Ebenen von Abbildung 3-1 auf Seite 111, was unter anderem auch daher kommt, dass die Pflegeforschung in den deutschsprachigen Ländern bisher wenige größere Studien hervorbringen konnte; so wurden zum Beispiel zwischen 1988 und 1997 nur fünfzehn deutschsprachige Randomisierte kontrollierte Studien publiziert, wobei bei keiner dieser Studien Pflegewissenschaftler Erstautoren waren (Schlömer, 1999).

3.2.1 Bücher

Bücher waren einst die wichtigsten Medien, in denen neues Wissen verbreitet wurde, aber seit es immer mehr Fachzeitschriften in immer spezielleren Gebieten gibt, werden Bücher hauptsächlich dazu genutzt, als Nachschlagewerke und somit als Quelle jenes Wissens zu dienen, das sich nicht allzu schnell verändert. Bücher sind zum Lernen geeignet und daher so konzipiert, dass sie einen Überblick über ein Stoffgebiet geben. Ist man auf der Suche nach einem Schema, das den fetalen Blutkreislauf darstellt, oder nach der Beschreibung einer Kohortenstudie, so wird man dies natürlich in einem Buch nachschlagen.

Das Wissen aus Büchern ist oft mehrere Jahre „alt", denn von der Niederschrift durch den Autor über den Druck bis zum Verkauf im Buchladen vergeht Zeit – Zeit, in der neue Erkenntnisse gewonnen werden, die das in Büchern veröffentlichte Wissen widerlegen können; zudem sind auch Buchautoren nicht immer auf dem aktuellsten Stand des Wissens (vgl. als drastisches Beispiel Antman, Lau, Kupelnick, Mosteller, & Chalmers, 1992). Neuerdings werden häufiger Bücher mit Internet-Services kombiniert, indem über das Internet Ergänzungen und Aktualisierungen möglich sind. Ein weiteres Problem besteht darin, dass das Wissen aus Büchern häufig die Meinung des Verfassers widerspiegelt und selten durch fundierte Studien belegt ist.

Diese beiden Nachteile von Büchern kann man ausgleichen, indem man entweder das Wissen häufiger aktualisiert, zum Beispiel per Internet oder in Form von Loseblattsammlungen, wie sie in juristischen Kreisen üblich sind, oder durch häufigere Auflagen und indem man allgemein das Verständnis für die Relevanz von Wissen, das durch gute Studien gewonnen wurde, in das Bewusstsein von Autoren, Verlegern und Lesern bringt. Ein Beispiel für dieses Umdenken ist *Clinical Evidence* (Godlee, 2009), das für den praktisch tätigen Arzt in Form eines Jahrbuchs die methodisch besten und geeignetsten Studien für eine medizinische Fragestellung zusammenfasst. Leider existiert zur Zeit noch kein vergleichbares Werk für die Pflege.

3.2.2 Zeitschriften

Zeitschriften eignen sich sehr gut, um sich über neue Entwicklungen, Gesetze und aktuelle Diskussionen zu informieren, denn sie sind meist aktuell und ihr Inhalt ist breit gefächert. Das Abonnement einer Zeitschrift will gut überlegt sein, denn jede Zeitschrift hat einen anderen Fokus und ein anderes Niveau. Eine Kombination aus einer eher allgemeinen Zeitschrift mit einer hohen Auflage (z.B. *Pflege*, *Pflegezeitschrift*, *Dr. med. Mabuse*, *Die Schwester/Der Pfleger*), einer Fachzeitschrift für ein spezielles Gebiet (z.B. *Kinderkrankenpflege*) und einer Zeitschrift, die Studien sehr guter Qualität veröffentlicht (z.B. *Evidence-Based Nursing*) sollte ausreichen, um gut informiert zu bleiben. Möchte man überwiegend Antworten auf spezielle Fragestellungen bekommen, sollte man eher in Online-Datenbanken recherchieren und sich die gewünschten Artikel zusenden lassen.

Besonders zu empfehlen ist die Zeitschrift *Evidence-Based Nursing*[2], die 1998 ins Leben gerufen wurde und sich zum Ziel gesetzt hat, vierteljährlich eine Auswahl an Studien vorzustellen, die in pflegerelevanten Zeitschriften veröffentlicht wurden und sowohl von hoher Praxisrelevanz als auch

2 *http://www.evidencebasednursing.com/*

von hoher methodischer Qualität sind (A. DiCenso, Cullum, & Ciliska, 1998). Die ausgewählten Artikel werden auf einer Seite zusammengefasst, anhand vorher definierter Qualitätskriterien beurteilt und von einem Experten aus der Praxis kommentiert.

3.2.3 Die eigene Sammlung

Es empfiehlt sich, abonnierte Zeitschriften zu archivieren, um Artikel für einen späteren Gebrauch im Volltext vorliegen zu haben. Weiterhin ist es sinnvoll, Fragestellungen, die schon recherchiert wurden, strukturiert abzulegen, damit sie bei Bedarf rasch aktualisierbar sind. Durch die Entwicklung jederzeit zugänglicher Datenbanken sowie die günstigen Liefermöglichkeiten der gewünschten Artikel im Volltext verlieren die eigenen Sammlungen allerdings immer mehr an Bedeutung, denn ihre Pflege ist sehr zeitintensiv, wenn eine sinnvolle und effiziente Nutzung möglich sein soll.

Unterstützung findet man durch den Einsatz spezieller Software, die die eigene Literatur in einer Datenbank verwaltet und ausgefeilte Suchoptionen bietet.[3] Eine andere – ebenfalls computergestützte – Möglichkeit besteht in der Verwendung von *Critically Appraised Topics (CATs)*: Das (mittlerweile kostenlose) Programm *CATmaker* zum Beispiel erlaubt es, zu bestimmten Bereichen Zusammenfassungen von Studien anhand von Kriterien aus der Evidence-based Health Care zu erfassen, zu verwalten und unkompliziert zu aktualisieren.[4]

3.2.4 Das Internet und seine Dienste

„Internet" ist die Bezeichnung für ein weltweites Rechnernetz, über das eine Fülle von Diensten angeboten werden: grafisch aufbereitete Informationen (*World Wide Web*), elektronische Post (*E-Mail*), Diskussionsgruppen (*Newsgroups*), Plauderecken (*Chatrooms*), elektronische Datenbanken, *Social Media* und vieles mehr.

Das Internet entwickelt sich sehr schnell zu einer reichhaltigen Quelle für Pflegende, Pflegebedürftige und Angehörige, denn es bietet zahlreiche Möglichkeiten, um sich schnell und aktuell zu informieren. Zudem wird so der Bedarf vieler Pflegebedürftiger gedeckt, aktiv an der Behandlung ihrer Erkrankung mitzuarbeiten, sich selbst zu informieren, Gedanken zu machen und auseinanderzusetzen – eine nicht zu vernachlässigende Hilfe bei der Bewältigung und für den Erfolg ihrer Behandlung.

Weiterhin eignet sich das Internet hervorragend, um die Erstellung, die Verbreitung und die Diskussion von wissenschaftlichem Wissen zu unterstützen und um viel beschäftigten Praktikern einen kostengünstigen, schnellen und effizienten Zugriff auf valides und relevantes Wissen zur richtigen Zeit, am richtigen Ort, in der richtigen Menge und im richtigen Format zu ermöglichen (A.R. Jadad, Haynes, Hunt, & Browman, 2000).

Dem steht allerdings gegenüber, dass das Wissen im Internet meist nicht strukturiert vorliegt, dass die meisten Artikel (noch) nur in englischer Sprache publiziert werden und nicht nur schwer zu finden sind, sondern auch noch verstanden werden müssen – sowohl von Pflegebedürftigen als auch von Pflegenden. Außerdem kommt bei einigen potenziellen Nutzern noch eine Abneigung gegen „die Technik" hinzu: Selbstverständlich muss man zunächst Zeit investieren, um den Umgang mit dem Medium zu erlernen, egal ob Hard- oder Software.

Aufgrund dieser Faktoren ist es unwahrscheinlich, dass das Potenzial, das im Internet steckt, schon bald voll genutzt werden wird. Bis dahin werden einige Pflegende das Gefühl haben, dass das Internet eine Rolle in ihrer täglichen Arbeit spielen sollte, aber solange nicht wirksame Strategien entwickelt werden, um die Spreu vom Weizen zu trennen, muss man schon sehr viel Energie aufbringen, um das meiste für sich aus allen Möglichkeiten, die das Internet bietet, herauszuholen (Stewart, 1999).

Das Auffinden von relevanten Informationen im *World Wide Web* ist aufgrund der unüberschaubaren Menge an Websites nicht einfach; noch schwieriger ist es allerdings, die gefundenen Informationen kritisch zu bewerten, denn jeder kann sein Wissen, Halbwissen oder Wunschdenken im

3 Eine Übersicht findet man zum Beispiel unter *http://www.literaturmanagement.net/*

4 *http://www.cebm.net/catmaker.asp*

World Wide Web veröffentlichen – qualitative Kriterien werden bei eigenen Internetseiten nicht zugrunde gelegt. Obwohl die Inhalte von Internetseiten ähnlich denen von Zeitschriftenartikeln sind, gibt es eben doch einige Unterschiede: Websites werden unkontrolliert publiziert, sind meist vor der Veröffentlichung nicht durch einen Begutachtungsprozess durch Experten gegangen (*Peer-Review*), und man muss oft sehr lange suchen, bis man überhaupt den Namen des Autors findet.

Genau wie bei allen anderen Arten von Informationen ist es wichtig, ihre Qualität zu beurteilen, bevor man sich dazu entscheidet, sie für die eigene Praxis zu benutzen. Neben den sonst üblichen Kriterien sollte man sein Augenmerk auch auf folgende Angaben richten:

- *Autor:* Ist er genannt? Einer oder mehrere Autoren?
- *Begutachtung:* Sind Veröffentlichungen vorher begutachtet worden? Wie und von wem?
- *Geldgeber:* Wer sponsert die Seiten oder die Forschungsarbeit?
- *Datum:* Wann wurde die Seite erstellt? Wie oft wird sie aktualisiert?
- *Quellen:* Werden überhaupt Quellen angegeben?
- *Bekanntheit:* Wird die Seite häufig aufgesucht (Counter)? Ist sie in Linksammlungen vertreten?
- *Eindruck:* Ist der persönliche Eindruck positiv? Ist die Seite insgesamt glaubwürdig?

Die Suche nach Informationen ist eine Fähigkeit, die, wie andere Fähigkeiten auch, erst erlernt werden muss, und der beste Weg dürfte sein, einfach loszulegen. Wenn die ersten Fragen auftauchen, findet man kompetente Hilfe in Newsgroups und Mailinglisten, Fachbüchern und auf Internetseiten.

Neben Internetseiten, die von einzelnen Autoren erstellt sind und relativ wenig Interaktion erlauben, gibt es auch Möglichkeiten, Diskussionen im *World Wide Web* zu führen: So bietet das *Pflegeboard*[5] zu vielen pflegerelevanten Gebieten Plattformen für Diskussionen, und dessen hohe Besucherzahlen sprechen für den Bedarf der Pflegenden an solchen Diensten.

5 *http://www.pflegeboard.de/*

3.3 6S-Methode zum Auffinden bester externer Evidence

Generell sind wohl die meisten Praktiker daran interessiert, das am besten aufbereitete Wissen für eigene klinische Entscheidungen zu finden – je mehr dieses Wissen aufbereitet wurde, umso weniger Ressourcen muss man in die eigene Aufbereitung, beispielsweise durch das Erstellen einer Meta-Analyse, stecken. Hierzu hat Haynes zunächst das „4S"-Modell vorgestellt (R.B. Haynes, 2005), das er später zum „5S"-Modell erweiterte (B. Haynes, 2007). Nun wurde Haynes' „5S"-Modell von A. DiCenso, Bayley und Haynes (2009) zur 6S-Methode zum Auffinden der am besten entwickelten Evidence ausgebaut, wie in Abbildung 3-2 dargestellt.

Hierbei geht es darum, sowohl Pflegebedürftigen als auch Pflegenden eine Hilfestellung bei der Auswahl der erfolgversprechendsten Informationsquellen zu geben.

Es wird empfohlen, zunächst nach *Systemen* zu suchen: im Idealfall Evidence-basierte klinische Informationssysteme, die computergestützt externe Evidence für konkrete Entscheidungssituationen vorschlagen, indem sie relevante Forschungsarbeiten zu einem Problem zusammenfassen und

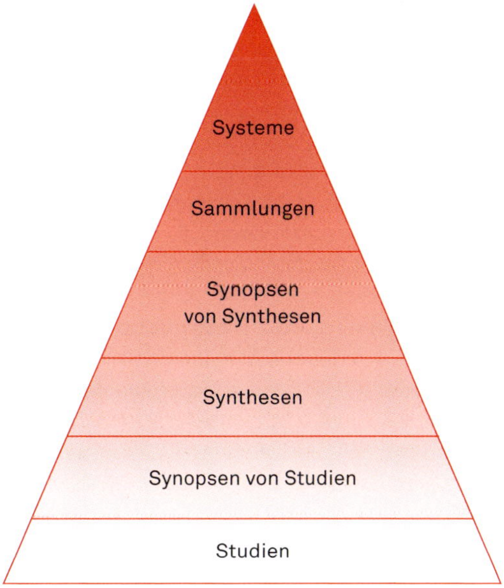

Abbildung 3-2: 6S-Methode zum Auffinden bester externer Evidence (vgl. DiCenso et al., 2009)

dem Nutzer dann anbieten, wenn er sie konkret benötigt, beispielsweise im Rahmen der Pflegeplanung. Momentan liegen solche Systeme leider noch nicht in der angestrebten Form vor.

Wird man im Bereich der Systeme nicht fündig, sollte man sich den *Sammlungen* zuwenden: klinische Behandlungspfade (→ Abbildung 5-1 auf Seite 247), Evidence-basierte Praxisleitlinien oder Übersichten in Büchern, die externe Evidence über ein spezielles klinisches Problem zusammenfassen und regelmäßig aktualisiert werden. *Clinical Evidence*[6] und *UpToDate*[7] sind – zumindest für den medizinischen Bereich – ein wichtiger Schritt in diese Richtung.

Findet man auch keine passenden Sammlungen, sollte man sich innerhalb der Pyramide weiter nach unten begeben und gelangt zu den *Synopsen von Synthesen*. Hiermit sind entweder Zusammenfassungen von qualitativ hochwertigen Systematischen Übersichtsarbeiten gemeint, wie sie zum Beispiel in der Zeitschrift *Evidence-Based Nursing* oder *DARE*, einem Teil der Cochrane Library, publiziert werden.

Benötigt man mehr Details oder hat man keine Synopse einer Synthese gefunden, sollte man direkt nach *Synthesen* suchen, also nach Systematischen Übersichtsarbeiten und Meta-Analysen, wie sie beispielsweise in der *Cochrane Library*[8] zu finden sind, aber auch in *Nursing+*[9].

Existieren auch keine Synthesen, recherchiert man gezielt nach *Synopsen von Einzelstudien* – wie auch die Synopsen von Synthesen findet man sie in der Zeitschrift *Evidence-Based Nursing*. Hierbei handelt es sich um die kurze Zusammenfassung einer qualitativ hochwertigen Einzelstudie, die vielleicht noch um einen Kommentar aus der Sicht der Anwender ergänzt wurde.

Hat man bis hierhin zu seinem speziellen Problem noch keine passende externe Evidence gefunden, bleibt als letzte Ebene der 6S-Methode die Suche nach *Studien*, also Originalarbeiten wie einzelne RCTs oder Beobachtungsstudien. Hierfür bietet sich zunächst das *Cochrane Controlled Trials Register*, eine Komponente der Cochrane Library, an. Auch die *Clinical Queries* von PubMed können eine fruchtbare Anlaufstelle sein. Weiterhin ist Google Scholar[10] noch eine Überlegung wert.

3.4 Welche Datenbanken sind wozu geeignet?

Hat man die Forschungsfrage klar formuliert, kann man gut gerüstet mit der Recherche beginnen. Hierfür stehen einige Datenbanken online zur Verfügung; für welche man sich entscheidet, hängt von persönlichen Vorlieben, von dem Schwerpunkt der Datenbank und natürlich vom Geldbeutel ab.

Da eine Vielzahl von Datenbanken zur Verfügung steht, deren Vorstellung den Rahmen dieses Buchs sprengen dürfte, wird hier nur auf die kostenlose Medline-Oberfläche PubMed sowie auf die in weiten Teilen ebenfalls entgeltfrei zugängliche DIMDI-Oberfläche detaillierter eingegangen. Daneben existieren für den Pflegebereich eine Vielzahl von zum Teil kostenpflichtigen Datenbanken, die sich teilweise auf Schwerpunkte spezialisiert haben, sowie Fachdatenbanken für die Grundlagenwissenschaften der Pflege.

Elektronisch zugängliche und auswertbare Datenbanken sind ein entscheidender Fortschritt in der Zugänglichkeit und Prüfbarkeit von Wissenschaftsvergleichen. Ihr Potenzial, das noch keineswegs vollständig genutzt wird, liegt darin, dass diese Datenbanken die Nachprüfbarkeit von Wissen für größere Teile der Bevölkerung erleichtern können. Bis vor kurzem war der Kreis derjenigen, die wissenschaftliches Wissen als wissenschaftlich statt als autoritäres Wissen aufnehmen, also zwischenmenschlich überprüfen konnten, auf die sehr kleine Schicht derjenigen beschränkt, die persönlich Spezialbibliotheken, Institute und Labore aufsuchen konnten. Alle anderen mussten in unwissenschaftlicher Weise glauben, was „die Wissenschaft festgestellt hat", wie es im bekannten Spottlied heißt.

Der damit notwendige „Glauben an die Autorität der Wissenschaft" unterscheidet sich aber zu wenig vom „Glauben an die Autorität der Vorschriften" oder dem „Glauben an die Autorität der Offenbarung des murmelnden Baches", um wissenschaft-

6 *http://www.clinicalevidence.com/*
7 *http://www.uptodate.com/*
8 *http://www.thecochranelibrary.com/*
9 *http://plus.mcmaster.ca/np/*
10 *http://scholar.google.de/*

lich statt szientifisch zu sein – insofern vergrößern elektronische, allgemein und schnell zugängliche Datenbanken für große Teile der Bevölkerung die Chance zum *Sapere aude* Melanchthons, also die Chance, selbst nachzulesen und zu urteilen.

Datenbanken setzen eine Entscheidung der Demokratisierung fort, die vor 500 Jahren mit dem Buchdruck begann. Um diese Chance zu nutzen, bedarf es freilich der Kulturtechnik der Durchsicht und schnellen Beurteilung großer Informationsmengen, sonst wird die schiere Menge des Veröffentlichten zum Grund dafür, dass es nicht zur Kenntnis genommen wird (J. Behrens, 1998). Auch bei diesen Durchsichten und Beurteilungen leisten Datenbanken für den, der mit ihnen umgehen kann, große Dienste (Abstract, Verknüpfungen usw.).

Selbstverständlich findet keineswegs alles, was veröffentlicht wird, Eingang in Datenbanken. Man wird auch sicher nicht sagen können: „Was nicht in Datenbanken steht, taugt auch nichts", denn außer der *Qualität*, die unter Umständen zur Aufnahme eines Artikels in eine Datenbank führt, ist noch entscheidend: der Wille und die Energie des Autors, überhaupt in einer Zeitschrift zu veröffentlichen, die in einer Datenbank erfasst wird, und nicht in einer im Extremfall privat gedruckten Monographie. Der Wille und die Energie, in eine Datenbank zu kommen, ist von Fach zu Fach und von Region zu Region unterschiedlich ausgeprägt; in der deutschen Pflege zum Beispiel viel weniger als in der angelsächsischen. Für die deutsche Pflegeliteratur hat deshalb Schlömer (1999) neben Datenbank- auch Handsuchen durchgeführt – wenn auch in ihrem Fall mit dem Ergebnis, dass die Handsuche für ihre sehr spezielle Fragestellung wenig mehr erbrachte als die Datenbanksuche.

Also: Nicht alle relevante Literatur finden Sie über Datenbanken. Aber das ist kein Grund, nicht wenigstens die Literatur zur Kenntnis zu nehmen, die Sie in Datenbanken finden. Da dieses Buch Ihren erkennbaren praktischen Bedürfnissen dienen soll, haben wir uns im Folgenden auch um möglichst konkrete Tipps bemüht, wie Sie bei der Datenbank-Recherche Zeit und Geld sparen können. Diese Tipps können freilich noch schneller veralten als die übrigen Teile des Buchs.

3.4.1 Medline

Medline ist die bibliographische Hauptdatenbank der *U.S. National Library of Medicine* (NLM) und umfasst mehr als 21 Millionen Einträge auf dem Gebiet der Biowissenschaften mit dem Fokus auf medizinischen Themengebieten wie Humanmedizin, Zahnmedizin, Veterinärmedizin, Pharmazie, Pflege und viele mehr.

Seit 1966 werden Zeitschriften ausgewertet; insgesamt sind es mehr als 5600 Zeitschriften aus aller Welt in 40 verschiedenen Sprachen. Ungefähr 40 % der erfassten Artikel wurden in den USA veröffentlicht, insgesamt sind ca. 93 % der Quellen in Englisch und 84 % aller Einträge mit englischen Abstracts, die von den Autoren der Artikel verfasst wurden. Medline wächst jeden Tag um ungefähr 2000–4000 komplette Verweise, das sind weit mehr als 700 000 neue Einträge pro Jahr (National Library of Medicine, 2014).

Über die Homepage der NLM[11] hat man kostenlosen Zugriff auf Medline, ohne sich registrieren zu müssen; daneben bieten zahlreiche Bibliotheken und teilweise auch kommerzielle Anbieter über eigene Benutzeroberflächen einen Zugriff auf die Datenbank. Die *U.S. National Library of Medicine* selbst stellt mehrere Benutzeroberflächen zur Verfügung, unter anderem PubMed.

Medline kann nach Stichworten, Autoren, Begriffen in Titel oder Text, Zeitschriften oder Kombinationen aus diesen durchsucht werden; automatisch werden die eingegebenen Suchbegriffe mit der Medline-Verschlagwortung (*MeSH-Terms*) verglichen und bei Bedarf für die interne Suche passend eingebaut. Zum Beispiel wird aus der Eingabe

```
pressure sore
```

automatisch die Abfrage

```
„decubitus ulcer"[MeSH Terms] OR
pressure sore[Text Word]
```

generiert.

Als Ergebnis erhält man eine Liste, die Autor, Titel, Quelle und meistens auch ein Abstract enthält (→ Abbildung 3-3). Anhand dieser Informationen muss man dann die Entscheidung treffen, ob der gefundene Artikel relevant ist und man ihn im

11 *http://www.nlm.nih.gov/*

Jpn J Nurs Sci. 2015 Mar 17. doi: 10.1111/jjns.12075. [Epub ahead of print]

Systematic review of the predisposing, enabling, and reinforcing factors which influence nursing administration of opioids in the postoperative period.

Yin HH[1], Tse MM[2], Wong FK[2].

⊕ **Author information**

Abstract

AIM: To provide an overview of the administration of opioid analgesics by nurses when prescription is on an "as-needed" basis for postoperative pain, and to identify the important factors that determine the decisions of nurses, by using the framework of predisposing, reinforcing, and enabling causes in educational diagnosis and evaluation.

METHODS: Multiple databases were searched for the period from 2000-2012. Out of a total of 1755 citations and 148 abstracts retrieved, 39 studies met the criteria for inclusion. Studies were considered eligible for review if they focused on situations or factors influencing a nurse's performance in pain assessment and the administration of opioid analgesics in postoperative pain management.

RESULTS: The topics of the descriptive and qualitative studies presented four themes: (i) nurses' knowledge and attitudes about pain management; (ii) the situation of nurses' work practices in administrating range orders for opioid analgesics; (iii) factors that influenced nurses' work practices; and (iv) perceived barriers to effective pain management from the nurse's perspective. The experimental studies investigated the effects of different approaches in nurses' pain management practices in postoperative settings and their outcomes for patients.

CONCLUSION: A knowledge deficit was observed to be the reason in most cases for a nurse's failure to administrate adequate analgesics for postoperative pain relief. Pain-related education for nurses is the cornerstone to improve pain management. The integration of enabling and reinforcing factors will help nurses to develop the ability to make the decision to engage in a comprehensive intervention to improve pain management and patient outcomes.

© 2015 The Authors. Japan Journal of Nursing Science © 2015 Japan Academy of Nursing Science.

KEYWORDS: nurse's role; opioid analgesic administration; pain assessment; postoperative pain management; systematic view

PMID: 25781037 [PubMed - as supplied by publisher]

Abbildung 3-3: Darstellung eines Abstracts in PubMed

Volltext bestellen oder ob man die Suche vielleicht modifizieren möchte.

In *PubMed*[12] (→ Abbildung 3-4) hat man eine Eingabezeile zur Verfügung, in die man seine Suchabfrage eingibt; anschließend erhält man eine Liste von Titeln als Ergebnis der Suche und kann die zugehörigen Abstracts per Klick auswählen.

Auch komplexe Suchabfragen, in denen die Felder, in denen ein Schlüsselwort vorkommen muss, genau angegeben werden können, sowie die Kombination verschiedener Suchbegriffe mit logischen Operatoren[13] (→ Kapitel 3.5.3 auf Seite 122) und die Beschränkung von Suchbegriffen auf bestimmte Suchfelder sind in PubMed möglich.

Ferner stehen validierte Suchabfragen und Filter für die Suche nach Studien über die Diagnose, die Prognose sowie die Behandlung von Krankheiten zur Verfügung, die vor allem für den Evidence-based-Health-Care-Bereich sehr nützlich sein können. Die Ergebnisse der Suche in PubMed können in unterschiedlichen Formaten betrachtet und – zum Beispiel zur direkten Übernahme in eine Bibliographiesoftware – gespeichert werden.

Die direkte Bestellung der gewünschten Artikel im Volltext ist bei der Suche in Medline über die Oberflächen der NLM nicht empfehlenswert, da der Lieferdienst Loansome Doc® für die Lieferung ins Ausland saftige Preise verlangt. Es empfiehlt sich daher, die Ergebnisse der Recherche bei Bedarf zum Beispiel über Subito (→ Kapitel 3.7 auf Seite 128) zu bestellen.

3.4.2 DIMDI

Anders verhält es sich, wenn man über die Benutzeroberfläche des Deutschen Instituts für Medizinische Dokumentation und Information (DIMDI)[14](→ Abbildung 3-5) in Medline oder auch in anderen Datenbanken recherchiert.

Das DIMDI ist eine nachgeordnete Behörde des Bundesministeriums für Gesundheit und bietet den – teilweise kostenlosen – Zugriff auf ca. 70 Datenbanken aus den biowissenschaftlichen Disziplinen und den Sozialwissenschaften an. Man kann mit Hilfe einer deutschen Benutzeroberfläche und mit deutschen Suchbegriffen (wegen der deutschsprachigen Verschlagwortung mancher Artikel) in mehreren Datenbanken parallel recherchieren,

12 *http://www.pubmed.gov/*
13 Boole'sche Operatoren: AND, OR, NOT
14 *http://www.dimdi.de/*

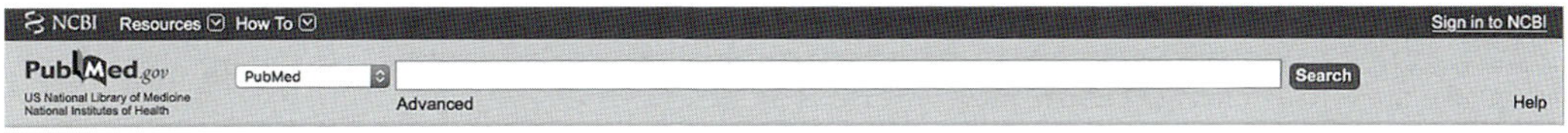

Abbildung 3-4: Eingabezeile von PubMed

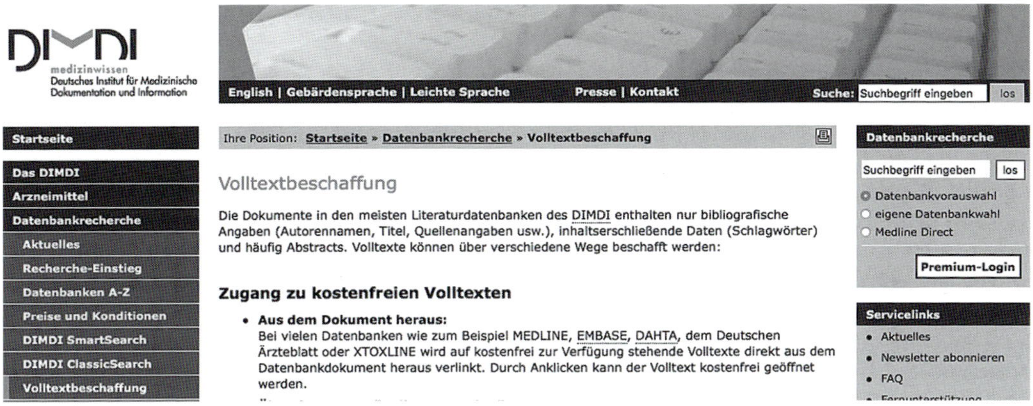

Abbildung 3-5: Oberfläche von DIMDI

die Suchergebnisse komfortabel verknüpfen, einschränken und exportieren oder direkt im Volltext bestellen.

Prinzipiell ist die alleinige Suche nach deutschsprachigen Veröffentlichungen aber wenig sinnvoll, da zum einen Studien mit signifikanten Ergebnissen eher in englischer Sprache veröffentlicht werden und zum anderen das Ziel der Recherche darin besteht, zunächst möglichst alle relevanten Veröffentlichungen zu einem Thema zu finden und diese anschließend anhand ihrer Qualität auszuwählen.

Insgesamt betrachtet ist über DIMDI eine komfortable Suche möglich, die durch eine integrierte Bestellmöglichkeit noch abgerundet wird; zudem dürfte so mancher Nutzer eine deutsche Oberfläche bevorzugen.

3.4.3 Andere Datenbanken

Die folgenden Datenbanken sind teilweise entgeltpflichtig, teilweise decken sie nur einen Randbereich der Pflege ab, weshalb sie hier nur kurz angesprochen werden sollen.

3.4.3.1 Cochrane Library

Die Cochrane Library[15] (→ Abbildung 3-6) besteht aus mehreren Datenbanken, die parallel abgefragt werden können:

- die *Cochrane Database of Systematic Reviews* (CDSR), in der knapp 6000 komplette Systematische Übersichtsarbeiten bzw. Meta-Analysen und ca. 2400 Protokolle im Volltext vorliegen
- die *Database of Abstracts of Reviews of Effectiveness* (DARE), die über 30 000 strukturierte Abstracts und Bewertungen von anderen, qualitativ guten Systematischen Übersichtsarbeiten, die nicht in der Cochrane Library sind, enthält, und
- das *Cochrane Central Register of Controlled Trials* (CENTRAL), das auf mehr als 780 000 kontrollierte Studien, die teilweise in keiner anderen elektronischen Datenbank erfasst sind, verweist, sowie
- Datenbanken über Methoden-Studien, HTA-Berichte, ökonomische Analysen sowie Cochrane-Gruppen

Das Besondere an der Cochrane Library ist, dass nur Arbeiten aufgenommen werden, die klar definierten Kriterien entsprechen, die von der

15 *http://www.thecochranelibrary.com/*

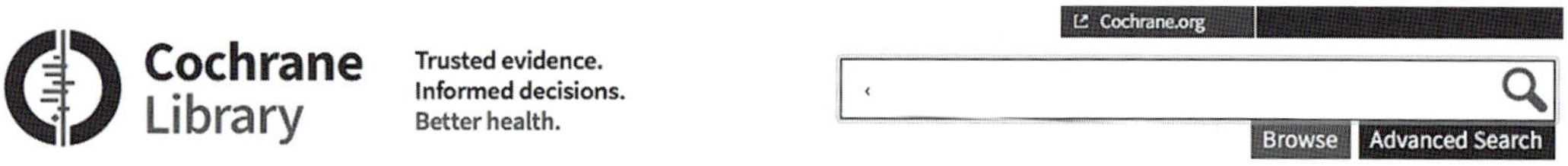

Abbildung 3-6: Suchmaske der Cochrane Library

Cochrane Collaboration vorher festgelegt wurden, wodurch eine gewisse Qualität der Inhalte gewährleistet ist. Die Cochrane Collaboration legt den Schwerpunkt bei *Cochrane Reviews* zu Interventionen auf RCTs. Es ist hoch anzuerkennen, dass sie die Kriterien ihrer Auswahl klar offenlegt. Allerdings können RCTs nur einige der von uns genannten Verzerrungsgefahren (Bias) vorbeugend einschränken. Es gibt, wie wir sahen, überhaupt kein Forschungsdesign, das alle Verzerrungsgefahren gleichermaßen gut bewältigt. Deswegen sind RCTs keineswegs immer qualitativ besser als andere Studiendesigns. Sie müssen sich entscheiden, welche Verzerrungsgefahren in Ihrer Fragestellung für Sie die am meisten zu meidenden Gefahren sind.

Leider ist die Cochrane Library (noch) sehr medizinlastig, sodass man auf der Suche nach Lösungen für Pflegeprobleme dort eher selten fündig wird. Via Internet kann man in der kompletten Cochrane Library recherchieren und auch die Abstracts der Cochrane Reviews einsehen – für einen Zugriff auf die Volltexte muss man allerdings zahlen.

3.4.3.2 CINAHL®

Über die Oberfläche des CINAHL® *direct* Online-Services[16] hat man Zugriff auf CINAHL®, Medline und die CINAHL *Current Awareness*-Datenbank. CINAHL® steht übrigens für „Cumulative Index to Nursing and Allied Health Literature" und umfasst über 3,9 Millionen Einträge aus mehr als 5000 Zeitschriften, vor allem pflegerelevante Literatur aus Pflegezeitschriften, Pflegestandards, Forschungsinstrumenten und Empfehlungen; daneben werden 29 für die Pflege wichtige Disziplinen wie Alternativmedizin oder der Umgang mit gesundheitswissenschaftlicher Literatur abgedeckt. Artikel aus nahezu 1300 Zeitschriften sind im Volltext zugänglich. Leider ist die Nutzung von CINAHL® kostenpflichtig, und obwohl man in CINAHL® viele Quellen findet, die in Medline nicht erfasst werden, wird sich nicht jeder die Kosten für die Datenbanknutzung leisten können und.

3.4.3.3 Embase

Embase (Excerpta Medica DataBase) wird von Elsevier Science B.V. herausgegeben und umfasst mehr als 28 Millionen Dokumente aus dem Bereich der Humanmedizin, Pharmakologie und angrenzenden Gebieten wie Gesundheitsmanagement, Pflege und Psychiatrie, wobei pharmakologische Studien einen Schwerpunkt bilden. Eine kostenpflichtige Recherche ist über DIMDI (→ Kapitel 3.4.2 auf Seite 118) möglich.

3.4.3.4 PsycINFO

Die von der American Psychological Association betreute Datenbank PsycINFO beinhaltet mehr als 3,5 Millionen Quellen aus der psychologischen Literatur von 1887 bis heute und wird auch als CD-ROM (PsycLIT) vertrieben. Auch hier ermöglicht DIMDI (→ Seite 118) einen kostenpflichtigen Zugriff.

3.4.3.5 Internet-Suchmaschinen

Auch wenn das Internet mittlerweile mit einem riesigen Heuhaufen vergleichbar ist, in dem das gesuchte Wissen Stecknadeln gleich verborgen ist: Es ist oft vorhanden! Wenn die Recherche in den geeigneten Fachdatenbanken nicht von Erfolg gekrönt sein sollte, lohnt sich vielleicht eine Suche im Internet, zum Beispiel mit Google[17], Bing[18], FastSearch[19] oder Google Scholar[20], womit

16 *http://www.cinahl.com/*
17 *http://www.google.de/*
18 *http://www.bing.com/*
19 *http://www.alltheweb.com/*
20 *http://scholar.google.de/*

man vor allem „wissenschaftliche“ Literatur wie Seminararbeiten, Doktorarbeiten, Bücher, Zusammenfassungen, aber auch Artikel finden kann.

3.5 Was muss ich bei der Suche beachten?

Die in Kapitel 3.4 ab Seite 116 vorgestellten Datenbanken werden mit ähnlichen Techniken bedient, obwohl jede auch ihre eigenen speziellen Eigenschaften und besonderen Methoden hat, die man in den jeweiligen Handbüchern und Hilfedateien findet.

3.5.1 Schlüsselbegriffe

Jede Datenbank beinhaltet Verweise auf Zeitschriftenartikel und ähnliches Material wie Bücher, Software, Websites oder Videos. Die Suche kann nach Autoren, Wörtern oder Begriffen (= mehrere zusammenhängende Wörter) im Titel oder in der Zusammenfassung der Artikel erfolgen; zusätzlich ist (fast) jeder Artikel von den Betreibern der Datenbank mit standardisierten Schlagwörtern versehen worden.

Leider werden nicht in jeder Datenbank die gleichen Schlüsselwörter verwendet: Um Artikel über Dekubitus zu suchen, würde man eigentlich nach dem geläufigen Wort „bedsore“ suchen, in CINAHL® aber nach dem Schlagwort „pressure sore“, in Medline nach dem *MeSH-Term „decubitus ulcer“ und in Embase nach „decubitus“; PsycINFO hat kein* entsprechendes Schlagwort.

Obwohl viele moderne Datenbanken (wie z. B. Medline) einem eingegebenen Suchbegriff automatisch die jeweiligen Schlagwörter zuordnen, sollte man sich dieses Vorgehens bewusst sein, und man wird manchmal nicht umhin kommen, per Hand das entsprechende Schlagwort zu eruieren oder in speziellen Feldern wie im Titel oder im Text zu suchen. So sind Suchen im Textfeld dann angebracht, wenn es sich um einen *neuen* Begriff handelt, dem vielleicht noch kein Schlagwort zugeordnet wurde, zum Beispiel „Passivrauchen“ oder „SARS“, während man bei der Suche nach klar definierten Begriffen wie „Pneumonie“ oder „Pflegetheorie“ eher in den Schlagwörtern fündig wird.

3.5.1.1 Schlüsselbegriffe ausdehnen oder eingrenzen

Wie und warum man Schlagworte benutzen, das heißt ausdehnen oder eingrenzen sollte, wird im Folgenden am Beispiel von „bedsore“ in PubMed gezeigt. Auf der Startseite von PubMed findet man rechts die *MeSH Database*. Im *MeSH-Browser* geben wir in die Befehlszeile

```
bedsore
```

ein und erhalten als Ergebnis Abbildung 3-7.

Zunächst erfolgt eine Definition des Begriffs, wie er in Medline verwendet wird, und darunter sieht man die Einordnung des Suchbegriffs in die Hierarchie der *MeSH-Terms (MeSH-Baum)*. Weiterhin erhält man eine Übersicht über die möglichen Unterbegriffe, mit denen man den ursprünglichen *MeSH-Term* eingrenzen kann, zum Beispiel mit *prevention and control*, wenn man Artikel zur Dekubitusprophylaxe sucht (→ Abbildung 3-8).

Ferner kann man die Suchabfrage auf Artikel eingrenzen, in denen der gewählte *MeSH-Term* ein Hauptbegriff ist, und man kann festlegen, ob PubMed auch in den nachfolgenden Abschnitten des *MeSH*-Baumes suchen soll. Schränkt man die Suche nur auf die Prophylaxe ein und klickt dann auf *Add*, erhält man automatisch folgende Formulierung in der Befehlszeile

```
„Decubitus Ulcer/prevention and
control“[MESH]
```

und kann damit seine Suchabfrage starten.

3.5.2 Trunkierung

Um verschiedene Wortstämme gemeinsam in einer Suche einzuschließen, kann man nur nach dem Wortanfang suchen und den Rest des Begriffs

Pressure Ulcer

An ulceration caused by prolonged pressure on the SKIN and TISSUES when one stays in one position for a long period of time, such as lying in bed. The bony areas of the body are the most frequently affected sites which become ischemic (ISCHEMIA) under sustained and constant pressure.

Year introduced: 2006 (1963)

All MeSH Categories
- Diseases Category
  - Skin and Connective Tissue Diseases
    - Skin Diseases
      - Skin Ulcer
        - **Pressure Ulcer**

- Pressure Ulcers
- Ulcer, Pressure
- Ulcers, Pressure
- Bedsore
- Bedsores
- Pressure Sore
- Pressure Sores
- Sore, Pressure
- Sores, Pressure
- Bed Sores
- Bed Sore
- Sore, Bed
- Sores, Bed
- Decubitus Ulcer
- Decubitus Ulcers
- Ulcer, Decubitus
- Ulcers, Decubitus

Abbildung 3-7: Ausgabe der Suche nach „bedsore" im MeSH-Browser von PubMed

☐ analysis
☐ anatomy and histology
☐ blood
☐ cerebrospinal fluid
☐ chemically induced
☐ classification
☐ complications
☐ congenital
☐ cytology
☐ diagnosis
☐ diet therapy
☐ drug therapy
☐ economics
☐ enzymology
☐ epidemiology
☐ ethnology
☐ etiology
☐ genetics
☐ history
☐ immunology
☐ metabolism
☐ microbiology
☐ mortality
☐ nursing
☐ organization and administration
☐ parasitology
☐ pathology
☐ physiology
☐ physiopathology
☐ prevention and control
☐ psychology
☐ radiography
☐ radionuclide imaging
☐ radiotherapy
☐ rehabilitation
☐ statistics and numerical data
☐ surgery
☐ therapy
☐ ultrasonography
☐ urine
☐ veterinary

Abbildung 3-8: Einschränkungen der Suche im MeSH-Browser von PubMed

mit einem *Joker* darstellen; in PubMed zum Beispiel durch Eingabe eines Sterns (engl. „asterisk", *), in DIMDI durch ein Dollarzeichen ($):

```
random*
```

findet dann zum Beispiel *random*, *randomly*, *randomized* und *randomised*. Aber Vorsicht:

```
car*
```

sucht beispielsweise nach *care* (Pflege, Fürsorge) und *caring* (Pflegen), aber auch nach *carefulness* (Sorgfalt), *caress* (Liebkosung), *car* (Auto) und *caretaker* (Hauswart).

3.5.3 Logische Operatoren

Für die logische Verknüpfung von Suchbegriffen bei der Datenbankabfrage werden sogenannte *Boole'sche Operatoren* verwendet. Werden keine Operatoren angegeben, kontrolliert zum Beispiel PubMed zunächst, ob sich in der Suchabfrage bekannte Stichworte (*MeSH-Terms*) befinden; wenn nicht, werden alle eingegebenen Wörter mit einem *AND* verknüpft, das heißt alle eingegeben Begriffe müssen zwingend im Ergebnis vorhanden sein.

In Abbildung 3-9 wird deutlich, welche Ergebnisse bei den verschiedenen Verknüpfungen eingeschlossen werden.

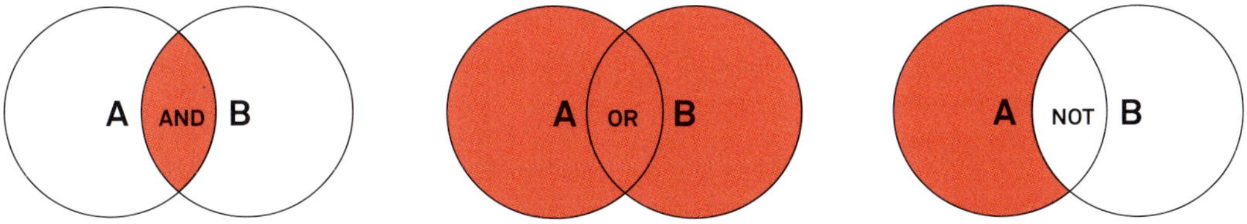

Abbildung 3-9: Die logischen Operatoren AND, OR und NOT

Zur Veranschaulichung ein Beispiel:

```
Wackelpudding AND Waldmeister
```

findet demnach Waldmeisterwackelpudding. Im Gegensatz dazu bewirkt eine OR-Verknüpfung, dass nur einer der beiden Begriffe vorkommen muss:

```
Wackelpudding OR Waldmeister
```

würde also Ergebnisse liefern, in denen entweder Wackelpudding (Himbeer-, Zitrone-, Kirsch- etc.) oder Waldmeister (-eis, -sirup, -lutscher etc.) oder Waldmeisterwackelpudding erwähnt werden. Zu beachten ist, dass *AND* immer nur die zwei umgebenden Begriffe direkt verknüpft – die Reihenfolge ist also, im Gegensatz zu den anderen Operatoren, bei der Verwendung wichtig.

```
Wackelpudding AND Waldmeister OR
Himbeere
```

sucht daher nach Waldmeisterwackelpudding sowie allgemein nach Himbeeren. Generell wird die Suche bei einer Verknüpfung mit AND eingeschränkt und somit präziser und bei einer Verknüpfung mit OR erweitert. Weiterhin gibt es noch die Möglichkeit, Begriffe explizit bei der Suche auszuschließen:

```
Wackelpudding AND Waldmeister
NOT Vanillesauce
```

macht sich auf die Suche nach Waldmeisterwackelpudding ohne Vanillesauce. Die Operatoren *AND*, *OR* und *NOT* sind bei den meisten gängigen Online-Datenbanken und Suchmaschinen verwendbar. Wichtig: Sie müssen meist groß geschrieben werden, damit die Datenbank sie auch als Operatoren erkennt.

3.5.4 Klammern

Ein weiteres Hilfsmittel für die Erstellung einer komplexen Suchabfrage sind Klammern, die bewirken, dass ihr Inhalt gemeinsam und vorrangig behandelt wird (ähnlich wie in der Mathematik).

```
Wackelpudding AND (Waldmeister
OR Himbeere)
```

liefert als Ergebnis Waldmeisterwackelpudding und Himbeerwackelpudding. Klammern können sehr nützlich sein, um Synonyme gleichzeitig zu verwenden, wie zum Beispiel

```
risk AND (bedsore OR (pressure
sore) OR (decubital ulcer))
```

oder wenn man mehrere Suchbegriffe ausschließen möchte:

```
pneumonia AND prophylaxis NOT
(hiv OR aids OR ventilation)
```

3.6 Suchstrategien

Die richtige Suchstrategie ist sehr wichtig, da sie zum einen Zeit spart, die durch ergebnislose Suchen vergeudet werden würde, und zum anderen hilft, wirklich nur das zu finden, was man auch sucht.

Die Suche in Medline oder anderen Datenbanken ist in der Regel am Thema oder am Inhalt orientiert – man sucht nach Pflegemaßnahmen, Erkrankungen oder Autoren, die mit logischen Operatoren unterschiedlich verknüpft werden. Diese inhaltsbezogene Suchstrategie unterscheidet natürlich nicht nach den verschiedenen Kategorien von Publikationen (→ Abbildung 3-1 auf Seite 111), sodass man immer Ergebnisse erhält, die aus allen Kategorien bunt gemischt sind. Diese Suchstrategie ist angemessen, wenn man im wissenschaftlichen Bereich arbeitet, aber für die Pflegenden „am Patienten" ist es hilfreicher, nur Ergebnisse zu erhalten, die einer oberen Kategorie der Publikationspyramide zuzuordnen sind, denn diese können in der Regel einfacher in die eigene Praxis übernommen werden, da es sich um bereits aufbereitetes Wissen handelt. Hierbei bieten die meisten Datenbanken Unterstützung durch die Möglichkeit, spezielle Filterfunktionen einzusetzen.

3.6.1 Allgemeine Filter

Bei der allgemeinen Suche ist es von Bedeutung, abhängig vom Hintergrund der Suche die Suchabfrage so zu formulieren, dass nur Studien mit bestimmten Merkmalen gefunden werden, die also zum Beispiel mit einer bestimmten Methodik durchgeführt wurden, wie randomisierte kontrollierte Studien (→ Kapitel 4.3.1 auf Seite 155) oder Systematische Übersichtsarbeiten und Meta-Analysen (→ Kapitel 4.3.9 auf Seite 165). Hat man sich diese grundlegende Methodik der Publikationen erschlossen, kann man weiter als die einfache Suche nach Titeln oder Inhalten gehen und Strategien nutzen, mit deren Hilfe Artikel gefunden werden, die „fertig für die Praxis" sind und weiter oben in der Publikationspyramide liegen.

Die Einschränkung auf die Art der Publikation erfolgt entweder mit einem fertigen *Filter*, wie ihn PubMed bietet, indem unter *Limits* für verschiedene Felder Vorgaben gemacht werden (→ Abbildung 3-10), oder mit einem methodologischen Filter, wie er im nächsten Abschnitt vorgestellt wird.

Auf die einzelnen Möglichkeiten, die Suche mit Hilfe von Filtern zu verfeinern, gehen die jeweiligen Handbücher der Datenbanken gezielter ein. Am häufigsten wird man in der Praxis wohl den Filter bei *Type of Article* auf „Randomized Controlled Trial" oder „Meta-Analysis" setzen.

3.6.2 Methodologische Filter

Generell muss man sich zwischen einer Suche mit hoher Sensitivität (= alle vorhandenen Quellen zu einem Thema werden gefunden, dafür sind auch „falsche" Treffer dabei) oder mit hoher Spezifität (= nur Artikel, in denen das Thema wirklich behandelt wird; es werden aber nicht alle Quellen gefunden) entscheiden.

In PubMed kann man für Gebiete wie Therapie/Intervention, Diagnose oder Prognose entweder eine eher sensitive Suche definieren, das heißt, alle relevanten Artikel werden gefunden, aber auch ein paar irrelevante, oder man sucht mit maximaler Spezifität, also nach den relevantesten, wobei vielleicht ein paar übersehen werden.

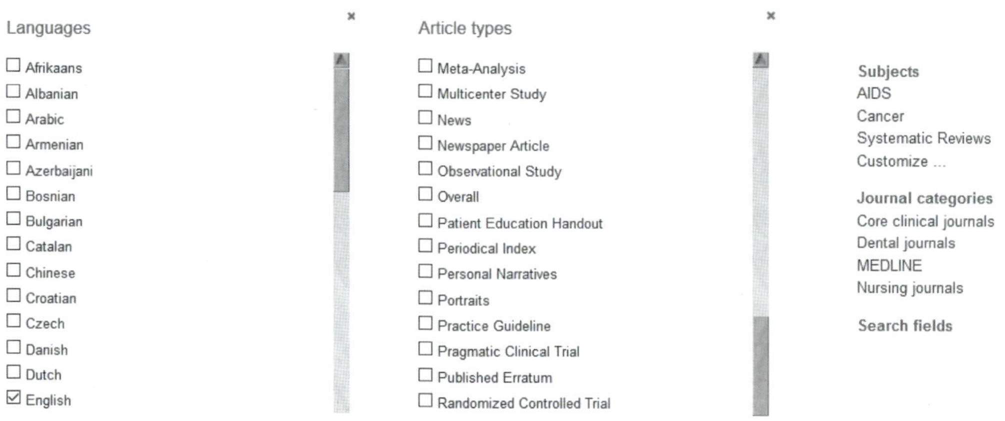

Abbildung 3-10: Auswahl möglicher Filter in PubMed

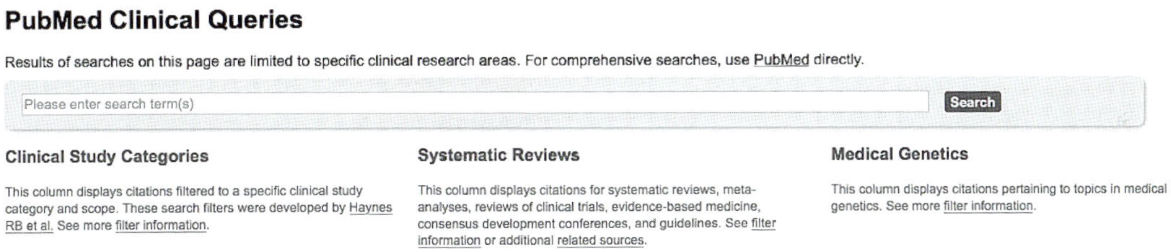

Abbildung 3-11: Methodologische Filter in PubMed

In PubMed sind solche methodologischen Filter auf der Startseite in der mittleren Spalte unter *Clinical Queries* zu finden (→ Abbildung 3-11):

Man kann entweder auf „Clinical Study Categories“ oder auf „Systematic Reviews“ filtern, wobei die Suchanfrage beispielsweise wie folgt ergänzt wird:[21]

- Suche nach Therapiestudien mit maximaler Sensitivität (99 %/70 %):
  `((clinical[Title/Abstract] AND trial[Title/Abstract]) OR clinical trials[MeSH Terms] OR clinical trial[Publication Type] OR random*[Title/Abstract] OR random allocation[MeSH Terms] OR therapeutic use[MeSH Subheading])`
- Suche nach Therapiestudien mit maximaler Spezifität (93 %/97 %):
  `(randomized controlled trial[Publication Type] OR (randomized[Title/Abstract] AND controlled[Title/Abstract] AND trial[Title/Abstract]))`
- Bei „Systematic Reviews“ wird der Suchbegriff ergänzt mit
  `AND systematic[sb]`

Der große Vorteil dieser methodologischen Filter im Vergleich zu den „allgemeinen“ Filtern ist, dass sie validiert (R.B. Haynes, Wilczynski, McKibbon, Walker, & Sinclair, 1994) und optimiert wurden[22], und dass sie eine Unterscheidung in spezifische und sensitive Suchen ermöglichen.

Die Pflegerelevanz dieser methodologischen Filter ist allerdings – man kann an Begriffen wie „drug therapy“ unschwer die medizinische Orientierung erkennen – eingeschränkt, sodass sich diese Filter nur bedingt auf die Pflege übertragen lassen. Pflegerelevante Filter werden zum Beispiel von nLinks[23] entwickelt und validiert.

3.6.3 Ablauf der Suche

In Abbildung 3-12 wird der grundlegende Ablauf einer Suche in einer elektronischen Datenbank schematisch dargestellt.

Zunächst empfiehlt es sich, nach einzelnen *MeSH-Terms* und Textwörtern zu suchen; später werden diese dann über die *History* verknüpft, aber durch die separate Suchabfrage ist eine flexiblere Verknüpfung möglich als wenn man die verschiedenen Begriffe gleich zusammen eingibt.

Eine mögliche (sensitive) Suche nach Therapiestudien über Dekubitalulzera und Ernährung mit PubMed könnte beispielsweise folgendermaßen aussehen:

1) Suche nach dem ersten Suchbegriff, Synonyme werden mit OR verknüpft: (bed sore) OR bedsore OR (pressure sore) OR (decubitus ulcer) OR (pressure ulcer) OR (decubital ulcer)
2) Suche nach dem ersten Suchbegriff als Schlagwort (MeSH-Term): „Decubitus Ulcer“[MESH]
3) Suche nach dem zweiten Suchbegriff, Synonyme werden mit OR verknüpft: nutri* OR diet OR food
4) Suche nach dem zweiten Suchbegriff als Schlagwort: „Nutrition“[MESH] OR „Diet“[MESH] OR „Food“[MESH] OR „Nutritional Support“[MESH]

21 Eine Übersicht findet man unter *http://www.ncbi.nlm.nih.gov/entrez/query/static/clinicaltable.html*
22 *http://www.nlm.nih.gov/pubs/techbull/jf04/cq_info.html*
23 *http://www.nlinks.org/*

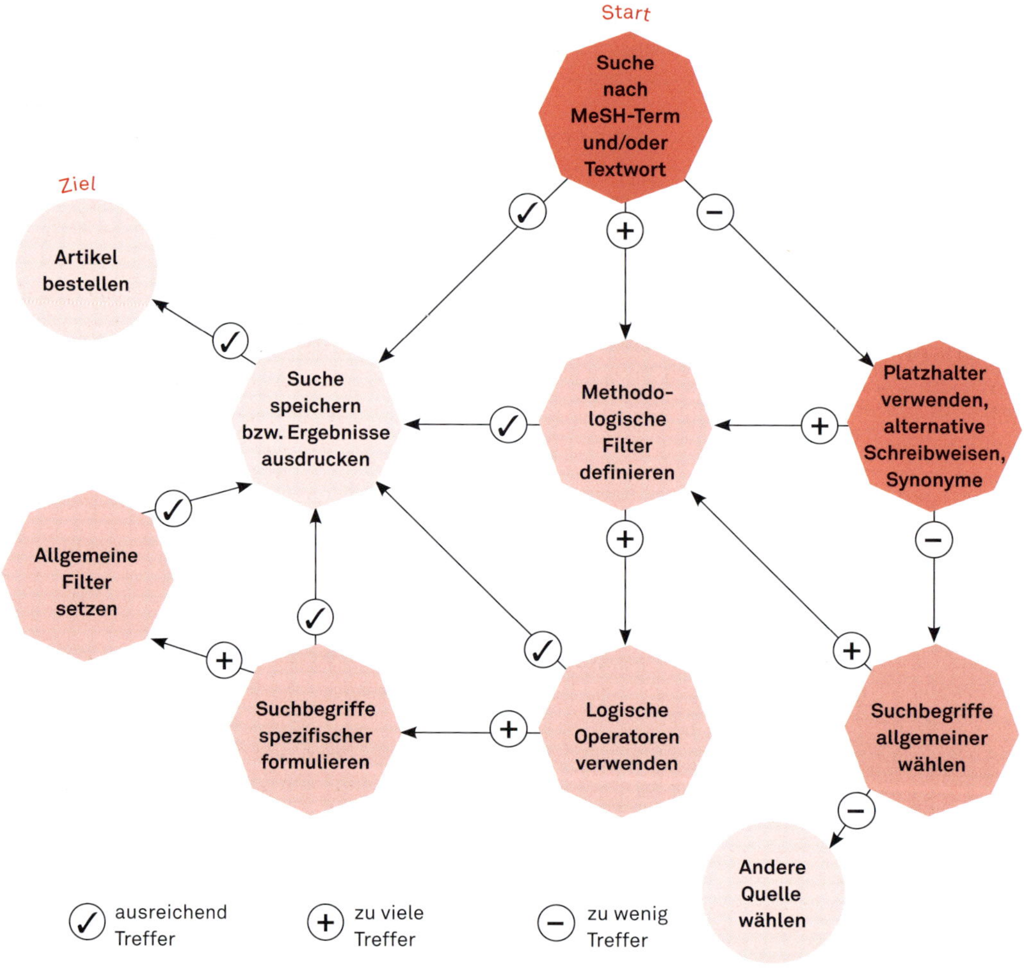

Abbildung 3-12: Ablauf einer Suche in einer elektronischen Datenbank

5) Suche nach Studiendesigns, zum Beispiel mit maximal sensitiven methodologischen Filtern: randomized controlled trial[PTYP] OR drug therapy[SH] OR therapeutic use[SH:NOEXP] OR random*[WORD]
6) Suche nach weiteren Designs: systematic[sb]
7) Auswahl des Suchverlaufs (History) und Verknüpfung der vorangegangenen Suchschritte (#1 bis #6): (#1 OR #2) AND (#3 OR #4) AND (#5 OR #6)

Hat man sehr wenige Treffer gelandet, so ist es sehr wahrscheinlich, dass der Begriff falsch geschrieben wurde oder dass der eingegebene Begriff eher selten verwendet wird, aber ein gängigeres Synonym existiert. In beiden Fällen empfiehlt es sich, per *MeSH-Browser* nochmals nach diesem Begriff zu suchen. Wird man auch dann nicht fündig, kann man über die wenigen gefundenen Stellen versuchen, Synonyme zu finden, oder man schlägt in einem Wörterbuch nach. Online kann man dies bequem bei Leo[24], dict.cc[25], im Roche®-Lexikon Medizin[26] oder im Thesaurus von Merriam-Webster[27] tun. Ergibt eine erneute Suche abermals kaum Treffer, sollte

24 *http://dict.leo.org/*
25 *http://www.dict.cc/*
26 *http://www.gesundheit.de/roche/*
27 *http://www.m-w.com/*

man davon ausgehen, dass in der gewählten Datenbank keine Studien vorhanden sind, auf die die Suchabfrage passt, und eine geeignetere Datenbank aufsuchen.

Hat man jedoch durch die Verwendung von Synonymen oder durch Trunkierungen mehr Treffer erhalten, kann man dazu übergehen, methodologische Filter einzusetzen. Bei weniger als zehn Treffern ist es allerdings ratsam, sich die gefundenen Studien alle näher anzuschauen und geeignete auszudrucken bzw. zur späteren Verwendung abzuspeichern.

Wie im vorangegangenen Kapitel schon erwähnt, ist der Einsatz von methodologischen Filtern sehr sinnvoll, da man nicht nur die Studien mit der wahrscheinlich größten Aussagekraft erhält, sondern die Ergebnisse auch direkt in der Praxis anwendbar sein dürften (→ Abbildung 3-1 auf Seite 111). Die stärkste Aussagekraft zum Wirkungsvergleich von Interventionen haben Meta-Analysen, dann die systematischen Übersichtsarbeiten und anschließend die randomisierten kontrollierten Studien; trotzdem sollte man diese drei Designs, mit *OR* verknüpft, als Filter verwenden, denn in der Regel sind die Ergebnisse bei Suchen in pflegerelevanten Bereichen mit den einzelnen Filtern wenig ergiebig, sodass eine Oder-Verknüpfung der Begriffe zu mehr Treffern führt. Hat man ausreichend Treffer, kann man die Suche beenden und abspeichern.

Falls man immer noch zu viele Ergebnisse hat, kann man logische Operatoren zur Eingrenzung verwenden (*AND* und *NOT*). Ist man zum Beispiel auf der Suche nach pflegerischen Maßnahmen zur Pneumonieprophylaxe und stellt beim Überfliegen der Ergebnisse fest, dass bei den meisten Treffern die Wirkungen von Medikamenten untersucht wurden, weil die Anordnung von Medikamenten in anderen Ländern unter den Verantwortungsbereich der Pflegenden fällt, so kann man getrost Medikamente mit *NOT* ausschließen und so die Menge an Treffern reduzieren.

Wenn auch dadurch noch keine zu bewältigende Anzahl an Artikeln gefunden werden konnte, sollte man sich überlegen, ob man die Suchabfrage nicht generell enger fassen kann; also nicht allgemein nach „Ernährung“, sondern nach parenteraler oder enteraler Ernährung untergliedert suchen oder nach Sondenkost oder Diätnahrung Ausschau halten.

Ist die Menge an Treffern immer noch unüberschaubar – was selten genug vorkommen mag – bleibt die Verwendung von allgemeinen Filtern als Ausweg. Durch die Eingrenzung der Sprache auf Englisch und Deutsch wird die Abfrage spezifischer, ohne wichtige Quellen auszulassen, da man die jetzt fehlenden Artikel wahrscheinlich sowieso nicht hätte lesen können. Zuletzt bleibt noch die Einschränkung des Publikationsjahres, sodass man beispielsweise nur die neueren Erkenntnisse erhält. Hierbei besteht allerdings die Gefahr, wichtige Quellen von guter Qualität von vorneherein auszuschließen.

3.6.4 Beispiel: Schlucktraining bei Apoplexie

Im Folgenden wird eine mögliche Suche beschrieben, die schematisch in Abbildung 3-12 auf Seite 126 dargestellt ist; als Beispiel soll das bereits bekannte Szenario verwendet werden.[28] Man gibt also in PubMed zunächst ein:

```
apoplexia
```

und erhält 59 Treffer.[29] Da das sicherlich nicht alles ist, was in Medline über Schlaganfälle zu finden ist, schaut man sich die gefundenen Treffer näher an und versucht es dann mit dem Synonym

```
stroke
```

und bekommt 234 676 Treffer angezeigt. Weiterhin interessiert

```
dysphagia
```

worauf man 53750 Treffer erhält. Über die *History*-Funktion unter *Advanced Search* sieht man den bisherigen Verlauf der Suche und kann die Schritte kombinieren:

```
(#1 OR #2) AND #3
```

28 Die Trefferquoten ändern sich natürlich und spiegeln die Ergebnisse im September 2015 wider.

29 PubMed fragt freundlicherweise: „Did you mean *apoplexy* (236 984 items)?“, aber das überlesen wir aus pädagogischen Gründen geflissentlich.

Da die Anzahl der Ergebnisse mit 1463 noch zu hoch ist und nur Studien mit hoher Aussagekraft zu Rate gezogen werden sollen, grenzt man die Ergebnisse auf randomisierte kontrollierte Studien, Übersichtsarbeiten und Meta-Analysen ein, indem man die bereits erhaltenen Treffer links in der Trefferliste unter *Article types* mit *Randomized Controlled Trial, Systematic Review* und *Meta-Analysis* einschränkt. In der *History* finden wir jetzt also

```
#5 #4 Filters: Meta-Analysis; Randomized Controlled Trial; Systematic Reviews

#4 (#1 OR #2) AND #3

#3 dysphagia

#2 stroke

#1 apoplexia
```

und es werden 156 Treffer angezeigt. Da es im konkreten Fall um den Einsatz von Schlucktraining geht, ist der letzte Schritt[30] die Eingabe von

```
swallowing therapy AND #8
```

was die Trefferanzahl auf 116 reduziert; bei diesen Artikeln sollten man sich nun die jeweiligen Abstracts genauer anschauen. Mit etwas Glück sind einige Studien im Volltext verlinkt – sonst müsste man bei Bedarf die komplette Studie bestellen; hierzu empfiehlt es sich aus Kostengründen, Artikel nicht direkt aus PubMed zu bestellen, sondern einen Dokumentenlieferdienst wie Subito zu beauftragen.

Noch ein kleiner Tipp am Rande: Falls die englische Sprache ein unüberwindliches Hindernis darstellt, sollte man – bevor man jedes Wort im Wörterbuch nachschlägt – eine Übersetzung des Abstracts mit *Google Translate*[31] in Erwägung ziehen. Hier kann man entweder Textpassagen oder ganze Seiten (einfach nur die Adresse eingeben!) auf Knopfdruck übersetzen lassen. Obwohl die Qualität der Übersetzung gerade bei fachsprachlichen Originaltexten meist optimierungsbedürftig ist, kann man doch einen ersten Eindruck über den Inhalt eines Artikels gewinnen.

3.7 Bestellung von Artikeln

Nach dem Login bei Subito[32] (→ Abbildung 3-13) kann man zu *Sonstige* gehen und *Titelabkürzung* wählen, um den internationalen Kurztitel der gewünschten Zeitschrift direkt einzugeben. Alternativ kann man auch einzelne Bestandteile des Titels unter *Stichwort Titel* eingeben oder nach dem Kurztitel im *Journal Browser* von PubMed suchen, um den vollen Namen der Zeitschrift sowie die ISSN für eine Bestellung zu erhalten (manchmal auch Informationen über eine kostenfreie Online-Verfügbarkeit der Zeitschrift, leider sehr selten!). Hat man die Zeitschrift in Subito gefunden, bekommt man eine Auswahl an Bibliotheken, die mit der Lieferung beauftragt werden können – die Auswahl der liefernden Bibliothek sollte am besten an den eigenen Lieferungswünschen orientiert sein.

So liefern manche Bibliotheken die gewünschten Artikel als PDF-Datei und andere als Graphik-Datei (TIFF), bei manchen Bibliotheken kann man sich die Dateien per E-Mail zuschicken lassen oder per FTP direkt von deren Servern herunterladen,[33] wobei eine Lieferzeit von maximal 72 Stunden angestrebt wird.

Steht man eher auf Kriegsfuß mit elektronischen Lieferformen, legt keinen Wert auf die elektronische Archivierung seiner Literaturquellen oder druckt sich die Dateien sowieso aus, ist es eine Überlegung wert, sich die Artikel gleich per Post liefern zu lassen. Hat man sich für eine Bibliothek seines Vertrauens entschieden, braucht man nur noch die Quellenangaben in ein Formular einzugeben und bekommt den Artikel im Volltext zugesandt.

---

30 Diesen Schritt hätte man auch früher wagen können; er musste hier nur zu Demonstrationszwecken ans Ende weichen.

31 *https://translate.google.com/*

32 *http://www.subito-doc.de/*

33 Beim Versand per E-Mail werden die angehängten Dateien durch die E-Mail-Kodierung um ca. 30 % vergrößert, was beim Download per FTP entfällt.

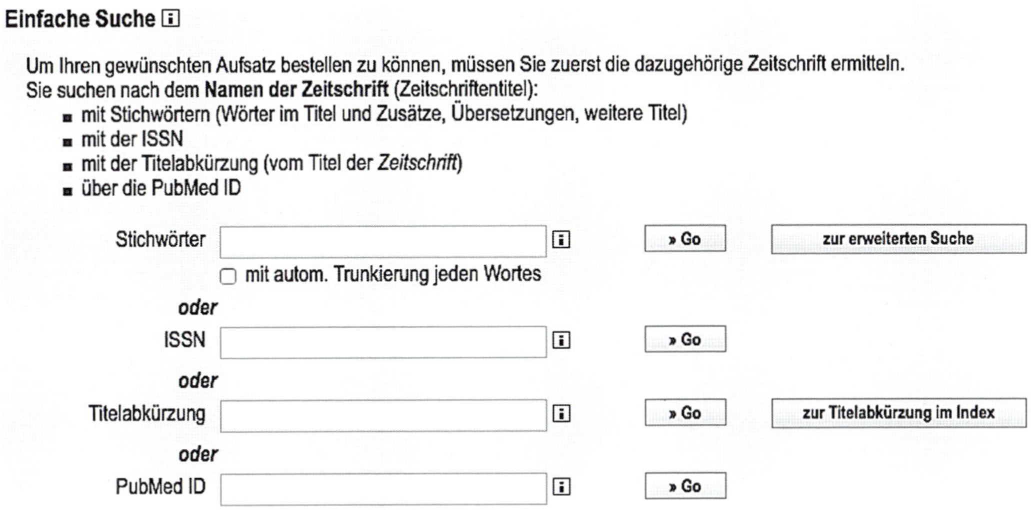

Abbildung 3-13: Benutzeroberfläche von Subito

Merke:

- Man sollte immer in mehreren Datenbanken suchen, da man in Medline zum Beispiel je nach Fachgebiet nur 30–80 % aller bekannten publizierten RCTs findet (Higgins & Green, 2011) und bei einer Suchabfrage nur etwa 50 % der Artikel gefunden werden, die dazu passend in der Datenbank enthalten sind.
- Man sollte immer mit einer Datenbank beginnen, die Studien bester Qualität enthält.
- In Subito recherchiert man nur nach Zeitschriften (und nicht nach den eigentlichen Artikeln), um eine Bibliothek zu finden, die die Zeitschrift führt und den Artikel liefern kann.

4. Schritt: Kritische Beurteilung von Studien

Um Evidence-based Nursing in der Praxis anwenden zu können, kommt man für die kritische Beurteilung von Studien und für das Verständnis der Ergebnisse nicht umhin, sich mit den wichtigsten Grundlagen aus den Bereichen der Statistik und der angewandten Forschung zu beschäftigen. Erst mit einem minimalen Grundverständnis wird man in der Lage sein, zu erkennen, was Forschung überhaupt leisten kann und wie entsprechende Forschungsfragen formuliert sein können (→ Kapitel G) – aber auch, wie Ergebnisse in Studien gezielt beschönigt werden können.

Nachdem man die ersten Hürden der Fragestellung und Recherche genommen hat und einige Studien im Volltext vorliegen, kann man sich an deren Beurteilung machen. Dies ist ein zentraler Punkt von Evidence-based Nursing, denn man sollte seine Interventionen nicht aufgrund einer Studie verändern, die starke Mängel im Design aufweist oder deren untersuchte Patientengruppe überhaupt nicht auf die eigene Situation übertragbar ist.

Je nach Studientyp spielen andere Aspekte der Studie eine zentrale Rolle, weshalb unterschiedliche Beurteilungsbögen als Lesehilfe verwendet werden sollten. Diese Beurteilungsbögen stehen im Internet[1] als Arbeitsblätter in der jeweils aktuellen Fassung kostenlos zur Verfügung. Die Reihenfolge der Fragen auf den Beurteilungsbögen steht in keiner Beziehung zur Relevanz der jeweiligen Frage und die einzelnen Fragen sind nicht gleichermaßen wichtig für die Beurteilung der Studien, weshalb davon abzuraten ist, einen Score-Wert aus den jeweiligen Beurteilungspunkten abzuleiten.

In diesem Kapitel wird zunächst kurz auf mögliche Forschungsfragen eingegangen, die mit Hilfe von Studien beantwortet werden können. Der Schwerpunkt liegt auf der Vorstellung verschiedener Studiendesigns, abgerundet durch die Diskussion der Unterschiede zwischen hermeneutisch-interpretativen und quantitativen Ansätzen. Soviel sei vorweggenommen: Beide Ansätze haben ihre Existenzberechtigung, ihre Vorteile und ihre Nachteile.

Um zu Beurteilungskriterien von Studien zu kommen, erinnern Sie sich an die Analyse pflegerischer Entscheidungs- und Problemlösungssituationen, wie wir sie in Kapitel G.1 im Anschluss an Abbildung G2 auf Seite 29 vornahmen. An dieser Analyse, insbesondere an unserer strikten Unterscheidung von externer Evidence und interner Evidence, wurde deutlich, dass es zwei Ebenen von Bewertungskriterien gibt:

- *Bewertungsebene 1:* Ist eine Studie oder Meta-Analyse geeignet, externe Evidence zu erzeugen, das heißt möglichst viele Verzerrungen und Selbsttäuschungen auszuschließen?
- *Bewertungsebene 2:* Kann mir und meinen jeweils einzigartigen Klienten die gefundene externe Evidence helfen, im Hinblick auf deren biografische Ziele und Ressourcen zu einer angemessenen Entscheidung und Problemlösung zu kommen?

Offenbar ist, wenn Sie die Bewertung 1 abgeschlossen haben, die Bewertung 2 erst noch zu leisten. Und die Evidence-Stärken, die Sie auf der Bewertungsebene 1 gefunden haben, brauchen keineswegs allgemeinen Empfehlungsklassen zu entsprechen, sondern müssen neu diskutiert werden (vgl. für Leitlinien Ministerkomitee des Europarates, 2002, S. 29, Abb. 3).

1 *http://www.medizin.uni-halle.de/pflegewissenschaft/index.php?id=351*

Aber unserer Meinung nach sollte die Bewertungsebene 1 angegangen werden, bevor Sie auf Bewertungsebene 2 kommen. Jede Mischung beider Ebenen, wie sie etwa Evans (2003) mit guten Argumenten vorschlägt, birgt eine Gefahr für die Klienten in sich: Wenn von vornherein die begrenzten finanziellen Ressourcen der Klienten leitend für die Bewertung von Effektstärken-Evidence würden, könnten wirksame pflegerische Maßnahmen systematisch übersehen werden.

In der Medizin finden wir zahlreiche Beispiele, dass Ressourcenmangel in mangelnden Bedarf umdefiniert und so der Rationierungsdiskussion ausgewichen wurde (J. Behrens, 2001b; J. Behrens & Rothgang, 2000). Allerdings betonen auch wir: Eine Effektstärkenbewertung auf der Bewertungsebene 1 ist schlicht und einfach Verschwendung, wenn ihr nie auf der Bewertungsebene 2 die Beurteilung für die pflegerische Entscheidung folgt. In diesem 4. Schritt der EBN-Methode befinden Sie sich auf den Bewertungsebenen 1 und 2.

4.1 Verschiedenheit und Eignung von Studiendesigns

Bei mindestens 500 000 jährlich veröffentlichten Studien wäre es sicher überaus erstrebenswert, eine einfache Messlatte für die Güte von Studien zu haben, bei der Sie die überwiegende Anzahl von Studien gar nicht erst lesen müssten. Deswegen ist Evidence-based Nursing am populärsten wegen solcher angeblich zur Verfügung gestellter Messlatten geworden. In der Tat gibt es Messlatten, aber sie sind nicht einfach, sondern von Fragestellungen und Zwecken abhängig (J. Behrens, 2002a, 2002b). Sicher ist es Unsinn, dass man nur RCTs zur Kenntnis zu nehmen braucht, wenn es zu einer Fragestellung RCTs gibt. Generelle, viele Fragestellungen übergreifende Regeln gibt es nur wenige.

Die oberste Regel für klinische Pflegeentscheidungen, sofern sie nicht nur auf Laborforschungen beruhen können, ist wohl, dass quantitative Untersuchungen in hermeneutisch-interpretative eingebettet sein müssen, um sinnvoll zu sein (→ Kapitel 4.1.2 auf Seite 137 sowie J. Behrens (2002d)).

Ob eine Studie angemessen und geeignet ist, ergibt sich für Evidence-based Nursing aus dem Handlungskontext, in dem ihre Ergebnisse gefragt sind und genutzt werden sollen. Insofern gibt es keinen für alle Handlungsprobleme gleichmäßig geeigneten besten Studientyp.

Die methodischen Anforderungen an Studien lassen sich für Sie leicht danach ordnen, welche Irrtümer und Fehlschlüsse die jeweiligen Untersuchungsanlagen ausschließen sollen. Campbell hat eine solche Aufstellung für einige als „quantitativ" bezeichnete Verfahren vorgenommen. Dies ist auch für hermeneutisch-interpretative Verfahren versucht worden (J. Behrens, 1983, 2002d; Kelle & Kluge, 2001). Für Sie als Leser erleichtert es die Lektüre ungemein, wenn Sie sich immer klarmachen, welche Selbsttäuschung das jeweilige Verfahren möglichst verhindern soll.

So würden zum Beispiel die in Kapitel 4.3.1 auf Seite 155 genannten RCTs aus der berechtigten Furcht entwickelt, dass Forscher das von ihnen insgeheim gewünschte Ergebnis durch die Auswahl der Untersuchten erzeugen können. Beobachtungsstudien, die multivariat ausgewertet werden können, kontrollieren dagegen besser die Gefahr, dass Effekte nur unter Experimentalbedingungen, nicht aber im Alltag auftreten. Hermeneutisch-interpretative Verfahren sind durch die berechtigte Furcht motiviert, dass die untersuchten Indikatoren, also die Zielgrößen der Untersuchungen und die Interventionen, an den Relevanzstrukturen und Weltsichten der Pflegebedürftigen vorbeigehen. Unser triviales Beispiel oben war, dass die Antwort auf die Frage, ob Franzbranntwein Wasser als Mittel zur Pneumonieprophylaxe überlegen sei, noch nicht eine Antwort auf die Frage ist: Empfinden Pflegebedürftige Franzbranntwein als Zeichen der Achtung und Wasser als Zeichen ihrer Missachtung?

Eine eindimensionale Rangfolge von Studientypen ist nur möglich, wenn es nur eine einzige Irrtumsgefahr gibt. Gibt es mehrere Irrtumsgefahren, so ergeben sich auch mehrere Rangfolgen, die offengelegt und gegeneinander abgewogen werden müssen. Die Rangfolge von Studientypen für Ursache-Wirkungs-Studien (z. B. Interventionsstudien), die meist angegeben wird (→ Tabelle 4.1[2]), geht insgeheim davon aus, dass es nur eine, nämlich die folgende Irrtumsgefahr gibt und alle anderen nicht relevant sind: die Irrtumsgefahr durch verzerrende Auswahl der Untersuchten.

2 vgl. auch *http://www.cebm.net/levels_of_evidence.asp*

Tabelle 4.1: Stufen der Evidence

Grad	Interventionsstudie
1 a	homogene Systematische Übersichtsarbeit/Meta-Analyse von RCTs
1 b	einzelne RCT (mit engem Konfidenzintervall)
2 a	homogene Systematische Übersichtsarbeit/Meta-Analyse von Kohortenstudien
2 b	einzelne Kohortenstudie (inkl. RCT minderer Qualität, z. B. Follow-up < 80 %)
3 a	homogene Systematische Übersichtsarbeit/Meta-Analyse von Fall-Kontroll-Studien
3 b	einzelne Fall-Kontroll-Studie
4	Fallserien und qualitativ mindere Kohorten- und Fall-Kontroll-Studien
5	Meinungen von Experten, Konsensuskonferenzen, Erfahrungen von Autoritäten

Wenn es nur diese Irrtumsgefahr gibt, ist es klar, dass eine Zufallsverteilung immer besser ist als eine nicht zufällige. Eine randomisierte kontrollierte Studie bewältigt diese eine Irrtumsgefahr besser als eine analytische Kohortenstudie, eine analytische Kohortenstudie besser als eine Fall-Kontroll-Studie, eine Fall-Kontroll-Studie besser als eine Querschnittsstudie, eine Querschnittsstudie besser als eine Vorher-Nachher-Studie. So ergibt sich eine eindeutige Rangfolge – unter der äußerst unwahrscheinlichen Bedingung, dass alle anderen Irrtumsmöglichkeiten gebannt sind.

Mindestens so elementar wie die Irrtumsgefahr durch verzerrte Auswahl der Untersuchten ist aber zum Beispiel die Gefahr, nicht das angemessene Messinstrument für die Wirkung, die man messen will, zu haben. Man misst dann gar nicht das, was man messen will. Logischerweise kann dieser Fehler auch durch eine noch so schöne Zufallsauswahl nicht ausgeglichen werden.

Dasselbe gilt für die Messung der Intervention oder der „Ursache" – auch hier können Fehler nicht durch eine Zufallsverteilung ausgeglichen werden. Daraus folgt: Die Rangfolge von Interventionsstudien nach dem Kriterium der Zufallsverteilung kann nur unter der Voraussetzung vorgenommen werden, dass alle Studien die Wirkung und die Intervention in der gleichen Weise perfekt messen. Wenn die Studien unterschiedliche Wirkungen messen wollen oder dieselbe Wirkung in unterschiedlicher Weise, muss man sich entscheiden, ob einem das Wirkungsmaß oder die Stichprobenauswahl wichtiger ist.

Diese Entscheidungen müssen nicht für jede Fragestellung und jeden Studientyp gleich ausfallen. Wie die Auflistung von R. H. Fletcher, Fletcher und Wagner (1999) zeigt, ist für jede Fragestellung ein anderer Studientyp jeweils der angemessenste. Optimal ist eine Studie, die den Anforderungen interner *und* externer Validität genügt.

Abbildung 4-1 bringt Studien in eine Reihenfolge nach dem Kriterium, welche Fragen jeweils geklärt sein müssen, damit die nächste überhaupt sinnvoll angegangen werden kann. Die Stringenz dieser von uns entwickelten Reihenfolge ergibt sich also daraus, dass sie unumkehrbar ist. Kein zweiter Schritt kann vor dem ersten getan werden. Daher stehen Untersuchungen der Validität von Mess- und Beschreibungsinstrumenten vor den randomisierten kontrollierten Studien, und hermeneutisch-interpretative Untersuchungen stehen an erster Stelle zwischenmenschlich überprüfbarer Studien überhaupt.

Die erste Frage ist die, ob eine Studie überhaupt zwischenmenschlich überprüfbare, falsifizierbare Ergebnisse präsentieren soll oder lediglich individuelle Offenbarungserlebnisse bzw. nicht falsifizierbare Realitätssichten.

Lincoln und Guba (1985) haben den bisher ausführlichsten Widerlegungsversuch unserer hier vertretenen Ansicht vorgelegt, hermeneutisch-interpretative und quantitative Verfahren haben dieselben Gütekriterien und nur stark unterschiedliche Vorgehensweisen, um Täuschungsmöglichkeiten zu kontrollieren. Sie vertreten die Ansicht, hermeneutisch-interpretative Forschung habe eigene Geltungskriterien:

> There is no ultimate benchmark to which one can turn for justification – whether in principle or by a technical adjustment via the falsification principle [...] Reality is now a multiple set of mental constructions. *(Lincoln & Guba, 1985, S. 295)*

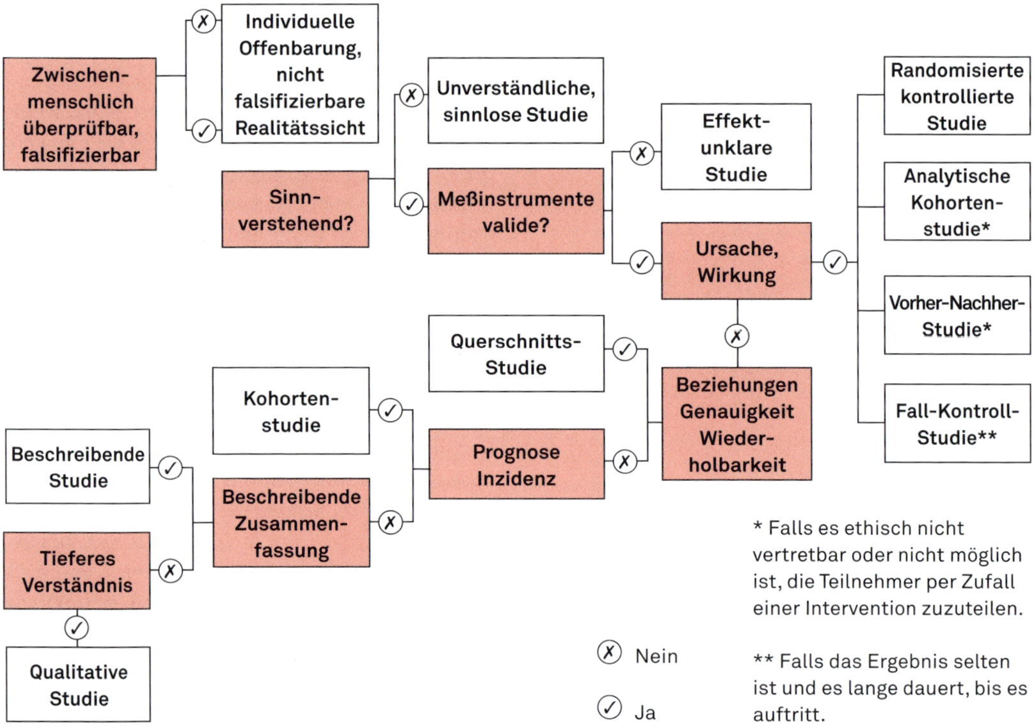

Abbildung 4-1: Forschungsdesigns zur Selbstkontrolle verschiedener Gefahren der Selbsttäuschung und für verschiedene Forschungsfragen

Diese Position verwickelt sich in Selbstwidersprüche, die Kelle und Kluge (2001) und J. Behrens (2002d) herausarbeiten.

Die zweite Frage ist, ob eine Studie den gemeinsam geteilten, historisch durchaus unterschiedlichen Sinn (Wissensbestände und Relevanzstrukturen) erforscht hat, der es den Untersuchten, aber auch den Untersuchern ermöglicht, Erscheinungen überhaupt erst als Symbole und signifikante Gesten zu verstehen. Dies leisten sinnverstehende, also hermeneutisch-interpretative Studien.

Sie sind unerlässliche Voraussetzung von Analysen quantitativer Verteilungen von Qualitäten und ermöglichen auch erst die Interpretation der Ergebnisse quantitativer Studien. Insofern ist jede quantitative Studie nur sinnvoll als Teil einer hermeneutisch-interpretativen.

Wieso gibt es überhaupt Studien, die diesen sinnverstehenden Basisteil nicht enthalten? Eine mögliche Antwort ist einfach: Deren Studienautoren setzen diese Basisuntersuchung als bereits geklärt und daher unproblematisch voraus. Möglicherweise gehen sie dabei zu sorglos mit den Grundlagen ihrer eigenen Studien um. Insbesondere in der Pflege kann dies gefährlich werden: Geht es doch in der Pflege in der Regel eher um die Pflege von Personen als nur um die Pflege von Organen. Ohne auf diese Grundlagen explizit oder implizit bezogen werden zu können sind Studien unverständlich und sinnlos.

Die dritte Frage ist, ob die Mess- und Beschreibungsinstrumente valide das messen und beschreiben, was sie nach dem Willen der Studienautoren messen und beschreiben sollen. Ist das nicht der Fall, sind Interventionen, sonstige Ursachen und Wirkungen ohnehin nicht zu erfassen, und man braucht sich mit Fragen der Zufallsauswahl gar nicht erst abzumühen.

Auch hier stellt sich die Frage: Wieso gibt es überhaupt Studien, die Mess- und Beschreibungsinstrumente nicht ausführlich diskutieren? Die Antwort ist wahrscheinlich dieselbe wie eben: Deren Studienautoren setzen die Validität von Mess- und Beschreibungsinstrumenten bereits als geklärt und daher unproblematisch voraus (z. B. weil sie sie einem Handbuch entnommen haben). Auch dies kann zu sorglos sein und sich rächen.

Die vierte Frage ist die nach der Zuordnung von Beobachtungen zu theoretischen Ursachen und Wirkungen.

4.1.1 Unterschiedliche Goldstandards für unterschiedliche Studien, unterschiedliche Gegenmittel für unterschiedliche Verzerrungsgefahren

Nachdem begründet wurde, dass es eine Hierarchie von Evidence-Stufen nicht geben kann, die für alle Selbsttäuschungsgefährdungen gleichermaßen taugt, finden Sie im Folgenden eine Übersicht, die Ihren klinischen Fragen aus der Praxis und den Verzerrungen, die Sie vermeiden wollen, jeweils optimale Studientypen zuordnet.

Pflege ist eine Handlungswissenschaft (Interventionswissenschaft), erst daraus ergeben sich ihre Anforderungen des Handlungsdrucks und des Begründungszwangs, die die Studienbeurteilung leitet: Unter Handlungsdruck muss in der Pflege entschieden werden (auch nicht zu handeln ist eine begründungsbedürftige, folgenreiche Handlung), und zwar zusammen mit dem auftraggebenden Klienten. Unter Begründungszwang stehen diese Entscheidungen zu zwei Zeitpunkten: zum einen vor der Entscheidung als Abschätzung ihrer möglichen Folgen („Ex-ante-Abschätzung"), zum anderen nach der Handlung als Beurteilung (Evaluation) der tatsächlich eingetretenen Folgen, um die Maßnahmen a) im Pflegeprozess im Lichte der gewonnenen internen Evidence neu anzupassen und b) der Solidargemeinschaft aller potenziell Pflegebedürftigen und Pflegenden als Erfahrungen Dritter, als externe Evidence, zur Verfügung zu stellen („Ex-post-Beurteilung").

Unter diesen genannten Anforderungen stehen Natur- bzw. Sozialwissenschaften, die keine humanen Handlungswissenschaften sind, typischerweise gerade nicht. Biologen, Soziologen, selbst die unter Handlungsdruck stehenden Tierärzte bilden mit ihren Forschungsgegenständen keineswegs notwendigerweise Arbeitsbündnisse. Ihre Forschungsgegenstände sind nicht ihre auftraggebenden Klienten, auch wenn sie ihre Arbeit „selbstverständlich" ethischen Normen unterwerfen (Johann Behrens, 2005a, 2005b; Kachler & Behrens, 2005).

Daher ist die Pflegewissenschaft ebenso wenig wie die Medizin (Heiner Raspe, 2005) eine Anwendung der Physiologie, Biologie oder Soziologie, sondern eigenständige klinische Handlungs- und Entscheidungswissenschaft für die eigenständigen Handlungsprobleme der humanen Pflegebedürftigkeit („Pflege", Johann Behrens (2003)) und der Krankheitsbewältigung und Krankheitsvorbeugung („Heilkunde").

Klinische Pflegewissenschaft und klinische Medizin nutzen biologische, soziologische und anderer Wissenschaften Erkenntnisse, die zum Teil mit in die externe Evidence eingehen, wenn sie zu den Determinanten und Folgen klinischer Urteile, Entscheidungen und Handlungen einen Beitrag leisten können (vgl. etwas anders Heiner Raspe, 2005, S. 8). Aber als eigenständige klinische Handlungswissenschaften haben Pflege und Medizin Kriterien zu genügen, denen Biologie, Soziologie und andere Sozial- und Naturwissenschaften nicht zu genügen haben, nämlich die Verknüpfung von interner und externer Evidence für die individuelle Handlungsentscheidung mit ihren einzigartigen Klienten.

Die Aufstellung in Abbildung 4-2 berücksichtigt daher die beiden, im Pflegeprozess wie generell in klinischen Handlungswissenschaften ineinandergreifenden und zeitlich schwer zu trennenden Aufgaben „Verständigung über Ziele" und „Auswahl von Mitteln bei gegebenen Zielen" (→ Abbildung 4-2 auf Seite 136). Sie berücksichtigt auch, dass Ihre Fragen immer aus der internen Evidence kommen: Die externe Evidence soll die interne ausbauen und für den individuellen Verlauf *(Traject)* nutzbar machen.

Die Sie vielleicht enttäuschende Botschaft dieser folgenden Aufstellung ist, dass nicht eine Art von Studien (z. B. RCTs) andere Studien ersetzt – nicht einmal in der Wirkungsforschung. Eine RCT ersetzt in der Wirkungsforschung keine Beobachtungsstudie und eine Beobachtungsstudie keine RCT. Sie kommen nicht umhin, auf mehreren Klavieren spielen zu können.

Um die Abbildung nicht so lang wie dies Buch werden zu lassen, haben wir nur beispielhaft einige häufige Studientypen einigen häufigen Fragen der klinischen Pflege zugeordnet.

1. Verständigung über Ziele

a) Zielklärung mit individuellen Patienten
- Erfahrungsberichte und Kunstlehren des Aufbaus interner Evidence in der Begegnung (Methoden siehe Schritt 1)
- Narrative, ethnomethodologische und phänomenologische sequenzanalytische Studien von Entscheidungsprozessen als Anregung
- Survey-Leitfäden nach ICF
- Fragebögen individualisierter Lebensqualität (Johann Behrens, 2004; O'Connor, Stacey, Tugwell, & Guyatt, 2005) als Entscheidungshilfen

b) Zielklärung in der Gesellschaft und in der Einrichtung (Beispiel: Ausmaß zulässiger Sterbehilfe)
- rechtliche und philosophische Analysen
- hermeneutische Sequenzanalyse von Entscheidungsprotokollen

2. Wirkungs-Evidence: Auswahl von Mitteln bei gegebenen Zielen (zweck-, nicht wertrational)

a) Sind die Outcomes nachvollziehbar und relevant?
- externe Evidence: Pretests, Sequenzanalysen von Interaktionsprotokollen, Surveys
- interne Evidence: Methoden der Zielklärung des Schrittes 1, offene Interviews und Narrationen, Leitfaden-Interviews und (teilnehmende) Beobachtung

b) Treffen Fragebögen und Skalen tatsächlich Patientenwahrnehmungen?
- Measurement Bias: Pretests, Zielklärung in der Begegnung (J. Behrens, 1983, 2002d; Campbell, Quilty, & Dieppe, 2003)

c) Wurden die diagnostischen Maßnahmen und Interventionen klar beschrieben?
- Externe Evidence: Abgleich mit Sequenzanalysen von Interaktionsprotokollen, Surveys, Beobachtungen
- Interne Evidence: Wahrnehmung der Intervention vom einzelnen Pflegebedürftigen

d) Entsprach die untersuchte Intervention der Intervention, über deren Einsatz ich nachdenke?
- Studiendokumentation

e) Kann (!) eine diagnostische oder therapeutische Intervention im Durchschnitt wirken (Efficacy)?
- Goldstandard: RCT-Experiment zum Ausschluss des individuellen Sampling-Bias, aber Bias durch nicht alltägliche hochartifizielle Studiensituation selber

f) Hat (!) eine definierte Intervention unter bestimmten Kontextbedingungen tatsächlich gewirkt (Effectiveness)?
- Goldstandard für Effektivität: Beobachtungs- und Registerstudien (insbesondere nach einer RCT zur Frage 5), aber auch Sequenzanalysen natürlicher Interaktionen)

g) Welche Langzeitwirkungen, welche erfreulichen und unerwünschten Nebenwirkungen hatte eine Intervention?
- Verlaufbeobachtungsstudien und Registerstudien (Phase 4), weil RCTs aus Kostengründen und wegen der unalltäglichen Studiensituation keine realistischen Langzeit-Follow-ups enthalten

h) Gab es Unterschiede zwischen denen, bei denen eine Behandlung anschlug und nicht anschlug? Wie lassen sich die Untergruppen beschreiben, mit geringerer oder höherer als der durchschnittlichen Wirkung?
- Subgruppenanalyse, auch beschreibende, aber beachte die Fallstricke von Subgruppenanalysen (Alba DiCenso, Guyatt, & Ciliska, 2005, S. 251–264)

i) Ist eine pflegerische Handlung wirtschaftlich?
- Externe Evidence: Goldstandard Wirtschaftlichkeitsstudie (→ Kapitel 4.10 auf Seite 217), die allerdings die Antworten auf die Fragen a bis g voraussetzt
- Interne Evidence: Entspricht der Verlauf meines Klienten dem Verlauf in den Studien? Individuelle Wirtschaftlichkeitsstudie

j) Wie kann ich nach der Entscheidung für eine Grobrichtung die Behandlung an meinen Einzelfall im Pflegeprozess anpassen?
- (Wenn-dann-Pfade zur iterativen Verknüpfung interner und externer Evidence, vgl. Schritt 5)

Abbildung 4-2: Unterschiedliche „Goldstandards" für unterschiedliche klinische Studien

4.1.2 Hermeneutisch-interpretative und quantitative „Forschungsdesigns" – ein Ziel?

Ein Forschungsdesign ist die Planung, die einem Forschungsvorhaben vorausgeht. Das Design wird je nach Forschungsfrage und nach der Eignung verfügbarer Messinstrumente ausgewählt: Möchte man zum Beispiel versuchen, die gelebten Erfahrungen von Frauen mit Brustkrebs zu verstehen, wählt man eine eher hermeneutisch-interpretative Studie, zum Beispiel im Anschluss an die Phänomenologie. Geht es darum, zu erfahren, wie viele Frauen überhaupt an Brustkrebs erkranken, würde man ein quantitatives Design bevorzugen. Im Forschungsdesign wird also vorab die Methode festgelegt, wie die Studie geplant und durchgeführt wird. Je nach dem Hauptbereich der Forschungsfrage eignen sich verschiedene Designs, von denen jedes seine Vor- und Nachteile hat.

Da es bei der Anwendung von Evidence-based Nursing darum geht, das beste verfügbare Wissen auf eine spezifische Fragestellung aus der Pflegepraxis anzuwenden, ist es von Vorteil, zu erkennen, ob die jeweilige Fragestellung mit dem verwendeten Forschungsdesign oder vielleicht besser mit einem anderen Design beantwortet werden sollte. Im Idealfall geht eine hermeneutisch-interpretative Erhebung einer quantitativen Erhebung voraus, daher sollen im Folgenden zunächst die hermeneutisch-interpretativen Designs beschrieben und anschließend quantitative Designs vorgestellt werden.

Häufig werden interpretativ-hermeneutische („qualitative") Verfahren nur als Hypothesen erzeugend, statistische Verfahren dagegen für die Hypothesentestung als geeignet angesehen (vgl. als kritische Literatursichtung Kelle & Kluge, 2001). Diese Ansicht kann zurückgewiesen werden: Hermeneutisch-interpretative Verfahren stehen auch am Ende jeder quantitativen Untersuchung, wenn die Bedeutung des Ergebnisses für unser Vorverständnis diskutiert wird und neue Fragestellungen erzeugt werden. Der Zyklus der Forschung entspricht dem Pflegeprozess.

Das zeigen wir nicht nur für Fragestellungen, sondern auch für Methoden: Das Urteil über die Angemessenheit einer Methode verlangt selber eine Theorie, die falsifizierbar sein muss. Allerdings kann man zu einem Zeitpunkt entweder das Ergebnis als nicht gemessen bezweifeln, oder das Messinstrument, logischerweise aber nie beides zugleich (Lakatos, 1982).

Wenn viele Untersuchungen nicht ihr alltagstheoretisches Vorverständnis reflektierend bezweifeln, liegt das daran, dass ihre Autoren sich immer schon mit den Lesern ihrer Studien und mit den Klienten eins glauben. Diese Voraussetzung, dass der Sinn einer Untersuchung ja innerhalb einer Gruppe auf der Hand läge und nicht weiter reflektiert und begründet zu werden bräuchte, ist aber umso weniger wahrscheinlich gegeben, je unterschiedlicher die Welten sind, in denen Untersucher und Untersuchte, Professionelle und Pflegebedürftige leben. Daher können wir als allgemeine Regel formulieren: Die Entscheidung für „qualitative" oder „quantitative" Methoden ist von dem zu erforschenden Gegenstand, das heißt dem Zweck der Untersuchung, abhängig.

Wenn wir eingestehen, dass wir noch keine gute Vorstellung von den Zielen und Relevanzstrukturen, also der Welt der Pflegebedürftigen, haben, sind hermeneutisch-interpretative Methoden unverzichtbar. Wenn wir der Meinung sind, unser Gegenstand sei eine reine Verteilungsaussage über schon bekannte oder nicht weiter zu hinterfragende Qualitäten, sind quantitative, statistische Auszählungen hinzuziehbar. Keineswegs ist die Unterscheidungslinie so zu ziehen, dass hermeneutisch-interpretative Designs eher geeignet sind, Gefühle und Motive abzubilden, als quantitative. Es gibt zahlreiche standardisierte Skalen und Scores, die Gefühle, Motive und dergleichen quantitativ messen sollen.

Auch ist die Ansicht widerlegt, dass hermeneutisch-interpretative Methoden besser geeignet sind, dem pflegebedürftigen Befragten selber unbewusste Zusammenhänge im Tiefeninterview aufzudecken. Gerade Sozialstatistiken können Gleichzeitigkeiten zwischen sozial strukturellen Kontextbedingungen und Wertungen und Entscheidungen der Akteure dokumentieren, die den Akteuren gar nicht bewusst sind und trotzdem im Längsschnitt eine Wirkung zeigen.

Was ist der Fall? Der Fall besteht bei hermeneutisch-interpretativen wie bei quantitativen Verfahren in einer Konstruktion. Ein Fall ist nie einfach dinglich gegeben, er ist immer Ergebnis der gedanklichen Ordnung von Wirklichkeit. Das gilt nicht nur für sinnverstehendes Handeln von Menschen, es gilt auch für die menschliche Erkenntnis der außermenschlichen Natur: Auch sie ist uns nur gegeben durch unsere gedankliche Ordnung ihrer Erscheinungen (Maturana & Varela, 1987; Singer, 2002).

4.1.3 Welche Art von Selbsttäuschung sollen Studien vermeiden?

Alle, sowohl „qualitative" als auch „quantitative" Forschungsdesigns haben ein gemeinsames Ziel: Die Verfahren sollen die Chance erhöhen, dass unser Vorverständnis widerlegt werden kann, oder anders gesagt: dass die – unseren Erwartungen widersprechende – Entwicklung dieselbe Chance hat, sich als zutreffend zu erweisen, wie das von uns erwartete Ergebnis. Dies gilt für Verfahren, die häufig als „qualitativ" bezeichnet werden, ebenso wie für die sogenannten „quantitativen" Verfahren.

Ob Grounded Theory, ob Ethnomethodologie, ob objektive Hermeneutik, alle diese Ansätze, auf die wir jetzt kommen werden, teilen die Haltung des „Falsifikationismus". All diese hermeneutisch-interpretativen Studien geben nicht vor, nur zu sammeln und zu beschreiben, sie legen Wert darauf, Vorverständnisse empirischer Prüfung auszusetzen.

Die Bezeichnungen „qualitativ" und „quantitativ" sind übrigens ebenso verbreitet wie äußerst unlogisch. Es macht nur Sinn, Dinge zu zählen oder zu messen, deren Qualität uns bekannt ist. Insofern kann man qualitativ und quantitativ nicht gegenüberstellen. Es sei denn, man wollte behaupten, dass „quantitative" Forscher sich nicht dafür interessieren und auch nicht wissen, was sie eigentlich zählen und messen. Unter hermeneutisch-interpretativen Methoden werden in der Regel Verfahren zusammengefasst, die sich auf die Phänomenologie, die Hermeneutik und die strukturalistische Ethnographie beziehen. Wir gebrauchen diese beiden Begriffe „qualitativ" und „quantitativ", weil sie sich eingebürgert haben.

Allen Forschungsdesigns ist auch gemeinsam, dass sie mit orientierenden Heuristiken – vergleichbar den Alltagstheorien – arbeiten, die selber nie ganz empirisch überprüfbar sind. Aus diesen orientierenden Alltagstheorien werden Hypothesen oder „Lesarten" oder Erwartungen formuliert und Messinstrumente begründet, die widerlegbar sind. So wichtig orientierende Heuristiken auch sein mögen, im Interesse der Pflegebedürftigen sollten sich pflegerische Entscheidungen offensichtlich eher auf widerlegbares Wissen als auf unwiderlegbar formulierte Heuristiken stützen.

Am Beispiel der unwiderlegbaren, aber anregenden und in den Wirtschaftswissenschaften sehr verbreiteten „Nutzentheorie" können Sie sich den Unterschied zwischen Heuristiken und empirisch gehaltvollen Theorien klarmachen. Die „Nutzentheorie" wird von uns deswegen in Anführungszeichen geschrieben, weil es sich genau genommen überhaupt nicht um eine Theorie handelt, die falsifizierbar ist.

4.2 Hermeneutisch-interpretative Forschungsdesigns

4.2.1 Was sollen qualitative, besser hermeneutisch-interpretative Designs leisten?

Es ist der historische Beitrag von Evidence-based Nursing, gegen die *Evidence-based Medicine* die hermeneutisch-interpretativen Methoden als Evidence-erzeugende durchgesetzt zu haben. Das übliche Wort „qualitative Methoden" statt „hermeneutisch-interpretative Methoden" ist uns zu irreführend, weil auch jeder, der zählt, „etwas" zählt, also „Beschaffenheiten" = „Qualitäten". Rein „quantitative" biometrisch-statistische Forschung kann es daher gar nicht geben. Wer als Gesundheitswissenschaftler behauptet, nur quantitativ zu forschen, irrt sich über sich selbst und betreibt qualitativ unzureichende, also schlechte Forschung.

Welche Methode jeweils die beste ist, richtet sich nach der Fragestellung und bei gegebener Fragestellung nach den Selbsttäuschungsgefahren, die wir bewältigen wollen. Denn (leider) ist keine einzelne Methode geeignet, alle Selbsttäuschungsgefahren zu bewältigen und alle Fragen zu beantworten (J. Behrens, 2002b). Das ist eine Selbstverständlichkeit. So heißt es 2005 im englischen Handbuch *Evidence-Based Nursing. A Guide to Clinical Practice*: „A key issue in EBN is whether the best design has been used to answer the question posed" (Alba DiCenso et al., 2005, S. 11).

Allerdings herrscht noch einige Verwirrung darüber, welche Fragen am besten oder nur mit hermeneutisch-interpretativen Methoden zu beantworten sind. Deshalb müssen wir Ihnen in diesem Buch etwas mehr Begründungen und Argumente bieten, als sie zum Beispiel in einem Kochbuch üblich sind. Obwohl einer von uns beiden, Johann Behrens, als einziger deutscher Mitherausgeber das eben zitierte Buch *Evidence-based Nursing* mitverantwortet, erscheint es uns doch in der Eile missverständlich formuliert zu sein, was da über den Fragebereich für „qualitative Methoden" steht. (Mit etwas mehr Zeit wäre das sicher allen Herausgebern aufgefallen.)

> Qualitative designs are best for understanding the meaning of illness or patient experiences, attitudes, and beliefs. Results of intervention studies may inform nurses about the optimal effects of an intervention in a sample of patients, but they do not explore and explain the barriers to patient adherence with the intervention, how the intervention affects the patient's everyday life, the meaning of illness to the patient, or the adjustment required to accommodate a lifelong treatment regimen. *(Alba DiCenso et al., 2005, S. 11)*

Dieses Zitat geben wir ausführlich wieder aus einem Grund: In ihm gehen gleich mehrere Verwechslungen durcheinander, die sich allerdings häufig finden.

Erstens die Verwechslung von psychologischen mit „qualitativen" Methoden und Fragen, und zweitens die Verwechslung von externer und interner Evidence, deren deutliche Unterscheidung grundlegend für Evidence-basierte professionelle Praxis ist. Die erste Verwechslung ist noch harmloser Unsinn, die zweite ganz und gar nicht.

Zur ersten Verwechslung: *„patient experiences"*, *„attidudes"* und *„beliefs"* fallen keineswegs selbstverständlich in das Ressort „qualitativer Forschung". Vielmehr sind sie typische Gegenstände der psychologischen Psychometrie. Die Psychologie beansprucht und wendet erhebliche Mühe darauf, auch „persönliche Erfahrungen", „Wahrnehmungen", „Einstellungen", „Überzeugungen", „Meinungen" usw. in Skalen messbar zu machen.

Viele dieser Skalen mögen Validitätsprobleme aufwerfen (J. Behrens, 1983), aber man kann nicht sagen, psychologische Psychometrie sei einfach ein Ding der Unmöglichkeit. Eher lässt sich unserer Meinung nach im folgenden Kapitel begründen, dass alle psychometrischen Skalen auf Vorverständnissen gründen, über die wir uns nur hermeneutisch-interpretativ verständigen können (J. Behrens, 2002d). Aber das gilt mehr oder weniger auch für biometrische Skalen. „Sinn haben quantitative Forschungen nur als Teile von hermeneutisch-interpretativen." Zur zweiten Verwechslung: Die Differenz zwischen interner und externer Evidence ist auch durch „qualitative" hermeneutisch-interpretative Methoden nicht einfach überbrückt. Auch wenn ich mir die Erfahrungen Dritter mit hermeneutisch-interpretativen Methoden zur Kenntnis gebracht habe, kann ich von ihnen nicht auf den Fall meines einzigartigen Klienten schließen. Wenn hermeneutisch-interpretative Verfahren klärten, dass diese Dritten mit einer Handlung wenig Schmerzen hatten und die Ergebnisse für sie von großer Bedeutung waren, kann ich daraus nicht schließen, dass meine Klientin dieselben Schmerzen mit denselben individuellen Wichtigkeiten haben wird. Ich muss die interne Evidence in der Begegnung mit meinem individuellen Klienten erarbeiten und kann sie nicht durch noch so „qualitativ" gewonnene externe Evidence ersetzen.

In den angelsächsischen Ländern werden unter hermeneutisch-interpretativen Methoden meist Ansätze der Grounded Theory, der Phänomenologie und der Ethnographie verstanden, selten die der objektiven Hermeneutik, die im deutschen Bereich eine große Bedeutung haben. Ohne die Unterschiede zwischen diesen Verfahren, denen sich noch viele Varianten anfügen lassen, einzuebnen, sollen in diesem einführenden Teil einige gemeinsame Merkmale aufgeführt werden, die die Orientierung erleichtern.

Die eine Unterscheidung geht nach dem Zweck vor. Wie Abbildung 4-3 auf Seite 140 zeigt, wird die Unterscheidung nach dem Zweck der jeweiligen Untersuchung getroffen. So lassen sich unserer Meinung nach unterscheiden: sinnverstehende Methoden der Verständigung über Ziele und Methoden des Wirkungsvergleichs von Mit-

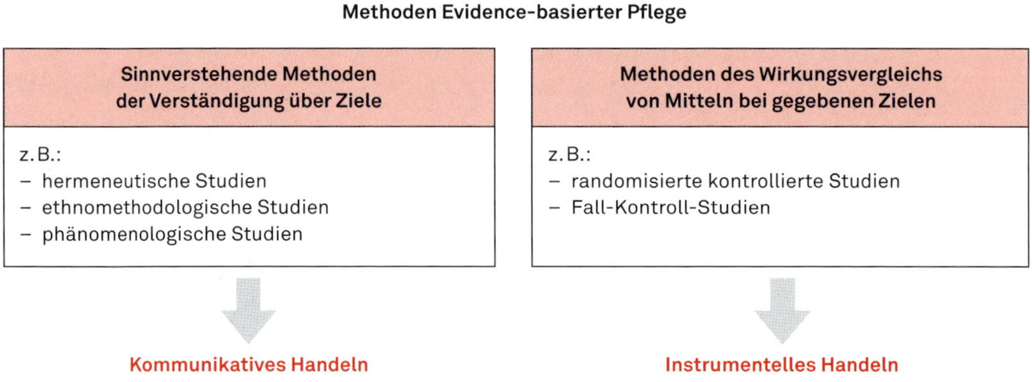

Abbildung 4-3: Kommunikatives und instrumentelles Handeln

teln bei gegebenen Zielen. Wie im unteren Bereich von Abbildung 4-1 auf Seite 134 dargestellt, sind für sinnverstehende Fragen eher hermeneutische, ethnomethodologische oder phänomenologische Studien anzuraten, die sich auf (um den Habermasschen Begriff zu nehmen) *kommunikatives Handeln* beziehen. Dagegen sind auf den ersten Blick für Wirkungsvergleiche von Mitteln bei gegebenen Zielen randomisierte prospektive Studien als das Mittel der Wahl anzusehen. Wir unterscheiden also zwischen *kommunikativem* Handeln und *instrumentellem* Handeln.

Diese Unterscheidung trägt allerdings in der Praxis nicht weit. In jeder pflegerischen Handlung wird kommuniziert; jede pflegerische Handlung ist ständig darauf angewiesen, dass sich immer von Neuem ein Arbeitsbündnis, eine wechselseitige Übereinstimmung und Fähigkeit der Kooperation einstellt. Insofern ist es handlungspraktisch ausgeschlossen, nur zu Beginn eine Phase kommunikativen Handelns zur Verständigung über Ziele einzulegen und von da an immer nur nach der Logik instrumentellen Handelns zu verfahren.

4.2.2 Phänomenologische Grundlagen

4.2.2.1 Gegenstand

Untersuchungsgegenstand phänomenologischer Studien ist das Selbstverständliche, das „fraglos Gegebene der Lebenswelt“ (Husserl, 1962, S. 212f.), „in der wir als Menschen unter Mitmenschen […] Natur, Kultur und Gesellschaft erfassen, zu deren Gegenständen Stellung nehmen, von ihr beeinflusst werden und auf sie wirken“ (Schütz, 1971, S. 153).

Diese „natürliche Einstellung“ wird erst dann bewusst, wenn sie mit fremdem Blick betrachtet wird oder in eine Krise gerät. Solche Krisen sind in der Ethnomethodologie von Garfinkel (1967) systematisch als sogenannte „Krisenexperimente“ herbeigeführt worden. Für die Pflege ist die von Maurice Merleau-Ponty diskutierte *Phänomenologie der Leiblichkeit* (Merleau-Ponty, 1966) von großer Relevanz, die auch den *Studies of Work* (Bergmann, 1991) zugrunde liegt.

Phänomenologisch ist zum Beispiel auch die deutsche pflegewissenschaftliche, ethnomethodologisch vorgehende Studie von Fengler und Fengler (1980), „Alltag in der Anstalt“, beeinflusst.

Den *Studies of Work* geht es um das „verkörperte Wissen“, das sich in der selbstverständlichen Beherrschung kunstfertiger Praktiken materialisiert und das für die erfolgreiche Ausführung einer bestimmten Arbeit konstitutiv ist (Bergmann, 1991, S. 270). Besonders die Pflegepraxis zeichnet sich durch verkörpertes, also selbstverständliches, nicht bewusst gemachtes, aber durchaus bewusst zu machendes Wissen aus.

4.2.2.2 Entwicklung

Die von dem Philosophen Edmund Husserl begründete und von dessen Schüler Heidegger variierte, aber insbesondere von dem Husserl-Schüler

Alfred Schütz (1974), von Schütz und Luckmann (1979) sowie von dem gleichaltrigen Maurice Merleau-Ponty (1966) in die Sozial- und Pflegewissenschaft eingeführte Methode zeichnet sich offensichtlich dadurch aus, dass sie ihren Gegenstand, das „fraglos Gegebene der Lebenswelt", keineswegs auf den Bereich von Gefühlen und Motiven einschränkt, sondern auch für unsere naturwissenschaftliche Erkenntnis behauptet: Bewusstsein ist kein passives Wahrnehmen von etwas, sondern ein bewusster Akt. Diese Grundkonzeption der Phänomenologie ist auch in der Biologie von Maturana und Varela (1987) erkenntnistheoretisch für alle natürlichen Systeme bestätigt und verallgemeinert worden.

Peirce ist als Vorläufer der Phänomenologie Husserls zu sehen. In seinem Aufsatz „Wie unsere Ideen zu klären sind" beschreibt Peirce die Absichten des später so genannten Pragmatismus (Peirce, 1976). Wir haben immer schon eine Menge von unausdrücklichen Überzeugungen, nach denen wir handeln und uns einrichten. Sobald eingespielte Handlungsweisen zu Misserfolgen führen, entsteht eine Unsicherheit, eine Krise der Erfahrungen, die wir durch genauere Betrachtung unserer Annahmen und unseres Verhaltens und dann durch geeignete Veränderung wieder auszuräumen trachten, um zur Ruhe ungestörten Verhaltens zurückzukehren. So schlicht fasst Peirce zusammen, was man als Erkenntnisprozess bezeichnet.

Die in dem Aufsatz formulierte pragmatische Maxime lautet: „Überlege, welche denkbaren Wirkungen die praktischen Bezüge haben könnten, die wir dem Gegenstand unseres Begriffs in Gedanken zukommen lassen, dann ist unser Begriff dieser Wirkung bereits das Ganze unseres Begriffs des Gegenstandes" (Peirce, 1976). Sinn haben Sätze nach Peirce nur, wenn ihre Wahrheit oder Falschheit für uns einen Unterschied machten bei unseren Wahrnehmungs- und Handlungsmöglichkeiten. Endgültige Wahrheiten gibt es nicht.

Dewey (1988) entwickelt den Peirceschen Ansatz weiter. Wahrheit kann nicht als Abbildung der Wirklichkeit „gesehen" werden. Sie ist nicht vom Menschen unabhängig – Wahrheit ist eine immer nur vorläufige, unsere Handlungsfähigkeit erweiternde Antwort auf Probleme, die sich bestimmten Situationen stellen. Die von Husserl formulierte entscheidende Einsicht ist: Bewusstsein ist kein passives Wahrnehmen von etwas, sondern ein zielgerichteter Akt. Wird jemandem etwas bewusst, so konstituiert er es aktiv als etwas Bestimmtes. Kant hatte dies gegen den Empirismus betont.

Husserl untersuchte nun Schritt für Schritt, wie sich die Gegenstandskonstitution im Bewusstsein vollzieht. Wandte er sich zunächst in den „logischen Untersuchungen" dem Wesen mathematischer Gegenstände zu, so erforschte er später das Zeitbewusstsein und gegen Ende seines Lebens, als Jude verfemt, die Konstitution der sozialen Welt. Die Phänomenologie beschränkt sich strikt auf das im Bewusstsein Erscheinende, eben das „Phänomen". Husserl hat insbesondere in Frankreich eine für die Entwicklung der Pflegetheorie bedeutende Rolle gespielt. Hier ist auf Merleau-Ponty (1966) zu verweisen, der in seinem Hauptwerk „Die Phänomenologie der Wahrnehmung" die aktive Erschließung der Welt analysiert. Insbesondere seine Arbeiten über Leiblichkeit sind für die Pflege bedeutend geworden.

Beachten Sie, dass alle diese Theorien ihre Geltung nicht auf menschliche Handlungen, sondern auf menschliche Möglichkeiten der Wahrnehmung von außer ihnen Existierendem beziehen. Viele in den Pflegewissenschaften heute gängige Methoden, wie die der objektiven Hermeneutik, der phänomenologischen Analyse oder der Grounded Theory, beziehen sich auf die Weiterentwicklung dieser Ansätze. Bei ihrer Beurteilung sind ganz wenige und klare Regeln verfügbar.

Unsere Analyse pflegerischer Entscheidungen (→ Kapitel G auf Seite 27) verdankt Peirce und Husserl sehr viel: Neben der Ethnomethodologie ist insbesondere in Deutschland ein anderer Zweig phänomenologischer Forschungen in den Sozialwissenschaften entwickelt worden: die Sozialphänomenologie (Corbin & Hildenbrand, 2000; Grathoff, 1989; Hildenbrand, 1991, 1999). Analysiert werden soziale Milieus, die durch den Zusammenhang typischer Selbstverständlichkeiten der Welt und Selbstauffassung angesehen werden können (Gurwitsch, 1976; Heidegger, 1995).

Die Gemeinsamkeiten und Unterschiede von Ethnomethodologie und Sozialphänomenologie beschreiben Corbin und Hildenbrand (2000) in Anschluss an D.H. Zimmermann und Pollner (1976, S. 81) so: Beide Ansätze gehen von der natürlichen Einstellung im Sinne Husserls aus. Die Ethnomethodologie jedoch untersucht „einen

Handlungsraum und seine Merkmale als zeitlich situierte Hervorbringungen von Mitgliedern des Handlungsraums" (D.H. Zimmermann & Pollner, 1976, S. 81). Der Fokus dabei sind „die Methoden der Gesellschaftsmitglieder, die sie anwenden, um formale Strukturen der Alltagshandlung zu produzieren und zu erkennen, dadurch, dass wir die Formulierungspraktiken dieser Gesellschaftsmitglieder analysieren" (Garfinkel & Sacks, 1976, S. 141). Dem gegenüber sei die Blickrichtung sozialphänomenologischer Forschung das Milieu selbst und dessen Strukturierungsleistung für das alltägliche Handeln, ohne dabei die Eigenaktivitäten der Handelnden aus dem Blick zu verlieren (J. Behrens, 2002d).

4.2.2.3 Phänomenologie und „quantitative" Forschung

Die Phänomenologie macht auch in einem gewissen Grade plausibel, warum es überhaupt sogenannte „quantitative" Forscher gibt, die ohne eine systematische qualitative, zum Beispiel phänomenologische Analyse auszukommen meinen: Sie gehen wie selbstverständlich davon aus, dass sie in derselben Lebenswelt wie die von ihnen Untersuchten leben und daher ohne weitere Untersuchungen die Bewertungen von Gesundheitszuständen, die ihre Pflegebedürftigen haben, kennen, alles über die Ziele ihrer Pflegebedürftigen wissen und die sinnvollen Fragen in einem standardisierten Fragebogen formulieren können. Um die Mühen einer phänomenologischen Analyse auf uns zu nehmen, ist für uns Pflegende die Erfahrung unerlässlich, dass unsere Klienten gesundheitliche Ziele und Bewertungen pflegerischer Handlungen haben, die wir Pflegenden noch nicht kennen.

4.2.2.4 Strukturierung und Individualisierung

In der Phänomenologie lernen Sie eine soziale Tatsache kennen, auf der unserer Meinung nach alle Verfahren hermeneutisch-interpretativer Forschung mehr oder weniger beruhen: Es ist die *soziale Strukturierung*. Unter Strukturierung verstehen wir hier, dass es keineswegs zufällig ist, welche alternativen Handlungsmöglichkeiten ein soziales Gebilde oder eine Person ergreift. Vielmehr lassen sich von uns als Beobachter die Regeln angeben, nach denen wir prognostizieren, dass eine Person sich in einer bestimmten Situation in vorhersehbarer Weise verhalten wird, also keineswegs alle von uns als pflegerische Beobachter für möglich gesehenen Handlungsmöglichkeiten ausschöpft, sondern nur bestimmte.

Die Person und auch das soziale Gebilde, wie ein Stationsteam oder eine Klinik, sind nicht vollständig durch die äußeren Bedingungen in ihren Entscheidungen determiniert, sondern durch ihre Geschichte, die ihre Handlungen und Weltverständnisse bestimmt. Dies ist uns auch umgangssprachlich ganz selbstverständlich: Es ist die Geschichte einer Person oder eines Teams oder einer Institution, die zu einer Persönlichkeit mit ihren Macken und Fähigkeiten, zu einem Team mit seinen ständig wiederholten Konflikten und Leistungsfähigkeiten oder zu einer Institution führt.

Diese Vorstellung, dass Geschichte von Menschen, von Teams und von Einrichtungen einzigartige (individuierte) Strukturen schafft, ist die eine für die Pflegepraxis entscheidende Erkenntnis der Phänomenologie. Die zweite Erkenntnis ist, dass Subjektivität keineswegs auf die Intentionen, also die Ziele und Beurteilungen von Handeln, zurückgeführt werden kann. Diese Errungenschaft ist deswegen wichtig, weil häufig der Phänomenologie und generell allen hermeneutisch-interpretativen Verfahren unterstellt wird, sie wollten genau dies: die subjektiven Ziele und Bewertungen verstehen und damit Handlungen besser erklären können.

Darüber ist Alfred Schütz weit hinaus. Das zeigt die Auseinandersetzung mit einer berühmten Biographieforschungsuntersuchung. Thomas und Znaniecki (1918) veröffentlichten die Biographie des aus Polen in die USA einwandernden Arbeiters Bladeck mit dem in seinem Schillern bis heute verführerischen Versprechen, „hinter den statistisch auswertbaren Massenphänomenen, die für sich genommen nichts als Symptome unbekannter bestimmter Prozesse sind, die wirklich menschlichen Erfahrungen und Haltungen aufzuspüren, die die volle, lebendige und aktive gesellschaftliche Realität unterhalb der formalen Organisation sozialer Institutionen darstellen" (Thomas & Znaniecki, 1918, II, S. 1834). Diese Worte lesen sich noch heute wie ein Motto der Biographieforschung, die mit einigen Vertretern programmatisch die Brücke zu neueren sozialhistorischen Strömungen, insbesondere der Oral History, und zur Pflegeforschung schlägt: Gegen die Zerstückelung der synchronen Lebensbereiche und diachronen Lebensphasen entlang den Institutionen sozialer Kontrolle und ihren Subsumtionsverfahren will die Biographieforschung die Subjektivität der Betroffenen zu Wort (und damit vielleicht auch zu ihrem Recht) kommen lassen.

Aber an Thomas und Znaniecki (1918) können Sie auch schon erkennen, wie sich durch Auswertungsprobleme des biographischen Materials genau die Reduktionen wieder einschleichen, die die Biographieforschung programmatisch angreift.

Es sind vor allem zwei Reduktionen: die Verkürzung von Subjektivität auf die bloße subjektive Verarbeitung arbeitsorganisatorischer und sonstiger den Individuen äußerlicher Veränderungen, wo eigentlich Erfahrungen und Haltungen, also Handlungen, Handlungspotenziale und Milieus rekonstruiert werden sollen. Handlungen sind etwas anderes als Handlungsentwürfe. Die Subjekte lösen mit ihren bewussten Interventionen, Erwartungen und Argumentationsstrukturen zwar Handlungen aus, in diesen Handlungen schlagen sich aber Motivationen und Strukturen nieder, die das Handeln steuern, ohne vom Individuum notwendigerweise sich selber klar und explizit gemacht worden zu sein.

Dieser objektive, in Handlungsprotokollen vergegenständlichte Sinn ist für die Akteure wie für ihre Beobachter nachträglich erkennbar. Ich verstehe deshalb Handlungen nicht dadurch, dass ich Handlungsentwürfe zur Kenntnis nehme, sondern dadurch, dass ich beobachtete faktische Handlungen in ein Deutungsschema einstelle. Es gibt keinen direkteren Zugang zum fremden Innersten als die Beobachtungen seiner Handlungen und das Einstellen dieser Handlungen in Deutungsschemata. So muss und kann ich selbstverständlich, wie Schütz gezeigt hat, auch bei meinen eigenen Handlungen verfahren, nicht nur beim Verstehen der Handlungen anderer. Schütz hat in seiner Diskussion der „Adäquanzbedingungen wissenschaftlichen Verstehens" gezeigt, dass diese Deutungsschemata insofern auf objektivem Sinn gründen, als die Bedeutung von Zeichen (hier gleich Handlungen) unabhängig von den konkreten Zeichen setzenden und Zeichen deutenden Individuen zuzuordnen sein muss, wenn Verständnis überhaupt möglich sein soll (J. Behrens, 1980; Schütz, 1971).

Diese Position setzt der im Pflegejargon verbreiteten Vorstellung, wir hätten durch Empathie einen ebenso direkten wie ganzheitlichen Zugang zum anderen, ihre Grenze. Empathie ist nichts anderes als geteilte Deutungsschemata. Aber, wie wir in den weiteren Verfahren sehen werden, Deutungsschemata sind lernbar in einem hermeneutischen Hin und Her: Unser Vorverständnis lässt uns bestimmte Erscheinungen der Welt beobachten, die dadurch von uns als unsere Umwelt konstruiert wird. Gleichzeitig scheitern dabei aber auch unsere Vorverständnisse in Teilen und erweitern sich.

Ein Beispiel für eine phänomenologische Untersuchung ist die Studie von Maclean, Pound, Wolfe und Rudd (2000) über die „Motivation" von Apoplektikern zur Rehabilitation.

Ziel der Untersuchung war es, das Erleben von Apoplektikern, die von Pflegenden vorab als „hoch motiviert" oder „gering motiviert" zu Rehabilitationsmaßnahmen eingeschätzt wurden, zu erforschen. So wurden 14 hoch motivierte und 8 gering motivierte Apoplektiker in einer *Stroke Unit* ca. sechs Wochen nach ihrem Schlaganfall in halbstrukturierten Interviews von Maclean befragt, die Interviews wurden aufgezeichnet und anschließend niedergeschrieben. Alle Interviews handelten von ähnlichen Themen, der Pflegebedürftige konnte allerdings die Richtung des Gesprächs steuern. Die Interviews wurden inhaltlich ausgewertet, indem Themen gebildet wurden, die mit den Themen anderer Interviews verglichen wurden. Als Ergebnis fand man heraus, dass Pflegebedürftige mit „hoher Motivation" eher die gleichen Ziele wie die Pflegenden vor Augen hatten und mehr Sinn und Ziel der Rehabilitation verstanden als die Pflegebedürftigen mit „geringerer Motivation". Mit anderen Worten, als „gering motiviert" bezeichnete MacLean Rehabilitanden, deren sinnstrukturierte Welt sie nicht verstand. Als die Motivation unterstützende Faktoren fand man allgemein Informationen zur Rehabilitation, einen begünstigenden Vergleich der Pflegebedürftigen mit anderen Apoplektikern sowie die Aussicht auf baldige Entlassung aus dem Krankenhaus. Die Motivation zur Rehabilitation wurde eher gehemmt durch eine übertriebene Behütung seitens der Familienmitglieder oder Pflegenden, ein Informationsdefizit und ungünstige Vergleiche mit anderen Pflegebedürftigen.

An dieser Studie kann man erkennen, dass quantitative Forschung nicht ohne hermeneutisch-interpretative Untersuchungen auskommen kann – woher hätte man (in einer quantitativen Studie) wissen sollen, welche Begriffe die Pflegebedürftigen selber verwenden, wie diese Begriffe zu dem Fachterminus der Pflegenden, der „Motivation" stehen, auf die sich der Artikel beruft, und welche Fragen überhaupt auf einem Fragebogen sinnvoll gewesen wären? Weiterhin wird deutlich, dass durch die Beschreibung der gelebten Erfahrung der Pflegebedürftigen gezielte Interventionen sinnvoll werden, um die Motivation zur Rehabilitation nach einem Apoplex zu steigern.

Die Erkenntnisse der Phänomenologie und anderer Ansätze haben erheblich die im Folgenden beschriebenen Methoden befruchtet. In den Forschungsmethoden gibt es große Gemeinsamkeiten – bei zweifellos wichtigen Unterschieden in Nuancen. So beeinflusst die Phänomenologie die Grounded Theory wie auch die objektive Hermeneutik und die Biographieforschung. Ob Sie die Ansätze – wie Ploeg (1999) – als gegensätzliche Forschungsstrategien ansehen sollten, können Sie am Ende dieses Kapitels entscheiden.

4.2.3 Strukturale oder objektive Hermeneutik

Gegenstand der strukturalen oder objektiven Hermeneutik, die anfangs nur im deutschen Sprachraum verbreitet und zunächst wesentlich mit ihrem Begründer Oevermann verbunden war, sind „Strukturen mit eigener Bildungsgeschichte oder eigener Geschichte der Individuierung" (Oevermann, 1981, S. 35). Solche individuierten Strukturen können, wie wir im letzten Abschnitt sahen, Persönlichkeiten sein, aber auch Familien, Teams und Einrichtungen wie Krankenhäuser oder Staaten. Die Unterschiede zwischen diesen individuierten Strukturen sind groß: So finden wir in Krankenhäusern, aber auch in Staaten festgeschriebene oder auch gewohnheitsmäßig ausgestaltete „Rollen", die es ermöglichen, dass die jeweilige Einrichtung auch nach dem Ausscheiden des Personals durch Tod oder Kündigung weiter besteht (Personenwechsel).

Eine Ehe hingegen ist eine individuierte Struktur fast gänzlich ohne Rollen. Deswegen wird nach Scheidung oder Tod des Ehepartners eine Ehe nicht einfach fortgesetzt – nur mit neuem Personal. Im Unterschied zu einem Krankenhaus oder einem Staat, in dem rollenförmige Einrichtungen den Wechsel ihres Personals überdauern, handelt es sich bei Wiederverheiratung nicht um Fortsetzung der alten Ehe mit neuem Personal, sondern um eine neue Ehe.

Aber für rollenförmige wie nicht rollenförmige Strukturen gilt: Erst ihre Bildungsgeschichte strukturiert sie zu einem objektiv hermeneutisch analysierbaren Fall. Die Spezifik eines Falls liegt darin, dass der Fall die „prinzipiell eröffneten Möglichkeiten des Andersseins an jeder Sequenzstelle auf ihre typische, charakteristische, das heißt wiedererkennbare und voraussagbare Weise außer Acht lässt und nicht realisiert" (Oevermann, 1991, S. 280). Was die objektive oder strukturale Hermeneutik aufzudecken sich bemüht, sind die strukturierenden Regeln dieses Falls.

Dem entspricht ein Verfahren, das strikt an der Widerlegung der eigenen Vorverständnisse orientiert ist. Natürliche Handlungsprotokolle, das sind Texte wie zum Beispiel Tonbandmitschnitte von Familieninteraktionen, Fernsehsendungen oder Interviews, werden strukturierend Sequenz für Sequenz analysiert. Unterschiedliche Interpreten, die den Herstellungskontext eines solchen Textes (Handlungsprotokoll) möglichst nicht kennen, diskutieren in einer Arbeitsgruppe möglichst kontrastierende Kontexte, für die sich die jeweilige Textstelle als angemessen erwiese.

Bei diesen hypothetischen Lesarten werden Vorverständnisse als hypothetisch eingeführt und möglichst kontrastierend in der Gruppe diskutiert. Durch den Fortgang des Handlungsprotokolls (Textes) werden Lesarten ausgeschlossen (falsifiziert). Es bleiben bei dem „Falsifikationsverfahren" drei Gruppen von Lesarten übrig:

- Lesarten oder Interpretationen, die durch den Text falsifiziert sind,
- Lesarten, die durch das Handlungsprotokoll nicht falsifiziert wurden und

- Lesarten, über die durch den Text nicht entschieden werden kann und die zum Verständnis des Textes oder des Handlungsprotokolls nichts beitragen. Zweifellos können sie für weitere Textinterpretationen in das Vorverständnis eingehen.

Dieses Verfahren setzt also Bereitschaft zu gedankenexperimenteller Variation voraus. Unvoreingenommenheit wird dabei nicht vorausgesetzt, sondern erzeugt. In unseren Interpretationskolloquien geschieht dies durch die Ausgangsidee „alles Üble in der Welt hat seine guten Gründe". Dieser Spruch soll verhindern, dass allzu schnell Pathologien unterstellt werden und die Interpretation zu Ende ist. Dieses Verfahren, das Urteile der Angemessenheit und der Deckung durch den Text diskutiert, funktioniert, wie unsere Erfahrungen zeigen, sofort auch mit Interpretationsmitgliedern, die noch nie ein derartiges Kolloquium mitgemacht haben. Es funktioniert aber nur unter der Voraussetzung, dass nicht alle Teilnehmer der Interpretationsgemeinschaft einem Hauptredner an den Lippen hängen und in vorauseilendem Gehorsam dessen Interpretationen vorwegnehmen.

Als Handlungsprotokolle haben sich zum Beispiel Fotos in Pflegezeitschriften, die interpretiert werden, bewährt (Weirauch, 2001). In der Tat werden mit fortschreitenden Sequenzen des Handlungsprotokolls (Interaktionstext) immer mehr Lesarten ausgeschlossen. Das Ergebnis dieser falsifikationistischen Interpretationsprozedur ist eine, um mit Popper zu sprechen, vorläufige Theorie des Falls. Aussagen darüber, wie verbreitet diese individuellen Fälle in einer Bevölkerung sind, werden nicht beabsichtigt. Dies ist für die Pflegepraxis kein Nachteil. Pflegerische Entscheidung setzt ja, wie wir im ersten Kapitel bei der Situationsanalyse pflegerischer Entscheidungen sahen (→ Abbildung G2 auf Seite 29), immer die Prüfung voraus, ob mein Fall mit dem berichteten Fall hinreichend Übereinstimmung aufweist, damit ich aus dem berichteten Fall für meinen lernen kann.

Schwieriger ist die methodische Bewertung des Status der Regeln, auf die wir in unseren Urteilen der Angemessenheiten von Kontexten an den Fall zurückgreifen. Regeln sind insofern „generative" Regeln als sie die Handlungen nicht äußerlich begrenzen, sondern erst erzeugen. Ein triviales Beispiel: Die Regeln des Fußballspiels begrenzen nicht das Spiel, sondern erzeugen es erst – ohne generative oder erzeugende Regeln gäbe es überhaupt kein Fußballspiel. Solche generative Regeln sind uns auch von der Sprache geläufig: Generative Regeln ermöglichen als „Tiefenstruktur" erst das Sprechen, sie ermöglichen eine große Anzahl neu gebildeter, nie vorher gehörter Äußerungen an der „Oberflächenstruktur".

Die strukturelle oder objektive Hermeneutik unterscheidet nun zwischen universellen Regeln und Regeln historisch konkreter Lebenswelten (Milieus). Universelle Regeln sind universalgrammatische Regeln, Regeln logischen Schließens, konstituierende Prinzipien der Moral sowie Regeln der Reziprozität von Perspektiven, da sie jeder Lebenspraxis zugrunde liegen. Regeln als Bestandteile historisch konkreter Lebenswelten sind dagegen in ihrer Geltung auf diese Lebenswelten begrenzt (Corbin & Hildenbrand, 2000, S. 163). In inhaltlichen Studien wird in der Regel deutlich, dass wir uns auf historisch konkrete Regeln berufen und diese in ihrer Konfrontation erweitern.

In allgemeinen Proklamationen sind insbesondere von Oevermann häufig universelle Regeln in Anspruch genommen worden. Soeffner (1989, S. 132f.) hat gestützt auf diese Proklamationen kritisiert, dass Oevermann sozialem Handeln eine ahistorische Ordnung zugrunde legte und dadurch historisch-spezifische Kontexte und deren geordnete Strukturen in ihrer Bedeutung für das Handeln der Akteure zum Verschwinden bringe. Juliet Corbin und Bruno Hildenbrand weisen zu Recht darauf hin, dass dieser Einwand eher für die Proklamationen als für die Durchführung des Verfahrens der objektiven Hermeneutik gilt (Corbin & Hildenbrand, 2000, S. 170).

Es bleiben aber die beiden weiter zu bearbeitenden Fragen,

- wie universelle und Lebensweltregeln zueinander stehen und
- wie wir uns fremde Lebenswelten aneignen können.

Die Aneignung fremder Lebenswelten, soweit unsere These, geschieht über die Formulierung von Vorverständnissen und ihre Widerlegung, wie im nächsten Kapitel dargestellt.

4.2.4 Ethnographie

Alle hermeneutisch-interpretativen Methoden, die wir hier vorstellen, lassen sich unserer Meinung nach unter der Losung zusammenfassen: *eine Kultur von denen zu lernen, die sie leben.* An dieser Losung wird gleich deutlich, warum viele sogenannte quantitative Forscher glauben, auf „qualitative" Methoden verzichten zu können: Sie gehen davon aus, dass sie die Kultur ihrer Untersuchungspopulation kennen (z. B. deswegen, weil sie ihr selber angehören). Um hermeneutisch-interpretative Studien unerlässlich zu finden, müssen wir Pflegende erfahren haben, dass wir die Lebenswelt und die Kultur unserer Klienten und Pflegebedürftigen eben nicht immer schon kennen.

Dieses Eingestehen der Fremdheit war in der Vergangenheit am Einfachsten bei sogenannten „primitiven" Kulturen. An ihnen hat sich die Ethnographie aus der kulturellen Anthropologie entwickelt. Es lassen sich zwei Phasen unterscheiden: Die ältere Ethnographie inventarisierte anhand vorgefertigter Kataloge sogenannte primitive Kulturen. Sie tat dies oft mit Unterstützung wirtschaftsimperialistischer oder missionarischer Strategien.

Aber die alte Ethnographie bediente sich auch eines anderen Bedürfnisses der europäischen und nordamerikanischen Gesellschaften: Diese suchten seit Leibniz bei den „glücklicheren Naturvölkern" das einfache, weniger durch Tabus, Verdrängungen und Verhaltensvorschriften, weniger durch Kriege und Aggressionen bedrückte bessere Leben. Viele Verfahren, die wir heute noch nutzen, wurden hier zuerst entwickelt; dazu gehören das Feldtagebuch, die teilnehmende Beobachtung und andere.

Die zweite Phase der ethnographischen Forschung unterscheidet sich von der ersten darin, dass nicht primitive Kulturen, sondern der geregelte Alltag der eigenen Gesellschaft zum Gegenstand ethnographischer Forschung erhoben wird. Kulturen werden jetzt nicht mehr für das Völkerkundemuseum inventarisiert. Fragestellung ist, wie die handelnden Akteure ihre alltägliche Lebenswelt als sinnhaft begreifen können und in ihren Handlungen ein Netz von Bedeutungsverweisen reproduzieren, die den Alltag erst verstehbar, innerhalb gewisser Grenzen vorhersehbar und insofern geordnet machen.

Ethnographen versuchen, mit ihrem fremden Blick zunächst „dichte Beschreibungen" zu erstellen, die dann mit bestehenden Theorien konfrontiert werden und sich – so würden zumindest wir hinzufügen – zweifellos bereits theoretischem Vorverständnis berichtigend verdanken (→ Kapitel 4.2.2 auf Seite 140). Diese dichten Beschreibungen haben die Aufgabe, „Vorstellungsstrukturen, die die Handlungen unserer Subjekte bestimmen, [...] aufzudecken und ein analytisches Bezugssystem zu entwickeln, das geeignet ist, die typischen Eigenheiten dieser Strukturen (das, was sie zu dem macht, was sie sind) gegenüber anderen Determinanten menschlichen Verhaltens herauszustellen" (Geertz, 1983, S. 39).

Wie Sie als aufmerksamer Leser sicherlich schon bemerkt haben, verhält sich jeder in einer ihm neuen Situation als Ethnograph. Dafür zwei Beispiele: Unsere deutsch-kanadischen Untersuchungen in Altenheimen haben gezeigt, dass alte und durch ihre Pflegebedürftigkeit stark behinderte Menschen in beiden Ländern dieselbe Frage mit großem Ernst und oft Verbitterung untersuchen: „Was muss ich als Heimbewohner tun, um eine Pflegekraft zu mir zu bekommen, wenn ich auf die Toilette muss?" Die Information des Pflegepersonals, in diesem Fall auf einen bestimmten Knopf zu drücken, der dieses Heranrufen bei alltäglichen Aufgaben bewirken soll, reicht nicht hin. Es dauerte allen von uns untersuchten Heimbewohnern viel zu lange, bis auf das Klingeln jemand kommt. Dadurch lernen die Bewohner, den zweiten Klingelknopf zu drücken, der für schwerste Notfälle vorgesehen ist, die den sofortigen Einsatz bedingen.

Da aber – ein typisches Problem in der Ethnographie – nicht nur die ethnographisch beobachtenden Heimbewohner, sondern auch die beobachteten Pflegenden lernen, verändert sich das Heimsystem. Pflegende kommen selbst dann nicht mehr sofort, wenn der für den äußersten Notfall vorgesehene Knopf gedrückt wird. Die Folge ist, dass die Heimbewohner entweder ihren Alltag als nicht mehr verstehbar und vorhersehbar begreifen, sondern sich hilflos dem Pflegepersonal ausgeliefert sehen. Oder aber, sie machen sich den Reim darauf, dass beim Drücken des Notfallknopfs Pflegende etwa nach zehn bis 15 Minuten erscheinen. Sie versuchen sich wieder ein geordnetes und vorhersehbares Bild der Situation zu verschaffen und trachten danach, auf den Notfallknopf zehn Minuten, bevor sie einer Hilfe bedürfen, zu drücken. Dies wiederum macht es für das Pflegepersonal schwer, dringende von weniger dringenden Notfällen zu unterscheiden. Auch für das Pflegepersonal wird die Ordnung prekär. Um einen verstehbaren und vorhersehbaren Alltag aufrechtzuerhalten, versuchen sie eine Art Typologie ihrer Klienten zu entwickeln, die ihnen prognostizierbar macht, wie die Klingeln im Einzelfall zu verstehen sind.

Zur Verdeutlichung noch ein zweites, sehr viel harmloseres Beispiel für wechselseitige Lernprozesse beim Regelnlernen, das sich auch viele Leser und Leserinnen außerhalb des Pflegebereichs aus der eigenen Erinnerung vergegenwärtigen können. Bei unseren ersten Besuchen in Neapel und Kalabrien Anfang der 1970er-Jahre fiel uns auf, dass bei den vorzüglichen Essen, zu denen wir eingeladen waren, merkwürdigerweise mehrfach das Dessert fehlte. Dies war besonders auffällig, weil ja gerade die *„dolci"* als besonders gut gelten. Obwohl wir mit den Gastgebern auf sehr vertrautem Fuß lebten, trauten weder wir uns nach einem Dessert zu fragen, noch klärten uns unsere Freunde darüber auf, warum dies fehlte. Erst bei der vierten oder fünften Einladung, wo zufällig noch andere Gäste eingeladen waren, stellten wir fest, dass diese Gäste das Dessert mitgebracht hatten. Als Regel wurde erkennbar, dass in Süditalien offenbar die Gäste den Nachtisch mitbringen, wie bei uns in Sachsen-Anhalt ein Buch, eine Flasche Wein oder einen Blumenstrauß.

Bemerkenswert ist, dass wir auf diese Regel nicht einfach durch Regelübertretung aufmerksam wurden, sondern dass die Höflichkeit sowohl uns als auch unseren Freunden verbot, direkt zu werden. Selbst die direkte „Interviewfrage" an unsere Gastgeber, als wir sahen, dass die anderen Gäste das Dessert mitgebracht hatten, führte nicht weiter; auf die Frage, ob in Süditalien die Gäste das Dessert in der Regel mitbringen, antworteten sie: Ausnahmsweise komme dies manchmal vor. Erst andere verrieten uns die ganze Wahrheit.

Bemerkenswert ist ferner, dass ein Lernprozess der Beobachteten eintrat, ähnlich wie im eben zitierten Altenheim bei den beobachtenden Pflegenden. Nach einer Weile bereiteten unsere Gastgeber selbst ein Dessert vor, wenn sie Deutsche zum Essen erwarteten. Sie hatten gelernt, dass dieser Volksstamm nicht dazu neigt, sich an die Dessertregel zu halten. Wenn wir Desserts mitbrachten, gab es nun zwei Desserts.

Davis und Magilvy (2000) untersuchten mittels einer ethnographischen Studie, wie ältere, auf dem Land lebende Lateinamerikaner eine chronische Erkrankung erleben.

> Um herauszufinden, wie eine chronische Erkrankung von auf dem Land lebenden lateinamerikanischen und nicht lateinamerikanischen älteren Erwachsenen und deren Familien erfahren wird und wie das Gesundheitssystem die Fähigkeit, in einer veränderten Umgebung mit einer chronischen Erkrankung umzugehen, fördert oder hemmt, wurden 42 Personen in einer beschreibenden ethnographischen Studie mit gezielter Stichprobenerhebung untersucht. Die Daten wurden mit aufgezeichneten Interviews, Beobachtungen, Aufzeichnungen, Dokumenten und Photographien erhoben. Interpretierende ethnographische Methoden wurden verwendet, um übergreifende kulturelle Themen zu identifizieren. Man fand heraus, dass das Leben mit einer chronischen Krankheit ein aktivierender, gegenseitiger Lernprozess war, geformt durch Wechselbeziehungen in verschiedenen Gemeinschaften. Die Teilnehmer drückten aus, dass das Leben mit einer chronischen Krankheit für sie mit stillem Stolz auf dem Weg zu einem bedeutungsvollen Leben verbunden ist.

Diese ausführliche Darstellung haben wir gewählt, weil die Ethnographie besonders geeignet ist, uns selbst klar zu machen, dass wir alle im Alltag Ethnographen sind. Auch wird unmittelbar klar, was „Unvoreingenommenheit" heißt: Ethnographen bewerten Abweichungen von der eigenen Kultur nicht gleich als Fehler, Rückstände oder moralisch zu verwerfend, sondern versuchen den Alltag zu verstehen, indem diese Handlung einen Sinn für die Handelnden ergibt.

Zum Zweiten wird klar, dass sich auch Ethnographen niemals ohne theoretische Vorverständnisse als sozusagen leere weiße Blätter von der beobachteten Kultur passiv beschreiben lassen. Auch Ethnographen haben Vorverständnisse. Die disziplinierenden Instrumente ihrer Beobachtungsweise und Beobachtungsprotokolle befähigen sie aber, ihre Vorverständnisse zu klären und zu berichtigen. Auch in der Ethnographie scheint der Stil zu sein, auf „Theorien mittlerer Reichweite" im Verständnis von Merton (1967) zu kommen.

Wenn Frake (1980) in seiner berühmten Untersuchung der Yakan der Frage nachgeht, „Wie betrete ich ein Haus der Yakan?", dann stellt die Antwort nicht nur eine Regel für Frake bereit, sondern zugleich eine Einführung in die soziale Ordnung und die soziale Struktur der Yakan-Gesellschaft. Auch die Ethnographie kann, das war unsere These, nicht im strengen Sinne „induktiv" vorgehen; „Unvoreingenommenheit" ist nicht immer schon da, sondern wird durch die Falsifikation von Vorverständnissen erarbeitet (→ Kapitel 4.2.2.2 auf Seite 140).

4.2.5 Biographische Verfahren

Biographien hatten wir bereits als sich individuierende Strukturen erkannt. Biographieforschung ist in der deutschsprachigen Pflegeforschung verhältnismäßig verbreitet. Sie hat, nach sehr frühen Anfängen, in den 70er-Jahren des 20. Jahrhunderts einen regelrechten Boom erlebt, wobei sie sich schon auf die Studien von Thomas und Znaniecki (1927) über die Migration und das Zurechtfinden in der neuen Welt von polnischen Auswanderern bezogen hat (J. Behrens, 1980). Biographieforschung selber ist noch sehr viel älter; der Versuch, aus Briefen und Selbstzeugnissen, aus lebensgeschichtlichen Erzählungen Geschichte zu schreiben, geht schon Jahrtausende zurück.

An die Stelle schriftlicher und fotografischer Zeugnisse sind heute in der Biographieforschung häufig „narrative Interviews" (Schütze, 1984) getreten. Dieses Verfahren hat besondere Bedeutung gefunden in Entgegensetzung zu „standardisierten" Interviews, worunter wir sowohl Leitfadeninterviews mit festen Fragen als auch Fragebögen mit geschlossenen Antwortvorgaben verstehen. Die standardisierten Fragebögen entlasten nämlich den Befragten davon, seine Darstellung selber strukturieren zu müssen und die Gestalt seiner Ausführungen vollständig zu machen. Es reicht, wenn er sich auf die Strukturierung des Interviewers zurückzieht und ab und zu ein Kreuz macht oder eine vorgesehene Antwort gibt. Im Ergebnis können solche Interviewresultate nicht Auskunft geben über die Strukturierungsleistungen, die der Befragte üblicherweise in Interviews gibt (J. Behrens, 1983, S. 204f.). Daher eignet sich diese Form des „narrativen" Interviews besser als standardisierte Interviews, wenn es darum geht, die Strukturierungsleistungen der Befragten selber zu analysieren. Damit ist natürlich keineswegs behauptet, auf die Darstellung der Befragten ginge kein Einfluss des Interviewers aus (J. Behrens, 1983, S. 204f.).

Insofern bemerken Allerbeck und Hoag (1981, S. 425) zwar treffend: „und es wäre ein Irrtum zu glauben, dass die [...] gezeigten Situationseffekte durch Verzicht auf Standardisierung und Quantifizierung verschwänden", unzutreffend ist aber ihr nächster Satz: „Der einzige Unterschied wäre, dass sie [die Situationseffekte] bei hermeneutisch-interpretativer Datenerhebung nicht mehr erfassbar wären." Im Unterschied zu standardisierten Verfahren werden die Situationseffekte bei all den „qualitativen" Verfahren, die Tonbandaufnahmen verwenden (und das sind die meisten), wenigstens protokolliert. In diesen Protokollen schlagen sich auch Äußerungen nieder, die, eben weil sie nicht bewusst kontrolliert werden können, Ausdruck durchgehender Haltungen sind. Man mache die Probe: Jeder kann ein standardisiertes Interview fälschen; aber um ein „qualitatives" Interview zu fälschen, müssen schon ein gewiefter Dichter und ein geübter Schauspieler zusammenkommen (J. Behrens, 1983, S. 244).

Fischer-Rosenthal (1991) hat vorgeschlagen, Biographieforschung aus drei Perspektiven zu betreiben: aus der Sinnperspektive, aus der Funktionsperspektive und aus der Strukturperspektive. Die Sinnperspektive befasst sich mit der Verbindung von lebensgeschichtlichen Erfahrungen, und in der Funktionsperspektive geht es in den Augen von Fischer-Rosenthal um die Biographisierung individuellen Lebens in seiner Funktion für die gesellschaftliche Integration (Johann Behrens & Rabe-Kleberg, 1993; Heinz & Behrens, 1991). In der Strukturperspektive fragt Fischer (1982) „beispielsweise angesichts körperlich-leiblicher Krisen [nach der] Konstitution von nichtlinearen Strukturen als Treibriemen zwischen alltäglichen Routinen und lebenszeitlichen Entwürfen" (Fischer-Rosenthal, 1991, S. 256).

In Deutschland hat der an Anselm Strauss und Juliet Corbin anknüpfende DFG-Sonderforschungsbereich „Statuspassagen und Risikolagen im Lebensverlauf" auf den Ansatz von Fritz Schütze (1991), „Prozessstrukturen des Lebensablaufs" zu erfassen, in vielfältiger Weise zurückgegriffen und dabei hermeneutisch-interpretative und quantitative Methoden integriert („Triangulation", vgl. Heinz & Behrens, 1991).

Unter Triangulation versteht man die Betrachtung eines Forschungsgegenstands von mehreren Seiten, um eine höhere Validität zu erhalten. Die Triangulation kann sich auf Daten beziehen, die aus verschiedenen Quellen ausgewertet werden – zum Beispiel Interviews, teilnehmende Beobachtungen und Tagebücher. Weiterhin kann man eine methodische Triangulation antreffen, wenn zum Beispiel hermeneutisch-interpretative und quantitative Ansätze gleichzeitig kombiniert werden oder wenn verschiedene validierte Skalen in einem Fragebogen verwendet werden, um das Gleiche zu messen. Dabei ist die Triangulation aber von der Kombination von hermeneutisch-interpretativen und quantitativen Ansätzen *nacheinander* abzugrenzen: Hierbei wird mit Hilfe von hermeneutisch-interpretativen Studien eine Hypothese generiert, die dann mit quantitativen Designs überprüft wird.

Eine Grundannahme der Triangulation besteht darin, dass die kombinierten Verfahren zwar unterschiedlich, aber *gleichrangig* sind. Die Triangulation kann dann auch nicht nur zur Validierung, sondern ebenfalls zur gegenseitigen Ergänzung eingesetzt werden, um mit den verschiedenen Methoden denselben Forschungsgegenstand aus unterschiedlichen Richtungen zu erfassen und ein vollständigeres Bild zu erhalten.

Ferner gibt es noch die Triangulation auf personaler Ebene, das heißt, dass gefundene Ergebnisse von mehreren Personen bestätigt werden – meist andere Forscher in einem Team oder Teilnehmer der Untersuchung. Die Bestätigung durch andere Mitglieder des Forschungsteams hat den Vorteil, dass Menschen mit einer anderen Perspektive in der Regel auch anders interpretieren; kommen sie trotzdem zum gleichen Schluss, spricht das für die Validität der Untersuchung. Werden die Ergebnisse durch die Teilnehmer bestätigt, hat man den Vorteil, dass Fehlinterpretationen und Missverständnisse gleich erkannt werden können.

Mit Formen des narrativen Interviews ist in der Pflegeforschung nicht selten gearbeitet worden, wobei die von Schütze (1984) vorgeschlagenen Verfahrensregeln nicht immer eingehalten wurden. Aus dem Bereich der Pflegeforschung lassen sich beispielhaft nennen: die Analyse der Versorgungsverläufe von AIDS-Patienten (Muthesius & Schaeffer, 1997), die Biographieverläufe psychiatrischer Patienten (Riemann, 1987) und die Analyse von drei Pflegegenerationen in der Psychiatrie (Konrad, 1985).

4.2.6 Grounded Theory

Die Grounded Theory ist zweifellos die in den USA und im gesamten angelsächsischen Bereich verbreitetste „qualitative" Forschungsströmung. Sie ist unter Rückgriff auf die Phänomenologie von Anselm Strauß, Barney Glaser und Juliet Corbin an der School of Nursing in San Francisco über 30 Jahre entwickelt worden und hat die genannten Ansätze auch in Deutschland mannigfach beeinflusst. Solche Einflüsse lassen sich in der eben genannten Biographieforschung und dem narrativen Interview, wie es Fritz Schütze (1984) darstellte, ebenso beobachten wie in der deutschsprachigen Übernahme der aus der Phänomenologie und der Ethnographie hervorgegangenen Ansätze.

Wenn sich auch die hermeneutisch-interpretativen Forschungsansätze, die sich aus der deutschsprachigen philosophischen Tradition entwickelten, im deutschsprachigen und im englischsprachigen Raum etwas unabhängig voneinander entfalteten, so zeigt doch die Grounded Theory von Glaser und Corbin, dass es zahlreiche gemeinsame Bezugspunkte gibt, an die es sich anzuknüpfen lohnt.

„Grounded" Theory meint übrigens keineswegs nur, dass die Theorie empirisch „begründet" zu Evidence-basiertem Wissen beitragen soll. Das war für Strauss, Glaser und Corbin so selbstverständlich, dass es nicht im Namen „Grounded Theory" zur spezifischen Besonderheit erhoben werden sollte. *„Grounded"* lässt sich ins Deutsche wohl am besten mit den auch bei uns sehr gebräuchlichen Redewendungen „auf dem Boden bleiben", „nicht abgehoben" übersetzen. Flugzeuge, die wegen Motorschadens oder Spritmangels nicht starten können, heißen *„grounded"* (Hinweis von Bruno Hildenbrand).

Der Begriff *„Grounded"* betont plastisch, dass die Welt, die wir empirisch-theoretisch zu durchdringen hoffen, immer schon vielgestaltig vor uns liegt und wir unser theoretisches Verständnis von ihr aus ihr herausschürfen müssen wie Gold oder wie eine Statue aus einem Marmorblock.

Alle Regeln der Kategorienbildung haben nur den einen Zweck, wie auch Juliet Corbin in den Halleschen Beiträgen andeutet: Sie sind in gewissem Sinne Exerzitien, Meditationsübungen *to open your mind*, immer neue Lesarten zu bilden und an dem zu prüfen, was vor uns schwer durchdringlich auf dem Boden liegt.

Die Vorgehensweise des Aufsuchens kontrastierender Erfahrungen („*contrast sampling*"), des Vergleichens und Erprobens, bis keine neuen Ergebnisse mehr gewonnen werden (Sättigung, „*saturation*") entspricht dem eben erörterten Falsifikationismus. Er ist deswegen so überzeugend, weil es sich nicht nur um eine spezielle Untersuchungsmethode handelt, sondern um eine allgemeine Handlungslogik: Mit ihr finden sich Menschen – ständig falsifizierend – in der Welt zurecht.

Wir können daher noch allgemeiner formulieren: Leben ist Wählen zwischen Optionen, und diese Wahlen treffen wir mehr oder weniger bewusst in der falsifizierbaren Erwartung dessen, was daraufhin als Nächstes passieren wird. In der Verkettung all dieser entweder ausgeschlagenen oder ergriffenen Möglichkeiten strukturiert und individuiert sich unser Leben.

Daher überrascht es Sie jetzt wahrscheinlich nicht, dass das Buch „Grounded Theory" von Strauss und Glaser keineswegs als Begründung einer besonderen hermeneutisch-interpretativen im Gegensatz zu einer statistischen Methode gemeint war, wie es heute in Deutschland weithin kolportiert wird. In der ganzen ersten Auflage des Buchs findet sich davon kein Wort. Im Gegenteil nahmen Strauss, Glaser und ihre Kollegen an, mit dem Buch eine allgemeine Einführung in die Grundzüge empirisch fundierter Theoriebildung überhaupt zu geben, die sich alle Arten von Daten, auch Statistiken, zunutze macht.

4.2.7 Methoden der Datensammlung

Am häufigsten bei hermeneutisch-interpretativen Forschungen werden natürliche Handlungsprotokolle, danach Beobachtungen, Interviews und die Analyse von Dokumenten zur Gewinnung von Daten verwendet.

4.2.7.1 Beobachtung

Um soziale Phänomene begleitend zu erfassen, kann man sie entweder offen oder verdeckt beobachten. Bei der offenen Beobachtung ist der Forscher sichtbar, bei der verdeckten Beobachtung werden die Phänomene per Tonband oder Videokamera zur späteren Auswertung aufgezeichnet.

Bei der direkten Aufzeichnung verbringt der Forscher eine Zeit in der zu beobachtenden Gruppe und macht sich Notizen, wobei er entweder teilnehmend oder nichtteilnehmend beobachten kann. Teilnehmende Beobachtung bedeutet aber, dass der Forscher einen Einfluss auf das Geschehen hat, sodass man sich vor einer Studie genau überlegen sollte, inwieweit man sich als Forscher einbringt und wie die Ergebnisse dadurch – sowohl positiv als auch negativ – verändert werden könnten.

Bei der nichtteilnehmenden Beobachtung versucht der Forscher, unbeteiligt am Geschehen möglichst nicht wahrgenommen zu werden, was – je nach Untersuchungsgruppe – schwierig wird: Bei der Visite, als Assistenzarzt getarnt, wird er kaum auffallen, bei der Messung von Zeiten zur Ermittlung der Dauer von Pflegehandlungen wird es schon um Einiges schwieriger. Außer bei der Auswertung von Routinedaten ist im Grunde genommen jede Beobachtung eine teilnehmende (vgl. zu diesen wichtigen Verfahren der Auswertung von Routinedaten J. Behrens & von Ferber, 1997).

4.2.7.2 Interview

Es gibt verschiedene Arten von Interviews, die in der hermeneutisch-interpretativen Forschung verwendet werden; am häufigsten werden halbstrukturierte, eingehende Interviews eingesetzt.

Strukturierte Befragungen – ähnlich Fragebögen – sind dann weniger geeignet, wenn sie das Gespräch zu sehr festlegen und damit keinen Raum für individuelle, ausführliche Antworten als Strukturierungen der Befragten lassen (J. Behrens, 2002d).

Man unterscheidet zum Beispiel zwischen narrativen, fokussierten, problemzentrierten und Tiefeninterviews, je nach der Menge der Vorgaben und der Art des Vorgehens. Bei narrativen Interviews werden dem Gesprächspartner nur Stichworte gegeben und er wird dazu animiert, von sich aus zu erzählen, was ihm einfällt. Bei fokussierten Interviews setzt man schon Grenzen, indem das Gespräch auf bestimmte, vorher festgelegte Themen begrenzt wird.

Die Interviews werden in der Regel auf Tonband oder Video aufgezeichnet und später wortgetreu abgeschrieben („transkribiert"), wobei Atempausen, Räuspern oder Veränderungen der Lautstärke oder Tonhöhe möglichst mit aufgeschrieben werden, da sie sich bei der verlaufsorientierten, „sequenziellen" Interpretation als hilfreich erweisen könnten.

4.2.7.3 Analyse von Dokumenten

Die Auswertung von persönlichen Aufzeichnungen, Tagebüchern, Fotos, Skizzen, Schriftwechsel und Notizen eines Teilnehmers ist eine weitere Möglichkeit der Gewinnung von Daten für hermeneutisch-interpretative Untersuchungen. Für die sequenzielle Methode der Auswertung ist es nicht entscheidend, ob vorgefundene oder mittels Interview hervorgelockte Texte ausgewertet werden.

4.2.8 Methoden der Datenauswertung

Es gibt verschiedene Methoden, um hermeneutisch-interpretative Daten zu analysieren, vor allem die bereits beschriebene Sequenzanalyse.

Der Prozess der Auswertung von hermeneutisch-interpretativen Daten beginnt in der Regel mit der Forschungsfrage, zu der Daten gesammelt werden, in denen dann Muster gesucht und zugehörige Themen gebildet werden, anhand derer erneut Daten gesammelt werden, um die neuen Erkenntnisse zu bestätigen oder zu widerlegen; diese neuen Daten werden wieder nach Mustern und Themen durchsucht, eine Theorie daraus abgeleitet, erneut Daten gesammelt, analysiert usw. Irgendwann in diesem Kreislauf ist ein Konzept entstanden, zu dem durch wiederholte Datensammlung nur minimale oder gar keine Ergänzungen gemacht werden könnten; dieser Punkt wird als *Sättigung* bezeichnet und man hört in der Regel auf, weitere Daten zu sammeln.

Die Sättigung ist vor allem dann relevant, wenn man – wie zum Beispiel bei der Grounded Theory – Theorien entwickeln möchte und hierzu den Forschungsgegenstand von allen Seiten auf der Suche nach maximalen Kontrasten betrachten möchte.

Auch in der Phänomenologie sollte man erst, wenn man das Gefühl hat, dass sich die gelebten Erfahrungen der Teilnehmer wiederholen, zur Sicherheit noch ein oder zwei weitere Personen oder Szenen hinzunehmen und dann die Daten als gesättigt ansehen.

Wurde keine Sättigung erreicht, ist fraglich, ob überhaupt eine Regel gefunden wurde; vielleicht wurden nicht alle Aspekte erfasst und die Daten weisen wichtige Lücken auf, was die Validität und somit Übertragbarkeit der Ergebnisse ziemlich einschränken kann.

4.2.9 Beurteilung der beiden Haupttypen hermeneutisch-interpretativer Studien: Sequenzanalyse von Handlungsprotokollen und Inhaltsanalysen

Hermeneutik (→ Kapitel 4.2.3 auf Seite 144), Grounded Theory (→ Kapitel 4.2.6 auf Seite 149), Phänomenologie (→ Kapitel 4.2.2 auf Seite 140) und Ethnographie (→ Kapitel 4.2.4 auf Seite 146) wurden bereits als hermeneutisch-interpretative Studientypen vorgestellt.

Wir versuchten zu zeigen, dass sich diese häufig als „qualitativ" bezeichneten Studientypen in ihrer Anlage und in ihrer Auswertungsstrategie auf zwei Hauptstrategien zurückführen lassen. Die erste Hauptstrategie ist die Sequenzanalyse aller Arten von Handlungsprotokollen, die zweite ist die inhaltsanalytische Zuordnung von Textteilen zu Kategorien. Zur ersten Hauptstrategie zählen mit handlungstheoretischer Begründung die Objektive Hermeneutik, die *Line by Line Analysis* der Grounded Theory, aber implizit auch weite Teile der Interaktionsquellen interpretierenden Geschichtsforschung. Zur zweiten Hauptstrategie der Auswertung zählt die Inhaltsanalyse mit all ihren Spielarten.

Die folgenden allgemeinen Beurteilungskriterien qualitativer Studien sind die entscheidenden für Beurteilungsbögen, ergänzend finden Sie konkrete Fragen als Lesehilfe in Kapitel 4.2.10 auf Seite 153.

Auch bei hermeneutisch-interpretativen Studien ist die erste Frage: „Sind die Ergebnisse der Studie glaubwürdig?“ und die zweite: „Sind die Ergebnisse für die pflegerische Betreuung meiner Klienten nützlich?“

1) *Glaubwürdigkeit* oder: Welche Fallen und Täuschungsmöglichkeiten hat die Studie berücksichtigt?
   a) Ist das Vorverständnis, aus dem Forschungsinteresse und Fragestellung folgten, ausdrücklich geklärt worden oder zogen sich die Autoren hinter die (falsche, wenn nicht betrügerische) Behauptung zurück, sie ließen völlig unvoreingenommen ihre Interviewpartner zu Wort kommen und gäben nur wieder, was diese gesagt hätten?
   b) Sind große Textmengen auf der Suche nach schönen Stellen, die die Ausgangsthese zu stützen scheinen, durchsucht worden, oder ist der Text sequenziell Schritt für Schritt analysiert worden, um den Hypothesen ein möglichst großes Risiko zu geben, widerlegt zu werden?
   c) Sind ausführlich alternative Lesarten (Hypothesen) zum interpretierten Text gesucht und formuliert worden, oder ist nur eine einzige Hypothese oder Lesart als sich aus dem Text ergebend paraphrasierend dargestellt worden?
   d) Sind die Lesarten des Textes nach den drei Möglichkeiten geordnet worden:
      - Lesart ist mit dem Text nicht vereinbar („falsifiziert“).
      - Lesart ist mit dem Text vereinbar.
      - Lesart (Hypothese) ist durch den Text selber nicht überprüfbar. Das heißt, die Hypothese muss nicht falsch sein, sie ist aber als nicht durch einen Überprüfungsversuch gegangen anzusehen. Ihre Überprüfung bedarf weiterer Texte und textförmigen empirischen Materials.
   e) Werden die Ergebnisse auf das theoretische Vorverständnis in einer auf Verallgemeinerung gerichteten Weise zurückbezogen? Dieses Kriterium ist kurz zu erläutern. Viele sogenannte qualitative Untersuchungen machen zu Recht keine Aussage, wie häufig der von ihnen rekonstruierte Fall in einer Bevölkerung vorkommt. Sie können und sollten im Sinne einer theoretischen Ertragssteigerung aber die Frage beantworten, wie ein allgemeiner Typus aussehen müsste, dem der untersuchte Fall angehört (vgl. auch das Konzept abduktiven Schließens von Peirce, auf den wir oben verwiesen hatten). Diese Formulierung eines allgemeinen Typus gibt häufig auch zugleich den Gegentypus, nach dem in der Empirie weiter zu suchen ist. Damit sind wir bei der nächsten Beurteilungsfrage:
   f) Welche Fragestellung ergibt sich aus dieser Fallrekonstruktion für eine jetzt anschließende sinnvolle Untersuchung? (Das Ergebnis wird also verstanden als materialgesättigte, methodisch kontrolliert explizite Fallbestimmung für die nächste Untersuchung (vgl. ähnlich das Vorgehen in der Grounded Theory bei Strauss und Corbin).
2) Sind die Ergebnisse der qualitativen Studie für die pflegerische Behandlung meines Klienten nützlich?
   a) Ist mein Fall dem Untersuchten hinreichend als allgemeiner Fall oder Variante (Gegenfall) zuzurechnen?
   b) Ergibt sich aus der Falldarstellung eine Intervention oder Diagnose?
   c) Wurden überhaupt Interventionen mit den für meine Klienten relevanten Zielen untersucht, oder ging es mehr um eine allgemeine Typologie?
   d) Auch Studien, die nicht die Effekte von Interventionen oder die handlungsleitende Rolle von Diagnosen oder die Prognostizierbarkeit von Strukturen prüfen, können pflegepraktisch nützlich sein. Hier ist die Frage: Helfen mir die Ergebnisse der Studie, meine Pflegebedürftigen in ihrer Umgebung besser zu verstehen?
   e) Um mir und meinen Klienten aber in dieser Weise nützlich zu sein, müssen sich solche Forschungsarbeiten aufeinander beziehen. So lautet hier die Beurteilungsfrage: Ist die Studie geeignet, vorhandene theoretische Verständnisse weiter auszudifferenzieren, zu berichtigen oder in einem weiteren Fall als nicht falsifiziert bestehen zu lassen?

Sie sehen also, dass sich die Beurteilung qualitativer Studien nicht grundsätzlich von der quantitativer unterscheidet. Qualitative Untersuchungen nehmen die Erkenntnisse ernst, die seit Husserl und Mead über menschliches Erkennen erarbeitet wurden (J. Behrens, 2002d; Oevermann, 1991).

4.2.10 Beurteilung von hermeneutisch-interpretativen Studien – Einzelfragen

Ebenso wichtig wie bei quantitativ-statistischen Analysen ist, dass die Methodik ausführlich beschrieben ist, angefangen von der Auswahl der Teilnehmer über die Art und Ausführlichkeit der Datenerfassung bis hin zur Datenanalyse mit der Interpretation der Ergebnisse.

Die allgemeinen Beurteilungskriterien aus dem vorherigen Kapitel wurden als weitere Lesehilfe in einen Beurteilungsbogen umgesetzt, der im Internet[3] frei zugänglich ist. Dabei ist zu beachten, dass die Fragen keine gleiche Gewichtung der Inhalte implizieren sollen, sondern lediglich auf relevante Aspekte der Beurteilung qualitativer Studien hinweisen.

Wurde die Forschungsfrage klar formuliert? Analog zu den quantitativen Studiendesigns sind auch die verschiedenen qualitativen Designs für verschiedene Fragestellungen mehr oder weniger gut geeignet. Erst eine klar formulierte Forschungsfrage lässt die Festlegung eines passenden Studiendesigns zu.

Hilfreich für die Einschätzung, ob das Design passend gewählt wurde, ist eine Diskussion des Forschungsthemas in seinem Umfeld, also die Erläuterung bereits vorhandener Forschungen und wieso das neue Projekt überhaupt durchgeführt wurde, wobei auch die Ziele der Untersuchung klar definiert werden sollten.

Welches qualitative Design wurde mit welcher Begründung gewählt? Für die Einschätzung der methodologischen Durchführung ist es wichtig, zu wissen, ob sich die Forscher klar dazu geäußert haben, welches Design sie einsetzen, wie sie es durchführen und warum sie gerade diese Methode gewählt haben. Leider sind diese Angaben nicht immer vorhanden, und man wird auch häufig auf Arbeiten treffen, die keinem klaren Design gefolgt sind und sich aus irgendwelchen Gründen verschiedener Methoden bedient haben. Dann bleibt bei der Beurteilung nichts anderes übrig, als zu versuchen, mögliche Fehlerquellen zu finden, die die Ergebnisse verfälscht haben könnten.

Ist das Ziel der Untersuchung klar gegeben, also zum Beispiel eine Beschreibung oder Entdeckung, die Entwicklung neuer Konzepte, Verständnis oder Bedeutung und gelebte Erfahrungen, so kann man daraus das geeignete Design ableiten.

Wurde eine Literaturrecherche durchgeführt? Für die Beurteilung ist relevant, ob und wann eine Literaturrecherche durchgeführt wurde. Allerdings wird der geeignete Zeitpunkt kontrovers diskutiert: Auf der einen Seite ist es von Vorteil, vor der Datensammlung gut über das Forschungsgebiet informiert zu sein, um die Teilnehmer besser auswählen zu können, gezielte Fragen zu stellen, schneller ein einfühlsames Verständnis zu erlangen und eine Sättigung der Antworten besser einschätzen zu können. Auf der anderen Seite wird bei der interpretativen Forschung der Forscher selbst auch immer ein Teil des Forschungsprozesses, indem er in Interaktion mit dem Forschungsgegenstand tritt; um nicht mit gefestigten Thesen den Forschungsprozess zu beeinflussen, ziehen es manche qualitative Forscher vor, möglichst unvoreingenommen „ins Feld" zu gehen und eine Literaturrecherche von Dritten durchführen zu lassen.

Wurden die Teilnehmer passend zur Forschungsfrage ausgewählt und wurde die Auswahl begründet? Je nachdem, welche Forschungsfrage und welches Design gewählt wurde, sind verschiedene Möglichkeiten der Rekrutierung angemessen. Für die Grounded Theory, bei der ein möglichst vielfältiges und reichhaltiges Spektrum an verschiedenen Ansichten mit maximalen Kontrasten angestrebt wird, um eine allgemeingültige Theorie aufzustellen, bietet sich das *„theoretical sampling"* an: Die Hypothesen der Forscher werden gezielt überprüft, indem Teilnehmer ausgewählt werden, die sie bestätigen oder widerlegen können. Bei der Phänomenologie steht manchmal eher im Vordergrund, überhaupt einen Zugang zum Feld zu bekommen (nicht jeder redet, direkt darauf angesprochen, offen über seine Probleme). Oftmals ist es hilfreich, im Schneeballsystem, also durch Empfehlungen Einzelner, Teilnehmer zu rekrutieren. Die Auswahl

3 https://www.medizin.uni-halle.de/index.php?id=572

der Teilnehmer hat vor allem Auswirkungen auf die Übertragbarkeit der Ergebnisse.

Wurden die Teilnehmer, ihr Umfeld und die Forscher ausreichend beschrieben? Um die Forschungsergebnisse einzuschätzen und gegebenenfalls auf die eigene Praxis anwenden zu können, sind eine genaue Beschreibung der Teilnehmer sowie ihrer Umgebung elementar. Da auch die Perspektive der Untersucher in die Ergebnisse einfließt, ja der Untersucher Teil der Untersuchung wird, sind dessen Vorbildung, Standpunkt und Perspektive von ebenso großer Bedeutung für die Interpretation der Ergebnisse.

Wurde die Datensammlung detailliert beschrieben? Hierbei ist die genaue Angabe der Informationsquellen von Bedeutung, ob also unstrukturierte oder halbstrukturierte Interviews, eine teilnehmende Beobachtung oder die Sichtung von historischen Dokumenten durchgeführt wurden, persönliche Notizen der Teilnehmer oder der Forscher, Video- oder Tonbandaufnahmen verwendet wurden, denn dies ist ein wichtiger Hinweis auf die methodologische Durchführung.

Wie erfolgte die Analyse der Daten? Genauso wichtig ist die detaillierte Beschreibung der Datenanalyse, zum Beispiel die Sequenzanalyse von Handlungsprotokollen analog zu natürlichen Handlungsabläufen, die Identifikation von Schlüsselkonzepten, Themen und Mustern.

Erfolgte die Datensammlung bis zur Sättigung? Die häufigsten Methoden zur Datensammlung in qualitativen Studien sind Beobachtungen, Interviews und die Analyse von Dokumenten (→ Kapitel 4.2.7 auf Seite 150). Für die Beurteilung einer qualitativen Studie ist es von Bedeutung, ob durch die Methode reichhaltige Daten erhalten wurden oder ob nicht genug in die Tiefe gegangen wurde bzw. zu früh aufgehört wurde, ohne dass eine Sättigung erreicht werden konnte. Reichhaltige Daten entstehen – im Gegensatz zu quantitativen Untersuchungen – nicht durch eine möglichst große Stichprobengröße, sondern durch ausführliche, tiefer gehende Befragungen.

Diese Beurteilung kann aufgrund der Anzahl sowie der Dauer der Interviews oder Beobachtungen, der Zeitspanne, in der die Untersuchung lief, und der verschiedenen verwendeten Methoden zur Datensammlung und zur Analyse erfolgen. Das Ziel der Datensammlung sollte sein, Daten zu erhalten, die so genau wie möglich sein sollten, um repräsentativ für die Erfahrungen zu sein, und die eine Spur hinterlassen, der andere bei der Interpretation folgen können. Gerade die Sättigung ist ein wichtiges Indiz für die Validität der Daten.

Sind die Ergebnisse ausführlich und nachvollziehbar? Man sollte als Leser in der Lage sein, den Prozess von der Datensammlung über die Entwicklung von Themen bis hin zu den daraus resultierenden Schlussfolgerungen nachzuvollziehen, beispielsweise anhand von Zitaten und Diagrammen, damit man sich auf der einen Seite einen eigenen Eindruck von dem untersuchten Phänomen machen kann und auf der anderen Seite ein Gefühl dafür bekommt, wie der Forscher einzelne Aussagen interpretiert.

Um dem qualitativen Ansatz gerecht zu werden, ist es unabdingbar, die Bedeutungen und Erfahrungen eines Teilnehmers in ihrer Gesamtheit in ihrem Kontext zu untersuchen, ohne sie auf einzelne Teile zu reduzieren. Hierzu sollten die Bedeutungen auch im Kontext der Perspektive des Teilnehmers gesehen werden. *Wurden die Ergebnisse bestätigt?* Ein sehr wichtiger Aspekt bei der Beurteilung einer qualitativen Studie ist die Gültigkeit der Ergebnisse; sie kann durch das Belegen von Schlussfolgerungen von Seiten der Teilnehmer erfolgen, aber auch durch ein Übereinstimmungsverfahren der Forscher (z.B. Triangulation), externer Berater oder die nachweislich erreichte Sättigung der Daten.

Helfen mir die Ergebnisse der Studie, die untersuchten Personen in ihrer Umgebung besser zu verstehen? Qualitative Ansätze werden dazu verwendet, neue Theorien und Konzepte zu erarbeiten oder Phänomene zu beschreiben; allgemein vermitteln sie in der Regel einen tieferen Einblick in die Welt der Untersuchungspersonen. Dieser Einblick kann das Verständnis für die Situation einer Person, ihre Rollen und ihre Beziehungen erhöhen und daraus unter anderem auch Ressourcen finden, die man in diesem Kontext nicht vermutet hätte. Die Frage ist nun, ob man in der eigenen Praxis Personen antrifft, die in einer ähnlichen Situation scheinen. Hier kann man keine Ratschläge zur Beurteilung geben, es muss jeder selbst entscheiden, ob und wie er das neue Verständnis in seine Pflegepraxis einbauen kann oder ob er komplexe Phänomene durch die Studie besser verstehen gelernt hat.

Gibt es konkrete Möglichkeiten der Anwendung? Dies ist eine für qualitative Ansätze nur teilweise relevante Fragestellung, da manche Ansätze zum Beispiel versuchen, Theorien zu generieren, die dann – je nach Reichweite – unter Umständen nicht direkt anwendbar sind (→ Grounded Theory). Trotzdem sollte der Leser überlegen, wo und wie er das neu gewonnene Wissen in der Praxis anwenden kann – Erkenntnisse, die das Erleben einer Situation von bestimmten Pflegebedürftigen beschreiben, lassen sich vielleicht in einer internen Schulung an Kollegen vermitteln, um diese für die untersuchte Problematik zu sensibilisieren.

4.2.11 Suche nach hermeneutisch-interpretativen Studien in Medline

Da die Verschlagwortung in Medline bei qualitativen Studien teilweise ziemlich uneinheitlich ist, existieren auch noch keine validierten Suchabfragen, zum Beispiel in Form von methodologischen Filtern (→ Kapitel 3.6.2 auf Seite 124), für qualitative Designs. Daher empfiehlt es sich, die identifizierten Schlüsselbegriffe aus der Fragestellung selbst um relevante methodologische Begriffe zu ergänzen, zum Beispiel:

```
„grounded theory“ OR „qualitative
research“[MESH]
```

4.3 Quantitative Studiendesigns

Bis jetzt wurden nur *hermeneutisch-interpretative Studiendesigns* diskutiert, die sich immer irgendwie mit der Frage des *Wie* beschäftigen. Andere Fragen werden besser mit anderen Studiendesigns beantwortet: Wenn es darum geht, das *Wieviel* zu ermitteln, sind quantitative Methoden das Design der Wahl.

Die Unterschiede zwischen hermeneutisch-interpretativen und quantitativen Designs werden in Kapitel 4.1.2 ab Seite 137 dargestellt; dabei geht es nicht darum, eine Methode als „besser“ herauszustellen – vielmehr hat jede Methode ihre Daseinsberechtigung, ihre Stärken und natürlich auch ihre Schwächen. Allerdings sind quantitative Designs nur sinnvoll, wenn ihre hermeneutisch-interpretativen Voraussetzungen geklärt sind.

Genau wie bei den hermeneutisch-interpretativen Studiendesigns gibt es verschiedene quantitative Designs, die sich vor allem in den theoretischen Grundlagen, der Datensammlung und den Methoden zur Auswertung unterscheiden.

Wenn die Autoren einer Studie nicht genau angeben, welches Design verwendet wurde, hilft vielleicht Abbildung 4-4 weiter.

Falls Patienten von Forschern einer Behandlung zugeordnet werden, spricht man zunächst von einer experimentellen Studie; erfolgte die Zuteilung zu den Untersuchungsgruppen randomisiert, handelt es sich um eine *randomisierte kontrollierte Studie* (→ Kapitel 4.3.1 auf Seite 155), ohne Randomisierung liegt eine *kontrollierte klinische Studie* (→ Kapitel 4.3.2 auf Seite 157) vor.

Werden die Patienten nicht durch Dritte einer Behandlung zugeordnet, kann man davon ausgehen, dass eine Beobachtungsstudie durchgeführt wurde. Falls hierbei eine Kontrollgruppe gebildet wurde, spricht man von einer analytischen Studie, die noch weiter nach der zeitlichen Richtung der Untersuchung unterschieden werden kann: Bei einem prospektiven Verlauf handelt es sich um eine *Kohortenstudie* (→ Kapitel 4.3.3 auf Seite 158), bei einem retrospektiven Verlauf um eine *Fall-Kontroll-Studie* (→ Kapitel 4.3.4 auf Seite 158) und bei einer Untersuchung zu einem bestimmten Zeitpunkt um eine *Querschnittsstudie* (→ Kapitel 4.3.5 auf Seite 159). Wurde keine Kontrollgruppe gebildet, kann es sich zum Beispiel um eine *Fallserie* oder eine *Vorher-Nachher-Studie* (→ Kapitel 4.3.7 auf Seite 160) handeln.

4.3.1 Randomisierte kontrollierte Studie

Die randomisierte kontrollierte Studie (RCT, → Abbildung 4-5; siehe auch Kasten) ist eine experimentelle Studie, bei der die Teilnehmer per Zufallsauswahl einer Interventionsgruppe oder einer Kontrollgruppe zugeordnet werden, so-

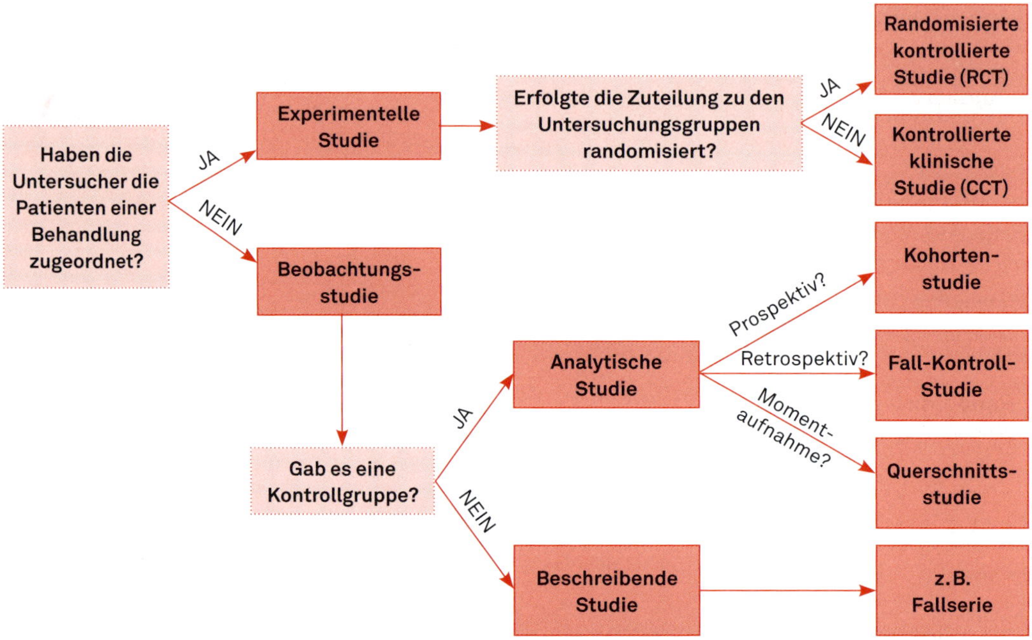

Abbildung 4-4: Welches Studiendesign wurde verwendet? (mod. n. Kenneth F. Schulz & Grimes, 2006, S. 4)

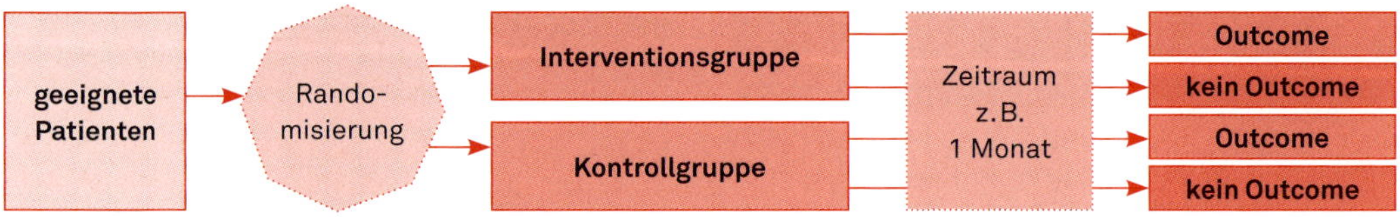
geeignete Patienten
Rando-misierung
Interventionsgruppe
Kontrollgruppe
Zeitraum z.B. 1 Monat
Outcome
kein Outcome
Outcome
kein Outcome

Abbildung 4-5: Randomisierte kontrollierte Studie

dass jeder Teilnehmer die gleiche Chance hat, in eine der Gruppen zu gelangen. Die Forscher beobachten die Teilnehmer und beurteilen dann, ob ein bestimmtes Ereignis in einer der Gruppen häufiger eingetreten ist als in der anderen Gruppe.

Durch die Zufallsverteilung sollen sich beide Gruppen sehr ähnlich sein, und zwar nicht nur, was die bekannten Eigenschaften betrifft, sondern vor allem auch unbekannte Merkmale werden aller Wahrscheinlichkeit nach gleichmäßig in den beiden Gruppen verteilt sein. Verblindet man die Untersucher und zusätzlich die Teilnehmer, sind fast alle beeinflussenden Faktoren außer der interessierenden Intervention im Idealfall vernachlässigbar, sodass ein Unterschied in den interessierenden Ereignissen in den beiden Gruppen sehr wahrscheinlich nur auf die Intervention zurückzuführen ist. Daher hat sich die RCT auch als „Goldstandard" für Interventionsstudien etabliert.

Eine RCT eignet sich zum Beispiel zur Beantwortung der Frage, ob eine präoperative Schulung von Rauchern vor elektiven Eingriffen die Rate an postoperativen Komplikationen senken kann. Hierzu wurden 120 Patienten sechs bis acht Wochen vor der Operation randomisiert der Interventions- bzw. Kontrollgruppe zugeordnet. Die Patienten in der Interventionsgruppe erhielten Beratungen und Nikotinersatz angeboten, die Patienten in der Kontrollgruppe ‚normale' Pflege. Die allgemeine Komplikationsrate betrug 18 % in der Interventionsgruppe und 52 % in der Kontrollgruppe (p=0,0003), speziell bei Wund-

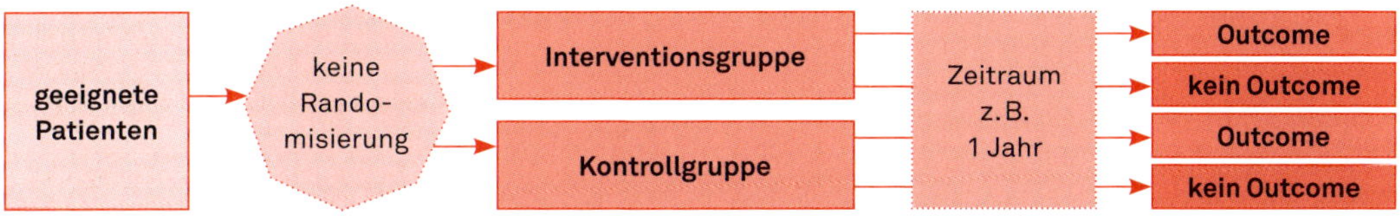

Abbildung 4-6: Kontrollierte klinische Studie

komplikationen konnte eine Absolute Risikoreduktion von 26 % (p=0,001) erreicht werden *(Moller, Villebro, Pedersen, & Tonnesen, 2002).*

Randomisierte kontrollierte Studie

(Randomisierte klinische Untersuchung, Randomized Controlled Trial, RCT)

- Individuen werden einer Interventionsgruppe und einer Kontrollgruppe per Zufallsauswahl zugeteilt und prospektiv beobachtet
- Datensammlung von der Exposition zum Ergebnis

☺ Randomisierung bewirkt eine gleichmäßige Verteilung von bekannten und unbekannten Einflussgrößen (Vermeidung von Selektions-Bias und Confoundern)

☺ Hohe interne Validität

☹ Geringe externe Validität wegen „Laborbedingungen“ möglich

☹ Manchmal lange Studiendauer, bevor Ereignisse eintreten (Kosten!)

☹ Nicht auf alle Fragestellungen anwendbar, randomisierte Zuteilung ist unter Umständen unethisch

Alle Experimentalstudien leiden (mehr als Beobachtungsstudien) darunter, dass sie die Wirkung einer Intervention unter besonderen Experimentalbedingungen mit hoch motivierten und interessierten Studienteilnehmern (Professionen und Klienten) messen – aber nicht unter Alltagsbedingungen, sodass die externe Validität unter Umständen eingeschränkt ist. Dieses Problem führte den Europarat 2002 dazu, entsprechende RCTs nicht zur Grundlage der höchsten Empfehlungen für Leitlinien zu nehmen (Ministerkomitee des Europarates, 2002, S. 28). Da das Leben ziemlich weitgehend aus Alltag besteht, sind multivariat ausgewertete Beobachtungsstudien zur Vermeidung des Experimental-Bias nützlich. Diese Beobachtungsstudien werden in Kapitel 4.3.8 auf Seite 161 vorgestellt.

4.3.2 Kontrollierte klinische Studie

Die Kontrollierte klinische Studie (CCT, → Abbildung 4-6, siehe auch Kasten) ist prinzipiell identisch mit der RCT, außer dass die Teilnehmer *nicht* randomisiert zu den Untersuchungsgruppen zugeordnet werden können, weil dies zum Beispiel ethisch nicht vertretbar ist; sie weist daher ein „quasi-experimentelles“ Design auf. Wenn eine randomisierte Zuteilung der Teilnehmer zu einer Interventions- und einer Kontrollgruppe nicht möglich oder ethisch nicht vertretbar ist, müssen die Forscher auf bereits bestehende Gruppen bzw. Gruppen mit Freiwilligen zurückgreifen. Die Teilnehmer werden also aufgrund des bestehenden interessierenden Merkmals einer Gruppe zugeordnet und im weiteren Verlauf beobachtet. Weil die Teilnehmer einer kontrollierten klinischen Studie sich selbst einer Gruppe zuordnen oder von einem Untersucher bewusst zugeordnet werden, ist – im Gegensatz zur RCT – nicht davon auszugehen, dass die beiden Gruppen sich nur in der Intervention unterscheiden. Selbst wenn die Untersucher versuchen, Merkmale der Teilnehmer zu erfassen und dann nur ähnliche Paare aus beiden Gruppen vergleichen, kann man den Einfluss unbekannter Merkmale nicht ausschließen.

Kontrollierte klinische Studie

(Controlled Clinical Trial, CCT)

- Zu untersuchendes Merkmal besteht schon in der Interventionsgruppe, die Kontrollgruppe wird aus möglichst ähnlichen Individuen gebildet
- Datensammlung von der Exposition zum Ergebnis

☺ Manchmal ethisch eher vertretbar als eine RCT

☹ Die beiden Gruppen können sich in mehr als nur dem zu untersuchenden Merkmal unterscheiden

☹ Verblindung schwierig

4.3.3 Kohortenstudie

Um eine Prognose abzugeben oder die Inzidenz einer Erkrankung zu ermitteln, wird am besten eine Kohortenstudie (→ Abbildung 4-7; siehe auch Kasten) verwendet; eine Gruppe von Personen wird gebildet und über einen längeren Zeitraum hinweg beobachtet, um dann zu untersuchen, ob das interessierende Ergebnis eingetreten ist.

Für die Prognose einer Krankheit werden Pflegebedürftige mit bestehender Erkrankung – wenn möglich in einem vergleichbaren Stadium – ausgewählt, während zur Ermittlung der Inzidenz Personen ohne Erkrankung ausgewählt werden.

Um die Auswirkungen der Politik der ‚Ein-Kind-pro-Paar'-Familienplanung auf die Entwicklung der Kinder zu untersuchen, wurde eine Kohortenstudie bei einer Gruppe von Kindern in Nanjing, China, zwischen 1984 und 1995 durchgeführt, in der die Entwicklung von Einzelkindern im Vergleich zu Kindern mit Geschwistern verglichen wurde (Tseng et al., 2000). Die Kinder wurden in vier verschiedenen Entwicklungsstufen untersucht: Vorschulalter, Grundschulalter, frühe Jugend und Jugend, wobei mit einer Checkliste das Verhalten beurteilt wurde. Insgesamt wurden 274 Kinder in allen vier Phasen beobachtet und die Untersuchungswerte zusätzlich noch zwischen Jungen und Mädchen verglichen.

Kohortenstudie
(Longitudinal Study, Cohort Study)

- Eine Gruppe von Personen wird über einen Zeitraum hinweg beobachtet
- ☺ Merkmale können detailliert beschrieben werden
- ☺ Bei multivariater Analyse ist die Wirkungsschätzung mehrerer Variablen zugleich möglich; daher für diesen Zweck der RCT überlegen
- ☹ Unter Umstände sehr teuer aufgrund langer Dauer

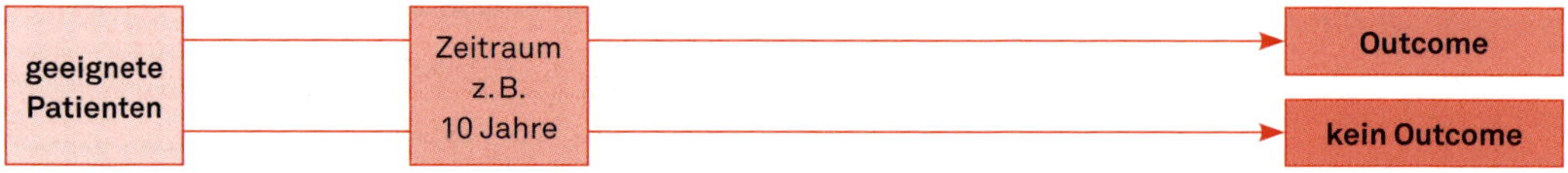

Abbildung 4-7: Kohortenstudie

4.3.4 Fall-Kontroll-Studie

Um die Ursache einer Erkrankung bzw. eines gesundheitlichen Problems herauszufinden, ist eine RCT nach wie vor das aussagekräftigste Studiendesign. Trotzdem ist es bei der Frage nach einer Ursache oftmals nicht möglich, Pflegebedürftige per Zufall einem vielleicht schädigenden Umstand auszusetzen, vor allem aus ethischen Gründen. Da also die Zufallszuteilung zu den Untersuchungsgruppen nicht möglich ist, käme noch eine Kohortenstudie in Frage; ist das Ergebnis aber selten oder benötigt eine lange Zeit, bis es sich ausgeprägt hat, ist eine Fall-Kontroll-Studie (→ Abbildung 4-8; siehe auch Kasten) möglicherweise die bessere Wahl.

Bei der Fall-Kontroll-Studie werden zunächst Fälle identifiziert, also Individuen, die das interessierende Merkmal schon aufweisen (z. B. Lungenkrebs). Dann hält man nach Individuen Ausschau, die das interessierende Merkmal nicht aufweisen, ansonsten aber der Fallgruppe möglichst ähnlich sind, zum Beispiel in Bezug auf Alter, Geschlecht, Gesundheit. Nun wird retrospektiv geschaut, welcher Exposition die Fallgruppe im Gegensatz zur Kontrollgruppe ausgesetzt war, um Rückschlüsse auf die Ursache der Erkrankung ziehen zu können.

Ähnlich den analytischen Kohortenstudien ist ein Schwachpunkt der Fall-Kontroll-Studien, dass unbekannte Merkmale zwischen den Gruppen, die aber vielleicht einen großen Einfluss auf das interessierende Ergebnis haben, nicht erkannt werden können. Die Wahl einer unangemessenen Kontrollgruppe ist einer der Hauptkritikpunkte von vielen Fall-Kontroll-Studien.

Da die Gesamtzahl der Erkrankten in Fall-Kontroll-Studien nicht bekannt ist, können keine Inzidenzen, relativen Risiken oder absoluten Risikoreduktionen berechnet werden, sondern nur die Odds Ratio (→ Kapitel 4.4.10.6 auf Seite 180).

Der Zusammenhang zwischen malignen Tumoren der Schilddrüse und schützenden oder schädigenden Faktoren sollte zum Beispiel mit einer Fall-Kontroll-Studie nachgewiesen werden (Frentzel-Beyme & Helmert, 2000). Die geeigneten Patienten sind also Patienten mit ähnlichen Merkmalen, zum Beispiel im gleichen Alter und in einer Stadt ansässig, das Ergebnis (= Fallgruppe) ein maligner Tumor der Schilddrüse bzw. kein Tumor (Kontrollgruppe), die Exposition sind schützende oder schädigende Faktoren.

Fall-Kontroll-Studie
(Case Control Study, CCS)
- Die Teilnehmer werden anhand der interessierenden Ergebnisse ausgewählt
- Retrospektiv
- ☺ Schnell und kostengünstig (z.B. anhand von Krankenblättern)
- ☺ Einzig sinnvolle Möglichkeit bei seltenen Erkrankungen
- ☹ Gruppen sind möglicherweise in vielen Eigenschaften nicht vergleichbar
- ☹ Basiert manchmal auf subjektiven Aufzeichnungen oder Erinnerungen
- ☹ Manchmal schwierig, eine geeignete Kontrollgruppe zu finden

4.3.5 Querschnittsstudie

Um die Beziehung zwischen Merkmalen eines Individuums zu untersuchen, wird bei einer Querschnittsstudie zu einem Zeitpunkt eine Gruppe von Personen untersucht und verschiedene Merkmale werden in Beziehung zu einem interessierenden Merkmal gesetzt, zum Beispiel das Geschlecht und das Vorkommen von Herzerkrankungen (→ Abbildung 4-9; siehe auch Kasten).

Mit einer Querschnittsstudie wurde zum Beispiel untersucht, ob eine Beziehung zwischen dem Vorkommen sexuell übertragbarer Krankheiten und Drogenkonsum besteht (Hwang et al., 2000). Hierzu wurde zu einem Zeitpunkt berechnet, wie viele Drogenkonsumenten unter einer sexuell übertragbaren Krankheit litten und wie viele keine derartige Erkrankung hatten sowie wie viele Personen, die keine Drogen einnahmen, eine sexuell übertragbare Krankheit hatten bzw. wie viele keine sexuell übertragbare Krankheit hatten.

Querschnittsstudie
(Prävalenzstudie, Cross Sectional Study)
- Eine Gruppe von Personen wird ausgewählt und alle Merkmale zu einem Zeitpunkt mit bestimmten beobachteten Eigenschaften in Beziehung gesetzt
- ☺ Kostengünstig, da kein Follow-Up
- ☹ Ungeeignet, um Ursachen oder Auswirkungen nachzuweisen

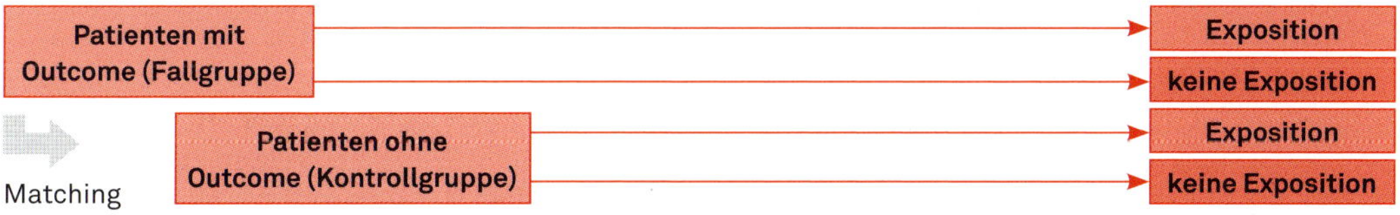

Abbildung 4-8: Fall-Kontroll-Studie

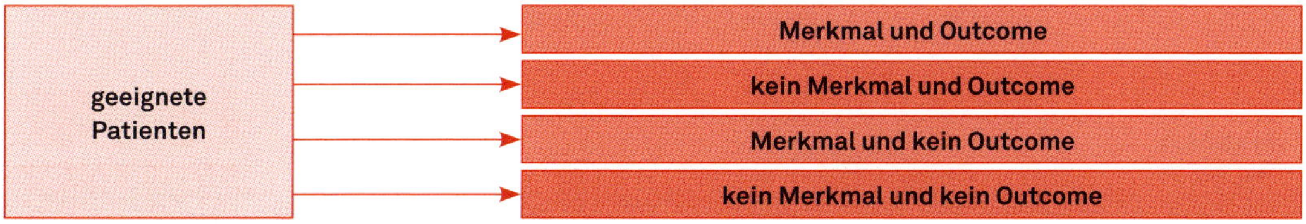

Abbildung 4-9: Querschnittsstudie

4.3.6 Diagnostische Genauigkeitsstudien

Zur Ermittlung der Güte eines neuen diagnostischen Tests werden diagnostische Genauigkeitsstudien verwendet (→ Abbildung 4-10; siehe auch Kasten). Zu diagnostischen Test gehören neben Blutdruck- und Körpertemperaturmessung auch biochemische Tests von Körperflüssigkeiten und bildgebende Verfahren. Diagnostische Tests können dabei sowohl zum Screening der asymptomatischen Bevölkerung als auch zur Bestätigung bzw. zum Auschluss einer Diagnose bei vorhandenen Symptomen durchgeführt werden.

Das Studiendesign von diagnostischen Genauigkeitsstudien stellt eine besondere Form der Querschnittstudie dar. Dabei werden an allen Patienten nacheinander sowohl der derzeit diagnostisch genaueste Test (Goldstandard) als auch der neue Test (Index-Test) durchgeführt.

Diagnostische Genauigkeitsstudie
(Diagnostic Accuracy Study)

- Eine Gruppe von Personen wird ausgewählt und an allen Patienten werden der Index-Test und der Goldstandard gemessen
- ☺ Meist kostengünstig, aber Goldstandard ist häufig ein aufwendiges, invasives Testverfahren
- ☹ Die diagnostische Güte eines Tests ist nur eingeschränkt aussagefähig für den Nutzen des Tests für das Patienten-Outcome (indirekte Evidence, RCT notwendig)

4.3.7 Vorher-Nachher-Studie

In einer Vorher-Nachher-Studie (→ Abbildung 4-11; siehe auch Kasten) untersucht man die Teilnehmer – wie der Name schon sagt – vor und nach einer Intervention, um zu beurteilen, ob Veränderungen aufgetreten sind. Da keine Kontrollgruppe existiert, ist es sehr problematisch, die Veränderungen auf die Intervention zurückzuführen – eine valide Aussage über eine Beziehung zwischen Intervention und Outcome ist nicht möglich.

Trotzdem ist die Vorher-Nachher-Studie sehr häufig in der Praxis anzutreffen, weil sie zum einen nur geringe finanzielle Ressourcen erfordert und zum anderen quasi „nebenher“ erfolgen kann.

Die meisten täglichen Entscheidungen werden (subjektiv) durch solche Designs gefällt: Man probiert eine Intervention und erzielt nicht die gewünschte Wirkung. Also versucht man etwas anderes und schaut, ob jetzt eine Wirkung verzeichnet werden kann. Zurück bleibt der Eindruck, etwas habe „ganz gut geholfen“, also wendet man diese Intervention bei einem ähnlichen Problem wieder an.

Vorher-Nachher-Studie
(Before After Study, One Group Pretest-Posttest-Design)

- Die gleichen Personen werden vor und nach der Intervention untersucht
- ☺ Häufig in der Praxis zu finden
- ☹ Individuen verändern sich mit der Zeit (auch ohne Intervention), daher ist eine Zuordnung der Ergebnisse zur Intervention sehr problematisch
- ☹ Keine Kontrollgruppe!

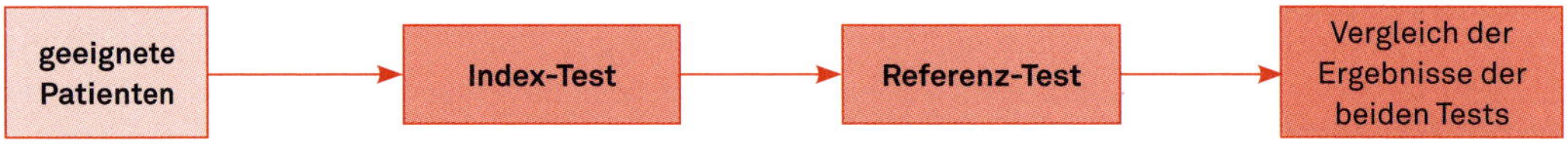

Abbildung 4-10: Grundlegende Struktur einer diagnostischen Genauigkeitsstudie (mod. n. Thompson & Van den Bruel, 2011)

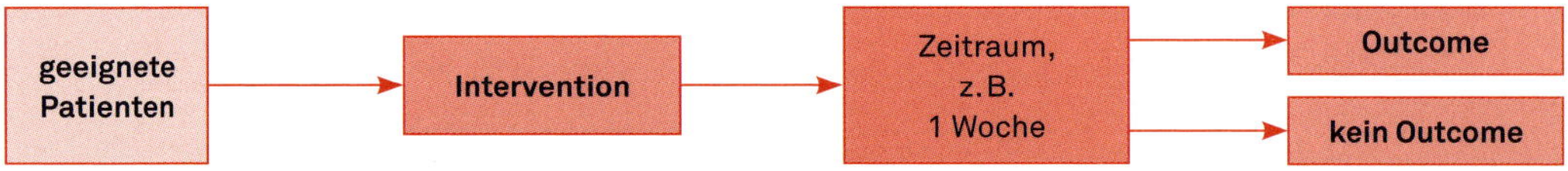

Abbildung 4-11: Vorher-Nachher-Studie

4.3.8 Multivariate Analysen: Experimentalstudien und Beobachtungsstudien („experimentum mundi“)

Manche von Ihnen werden von dem Unterschied zwischen Experimentalstudien und Beobachtungsstudien gehört haben. Was unterscheidet sie? In Experimentalstudien hat der Forscher einen großen Einfluss darauf, welche Intervention er welchen Personen zuteilt. Der Forscher ist es, der Personen einem Experiment unterwirft. So entscheidet ein Arzt, wem er ein neues Medikament nach welcher Zufallsregel gibt und wem nicht.

In Beobachtungsstudien ist es ganz im Gegenteil nicht der Forscher, der Personen einem Experiment unterwirft, sondern das Leben. Der Forscher beobachtet nur das Experiment, das das Leben, das Schicksal, Gott, kurz alle Handelnden verursachen. Daher spricht man auch seit alters vom „experimentum mundi“, vom Experiment der Welt, das wir beobachten und aus dem wir lernen können, auch wenn uns die Macht oder die Skrupellosigkeit fehlt, die Experimentalbedingungen selber zu verändern. Wenn Sie im Alten Testament (also dem für Juden, Moslems und Christen gemeinsamen Teil der Bibel) das Buch Hiob aufschlagen, finden Sie Gott dargestellt als einen Experimentator. Er unterwirft Hiob verschiedenen, größtenteils außerordentlich grausamen und furchtbaren Experimenten, die „Prüfungen“ genannt werden. Am Ende erweist sich Gottes Hypothese als nicht falsifiziert. Er hat sich in Hiob nicht getäuscht.

Das meiste, was wir über pflegerisch relevante Fragen wie zuträgliche Ernährung, Meidung von Risikofaktoren, Ressourcen und förderliche Handlungen wissen, verdankt sich nicht selbst eingerichteten Experimenten, sondern Beobachtungen. Das gilt selbst für so intensiv untersuchte Bereiche wie die Onkologie. Durch Beobachtungen kam man zu Erwartungen, welche Stoffe therapeutisch wirkten, und im Experiment wurde dann versucht, sie zu isolieren und ihre Wirkung zu wiederholen bis zur Entwicklung eines Medikaments. Was wir über die Folgen der Ernährung auf die Gesundheit zu wissen meinen, verdankt sich zumeist Beobachtungsstudien, nicht Experimenten.

Beobachtungsstudien scheinen weniger aufwendig. Sie verlangen vom Forscher weniger Macht und, wie manche meinen, auch weniger Skrupellosigkeit. Viele Fragestellungen – wie zum Beispiel die nach der langfristigen Wirkung von Ernährung – sind wegen ihrer Langfristigkeit nur in Beobachtungsstudien realisierbar. Aber: Sind wir als Beobachter nicht hilflos den Verzerrungen durch unbeobachtete Einflüsse ausgeliefert, wenn wir nicht selber bestimmen, dass die von uns untersuchten Ereignisse nicht auf Personen wirken, die wir nach dem Zufallsprinzip aussuchten?

Es gibt ein beliebtes Beispiel für derartige Täuschungen. Fast überall konnte man den Zusammenhang von Storchen- und Kinderzahl beobachten. Je mehr Störche in einer Gegend nisteten, umso mehr Kinder pro Kopf der Gebärfähigen wurden geboren. Eltern liebten es, daraus eine Intervention abzuleiten: Wenn ihre Kinder Geschwister wollten, rieten sie ihnen, Zucker auf die Fensterbank zu legen, um so Störche anzulocken. Wie kam es zu dem Zusammenhang, zur „Korrelation“ von Storchen- und Kinderzahl?

Störche nisten in eher ländlichen Regionen, und in ländlichen Regionen gebaren Frauen etwas mehr Kinder als in der Stadt. Zwischen Störchen und Geburten gibt es keinen direkten als ursächlich interpretierbaren Zusammenhang. Vielmehr hängen sowohl Storchenzahl als auch Kinderzahl mit einem dritten Einfluss zusammen, nämlich dem ländlichen Leben, von dessen Wohn- und Arbeitsbedingungen bis zu dessen Sitten und Gebräuchen.

Wie erkennen wir solche Dritteinflüsse (*Confounder*, unbeobachtete Heterogenität), wenn wir Personen nicht zufällig einem Einfluss aussetzen können? Die Antwort liegt, kurz gesagt, in der Technik des Vergleichs. Die Stelle, die im Experiment die von uns getroffene Zufallsauswahl einnimmt, nimmt in der Längsschnittbeobachtung der Vergleich von Merkmalen ein. Multivariate Analysen können Sie sich vorstellen als eine große Zahl gleichzeitig ablaufender Kreuztabellenanalysen. Wenn Sie prüfen wollen, ob und in welchem Ausmaß Ihr gefundener Zusammenhang auf einen Dritteinfluss zurückgeht und Sie selber kein Experiment zum Ausschluss des Dritteinflusses durchführen können, durchsuchen Sie die Welt, ob das Leben bereits ein beobachtbares Experiment durchgeführt hat.

Die meisten pflegerisch relevanten klinischen Zustände sind das Ergebnis vieler Einflüsse („Variablen“), die zusammenwirken. Um die gleichzeitige Wirkung der verschiedenen Variablen erkennen zu können, bedienen wir uns des Verfahrens der multivariaten Modellierung. Wir erhalten einen mathematischen Ausdruck für die zusammengefasste Wirkung vieler Variablen.

Das Modellierungsverfahren heißt „multivariat", weil es die Wirkungen verschiedener Variablen gleichzeitig („simultan") untersucht. Das Ergebnis wird als Funktion ausgedrückt: Der Zustand x hängt ab von jeweils spezifischen Mengen der Variablen y_1, y_2 und y_3.

Schon jedes Kleinkind kann mit einigen solcher multivariaten Modellierungen umgehen, zum Beispiel mit der multivariaten Modellierung Backrezept: Ein Kuchen x hängt ab von Zucker und Salz, Eiern und Schmalz, Mehl, Wasser und Hitze – und zwar jeweils in bestimmten Mengen. So können Sie weder Eier durch Salz ersetzen noch mangelnde Hitze durch mehr Wasser ausgleichen – es käme nicht der von Ihnen geplante Kuchen x heraus, sondern etwas anderes.

Die Grundformel eines multivariaten Modells ist also, allgemein geschrieben:

$$\text{Variable des Endzustands} = \text{Konstante} + (\beta_1 \times \text{Variable}_1) + (\beta_2 \times \text{Variable}_2) + \ldots$$

wobei β_1 und β_2 die Koeffizienten sind, die durch Ihre gemessenen Daten bestimmt werden, und Variable1 und Variable2 prädiktive Variablen sind, die Ihrer Meinung nach mit dem Endzustand in Beziehung stehen können.

Die besten Schätzungen der Koeffizienten bestimmen Sie mit Hilfe der auf Ihrem Computer installierten mathematischen Verfahren. Zwei allgemein genutzte Modelle sind die logistische Regressionsanalyse, die man zum Beispiel häufig bei Fall-Kontroll-Studien (→ Kapitel 4.3.4 auf Seite 158) einsetzt und die dichotome Ausprägungen des Endzustands verlangt, und das Proportional-Hazards-Modell von Cox (J. Behrens, Arrow, Dorenburg, & Dreyer-Tümmel, 1992).

4.3.8.1 Vergleich RCTs und multivariate Analysen

Nun können RCTs und multivariate Analysen verglichen werden. Dabei beziehen wir uns wieder auf unsere Grundfrage: Welche Selbsttäuschungen verhütet das eine Verfahren besser als das andere? Kein Verfahren ist in allen Dimensionen besser als alle anderen.

Der Vergleich ist deswegen besonders wichtig, weil die Verwendung von RCTs als Goldstandard häufig dazu führt, die Stärken zu übersehen, in denen multivariate Beobachtungsstudien RCTs überlegen sind. So führen in vielen englischsprachigen Lehrbüchern der Evidence-based Medicine multivariate Analysen ein Schattendasein und finden kaum Erwähnung.

1) Die multivariate Modellbildung erlaubt als einziges Verfahren, viele Variablen gleichzeitig auszuwerten oder bezüglich vieler Variablen gleichzeitig zu adjustieren. RCTs eignen sich dazu nicht, weil die experimentelle Untersuchung durch die Randomisierung gerade darauf angelegt ist, das Wirken nur einer Interventionsvariablen festzustellen (R.H. Fletcher et al., 1999, S. 285 ff., 358 ff.).[4]
2) Repräsentative Ergebnisse für eine Bevölkerung (z.B. Einwohner in Deutschland) sind in der Praxis fast nur mit Beobachtungsstudien zu erhalten. Sie müssten schon von gottähnlicher Macht sein, um ganze Völker in Experimente einbeziehen zu können. Für viele Länder sind dagegen regelmäßig erhobene, für das Land repräsentative Verläufe vorhanden (z.B. das Sozioökonomische Panel mit 20000 Befragten). Jede Pflegende, die mit diesen Daten forschen will, hat zu ihnen annähernd kostenlos Zugang und kann sie auf die Bevölkerung Deutschlands hochrechnen. Auch die Träger der Kranken- und Rentenversicherung verfügen über riesige Datensätze, die der wissenschaftlichen Auswertung als *„public files"* zur Verfügung stehen sollten (J. Behrens et al., 1992; Ferber & Behrens, 1997).
3) *Reporting Bias*: Insbesondere wenn Sie mit Daten arbeiten, die nicht durch Sie, sondern durch einen Verwaltungsprozess routinemäßig erhoben wurden (z.B. Verlaufsdaten der Renten- und Krankenversicherung, Volkszählungsdaten, aber auch sogenannte *„public files"* wie das Sozioökonomische Panel), können Sie als Forscher die Daten bei der Erhebung nicht ver-

4 Ausnahme: Faktorielles Design, bei dem in einer experimentellen Studie eine oder mehrere Variablen gleichzeitig manipuliert werden.

fälscht haben. Das ist trivial. Dadurch ist ein gefürchteter *Reporting Bias* – eine durch den erhebenden Forscher entstehende systematische Verzerrung – ausgeschlossen. Auf Kongressen, auf denen mit solchen „prozessproduzierten" Daten gewonnene Ergebnisse vorgetragen werden, haben Sie daher ein typisches Erlebnis: Da viele Zuhörer denselben Datensatz auf ihren Computern haben, versuchen sie sofort, Ihre Ergebnisse nachzuvollziehen und kommen Ihnen schnell auf die Schliche. Wenn Sie Ergebnisse eines Experiments vortragen, müssen sich die Zuhörer erst ähnlich weitreichende Kenntnisse Ihres Experiments verschaffen.

Selbstverständlich heißt das Fehlen des *Reporting Bias* durch die Forscher keineswegs, dass diese Daten überhaupt keinem *Reporting Bias* unterliegen. Sie unterliegen dem *Reporting Bias* der berichtenden Bevölkerung selber. Daher ist es für Forscher entscheidend, die Zwecke und Prozeduren zu kennen, für die diese Daten gemeldet werden. Am Beispiel von ärztlichen Diagnosen nach der ICD-10, die für Arbeitsunfähigkeitsbescheinigungen gemeldet werden, können Sie sich die Filter dieses *Reporting Bias* klarmachen: Nicht jeder Kranke geht zum Arzt; nicht jeder Kranke, der zum Arzt geht, braucht für einen Chef den „gelben Schein", die AU-Bescheinigung. Viele Ärzte werden nicht alle ihre Erwägungen und diagnostischen Hypothesen vermerken, sondern nur die, die zu ihrer Therapie passen und das Fernbleiben von der Arbeit begründen können. Daher ist es nötig (und möglich), sich die genaue Kenntnis dieser Filter anzueignen, um die Richtung der Verzerrung einschätzen zu können (J. Behrens & Dreyer-Tümmel, 1996; J. Behrens & Frentzel-Beyme, 1997; Schmidt-Ohlemann & Behrens, 1987).

4) Für die Klärung einer Ursache, für Prognosen, für Risikoabschätzungen und die Berechnung von Inzidenzen sind multivariate Analysen, ja bereits Kohortenstudien und Fall-Kontroll-Studien in der Praxis besser geeignet als RCTs (R. H. Fletcher et al., 1999, S. 358).

5) Generierung und Prüfung einer Hypothese: Multivariate Analysen sind für beide Aufgaben geeignet. Entscheidend ist, dass Generierung und Prüfung als zwei unterschiedliche Aufgaben auseinandergehalten werden. Das können Sie sich an folgendem Rechenexempel klarmachen. Nehmen Sie an, Sie untersuchen eine große Anzahl von Variablen in einem Datensatz, von denen keine Variable mit irgendeiner anderen Variable tatsächlich zusammenhängt – aber das wissen Sie ja noch gar nicht, Sie sind ja nicht allwissend.

   Nun prüfen Sie eine große Zahl von Assoziationen zwischen den Variablen. Einige dieser Assoziationen werden allein durch Zufall so groß sein, dass Sie glauben, hier hätten Sie einen tatsächlichen Zusammenhang gefunden, der für die Grundgesamtheit, aus der Sie Ihre Stichprobe zogen, real ist. In Wirklichkeit war es der Zufall, der die Assoziation so groß werden ließ. Wie oft spielt Ihnen der Zufall diesen Streich? Etwa ein Vergleich unter 20 Vergleichen ist auf dem üblichen Signifikanzniveau von $p < 0{,}05$ statistisch signifikant, obwohl er in der zugrunde liegenden Grundgesamtheit nicht vorkommt.

   Vor diesen zufälligen oder scheinbaren Assoziationen können Sie sich auf zwei Wegen bewahren. Der erste Weg setzt voraus, dass Sie vorher aus Ihrem Vorverständnis Zusammenhänge hypothetisch postulieren, anstatt einfach – was heute sehr leicht am Computer möglich ist – eine große Zahl von Variablen durchzukämmen, ob irgendeine Variable mit irgendeiner anderen zusammenhängt. Dieser erste Weg verlangt sowohl Charakter als auch ein klares Vorwissen von Ihnen. Charakter, weil die Versuchung naheliegt, die gefundene Assoziation als die hypothetisch vorher postulierte zu veröffentlichen – wer kann das prüfen?

   Auch das klare Vorwissen ist als Voraussetzung nicht leicht gegeben. Manchmal haben Sie ja wirklich keine Ahnung oder misstrauen Ihrer Ahnung und möchten einfach mal wissen, was die Daten zeigen. Sie nutzen Analysen zur versuchsweisen („explorativen") Generierung von Hypothesen. Das ist menschlich ebenso verständlich wie legitim. Zur Prüfung der so gewonnenen Hypothesen bedienen Sie sich des zweiten Weges: Sie teilen Ihre Stichprobe nach dem Zufallsprinzip in zwei Datensätze; am ersten Datensatz generieren Sie Ihre Hypothesen, am zweiten Datensatz prüfen Sie sie.

6) Aber sind multivariate Analysen auch für Fragestellungen der Therapie und Prävention geeignet, also nicht nur für die Klärung von Ursachen, Risiken, Inzidenzen, Prognosen? Die Frage kön-

nen Sie sich selbst am Fall des Rauchens klarlegen. Würden Beobachtungsstudien, die das erhöhte Risiko des Lungenkrebses nach Rauchen darstellen und Ihnen zeigen, dass Sportler seltener rauchen, für Sie genügen, um Ihre Kinder zum Sportverein zu bringen? Oder wären Sie zu dieser Intervention „Sportverein" nur bereit, wenn Sie RCTs sowohl zum Effekt des Rauchens als auch zum Effekt des Sportvereins vorgelegt bekämen?

7) Durch RCTs nicht zu ersetzen sind Beobachtungsstudien, wenn es um die Frage geht, wie eine Intervention im pflegerischen Alltag langfristig tatsächlich wirkt – einschließlich der Nebenwirkungen.

Aus vielen Prognosen ergeben sich Hinweise auf Variablen, die sich als Instrumentvariablen nutzen lassen. Natürlich wäre ihre experimentelle Überprüfung mehr als wünschenswert. Die präventive Wirkung des Sportvereins gegen späteren Lungenkrebs könnte gering sein. Aber häufig sind Beobachtungsstudien das Beste, was wir zur Begründung von Interventionen haben. Dass zum Beispiel regelmäßige Untersuchungen mit Sigmoidoskopie die Todesfälle infolge eines kolorektalen Karzinoms reduzieren können, dafür ist der bestverfügbare Beweis eine Fall-Kontroll-Studie, keine RCT. „Auf Grund der großen Anzahl von Patienten und der sehr langen Beobachtungszeit, die erforderlich sind, um die Wirksamkeit der Sigmoidoskopie in einer randomisierten Studie zu untersuchen, ist das wohl auf absehbare Zeit die einzige Möglichkeit eines wissenschaftlichen Belegs" (R.H. Fletcher et al., 1999, S. 358).

Diese Probleme haben in der australischen EBN-Diskussion von Evans (2003) dazu geführt, RCTs und Beobachtungsstudien auf dieselbe Stufe „guter Wirksamkeitsnachweise" in Therapiestudien zu stellen (vgl. Evans, 2003, S. 79).

Wir würden lieber sagen, RCTs und Beobachtungsstudien mögen beide „gut" genannt werden – wichtiger ist, dass sie die jeweils beste Antwort auf ganz unterschiedliche Gefahren der Selbsttäuschung sind (J. Behrens, 2002a, 2002b, 2002d). Man kann nicht alle Gefahren der Selbsttäuschung mit einer einzigen Methode bewältigen, deswegen kann es keine einlinige Hierarchie der Evidence geben. Auch der Europarat (2002, S. 28) zeigt in seiner Empfehlung Vorsicht gegenüber der Generalisierbarkeit von RCTs für Therapiestudien.

Neben der Wirksamkeit ordnet Evans (2003) Studien-Evidence noch danach, wieweit sie die Angemessenheit (umfasst auch Akzeptanz) für die Pflegebedürftigen erhellen und die Durchführbarkeit („*feasibility*") klären kann, die von Organisationsentwicklung, Ressourcen und Implementationschancen abhängt (vgl. Evans, 2003, S. 79, Tabelle 4.2 und Kapitel 5.2 auf Seite 248).

Tabelle 4.2: Hierarchie der Evidence (vgl. Evans, 2003, Abb. 1, S. 79)

	Wirksamkeit	Angemessenheit	Durchführbarkeit
exzellent	Systematische Übersichtsarbeit multizentrische Studien	Systematische Übersichtsarbeit multizentrische Studien	Systematische Übersichtsarbeit multizentrische Studien
gut	RCT Beobachtungsstudien	RCT Beobachtungsstudien interpretative Studien	RCT Beobachtungsstudien interpretative Studien
mäßig	unkontrollierte Studien mit ausgeprägten Ergebnissen Vorher-Nachher-Studien kontrollierte klinische Studien	Beschreibende Studien Fokusgruppen	Beschreibende Studien Action research Vorher-Nachher-Studien Fokusgruppen
schlecht	beschreibende Studien Expertenmeinungen Fallserien Studien von schlechter methodologischer Qualität	Expertenmeinungen Fallserien Studien von schlechter methodologischer Qualität	Expertenmeinungen Fallserien Studien von schlechter methodologischer Qualität

Für die Klärung der Angemessenheit sind hermeneutisch-interpretative Studien gut geeignet. Urteile der Angemessenheit für den einzelnen Pflegebedürftigen würden wir eher der internen Evidence zuordnen (→ Kapitel G.1 auf Seite 28) – für die pflegerische Entscheidung im Arbeitsbündnis sind sie, darin stimmen wir der australischen Diskussion um Evans zu, nicht weniger wichtig als die nachgewiesene Wirksamkeit.

Die neueste australische Diskussion kommt unseren eigenen Überlegungen, wie Sie merken, sehr nahe. Allerdings zeigt das Vorkommen ganz unterschiedlicher Studientypen in der Evans-Kategorie „gut" auch, dass Sie sich nicht werden damit begnügen können, auf Notenhierarchien zu schauen. Vielmehr müssen Sie selber prüfen, welche Selbsttäuschungsgefahr (Bias) für Sie die jeweils größte Relevanz hat.

4.3.9 Systematische Übersichtsarbeiten und Meta-Analysen

Hierbei handelt es sich nicht um ein Studiendesign im herkömmlichen Sinn, denn eine systematische Übersichtsarbeit oder eine Meta-Analyse ist eine Forschungsmethode, um die Ergebnisse von Studien auf einem Gebiet zusammenzufassen und übergreifende Schlüsse zu ziehen, also eine Sekundäranalyse, in der Primärliteratur (wie RCTs) zusammengefasst wird.

Bei einer *Übersichtsarbeit* wird alles zu einem Thema gesucht, also Bücher, Berichte und Expertenmeinungen genauso wie Studien, und das, was wichtig erscheint, wird in die Übersicht aufgenommen (subjektiv!), Unwichtiges wird ignoriert. *Systematische Übersichtsarbeiten* (siehe auch Kasten) sind Übersichten über Primärstudien, die vorher definierte Ein- und Ausschlusskriterien sowie eine vorab festgelegte, reproduzierbare Methode der Datensammlung und Auswertung enthalten. Eine *Meta-Analyse* (siehe auch Kasten) ist ein Teil einer Systematischen Übersichtsarbeit, bei dem ein gemeinsamer Schätzer für den Therapieeffekt aus den Ergebnissen einzelner, gewichteter Studien berechnet wird („Poolen").

Anhand vorher festgelegter Ein- und Ausschlusskriterien wird eine Literatursuche gestartet, Experten werden nach neuen Forschungen auf diesem Gebiet befragt und Fachzeitschriften per Hand ausgewertet. Nur so kann man sicher sein, keine relevante Literatur unberücksichtigt gelassen zu haben. Sind die untersuchten Gruppen sowie die Interventionen ähnlich, kann man die Ergebnisse der einzelnen Studien statistisch verrechnen und so – durch eine wesentlich größere Stichprobengröße – präzisere Aussagen treffen (= Meta-Analyse). Lassen sich die Ergebnisse nicht verrechnen, weil sich die Teilnehmer der einzelnen Studien zum Beispiel stark voneinander unterscheiden, so stellt man „nur" eine Übersicht über die Einzelergebnisse der Forschung auf einem speziellen Gebiet zusammen (= Systematic Review).

So sind Allen und Kollegen der Frage nachgegangen, ob Bettruhe nach Untersuchungen oder während gesundheitlichen Problemen genauso effektiv ist wie eine Frühmobilisation (Allen, Glasziou, & Del Mar, 1999). Hierzu wurden Medline und die Cochrane Library nach RCTs und geeigneten Stichworten zu Bettruhe und Frühmobilisation durchsucht; persönliche Aufzeichnungen, Bibliographien relevanter Studien und Übersichtsartikel wurden ebenfalls gesichtet. Die Studien, die in ähnlicher Umgebung stattfanden, sich mit den gleichen Behandlungen – abgesehen von der anschließenden Bettruhe oder Mobilisation – beschäftigten und im Bereich von medikamentöser Therapie, operativen Eingriffen oder Physiotherapie angesiedelt waren, wurden eingeschlossen, während Studien, deren Intervention aus Ratschlägen und Schulungen bestand, ausgeschlossen wurden. Die Daten wurden aufgeteilt nach Eingriff (z.B. Lumbalpunktion, Spinalanästhesie, Herzkatheter, Leberpunktion) und gesundheitlichen Problemen (z.B. akute Rückenschmerzen, Lungentuberkulose, unkomplizierter Myokardinfarkt), ambulanter oder stationärer Versorgung und Ergebnissen.

Systematische Übersichtsarbeit, Meta-Analyse

(Systematic Review, Meta-Analysis)

- Relativ objektive Übersicht zum Stand der Forschung
- ☺ Stringente Methodik verringert potenziellen Bias

- ☺ Aussagen über die Tendenz eines Effekts sind möglich, wenn vorhandene Studien heterogen oder von schlechter Qualität sind
- ☺ Objektiver Überblick über die Evidence-Lage
- ☺ Schlussfolgerungen sind präziser durch große Stichprobengröße
- ☺ Unterschiedliche Ergebnisse und Studien können zu neuen Hypothesen über Subgruppen führen
- ☹ Übertragbarkeit auf den konkreten Einzelfall ist unter Umständen problematisch (gilt für jede externe Evidence, → Kapitel G sowie die EBN-Schritte 1 und 4)
- ☹ Generalisieren ohne Subgruppen kann zu verzerrten Ergebnissen führen

4.4 Interventionsstudien

In diesem Kapitel werden für die Pflegepraxis sehr relevante Studien besprochen: die Therapie- oder Interventionsstudien. Hierbei sind einige Begriffe wie interne und externe Validität, systematische Fehler (= Bias) und Maßnahmen zur Minimierung eines Bias (z.B. Randomisierung, verdeckte Zuteilung und Verblindung) sowie der Umgang mit Protokollverletzungen von elementarer Bedeutung und sollen daher einleitend vorgestellt werden.

4.4.1 Wirksamkeit, Kausalität und Validität

Zum besseren Verständnis von Studien ist es von Vorteil, sich zunächst den Begriff „Wirksamkeit" näher anzuschauen.

Das Wort „Wirkung" enthält eine Vorstellung von Kausalität. Das bedarf einer kurzen Reflexion, weil zwischen einer natur- bzw. materialwissenschaftlichen und einer humanwissenschaftlich-handlungstheoretischen zu unterscheiden ist. Von der „Wirkung" einer Sache zu sprechen, ist die Interpretation zweier häufig oder immer gemeinsam auftretender Ereignisse. Was wir beobachten, sind Störche und Geburten und den Zusammenhang: Je mehr Störche in einer Gegend nisten, desto mehr Kinder werden dort geboren.

Diese Beobachtung eines Zusammenhangs interpretieren wir als Kausalität und leiten entsprechende Interventionen ab, um zu einem Geschwister zu kommen, zum Beispiel Umzug aufs Land und Zucker auf die Fensterbank. Wenn unsere Kausalitätskonstrukte gut formuliert sind, sind sie falsifizierbar. Dann können sie, wie in diesem Fall, durch noch bessere Kausalitätsinterpretationen ersetzt werden.

In den Natur- und zum Beispiel Materialwissenschaften wählen wir Kausalkonstrukte, in denen die Wirkung verstanden wird als eine zwanghafte, bewusst nicht kontrollierbare Reaktion auf eine auslösende, unabhängige Variable. Wenn Sie ein sehr starkes Medikament nehmen, reagiert Ihr Körper auf dieses Medikament, ohne dass Sie diese Reaktion Ihres Körpers noch bewusst steuern können. Ganz anders bei Ihrer Entscheidung, dieses starke Medikament überhaupt zu schlucken: Sie entscheiden sich zum Schlucken, um eine Wirkung zu erzielen. Ohne „Um-zu-Motiv", ohne Wunsch und Erwartung, also ohne Hoffnung auf diese Wirkung würden Sie das Medikament gar nicht schlucken.

Es ist das Um-zu-Motiv, das Sie schlucken lässt. Selbst die Verschreibung des Medikaments durch einen Arzt bewirkt noch nicht, dass Sie es nehmen. Es ist falsch zu sagen, Sie schlucken das Medikament, *weil* der Arzt es Ihnen verschrieben hat. Sie schlucken es im Gegenteil, *um* die von Ihnen erhoffte Wirkung zu genießen.

Solche „Um-zu-Motive" sind typisch für Menschen und damit für humanwissenschaftliche, handlungstheoretische Kausalerklärungen. In den Natur- und Materialwisssenschaften kennen wir – trotz aller Vermenschlichung zum Beispiel unseres Autos, dem wir gut zureden – solche Akteure mit Um-zu-Motiven nicht.

Wenn Sie sich Ihrem Auto nähern und zum Tritt ausholen, duckt sich Ihr Kotflügel nicht weg. Ihr belastender Tritt (Stress) drückt sich unmittelbar in der Beule (Beanspruchung, „*strain*") ab, Ihr Kotflügel hat keinerlei Möglichkeit, als Akteur eigenständige Bewältigungen zu planen und durchzuführen. Würde sich Ihnen jemand nähern, würden Sie in Bruchteilen von Sekunden Bewältigungsstrategien planen.

Abbildung 4-12 stellt naturwissenschaftliche und humanwissenschaftlich-handlungstheoretische Kausaliätskonzepte gegenüber. In beiden Modellen sprechen wir von unabhängigen Variablen,

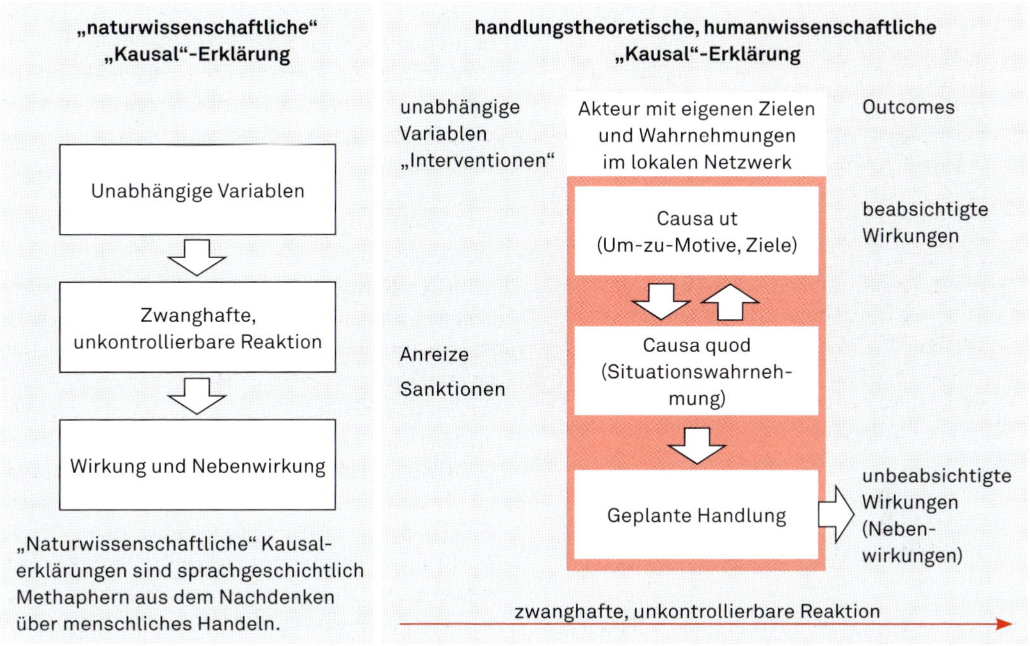

Abbildung 4-12: Natur- bzw. materialwissenschaftliche und humanwissenschaftlich-handlungstheoretische Kausalerklärung

die etwas bewirken. Aber im handlungstheoretischen Modell verstehen wir die unabhängigen Variablen als Anreize und Sanktionen, die der Handelnde wahrnimmt und im Lichte seiner Ziele erst bewertet, um sich dann für geplante Handlungen zu entscheiden.

In der Pflege spielen naturwissenschaftliche und handlungstheoretische Kausalitätskonzepte, wie das Beispiel des Medikaments zeigt, eine Rolle. Quantitativ ist das handlungstheoretische Kausalitätsverständnis öfter relevant.

Nur in diesem Sinn können wir Kausalkonzepte auf menschliches Handeln beziehen. (Umgekehrt gilt, dass die Ansicht, Kausalität gäbe es nur in den Naturwissenschaften, unplausibel ist. Sprachgeschichtlich rühren Kausalitätsmetaphern aus dem Nachdenken über menschliches Handeln – aus einer Zeit, als wir noch jeden Donner auf das Grollen des beleidigten Donnergottes, jeden Blitzeinschlag auf die Vorsehung und jede Welle auf Poseidons Um-zu-Motive zurückführten.)

Im Deutschen gibt es nur die „eine" Wirksamkeit, die die Fähigkeit, einen gewollten Effekt hervorzurufen, beschreibt; im Englischen unterscheidet man zwischen der Wirksamkeit unter Idealbedingungen, wie sie eigentlich nur im Labor herrschen können (= *„efficacy"*), und der Wirksamkeit unter Alltagsbedingungen mit weniger ausgewählten Pflegebedürftigen oder Non-Compliance-Verhalten (= *„effectiveness"*).

Wie in Abbildung 4-13 dargestellt, ist bei der *„efficacy"* die interne Validität (= die Annäherung an die „Wahrheit") sehr groß, während die externe Validität (= die Übertragbarkeit der Ergebnisse auf die Wirklichkeit) meist sehr gering ist; bei der *„effectiveness"* ist beides genau umgekehrt. Dies liegt vor allem darin begründet, dass bei der *„efficacy"* zwar auf der einen Seite kaum verzerrende Einflüsse vorhanden sind, aber auf der anderen Seite eben diese verzerrenden Einflüsse im Alltag, auf den man ja generalisieren möchte, in der Regel vorliegen.

Wenn der Schwerpunkt der Fragestellung darauf liegt, ob eine Intervention überhaupt wirkt, ist die *„efficacy"* sinnvoll; für den Kliniker ist aber in aller Regel die *„effectiveness"* einer Pflegeintervention im Alltag entscheidender.

Dabei müssen wir genau formulieren: Es wäre schön, könnten wir Wirkung als *Effectiveness* direkt messen. Dann müssten wir gar nicht den Umweg über die *Efficacy* gehen. Leider können wir das nicht. Es gibt keine Methode, die es erlaubt, alltäg-

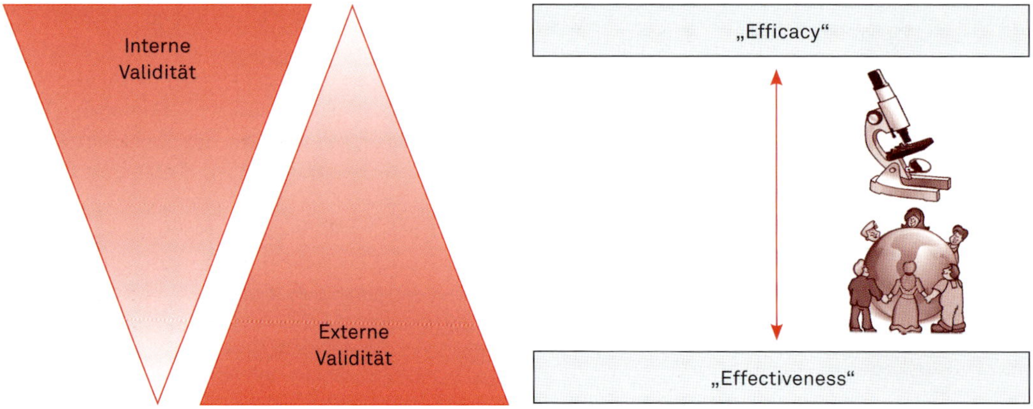

Abbildung 4-13: Externe und interne Validität und Wirksamkeit

liche Situationen in ihrer ganzen Fülle kausaler Wirkungen ohne Vereinfachung zu analysieren. Einzelne Wirkungen können wir (leider) nur erkennen, wenn wir andere mögliche Mit-Wirkungen neutralisieren – durch Randomisierung, durch komplexe Vergleiche, durch Experimente. Wer von „Wirkung“ spricht – und in der Praxis verbinden wir mit jeder unserer Handlungen die Hoffnung auf eine gewünschte Wirkung –, beruft sich auf Ergebnisse quasi-experimenteller Vereinfachungen des Alltags. Billiger ist das Wissen über wahrscheinliche Wirkungen nicht zu haben.

4.4.2 Hypothesentestung

Bei der Hypothesentestung versucht man, den Grad der Übereinstimmung zwischen einer vor einer Untersuchung aufgestellten Hypothese und dem während der Untersuchung gemessenen Ergebnis zu ermitteln.

Das Maß für die Übereinstimmung zwischen der aufgestellten Hypothese und dem beobachteten Stichprobenergebnis wird als Wahrscheinlichkeit berechnet, mit der das beobachtete Ergebnis rein zufällig zu erwarten wäre, wenn die aufgestellte Hypothese tatsächlich zutrifft (→ p-Wert, Kapitel 4.4.4.1 auf Seite 170). Hierzu formuliert man zunächst eine *Nullhypothese* („H_0“), die besagt, dass zwischen den Interventionen kein Unterschied besteht. Anschließend erstellt man eine *Alternativhypothese* („H_A“), die entweder *einseitig* (A wirkt besser als B) oder *zweiseitig* (A unterscheidet sich von B, ist also besser oder schlechter) sein kann. Der „Umweg“ über eine Nullhypothese ist deshalb nötig, weil „kein Unterschied“ einen einzigen Zustand beschreibt, der somit widerlegbar ist; der Zustand „A besser B“ dagegen kann unendlich viele Werte annehmen (z. B. 3× besser, 8× besser oder 2,45× besser) und ist somit nicht widerlegbar.

4.4.3 Zufallsfehler und systematischer Fehler

In den verschiedenen Phasen einer Studie kann es zu systematischen Fehlern kommen – sei es durch gezielte Auswahl der Pflegebedürftigen, unterschiedliche Bedingungen in den Untersuchungsgruppen oder in der Bewertung der Ergebnisse, die dazu führen, dass die Ergebnisse systematisch in eine Richtung verzerrt werden. Dieser systematische Fehler wird als *Bias* bezeichnet; hiervon ist der Zufallsfehler abzugrenzen, der durch rein zufällige Streuung der Untersuchungsergebnisse um den wahren Wert entstehen kann.

In Abbildung 4-14 ist der Unterschied zwischen einem Zufallsfehler und einem systematischen Fehler *(Bias)* dargestellt, den man sich auch anhand eines Beispiels veranschaulichen kann: Wirft man eine Münze hundertmal hintereinander und erhält 54 Mal Kopf und 46 Mal Zahl, so wird man dies auf einen Zufall zurückführen und nicht mit einer „verfälschten“ Münze in Beziehung setzen. Erhält man aber 71 Mal Kopf und 29

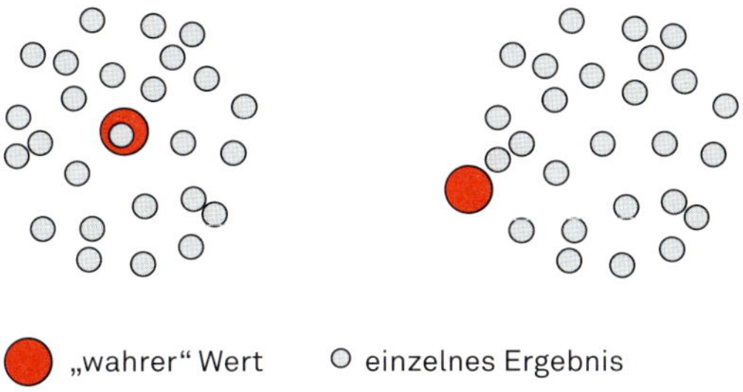

Abbildung 4-14: Zufallsfehler (links) und systematischer Fehler (rechts)

Mal Zahl, wird man vielleicht vermuten, dass die Münze doch nicht ganz perfekt ist und alle Würfe systematisch vom wahren Wert, also einer perfekten Münze, die bei 100 Würfen 50 Mal Kopf und 50 Mal Zahl zeigen sollte, in eine Richtung abweichen.

Der Zufallsfehler bewirkt also eine gleichmäßige Streuung der einzelnen Messwerte um den wahren Wert, und er lässt sich minimieren, indem man die Stichprobengröße erhöht – ganz ausschalten kann man einen Zufallsfehler aber nie. Der systematische Fehler (Bias) führt zu einer Verzerrung der einzelnen Messwerte in eine Richtung, und er lässt sich durch die auf den folgenden Seiten beschriebenen Maßnahmen minimieren (→ Kapitel 4.4.5 bis 4.4.9 ab Seite 171).

4.4.4 Fehler 1. und 2. Art

Was für Auswirkungen hat es aber, wenn *in jeder Studie* ein Zufallsfehler vorhanden ist, der sich zwar minimieren, aber niemals ganz ausschalten lässt (denn man kann nie die Stichprobengröße auf *alle* Individuen erhöhen)?

Bei klinischen Studien werden zwangsläufig Stichproben aus der Gesamtheit aller Erkrankten auf dieser Welt untersucht, und man zieht daraus Rückschlüsse auf den Rest der Erkrankten. Dabei können die Ergebnisse aus der Stichprobe in folgenden vier Beziehungen zur Gesamtheit der Erkrankten stehen:

1) In Wirklichkeit sind die beiden untersuchten Interventionen gleich wirksam und die Untersuchung der Stichprobe kommt auch zu diesem Ergebnis (= richtige Entscheidung).
2) In Wirklichkeit sind die beiden untersuchten Interventionen gleich wirksam, aber die Untersuchung der Stichprobe kommt zu dem Ergebnis, dass sich die beiden Interventionen in ihrer Wirksamkeit unterscheiden (→ Fehler 1. Art, dessen Wahrscheinlichkeit mit α beschrieben wird).
3) In Wirklichkeit besteht ein Unterschied zwischen den beiden Interventionen, der in der Stichprobe aber nicht gefunden wird (→ Fehler 2. Art, dessen Wahrscheinlichkeit mit β beschrieben wird).
4) In Wirklichkeit besteht ein Unterschied zwischen den beiden Interventionen, der auch in der Stichprobe gefunden wird (= richtige Entscheidung).

Diese vier Fälle werden ebenfalls in Abbildung 4-15 dargestellt.

Im Folgenden werden der Fehler 1. Art, dessen Wahrscheinlichkeit mit α bezeichnet wird, sowie der Fehler 2. Art, dessen Wahrscheinlichkeit mit β beschrieben wird, noch näher beleuchtet, da man diese Wahrscheinlichkeiten zur Beurteilung des Ausmaßes des Zufalls auf die Ergebnisse einer Studie sowie zur Berechnung der geeigneten Stichprobengröße verwendet.

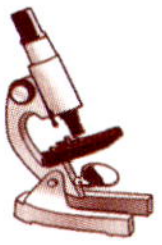

		Wirklichkeit: Therapien sind gleich	Wirklichkeit: Therapien sind verschieden
Studie	Therapien sind gleich	Richtige Entscheidung	Fehler 2. Art (Wahrscheinlichkeit = β)
	Therapien sind verschieden	Fehler 1. Art (Wahrscheinlichkeit = α)	Richtige Entscheidung

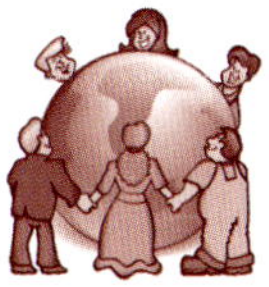

Abbildung 4-15: Fehler 1. und 2. Art

4.4.4.1 Der p-Wert

Der p-Wert[5] bzw. die Wahrscheinlichkeit, einen Fehler 1. Art zu machen, ist somit wichtig zur Beschreibung, wie stark ein Therapieeffekt auf Zufall beruht. Man hat willkürlich festgelegt, dass man bei einem p-Wert unter 0,05 von statistisch signifikanten Ergebnissen und bei einem $p < 0,01$ von statistisch hoch signifikanten Ergebnissen ausgeht. Dies ist auf Sir Ronald Aylmer Fisher, einen Statistiker, zurückzuführen, der einst in einem Artikel schrieb:

> If one in 20 does not seem high enough odds, we may, if we prefer it, draw the line at 1 in 50 (the 2 percent point) or 1 in 100 (the 1 percent point). Personally, the writer prefers to set a low standard of significance at the 5 percent point, and ignore entirely all results which fails to reach this level. [...] A scientific fact should be regarded as experimentally established only if a properly designed experiment rarely fails to give this level of significance. *(Fisher, 1926)*

Fisher (1926) empfiehlt, ein Experiment zu wiederholen, falls man p-Werte unter 0,05 errechnet; liegen die p-Werte auch bei der Wiederholung immer noch unter 0,05, sind die beobachteten Effekte wahrscheinlich nicht auf einen Zufall zurückzuführen. Der p-Wert gibt also die Wahrscheinlichkeit an, dass ein zufälliges Experiment bei gültiger Nullhypothese mindestens so „extrem" ausgeht wie das beobachtete Experiment. Diese Wahrscheinlichkeit lässt sich graphisch als Fläche unter der Normalverteilungskurve darstellen (→ Abbildung 4-16).

Das Signifikanzniveau α wird vor der Untersuchung festgelegt, während der p-Wert für die gefundenen Therapieeffekte bei der Auswertung der Ergebnisse berechnet wird. Der p-Wert macht also eine Aussage über den wahrscheinlichen Einfluss des Zufalls auf die Ergebnisse einer Studie; je kleiner der p-Wert ist, umso wahrscheinlicher ist es, dass die Ergebnisse nicht durch Zufall zustande gekommen sind. Ist zum Beispiel $p = 0,03$, so kann man (umgangssprachlich) mit 97-prozentiger Sicherheit sagen, dass die Ergebnisse nicht auf einen Zufall zurückzuführen sind bzw. die Ergebnisse mit einer 3-prozentigen Wahrscheinlichkeit lediglich auf einem Zufall beruhen.

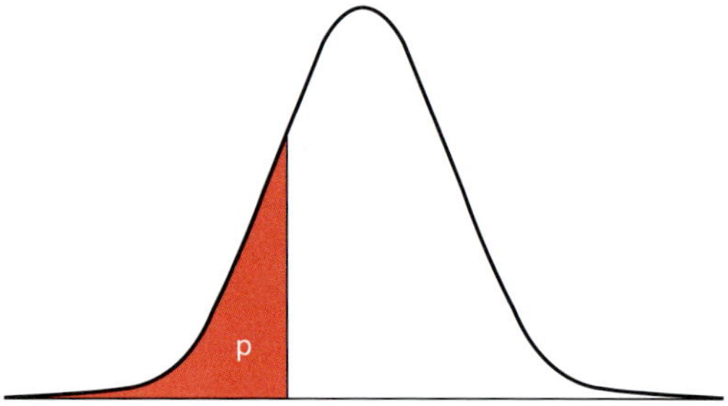

Abbildung 4-16: p-Wert als Fläche unter der Normalverteilungskurve

Wir betrachten bei der Beurteilung der Ergebnisse einer Studie also immer auch den p-Wert: Ist er größer oder gleich 0,05, so sind die gefundenen Unterschiede zwischen zwei Therapien als zufällig zu bezeichnen und wahrscheinlich ist keine Therapie der anderen überlegen. Aber Vorsicht: Manchmal ist es durchaus erwünscht, dass Unterschiede rein zufällig sind, zum Beispiel wenn wir die Basischarakteristika der beiden Untersuchungsgruppen vergleichen: Die beiden Gruppen sollten ja anfangs so ähnlich wie möglich sein, damit die Ergebnisse wirklich auf die Interventionen zurückzuführen sind; hier wünschen wir uns also einen p-Wert über 0,05.

Je kleiner eine Stichprobe ist, umso größer müssen die Therapieeffekte sein, damit sie sich nicht als zufällig erweisen. Andererseits kann jede beobachtete Differenz zwischen zwei Untersuchungsgruppen – wie gering sie auch sein mag – auf jedem Signifikanzniveau „statistisch signifikant" gemacht werden, wenn man nur eine ausreichend große Stichprobe heranzieht.

4.4.4.2 Die Teststärke (Power) einer Studie

Wie in Abbildung 4-15 auf Seite 169 dargestellt, wird die Wahrscheinlichkeit, einen Fehler 2. Art zu begehen, also aus der Studie zu schließen, dass kein Unterschied zwischen zwei Interventionen besteht, obwohl dieser in Wirklichkeit vorhanden ist, mit β beschrieben. Wenn die beiden Behand-

5 Das „p" kommt übrigens vom englischen *„probability"* = Wahrscheinlichkeit

lungen wirklich verschieden sind, und da die Summe dieser Wahrscheinlichkeiten 1 sein muss, so errechnet sich die Wahrscheinlichkeit einer korrekten Entscheidung mit 1 – β.

Die Tauglichkeit einer Studie, einen Unterschied sicher zu erkennen, wenn dieser auch in Wirklichkeit besteht, wird auch als *Power*, *statistische Trennschärfe* oder *Teststärke* der Studie bezeichnet. Mittels einer Stichprobengrößenberechnung *(Sample Size Calculation)* berechnet man (unter verschiedenen Annahmen, zum Beispiel ausgehend von einem α von 0,05, einer *Power* von 80 % sowie einem geschätzten Therapieeffekt von vielleicht einer 30-prozentigen Reduktion) vor der Rekrutierung die benötigte Stichprobengröße.

In Abbildung 4-17 wird die Abhängigkeit der Stichprobengröße von der Effektstärke *d* für einen zweiseitigen t-Test (α = 0,05; β = 0,20) dargestellt, wobei *d* = 0,2 kleinen Effekten, *d* = 0,5 mittleren Effekten und *d* = 0,8 großen Effekten entspricht. Um auch kleine Therapieeffekte zu entdecken, benötigt man hier eine große Stichprobe (ca. 800 Teilnehmer), für sehr ausgeprägte Therapieeffekte können schon wenige Patienten ausreichen (ca. 50 Teilnehmer).

In Studien sollte immer angegeben werden, ob eine Stichprobengrößenberechnung durchgeführt wurde und welche Stichprobengröße man daraus ableitet. Dies spielt dann eine große Rolle, wenn keine signifikanten Ergebnisse gefunden wurden; in diesem Fall kann man nämlich nicht genau sagen, ob die Stichprobe zu klein gewählt war, um signifikante Effekte nachweisen zu können, oder ob in Wirklichkeit kein Unterschied zwischen den Behandlungen besteht. Werden allerdings signifikante Ergebnisse gefunden, dann war die Stichprobengröße auch ausreichend gewählt – wie bereits ausgeführt ist hierbei allerdings zu berücksichtigen, dass auch klinisch unbedeutende Effekte mit einer ausreichend großen Stichprobe als statistisch signifikant dargestellt werden können.

4.4.5 Häufige Bias-Quellen in klinischen Studien

Ausgehend von den verschiedenen Möglichkeiten, mit denen sich systematische Fehler in einer Interventionsstudie minimieren lassen, sollen im Folgenden die Kernkomponenten der kritischen Beurteilung von Interventionsstudien erläutert

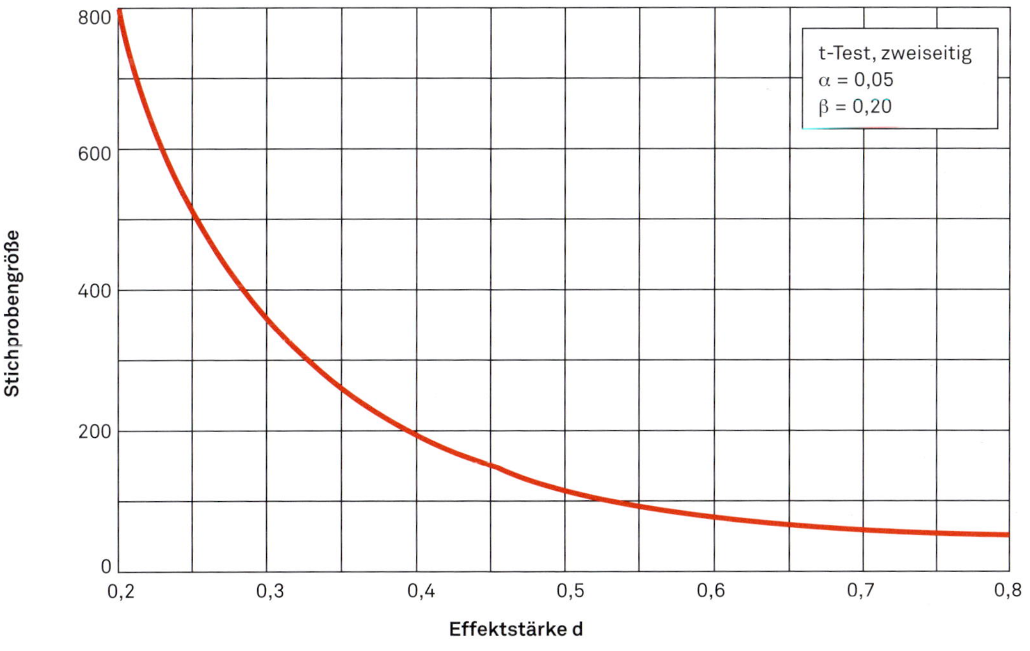

Abbildung 4-17: Abhängigkeit der Stichprobengröße von der Effektstärke

werden. Hierzu betrachten wir nochmals Abbildung 4-5 auf Seite 156, die in Abbildung 4-18 ergänzt wurde.

Unter einem *Selektions-Bias* versteht man systematische Unterschiede in der Zusammensetzung der Untersuchungsgruppen, wenn zum Beispiel in einer Gruppe deutlich mehr Männer oder mehr Diabetiker vorhanden sind. Hierzu zählen auch die sogenannten *Confounder*, das heißt Störgrößen wie Alter oder Rauchen, die mit dem interessierenden Ergebnis assoziiert sind und so zu dem (falschen) Schluss führen können, dass sie selbst dieses Ergebnis hervorrufen. Einen Selektions-Bias kann man durch eine verdeckte Zuteilung zu den Untersuchungsgruppen (→ Kapitel 4.4.7 auf Seite 174) und durch Randomisierung (→ Kapitel 4.4.6 auf Seite 173) minimieren.

Ein *Performance Bias* liegt vor, wenn man systematische Unterschiede in den Untersuchungsbedingungen – außerhalb der eigentlichen Intervention – hat, also eine Gruppe zum Beispiel zusätzliche Interventionen wie eine Begleitmedikation oder Beratungsgespräche erhält. Zu einem Performance Bias kann es auch dadurch kommen, dass die Teilnehmer durch die Erwartungen des Untersuchers („Rosenthal-Effekt") oder durch ihre eigenen Erwartungen („Placebo-Effekt") ihr Verhalten ändern. Durch eine sachgerechte Verblindung (→ Kapitel 4.4.8 auf Seite 174) kann man dem Performance Bias entgegensteuern.

Von einem *Attrition Bias* spricht man, wenn systematische Unterschiede bezüglich der Studienabbrecher und -wechsler vorliegen, also zum Beispiel mehr Pflegebedürftige in der Interventionsgruppe die Studie abbrechen oder viele Pflegebedürftige aus der Interventionsgruppe in die Kontrollgruppe wechseln. Durch die genaue Beschreibung aller Pflegebedürftigen, also auch der Wechsler und der Aussteiger, sowie der Begründung für dieses Verhalten kann der Untersucher diesen *Bias* minimieren; der Leser kann durch die gewählte Methode der Auswertung (→ Kapitel 4.4.9 auf Seite 175) entscheiden, ob eventuelle Verzerrungen durch diesen *Bias* vermieden wurden; hierbei sollte er auch bedenken, dass verschiedene Methoden der Auswertung zu verschieden signifikanten Ergebnissen führen können.

Zu einem *Beobachter-Bias* kann es kommen, wenn systematische Unterschiede in der Bewertung der Endpunkte vorliegen, indem zum Beispiel die Einschätzung des Therapieerfolges durch die behandelnde Person vorgenommen wird. Den Einfluss eines Beobachter-Bias kann man durch eine sachgerechte Verblindung der Auswerter minimieren.

Hinsichtlich der Bias-Arten ist zu beachten, dass es sich hierbei nur um eine Auswahl der häufigsten und wahrscheinlich wichtigsten potenziellen Bias-Quellen handeln kann; alle möglichen Bias-Arten können wohl nie berücksichtigt werden, da ihre Zahl ständig wächst. So beschrieb schon D.L. Sackett (1979) ganze 56 Bias-Möglichkeiten, und beständig werden neue potenzielle systematische Fehlerquellen benannt (vgl. zum Beispiel die 74 Bias-Arten bei Delgado-Rodriguez & Llorca, 2004).

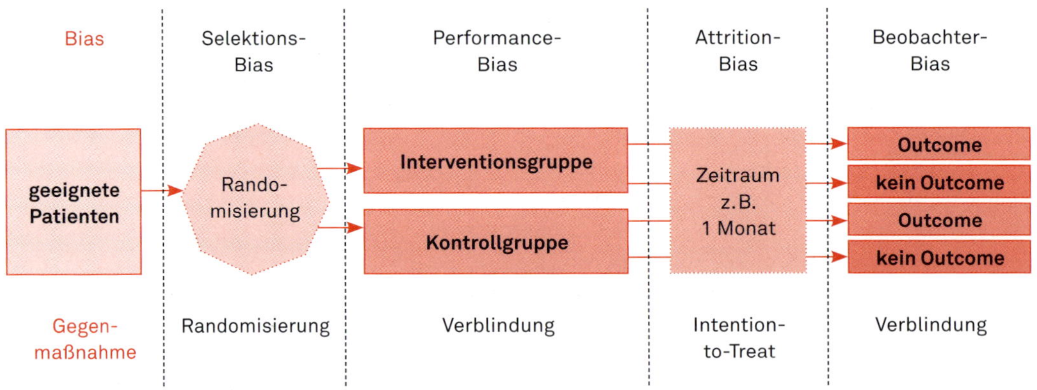

Abbildung 4-18: Minimierung eines Bias in Randomisierten kontrollierten Studien

4.4.6 Randomisierung

Um sicherzugehen, dass die Interventions- und die Kontrollgruppe so ähnlich wie möglich sind, sich also in allen bekannten *und unbekannten* Merkmalen nicht unterscheiden, benutzt man eine Methode der Zuweisung zu den Gruppen, die verfälschende Einflüsse von vorneherein möglichst ausschließt: die Zuweisung per Zufall (= Randomisierung), bei der jeder Studienteilnehmer die gleiche Chance hat, in eine der Interventionsgruppen zu gelangen. Erst wenn die bekannten und unbekannten Merkmale zwischen den Untersuchungsgruppen nahezu gleich verteilt sind, kann man Unterschiede in den Ergebnismaßen den Interventionen zuordnen.

Für die zufällige Zuteilung von Personen zu Untersuchungsgruppen gibt es mehrere, relativ sichere Verfahren, die aber gewisse Einschränkungen mit sich bringen. So ist es – vom Standpunkt der zufälligen Zuteilung her – unbedenklich, die Teilnehmer abwechselnd anhand ihres Erscheinens einer Gruppe zuzuteilen, in der Praxis ist ein solches Prozedere allerdings abzulehnen, denn die Zuteilung zu den Gruppen würde dadurch vorhersagbar und wäre nicht mehr verdeckt (→ Kapitel 4.4.7 auf Seite 174). Das bringt uns zu einem ganz wichtigen Punkt: Nur wenn die Zuteilung verdeckt erfolgt, sind Manipulationen wie etwa die gezielte Zuteilung „gebrechlicher" Pflegebedürftiger zu einer Intervention, die der Zuteilende selbst für wenig belastend empfindet, von vorneherein ausgeschlossen.

Daher sind alle systematischen Zuteilungen, wie abwechselnd nach Aufnahme, geradem und ungeradem Geburtstag oder Wochentag der Aufnahme, abzulehnen, zumal sie auch nur scheinbar zufällig sind; man kann sicher sagen, dass Geburtstage nicht gleich über das ganze Jahr verteilt sind (MacFarlane, 1978), und montags werden sicherlich mehr Pflegebedürftige in einem Krankenhaus aufgenommen als freitags, weshalb die Zuteilung nach dem Wochentag der Aufnahme auch keine so gute Idee ist.

Ebenfalls zu vermeiden sind Zuteilungen mittels Münzen, Würfeln oder Karten, denn zum einen ist nicht kontrollierbar, ob nicht mehrmals geworfen wurde, weil „schon zum vierten Mal hintereinander die Münze Kopf zeigte", und zum anderen ist das Auswahlverfahren nicht reproduzierbar – abgesehen davon, dass man wahrscheinlich keine „perfekte" Münze mit einem „perfekten" Münzwerfer finden wird und der Münzwurf selbst beeinflußt werden kann (Clark & Westerberg, 2009).

Am besten eignen sich Computer mit Zufallszahlengenerator, um Randomisierungslisten zu erzeugen, oder Tabellen mit Zufallszahlen, wie sie in einigen Statistik- oder Epidemiologiebüchern abgedruckt sind oder via Internet[6] erstellt werden können. Eine Alternative besteht darin, die Randomisierungsliste von Dritten erzeugen zu lassen und bei jedem Pflegebedürftigen, der in die Studie eingeschlossen wird, nach dem Behandlungscode zu fragen.

4.4.6.1 Einfache Randomisierung

Bei der einfachen Randomisierung wird eine Liste mit Zufallszahlen verwendet, die man unterschiedlich nutzen kann: Bei zwei Interventionsgruppen können zum Beispiel alle geraden Zahlen der Gruppe A und alle ungeraden Zahlen der Gruppe B zugeordnet werden, bei drei Gruppen die Zahlen von 11 bis 20 für Gruppe A, 21 bis 30 für Gruppe B und 31 bis 40 für Gruppe C – alle anderen Zahlen werden einfach ignoriert.

Problematisch wird die einfache Randomisierung bei kleinen Stichprobengrößen, da die Zufallsstreuung hier leichter zu unausgewogenen Gruppen führen kann als bei großen Stichproben; beispielsweise werden von 20 Patienten, die mit einfacher Randomisierung in zwei Gruppen aufgeteilt werden, bei einem Zehntel aller generierten Randomisierungssequenzen sechs Patienten der einen Gruppe und 14 Patienten der anderen Gruppe zugeordnet (Lachin, 1988). Ab einer Stichprobengröße von 200 Probanden ist dieser Effekt vernachlässigbar.

4.4.6.2 Blockrandomisierung

Die Blockrandomisierung wird verwendet, um ausgewogenere Gruppen zu erreichen als bei der einfachen Randomisierung – dies ist nicht nur für die allgemeine Vergleichbarkeit von Vorteil, sondern auch für Zwischenanalysen (wegen der dann

6 Zum Beispiel http://www.randomizer.org/

vielleicht noch kleinen Stichproben und des damit verbundenen Zufallsfehlers).

Hierbei wird die Stichprobe in Blöcke von zum Beispiel sechs Probanden aufgeteilt; anschließend wird innerhalb der Blöcke so randomisiert, dass in jedem Block gleich viele Probanden in eine Gruppe kommen. Bei der Verwendung von Sechserblöcken ist so gewährleistet, dass zwei Untersuchungsgruppen eine Differenz von maximal drei Teilnehmern aufweisen (wenn der letzte Block mit AAA oder BBB beginnt und die Untersuchung dann beendet wird).

Die Größe der Blöcke kann während einer Untersuchung variieren („permutieren"), damit eventuelle Zuteilungen nicht vorhersagbar werden (wenn bei Sechserblöcken bereits AABAB zugeteilt wurde, wird der letzte Proband offensichtlich in Gruppe B kommen).

4.4.6.3 Stratifizierung

Bei der stratifizierten Randomisierung werden die Teilnehmer innerhalb verschiedener Schichten (lat. „*strata*") zufällig den Untersuchungsgruppen zugeteilt, um potenziell wichtige Einflussfaktoren in den Gruppen zu balancieren. Diese Schichten können zum Beispiel durch prognostische Faktoren wie Alter oder Krankheitsschwere festgelegt werden, wobei man sich die einzelnen Schichten wie Blöcke bei der Blockrandomisierung vorstellen kann.

Bei größeren Studien würden wahrscheinlich auch ohne Stratifizierung genügend Probanden pro Schicht gleichmäßig in den Untersuchungsgruppen verteilt werden, bei kleineren Stichproben kann es aber durch den Zufallsfehler leichter vorkommen, dass zum Beispiel wesentlich mehr Patienten in einem vorangeschrittenen Stadium einer Erkrankung in nur einer Untersuchungsgruppe sind. Bei multizentrischen Studien wird – auch aus pragmatischen Gründen – häufig eine Stratifizierung nach einzelnen Studienzentren vorgenommen.

4.4.7 Verdeckte Zuteilung

Wie bereits erwähnt ist die verdeckte Zuteilung zu den Untersuchungsgruppen für die Minimierung eines Bias sehr wichtig; „verdeckt" heißt in diesem Fall, dass man die Gruppenzugehörigkeit eines Patienten nicht vorhersehen kann.

Hat man die Randomisierungslisten erstellt, ordnet man einer Zahl einen Behandlungscode zu; bei zwei Untersuchungsgruppen zum Beispiel alle geraden Zahlen zu Intervention 1, alle ungeraden Zahlen zu Intervention 2. Diesen Behandlungscode packt man anschließend am besten in durchgängig nummerierte, versiegelte, blickdichte Briefumschläge. Verschlossen und versiegelt, damit der Code nicht manipuliert oder eingesehen werden kann, und undurchsichtig, damit man den Umschlag nicht gegen das Licht halten, den Code so erkennen und daraufhin doch eine andere Zuteilung vornehmen kann.

Falls der Randomisierungscode von Dritten erstellt und der Behandlungscode auf Anfrage, zum Beispiel via Internet oder Telefon, mitgeteilt wird, ist das Verwenden der Briefumschläge natürlich nicht nötig. Weitere sichere Methoden der verdeckten Zuteilung sind die Verwendung von versiegelten Umschlägen in einem verschlossenen Beutel oder von codierten Behältern.

Eine unangemessene Zuteilung führt im Durchschnitt zu einer Überschätzung des Behandlungseffekts um 41 %, eine unklare Zuteilung zu einer Überschätzung von 30 % (K.F. Schulz, Chalmers, Hayes, & Altman, 1995).

4.4.8 Verblindung

Eine weitere wichtige Möglichkeit, systematische Fehler bei Interventionsstudien zu minimieren, ist der Grad der Verblindung: Die Pflegebedürftigen, die Pflegenden und die Personen, die die Ergebnismaße erheben, sollten nach Möglichkeit nicht wissen, welcher Pflegebedürftige der Interventions- und welcher der Kontrollgruppe zugeordnet wurde. Je weniger Personen um die Zuteilung wissen, desto geringer ist die Wahrscheinlichkeit, dass sich diese Personen – durch ihr Wissen mehr oder weniger beeinflusst, bewusst oder unbewusst – anders verhalten; das Ergebnis möglicherweise verfälschende Einflüsse werden so minimiert.

Nicht nur die Erwartungen der Beteiligten könnten das Ergebnis verzerren, auch die Beobachtung kann getrübt werden: Auch ohne Vorsatz neigt der Mensch dazu, Dinge als wahr anzunehmen, von denen er denkt, dass sie passieren sollten oder dass andere Menschen erwarten, dass sie so passieren sollten. Um diese Fehlerquelle zu minimieren, sollten möglichst weder die Pflegenden noch die Pflegebedürftigen wissen, welcher Pflegebedürftige welche Intervention erhält (das ist leider oft nicht möglich).

Möglich und anzuraten ist hingegen, dass der Auswerter (Outcome-Beobachter) nicht weiß, wer welche Art der Pflege erhielt. Als „Verblindung" wird auch in der Sequenzanalyse der Objektiven Hermeneutik die Regel genutzt, dass die Interpreten eines Handlungsprotokolls (Mitschnitt) nur dieses Dokument kennen und nicht persönlich bei der protokollierten Handlung dabei waren oder sich von Handelnden über diese Handlung und ihre Wirkungen von außerhalb des Mitschnitts informieren ließen.

Man unterscheidet zwischen mehreren Graden der Verblindung: einfach, doppelt und dreifach verblindet, wobei die verblindete Personengruppe dadurch nicht zwangsläufig festgelegt ist (K.F. Schulz, Chalmers, & Altman, 2002). Bei einer einfachen Verblindung ist meist nur der Pflegebedürftige verblindet, bei einer Doppelblindstudie oft der Pflegebedürftige und die Pflegekraft und bei einer dreifachen Verblindung in aller Regel Pflegebedürftiger, Pflegekraft und Auswerter. Die dreifache Verblindung ist vor allem dann sinnvoll, wenn die Untersuchung gesponsert wird und somit ein erhebliches Interesse an positiven Ergebnissen besteht – mit Hilfe einer dreifachen Verblindung können dann Vorurteile, die bei der Bewertung der Studie einfließen, ausgeräumt und die Glaubwürdigkeit der Untersuchung gesteigert werden.

Zur Verblindung benötigt man eine gute Planung und Vorbereitung sowie Kreativität, denn es gilt, eine Vielzahl von Faktoren zu berücksichtigen. Wie geht man bei der Verblindung am besten vor, wenn zwei Gruppen von Diabetikern verschiedene Insuline gespritzt werden sollen, die zu unterschiedlichen Zeiten gegeben werden müssen, zum Beispiel in der Kontrollgruppe morgens und abends (konventionelle Insulintherapie) und in der Fallgruppe morgens, mittags und abends (intensivierte konventionelle Insulintherapie)?[7]

7 Um Pflegebedürftige und Pflegende zu verblinden, könnten beide Gruppen zum Beispiel drei Injektionen täglich erhalten, die Kontrollgruppe mittags allerdings ein Placebo.

Eine doppelte Verblindung ist anzustreben; man sollte sich bei der Beurteilung von Therapiestudien aber immer auch vergegenwärtigen, dass eine Verblindung manchmal nicht durchführbar ist. Ist dies der Fall, weil zum Beispiel eine Wundversorgung mit Wundauflage und eine Wundversorgung ohne Wundauflage verglichen werden, sollte man bei der Beurteilung der Studie darauf achten, wie sich der verfälschende Einfluss schlimmstenfalls auswirken kann und ob die Ergebnisse dann noch signifikant sind („Best-Case/Worst-Case-Analyse").

Ferner sollte man nach Hinweisen suchen, ob versucht wurde, die nicht mögliche Verblindung durch andere Maßnahmen zur Reduktion eines Bias auszugleichen. In einer Studie zum Vergleich zwischen Wundauflage und keiner Wundauflage können zwar weder die Pflegebedürftigen noch die Pflegenden verblindet werden, dafür aber die Personen, die die Wunde begutachten und somit das Ergebnis auswerten. Eine fehlende Doppelverblindung führt im Durchschnitt zu einer Überschätzung des Therapieeffekts um 17% (K.F. Schulz et al., 1995).

4.4.9 Protokollverletzungen

Unter Protokollverletzungen fasst man alle Abweichungen vom Studienprotokoll zusammen; dies können insbesondere sein:

- Wechsel von Teilnehmern zur anderen Intervention(sgruppe),
- Ausstieg von Teilnehmern aus der Studie (Drop-outs),
- geringe Kooperationsbereitschaft und Adherence der Teilnehmer, zum Beispiel werden Medikamente nicht vorschriftsmäßig eingenommen oder Untersuchungstermine nicht wahrgenommen.

Da diese Protokollverletzungen meist nicht zufällig auftreten, sondern oft mit der Intervention zusammenhängen, muss ihnen in der Auswertung der Studienergebnisse Rechnung getragen werden. Wichtig ist vor allem, dass alle Protokollverletzungen genannt werden. In Abbildung 4-19 auf Seite 176 werden die verschiedenen Möglichkeiten der Auswertung bei Protokollverletzungen dargestellt.

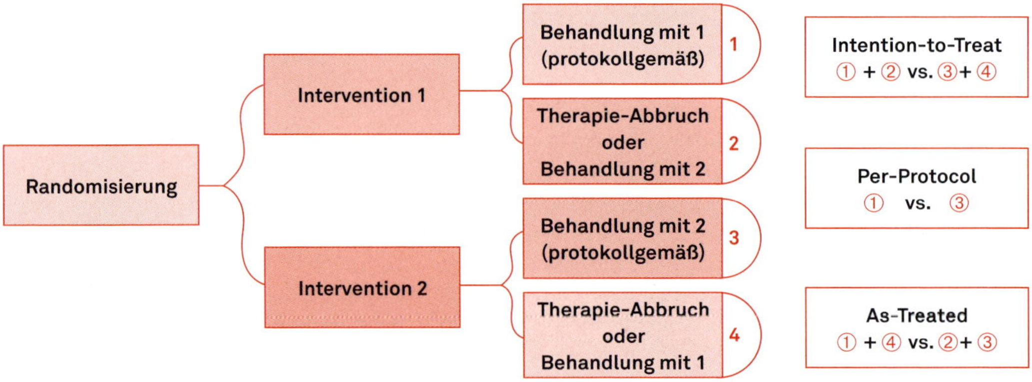

Abbildung 4-19: Möglichkeiten der Auswertung bei Protokollverletzungen

Bei der *Intention-to-Treat-Analyse* werden alle in die Studie eingeschlossenen und randomisierten Pflegebedürftigen in der Gruppe ausgewertet, der sie anfangs per Randomisierung zugeteilt wurden, unabhängig davon, ob sie die Gruppe gewechselt oder die Studie abgebrochen haben. Dieses auf den ersten Blick eher befremdlich wirkende Vorgehen führt zum einen dazu, dass die Vorteile der Randomisierung nicht unterlaufen werden und zum anderen erhält man einen relativ unverzerrten Effekt der Intervention, denn bei der Intention-to-Treat-Analyse erhält man eine gute Aussage über die *„effectiveness"*, während die *„efficacy"* eher unterschätzt wird (→ Abbildung 4-13 auf Seite 168). Bei Empfehlungen für die alltägliche Praxis ist die Intention-to-Treat-Analyse ein wichtiges Prinzip zur Auswertung von Studien.

Erfolgt die Auswertung *Per-Protocol*, erhält man eher eine Aussage über die *„efficacy"*, also die biologische Wirksamkeit unter Laborbedingungen, und hat somit möglicherweise verzerrte Ergebnisse im Hinblick auf den klinischen Alltag. Bei der *As-Treated*-Auswertung liegt der Fokus auf der Sicherheit der Wirkung, was zum Beispiel bei der Verträglichkeit von Medikamenten wichtig sein kann.

Zu beachten ist, dass sich die Signifikanz der Ergebnisse je nach Auswertungsmethode verändert. So hat die European Coronary Surgery Group (1979) bei der Intention-to-Treat-Auswertung nichtsignifikante Ergebnisse ($p = 0{,}17$), bei der Per-Protocol-Auswertung signifikante Ergebnisse ($p = 0{,}02$) und bei der As-Treated-Auswertung hoch signifikante Ergebnisse ($p = 0{,}003$) für die gleiche Studie berechnet.

Häufig wird die Methode der Auswertung jedoch nicht angegeben; dann kann man sich bei der Beurteilung der Studie entweder am *Follow-up*-Wert orientieren oder man berechnet selbst die Ergebnisse mit verschiedenen Auswertungsmethoden. Das *Follow-up* berechnet man, indem man die Anzahl der Teilnehmer, die am Ende ausgewertet wurden, durch die Anzahl der Teilnehmer, die anfangs randomisiert wurden, dividiert; ist das Ergebnis größer als 80 %, spricht das tendenziell gegen verfälschende Einflüsse durch Protokollverletzungen, sofern nicht Teilnehmer die Gruppen gewechselt haben.

4.4.10 Statistik in Interventionsstudien verstehen

Um die Ergebnisse einer Interventionsstudie zu verstehen und zu interpretieren, sollte man sich zunächst mit den gängigsten Begriffen und Maßzahlen befassen, mit denen Therapieeffekte ausgedrückt werden können.

Bei stetigen (metrischen) Zielgrößen wie Senkung des Blutdrucks oder Behandlungstage im Krankenhaus verwendet man absolute Zahlen, gibt also als Therapieeffekte zum Beispiel Mittelwerte oder Mediane mit ihrer Varianz bzw. Standardabweichung an.

Der Mittelwert berechnet sich aus der Summe der einzelnen Messwerte, geteilt durch ihre Anzahl, während der Median der mittlere Wert in der geordneten Reihe der Messwerte ist. Der Vorteil des Medians gegenüber dem Mittelwert ist, dass er gegen Ausreißer stabil ist, das heißt, er verändert sich nicht, wenn einzelne extreme Messwerte vorkommen.

Als Maß für die Streubreite von stetigen Therapieeffekten bieten sich zum einen die Varianz als die mittlere quadratische Abweichung der Einzelwerte von ihrem Mittelwert sowie die Standardabweichung (Wurzel aus der Varianz) an. Häufig werden die Therapieeffekte bei stetigen Zielgrößen in der Form „mittlere Aufenthaltsdauer 8,2 ± 1,2 Tage" angegeben, was nichts anderes heißt als dass die durchschnittliche Aufenthaltsdauer 8,2 Tage betrug und die Einzelwerte im Mittel um 1,2 Tage um diesen Durchschnitt von 8,2 Tagen schwankten.

Stetige Zielgrößen können in diskrete Zielgrößen umgewandelt werden, indem man zum Beispiel definiert, dass ein systolischer Blutdruck über 140 mm Hg eine Hypertonie ist und entsprechend „Hypertonie *vs.* keine Hypertonie" als (dann dichotome) Zielgröße annimmt.

Für diskrete (dichotome) Zielgrößen wie „krank *vs.* gesund" bieten sich folgende Effektmaße an:

- Relatives Risiko (RR)
- Absolute Risiko-Reduktion (ARR) = Risikodifferenz (RD)
- Relative Risiko-Reduktion (RRR)
- Number Needed to Treat (NNT)

Zum besseren Verständnis der Maßzahlen ist vielleicht ein Beispiel ganz hilfreich: Sie arbeiten in der Praxis eines Kinderarztes, und Ihnen fällt bei der Routineimpfung Ihrer kleinen Patienten auf, dass lokale Hautreaktionen anscheinend öfters auftreten, wenn Sie eine kürzere Kanüle zur Injektion verwenden. Nach einer Suche in Medline finden Sie eine geeignete Studie (Diggle & Deeks, 2000):

Ziel der Studie war es, die Häufigkeit lokaler Hautreaktionen bei der Verwendung von unterschiedlich langen Injektionskanülen zur Impfung von Kindern zu vergleichen. Dafür wurden 119 gesunde Kinder, die im Alter von 16 Wochen ihre dritte Schutzimpfung bekommen, in einer Randomisierten kontrollierten Studie untersucht, wobei 61 Kinder mit einer orangen Kanüle (25 G, 16 mm) und 58 Kinder mit einer blauen Kanüle (23 G, 25 mm) geimpft wurden. Von den 61 Kindern in der „orangen" Gruppe schieden 4 Kinder aus, aus der „blauen" Gruppe 5 Kinder.

Die Eltern der Kinder beobachteten 3 Tage lang die Haut auf lokale Irritationen (Rötung, Schwellung, Empfindlichkeit), ohne zu wissen, mit welcher Kanüle ihre Kinder gestochen worden waren.

Nach 3 Tagen war die Häufigkeit der Hautrötungen in der Gruppe mit der längeren Nadel nur 1/7 der Häufigkeit in der Gruppe mit der kürzeren Nadel (RR = 13 %, $CI_{95\%}$ 3 %;56 %, p = 0,0006) und die Schwellungen in der Gruppe mit der längeren Nadel nur 1/3 der Häufigkeit von Schwellungen in der Gruppe mit der kürzeren Nadel (RR = 33 %, $CI_{95\%}$ 15 %;70 %, p = 0,001). Insgesamt gesehen betrug die Häufigkeit von lokalen Hautreaktionen in der Gruppe der Kinder, die mit einer langen Nadel geimpft wurden, 3/4 der Häufigkeit von Hautreaktionen bei Kindern, die mit einer kürzeren Nadel gestochen wurden (RR = 74 %, $CI_{95\%}$ 58 %;94 %, p = 0,009).

Aus den Ergebnissen der Studie kann man schließen, dass sich die Häufigkeit von lokalen Hautreaktionen bei der Impfung von 16 Wochen alten Kindern durch die Verwendung von 25 mm langen Kanülen anstelle von 16 mm langen Kanülen signifikant reduzieren lässt.

Zunächst greifen wir uns ein Ergebnis detailliert heraus: 33 von 53 Kindern (= 62%) hatten nach drei Tagen irgendeine lokale Reaktion bei der Impfung mit einer 25 mm langen Kanüle, 48 von 57 Kindern (= 84 %) bekamen lokale Reaktionen bei einer Kanüle mit 16 mm Länge.

Daraus lassen sich folgende Aussagen ableiten:

- Das Risiko einer lokalen Reaktion nach drei Tagen konnte durch eine längere Kanüle *auf* drei Viertel des Risikos gesenkt werden, das bei der Verwendung einer kürzeren Kanüle besteht. Dies ist das „Relative Risiko", weil es eine relative Angabe ist, wie das neue Risiko sich zum Ausgangsrisiko verhält (→ Seite 178).
- Das Risiko einer lokalen Reaktion nach drei Tagen konnte durch eine längere Kanüle *um* ein Fünftel reduziert werden. Wir sagen dazu „Absolute Risiko-Reduktion", weil es eine absolute (und keine relative) Angabe ist, wie stark das Risiko gesenkt wurde (→ Absolute Risikodifferenz auf Seite 179).

	Hautreaktion	Keine Hautreaktion	
Kanüle 23 G, 25 mm	a: 33	b: 20	a + b: 53
Kanüle 25 G, 16 mm	c: 48	d: 9	c + d: 57
	a + c: 81	b + d: 29	N: 110

Abbildung 4-20: Vierfeldertafel für Interventionsstudien

- Das Risiko, mit einer langen Kanüle eine lokalen Reaktion nach drei Tagen zu bekommen, ist ein Viertel niedriger als das Risiko bei Verwendung einer kürzeren Kanüle. Der Statistiker nennt das die „Relative Risiko-Reduktion", weil es die relative Senkung des Ausgangsrisikos beschreibt (→ Seite 180).
- Es müssen fünf Kinder mit einer langen anstelle einer kurzen Kanüle geimpft werden, um bei einem weiteren Kind eine lokale Reaktion zu vermeiden. Dieser Wert wird als „Number Needed to Treat" bezeichnet (→ Seite 180)

Da dieses Beispiel in diesem Kapitel noch häufiger herangezogen wird, ist das Erstellen einer Vierfeldertafel angebracht, um die Rohdaten übersichtlich darzustellen und weitere Rechenwege nachvollziehen zu können (→ Abbildung 4-20):

4.4.10.1 Ereignisraten

Um die Häufigkeit eines Ereignisses auszudrücken, werden aus absoluten Zahlen in der Studie prozentuale Angaben berechnet, das heißt, man berechnet zum Beispiel die relative Häufigkeit des Ereignisses in der Kontrollgruppe (= CER, *Control Event Rate*), indem man die Anzahl Teilnehmer mit Ereignis in der Kontrollgruppe durch die Gesamtzahl der Teilnehmer der Kontrollgruppe dividiert; die relative Häufigkeit des Ereignisses in der Interventionsgruppe (= EER, *Experimental Event Rate*) berechnet sich analog. Für unser Beispiel ergibt sich also:

$$EER = \frac{a}{a+b} = \frac{33}{53} = 0{,}622 \sim 62\,\%$$

$$CER = \frac{c}{c+d} = \frac{48}{57} = 0{,}842 \sim 84\,\%$$

4.4.10.2 Relatives Risiko

Das *Relative Risiko* (RR) ist das Verhältnis der Inzidenz in der Interventionsgruppe zur Inzidenz in der Kontrollgruppe und berechnet sich demnach folgendermaßen:

$$RR = \frac{a \div (a+b)}{c \div (c+d)} = \frac{EER}{CER}$$

Und auf das Beispiel bezogen:

$$RR = \frac{62\,\%}{84\,\%} = 0{,}738$$

In diesem Beispiel konnte also das Vorkommen des Ergebnismaßes durch die neue Intervention auf drei Viertel der Häufigkeit in der Kontrollgruppe gesenkt werden.

Das Relative Risiko ist ein multiplikativer Faktor, um den sich das Risiko in der Interventionsgruppe erhöht, wenn er größer als 1 ist, und verringert, wenn er kleiner als 1 ist. Ist das Relative Risiko genau 1, so sind beide Behandlungen gleich wirksam.

Wer schon immer einmal ein Konfidenzintervall ausrechnen wollte:

$$CI_{95\%} = \frac{a \div (a+b)}{c \div (c+d)} \times e^{\pm 1{,}96 \times \sqrt{\frac{1}{a} - \frac{1}{a+b} + \frac{1}{c} - \frac{1}{c+d}}}$$

(e = Eulersche Zahl ~2,71828...)

Wenn Sie die Werte aus dem Beispiel in die Formel einsetzen, erhalten Sie:

$$CI_{95\%} = 0{,}7393 \times e^{\pm 1{,}96 \times \sqrt{0{,}01472}} \sim 0{,}582; 0{,}9379$$

Das *Relative Risiko* betrug also 0,74 mit einem $CI_{95\%}$ von 0,58 bis 0,94.

4.4.10.3 Absolute Risikodifferenz

Eine *absolute Differenz* ist die Differenz zwischen den Ereignisraten in der Interventionsgruppe und der Kontrollgruppe. Sie kann auf vier verschiedene Arten ausgedrückt werden, je nachdem, was gemessen wurde – eine Verbesserung oder eine Verschlechterung für den Pflegebedürftigen – und ob die Ereignisraten in den beiden Gruppen gestiegen oder gesunken sind.

Die Absolute Risikoreduktion *(ARR)* wird berechnet, wenn das Risiko eines schlechten Ergebnisses (z.B. Tod, Sturz, Schmerzen) in der Fallgruppe, verglichen mit dem Risiko in der Kontrollgruppe, durch die Pflegemaßnahme gesenkt werden konnte.

$$ARR = \frac{c}{c+d} - \frac{a}{a+b} = CER - EER$$

Und auf das Beispiel bezogen:

$$ARR = 84\,\% - 62\,\% = 22\,\%$$

Die Häufigkeit des Ergebnismaßes konnte in der Interventionsgruppe also um 22 % gesenkt werden.

Die Absolute Risikoreduktion ist ein absoluter Wert, um den sich das Risiko (unter neuer Therapie) verringert, wenn die ARR größer als Null ist, und erhöht, wenn sie kleiner als Null ist. Eine ARR von Null bedeutet, dass beide Behandlungen gleich wirksam sind.

Da es sich um eine absolute Angabe handelt, ist zu beachten, dass die Interpretation stark vom „Ausgangsrisiko" abhängig ist: Haben wir eine ARR von −0,5 % errechnet, so kann dies einen starken Therapieeffekt bedeuten, wenn EER 0,7 % und CER 0,2 % sind. Auf der anderen Seite kann es sich aber auch um einen sehr schwachen Therapieeffekt handeln, wenn die EER 49 % und die CER 48,5 % war. Die Absolute Nutzenzunahme (engl. *Absolute Benefit Increase*, ABI) wird verwendet, um das „Risiko" eines guten Ereignisses (z.B. eingestellter Diabetes mellitus, gesenkter Blutdruck bei Hypertonie, Zufriedenheit des Pflegebedürftigen) in der Interventionsgruppe im Vergleich zur Kontrollgruppe zu erhöhen.

Seltener findet man die Absolute Risikozunahme und die Absolute Nutzenreduktion: Die Absolute Risikozunahme (engl. *Absolute Risk Increase*, ARI) taucht auf, wenn das Risiko eines schlechten Ergebnisses (z.B. Einnahme von Aspirin®, um einer Apoplexie vorzubeugen, führt zur Bildung eines Magengeschwürs) in der Interventionsgruppe im Vergleich zur Kontrollgruppe erhöht ist; die Absolute Nutzenreduktion (engl. *Absolute Benefit Reduction*, ABR) wird angegeben, wenn die Vorteile eines guten Ereignisses (z.B. wenn die Einführung von Bezugspflege zu unzufriedenem Personal und Pflegebedürftigen führen würde) in der Interventionsgruppe unter denen in der Kontrollgruppe liegen.

Wer Spaß daran hat, kann sich auch die Konfidenzintervalle um die Absolute Risikoreduktion wie folgt ausrechnen:

$$CI_{95\%} = \left(\frac{a}{a+b} - \frac{c}{c+d} \right) \pm 1{,}96 \times \sqrt{\frac{a \times b}{(a+b)^3} + \frac{c \times d}{(c+d)^3}}$$

Wenn Sie die Werte aus dem Beispiel in die Formel einsetzen, erhalten Sie:

$$CI_{95\%} = -0{,}219 \pm 1{,}96 \times \sqrt{0{,}1612} \sim -0{,}054; -0{,}372$$

Die Absolute Risikoreduktion betrug also 22 % mit einem $CI_{95\%}$ von 5 % bis 37 %.

4.4.10.4 Relative Risikodifferenz

Eine *relative Differenz* ist die proportionale Differenz zwischen der Ereignisrate in der Kontrollgruppe und der Ereignisrate in der Interventionsgruppe, bezogen auf die Ereignisse in der Kontrollgruppe. Relative Differenzen können analog zu den absoluten Differenzen ausgedrückt werden als Relative Risikoreduktion (RRR), Relative Nutzenzunahme (RBI), Relative Risikozunahme (RRI) und Relative Nutzenreduktion (RBR):

$$RRR = \frac{c \div (c+d) - a \div (a+b)}{c \div (c+d)} = \frac{CER - EER}{CER} = 1 - RR = \frac{ARR}{CER}$$

Das heißt für das Beispiel:

$$RRR = \frac{22\,\%}{84\,\%} = 0{,}261 \sim 26\,\%$$

4.4.10.5 Number Needed to Treat

Unter der *Number Needed to Treat* (NNT) versteht man die Anzahl an Pflegebedürftigen, die eine Pflegemaßnahme erhalten müssen, um einen weiteren Pflegebedürftigen mit dem gewünschten (positiven) Ergebnis zu bekommen.

Eine NNT von 2 bei einer Studie über die Wirkung einer Einreibung mit japanischem Heilpflanzenöl zur Pneumonieprophylaxe würde bedeuten, dass zwei Pflegebedürftige eingerieben werden müssen, um einen weiteren Pflegebedürftigen vor einer Pneumonie zu schützen. Eine Behandlung ist generell umso effektiver, je kleiner die *Number Needed to Treat* ist. Die *Number Needed to Treat* wird wie folgt berechnet:

$$NNT = \frac{1}{ARR}$$

Bezogen auf das Beispiel erhalten wir folgende NNT:

$$NNT = \frac{1}{0{,}22} = 4{,}55 \rightarrow \text{aufgerundet } 5$$

Bei der Berechnung der *Number Needed to Treat* wird das Ergebnis auf die nächsthöhere ganze Zahl aufgerundet, bei einer NNT = 13,2 würde man also eine NNT von 14 angeben. Hierbei ist zu beachten, dass man entweder 100 durch die ARR in Prozent oder aber 1 durch die ARR als Dezimalzahl teilt.

Bei Studien mit positiven Ergebnissen spricht man von *„Number Needed to Treat" und bei Studien mit negativen Ergebnissen von „Number Needed to Harm"* (NNH). Eine NNH von zum Beispiel 27 bedeutet entsprechend, dass von 27 Pflegebedürftigen, die mit japanischem Heilpflanzenöl zur Pneumonieprophylaxe eingerieben werden, ein Pflegebedürftiger eine allergische Reaktion bekommen würde.

Die *Number Needed to Treat* kann verwendet werden, um eine Kosten-Nutzen-Rechnung zu überschlagen: Nehmen wir an, die Behandlung eines Dekubitus 2. Grades inklusive Krankenhausaufenthalt kostet 3000 € pro Woche und die vierstündliche Umlagerung von Risikopatienten mit bestehendem Dekubitus 1. Grades in einem Krankenhaus kostet 80 € am Tag zusätzlich; wenn die NNT 4 ist, so ergibt sich bei einem einwöchigen Krankenhausaufenthalt folgende Rechnung:

$$80\,\frac{€}{Tag} \times 7\,\frac{Tage}{Woche} = 560\,\frac{€}{Woche} \rightarrow 560\,\frac{€}{Woche} \times 4 = 2240\,\frac{€}{Woche}$$

Den Folgekosten in Höhe von 3000 € stehen also Präventionskosten in Höhe von 2240 € gegenüber, rein finanziell gesehen wird man sich also für die Prävention entscheiden (sofern man selbst für Präventions- und Behandlungskosten aufkommen muss, etwa als Krankenkasse).

4.4.10.6 Odds Ratio

Die *Odds Ratio* beschreibt die Chance, dass ein Pflegebedürftiger in der Therapiegruppe ein Ereignis erleidet, verglichen mit der Chance, dass ein Pflegebedürftiger aus der Kontrollgruppe dieses Ereignis erleidet.

Interpretieren kann man die *Odds Ratio* entweder als Faktor, um den die Chance zu erkranken steigt, wenn man exponiert ist (bzw. eine bestimmte Intervention erhält) – oder aber als Chance, exponiert gewesen zu sein, wenn eine Erkrankung bereits vorliegt (→ Fall-Kontroll-Studie). Die OR ist bei selten auftretenden Ereignissen eine gute Schätzung des *Relativen Risikos*.

Zum besseren Verständnis ist es vielleicht hilfreich, selbst einmal die *Odds Ratio* auszurechnen:

$$OR = \frac{a \div b}{c \div d} = \frac{a \times d}{b \times c}$$

Bezogen auf das Beispiel erhalten wir folgende *Odds Ratio*:

$$OR = \frac{33 \times 9}{20 \times 48} = 0{,}309$$

4.4.11 Reaktion der Therapieeffekte auf Veränderungen der Ereignisraten

Zum besseren Verständnis werden in Tabelle 4.3 die Reaktionen der bisher beschriebenen Kenngrößen auf eine Veränderung der Ereignisraten dargestellt.

Man kann deutlich erkennen, dass die Relative Risikoreduktion bei allen Ereignisraten konstant bei (beachtlichen?) 26 % bleibt, während die Absolute Risikoreduktion von beeindruckenden 22 % bis auf belanglose 0,022 % sinkt; ebenso verhält es sich mit der *Number Needed to Treat*, die von überzeugenden 5 auf vernachlässigbare 5000 Pflegebedürftige steigt, die behandelt werden müssen, um ein positives Ergebnis zu erhalten. Da die Relative Risikoreduktion also selbst bei unbedeutenden (absoluten) Effekten noch beeindruckend klingende Werte liefert, ist sie gut geeignet, um andere Personen von der eigenen Idee zu überzeugen – sie wird daher auch als „Marketingzahl" bezeichnet, während die Absolute Risikoreduktion eher den „wirklichen Effekt" und die *Number Needed to Treat* die „klinische Zahl" repräsentiert (Kunz, Ollenschläger, Raspe, Jonitz, & Donner-Banzhoff, 2007, S. 129).

4.4.11.1 Konfidenzintervall

Das Konfidenzintervall gibt eine Vorstellung davon, wie präzise der wahre Wert anhand des Ergebnisses einer Studie geschätzt wurde.

Dazu muss man sich zunächst vor Augen führen, dass die Teilnehmer einer Studie eine Stichprobe aus der Gesamtbevölkerung oder aller Pflegebedürftigen mit einer Krankheit darstellen und das Ergebnis der Studie daher nur eine Schätzung sein kann, wie wahrscheinlich es ist, dass die Ergebnisse von der Stichprobe der Pflegebedürftigen in der Studie auf die eigenen Pflegebedürftigen übertragen werden können.

Ein Konfidenzintervall von 95 % ($CI_{95\%}$) bedeutet, dass mit 95-prozentiger Wahrscheinlichkeit der wahre Wert innerhalb dieses Intervalls liegt; anders ausgedrückt: Eine Studie über die Wirksamkeit eines Diätnahrungsmittels ergibt, dass die Probanden in einer Woche durchschnittlich 5 kg abgenommen haben, wobei ein $CI_{95\%}$ von 2,4 bis 7,6 errechnet wurde. Dies besagt, dass bei einer hundertfachen Wiederholung der Studie die mittlere Gewichtsabnahme bei 95 % der Durchführungen zwischen 2,4 kg und 7,6 kg liegen würde.

Es gilt zu bedenken, dass aus einem $CI_{95\%}$ (2,4;7,6) selbstverständlich nicht mit Sicherheit geschlossen werden kann, dass einzelne Personen leicht – zum Beispiel Sie – außerhalb dieses Bereichs liegen; die Wahrscheinlichkeit hierfür beträgt 5 %. In Abbildung 4-21 sehen Sie die Ergebnisse von 100 Einzelstudien; der Punkt gibt den Therapieeffekt an, die waagrechte Linie das $CI_{95\%}$. Gesetzt den Fall, wir würden den wahren Wert kennen, so schließen die Konfidenzintervalle von 95 Einzelstudien den wahren Wert mit ein, während die Konfidenzintervalle von 5 Studien den wahren Wert nicht mit abdecken.

Tabelle 4.3: Reaktion der Kenngrößen auf Veränderungen der Ereignisraten

n1 /N1	n2 /N2	CER	EER	ARR	RR	RRR	NNT
62/100	84/100	62 %	84 %	22 %	0,74	26 %	5
62/1000	84/1000	6,2 %	8,4 %	2,2 %	0,74	26 %	46
62/10 000	84/10 000	0,62 %	0,84 %	0,22 %	0,74	26 %	455
62/100 000	84/100 000	0,062 %	0,084 %	0,022 %	0,74	26 %	4546

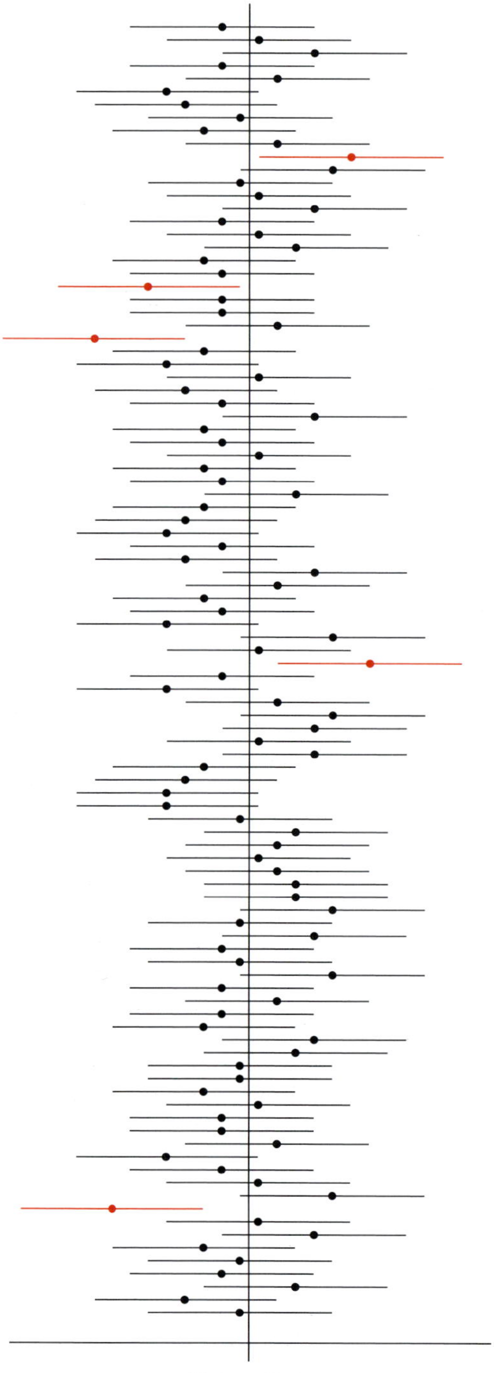

Abbildung 4-21: Das $CI_{95\%}$

Zur weiteren Veranschaulichung des Konfidenzintervalls stellen Sie sich ein Pferderennen vor, bei dem Sie mit einer Quote von 19 : 1 auf ein Pferd setzen und anschließend das Rennen im Fernsehen verfolgen – mit der Einschränkung, dass Sie nur das Pferd zu sehen bekommen, auf das Sie gesetzt haben, und alle anderen Pferde ausgeblendet werden. Jetzt passiert das Pferd die Ziellinie. Hat es gewonnen? Wenn die Wettquote[8] die Wahrscheinlichkeit eines Sieges korrekt widerspiegelt, können Sie zu 95 % sicher sein, dass Ihr Pferd auch gewonnen hat.

4.4.12 Beurteilung einer Interventionsstudie

Bei der kritischen Beurteilung von Studien ist unter Umständen eine Lesehilfe geeignet, um sicherzustellen, dass alle Studien nach den gleichen Gesichtspunkten betrachtet und keine wichtigen Aspekte außer Acht gelassen werden. Hierzu wurden bereits Beurteilungsbögen entwickelt (Brown, 1999; Cullum, 2000; Guyatt, Sackett, & Cook, 1993, 1994; David L. Sackett et al., 2000), die teilweise als Basis für die hier verwendeten Vorschläge dienten (vgl. auch Katrak, Bialocerkowski, Massy-Westropp, Kumar, & Grimmer, 2004). Eine Vorlage zur Beurteilung von Interventionsstudien finden Sie im Internet.[9]

Wie wurden die Teilnehmer rekrutiert, randomisiert und den Untersuchungsgruppen zugeteilt? Die *Rekrutierung*, also die Art, in der die Teilnehmer für eine Studie gewonnen wurden, ist bei der kritischen Beurteilung wichtig, weil man durch eine gezielte Auswahl die spätere Generalisierbarkeit der Ergebnisse unter Umständen einschränkt – es kann durchaus ein Unterschied sein, ob Teilnehmer eines Schulungsprogramms über Inserate in der FAZ oder in der Bild-Zeitung gewonnen wurden. Zudem kann sich durch geschickte Wahl von Ein- und Ausschlusskriterien nicht nur das Ergebnis einer Studie ändern, sondern die Übertragbarkeit ist auch hier unter Umständen eingeschränkt.

8 19 : 1, was einer 95 %igen Siegeswahrscheinlichkeit entspricht

9 *http://www.medizin.uni-halle.de/pflegewissenschaft/media/EBN/therapie.pdf*

Die *Randomisierung* wurde bereits in Kapitel 4.4.6 auf Seite 173 diskutiert; wichtig für die Bewertung einer Studie ist sie deshalb, weil nur durch eine sichere Zufallsverteilung alle bekannten und unbekannten Einflüsse gleich auf die beiden Untersuchungsgruppen verteilt werden und somit das Ergebnis der Untersuchung mit einer hohen Wahrscheinlichkeit wirklich auf die Intervention zurückzuführen ist. Ist eine Interventionsstudie nicht randomisiert, muss man davon ausgehen, dass – bewusst oder unbewusst – andere Faktoren bei der Zuteilung der Pflegebedürftigen zu den Untersuchungsgruppen einen Einfluss hatten und überlegen, ob man seine bisherige Pflegepraxis wirklich aufgrund von Erkenntnissen ändern sollte, die auf einer Untersuchung mit solch geringer Glaubwürdigkeit beruhen.

Neben der Tatsache, ob überhaupt randomisiert wurde, sollte man auch auf die Erstellung des Randomisierungscodes achten (→ Kapitel 4.4.6 auf Seite 173): Mit einem per PC, Randomizer oder Zufallszahlentabelle erstellten Randomisierungscode hat jeder Teilnehmer die gleiche Chance, in eine der Gruppen zu gelangen, und eine verdeckte Zuteilung ist möglich.

Diese verdeckte Zuteilung (→ Kapitel 4.4.7 auf Seite 174) ist ein wichtiges Kriterium bei der kritischen Beurteilung von Studien, da hierdurch die Einflussnahme von Dritten bei der Zuteilung der Teilnehmer zu den Untersuchungsgruppen minimiert wird. Hierbei wünscht man sich eine zentrale Zuteilung per Telefon oder Internet oder eine Zuteilung mit Hilfe von versiegelten, blickdichten, nummerierten Briefumschlägen, die den Behandlungscode enthalten.

Wie viele Patienten, die anfangs in die Studie aufgenommen wurden, waren am Ende noch dabei (Follow-up)? Ergänzend zu den Erläuterungen in Kapitel 4.4.9 auf Seite 175 ist die *Follow-up*-Rate bei der Beurteilung von Interventionsstudien von großer Bedeutung für die Glaubwürdigkeit einer Untersuchung, denn je geringer die Anzahl derer, die die Studie komplett abschließen, desto mehr Teilnehmer müssen ausgeschieden sein – und das vielleicht aus gutem Grund, wie zum Beispiel starken Nebenwirkungen, weil sie verstarben oder die Intervention zu aufwendig ist oder weil die Intervention sofort geholfen hat und sie keine weitere Veranlassung sahen, weiterhin an der Studie teilzunehmen. Wie auch immer, diese Teilnehmer beeinflussen das Ergebnis einer Studie hinsichtlich ihrer allgemeinen Glaubwürdigkeit. Die Zeitschrift *Evidence-Based Nursing*[10] fordert zum Beispiel als Kriterium für die Publikation einer quantitativen Studie ein *Follow-up* von über 80 %, wobei dieser Wert immer auch im Kontext betrachtet werden muss: Hochbetagte oder multimorbide Patienten werden wahrscheinlich häufiger versterben als junge Sportler, eine Ausfallrate von einem Drittel der Teilnehmer während eines beispielsweise einjährigen Untersuchungszeitraums ist nicht unbedingt verwunderlich.

Bezüglich des *Follow-up* ist noch von Bedeutung, ob die Ausfallrate in den Gruppen ähnlich hoch war; falls nicht, könnte die unterschiedliche Ausfallrate eventuell mit der Intervention in Verbindung stehen und zu einem Bias führen.

Was soll man tun, wenn dieser Wert nicht erreicht wird? Dann kann man zumindest vom *Worst-Case-* und *Best-Case*-Szenario ausgehen, indem man alle Aussteiger aus der Interventionsgruppe zu den „schlechten“ und alle Aussteiger aus der Kontrollgruppe zu den „guten“ Ergebnissen zählt und die Therapieeffekte neu berechnet. Ist selbst dann noch eine statistisch signifikante Verbesserung in der Interventionsgruppe vorhanden, ist die Glaubwürdigkeit der Studie durch eine niedrige *Follow-up*-Rate nicht eingeschränkt. Ist die Verbesserung in der Interventionsgruppe dann statistisch nicht mehr signifikant, sollte man einen Blick auf die Gründe für den Ausstieg aus der Studie werfen, um die Glaubwürdigkeit der Ergebnisse besser einschätzen zu können.

Waren die Teilnehmer, das Personal und die Untersucher verblindet? In Kapitel 4.4.8 auf Seite 174 werden die verschiedenen Arten der Verblindung diskutiert, und auch für die Beurteilung einer Studie ist eine korrekte und so umfangreich wie möglich konzipierte Verblindung ein Indikator für eine Studie mit geringem Bias und somit hoher Glaubwürdigkeit. Nun ist es aber nicht immer möglich, eine Verblindung durchzuführen, sei es aus ethischen oder praktischen Gründen – dann sollten aber wenigstens die Auswerter, die das Outcome beurteilen, verblindet worden sein.

10 *http://ebn.bmj.com/*

Waren die Untersuchungsgruppen zu Beginn der Studie ähnlich? Obwohl durch die Randomisierung – statistisch gesehen und bei sehr großen Populationen – eine Gleichverteilung von Merkmalen zustande kommt, ist dies gerade bei kleineren Studienpopulationen manchmal nicht der Fall; daher sollte man immer einen Blick auf die Charakteristika der Pflegebedürftigen in der Interventions- und in der Kontrollgruppe werfen und vergleichen, ob die Merkmale ungefähr ähnlich sind – hier sind p-Werte als objektives Kriterium auf den ersten Blick hilfreich, bei genauerem Hinsehen allerdings wenig sinnvoll. Die Randomisierung ist *keine Garantie* für vergleichbare Basischarakteristika, und Signifikanztests können nur einen Hinweis auf die Korrektheit der Randomisierung geben; viel wichtiger ist allerdings die Frage, ob unterschiedliche Merkmale in den Behandlungsgruppen zu Beginn der Studie die Ergebnisse beeinflusst haben könnten (Altman, 1985).

Wurden die Untersuchungsgruppen – abgesehen von der Intervention – gleich behandelt? Um die Ergebnisse wirklich auf die Intervention zurückführen zu können, muss man natürlich sicher sein, dass keine anderen Maßnahmen durchgeführt wurden, die diese Ergebnisse hätten beeinflussen können. Diese anderen Behandlungen können zum Beispiel schon aus häufigeren Besuchen der Pflegenden in der ambulanten Pflege bestehen, wodurch ein Zuwachs an Zuwendung einen positiven Einfluss auf die Ergebnisse haben kann. Von einer gesicherten Gleichbehandlung der Untersuchungsgruppen kann man nur bei Verblindung von Pflegenden und Pflegebedürftigen ausgehen.

Wurden alle Teilnehmer in der per Randomisierung zugeteilten Gruppe bewertet? Auch wenn die Frage abwegig zu sein scheint: Was würden Sie tun, wenn Pflegebedürftige, die per Zufallsauswahl der Interventionsgruppe zugeordnet worden waren, die Intervention von Anfang an verweigern? Sie in der Kontrollgruppe auswerten, damit die Ausfallrate gering bleibt? Oder sie ganz aus der Studie nehmen? Nun, damit würden die Ergebnisse verfälscht werden, denn die „Verweigerer" hatten vielleicht Gründe zum Ausstieg, zum Beispiel Nebenwirkungen oder zu viel Anstrengung. Außerdem wird durch einen Wechsel der Teilnehmer in den Gruppen die Randomisierung – und damit die Gleichverteilung bekannter und unbekannter Merkmale – aufgehoben. Wichtig ist in diesem Zusammenhang zum einen, warum Teilnehmer die Gruppe gewechselt haben und ob der Wechsel etwas mit der Intervention zu tun hatte, und zum anderen der statistische Umgang mit den Protokollverletzungen, also ob die Auswertung nach *Intention-to-Treat*, *Per Protocol* oder *As Treated* erfolgte (→ Kapitel 4.4.9 auf Seite 175).

War die Größe der Stichprobe ausreichend gewählt, um einen Effekt nachweisen zu können (Power)? Bei Interventionsstudien ist es wichtig, zu wissen, ob die Größe der Studienpopulation überhaupt ausreicht, um die Effektivität einer Pflegemaßnahme mit Hilfe der verwendeten statistischen Methoden wirklich auf die Intervention zurückzuführen. Wenn die Größe der Studienpopulation nicht ausreichend dimensioniert wurde, ist die Studie nur bei ausgeprägten Effekten in der Lage, einen Unterschied zu bestätigen, der zwischen zwei Gruppen existiert (→ Abbildung 4-17 auf Seite 171).

Zumeist wird vor der Durchführung der Studie die erforderliche Anzahl von Teilnehmern berechnet sowie ein Sicherheitszuschlag wegen der Aussteiger addiert. Ist die Berechnung der minimalen Studienpopulation nicht durchgeführt worden (oder wurde sie nicht genannt), kann man einen Blick auf die Konfidenzintervalle werfen, sofern sie angegeben wurden. Ist ein Ergebnis selbst dann noch statistisch signifikant, wenn es in einem sehr weiten Konfidenzintervall liegt, wurde die Studienpopulation ausreichend groß gewählt, um auch wirklich einen Effekt vorhersagen zu können.

Falls weder signifikante Effekte gefunden wurden noch eine Stichprobengrößenberechnung angegeben ist, kann man als Leser nicht sagen, ob wirklich keine Unterschiede zwischen zwei Interventionen bestehen oder ob die Stichprobe nur nicht ausreichend groß gewählt war, um signifikante Effekte erkennen zu können – wodurch die Aussagekraft der Studie dermaßen eingeschränkt wird, dass die Verwendung dieser externen Evidence für pflegerische Entscheidungen kaum sinnvoll möglich ist.

Stehen die Ergebnisse im Einklang mit anderen Untersuchungen auf diesem Gebiet? Da man sich bei der Lösung seines Pflegeproblems intensiv mit der Thematik befasst, kann man – zum Beispiel aufgrund der bei der Literaturrecherche gefundenen Studien bzw. deren Abstracts oder anhand des Forschungsstandes aus der vorliegenden Publikation – in etwa einschätzen, ob die Ergebnisse der vorliegenden Untersuchung grob mit den Ergebnissen anderer Studien auf diesem Gebiet übereinstimmen. Dies allein hat sicherlich nichts mit der späteren Entscheidung, seine Pflegepraxis zu ändern, zu tun, aber die Plausibilität einer Studie wird durch bestätigende Untersuchungen auf den ersten Blick erhöht. Ist bei allen anderen Studien zu diesem Thema ein gegenteiliges Ergebnis herausgekommen, sollte man sich die vorliegende Arbeit nochmals genauer anschauen – denn es ist eher unwahrscheinlich, wenn auch möglich, dass alle anderen Untersuchungen verzerrt sind.

Wie ausgeprägt war der Behandlungseffekt? Die Wirksamkeit einer Intervention lässt sich bei dichotomen Merkmalen mit den Therapieeffekten, wie in Kapitel 4.4.10 ab Seite 176 dargestellt, beschreiben; sind diese Werte nicht gegeben, kann man sie schnell selbst ausrechnen. Zum Vergleich zweier Interventionen findet man häufig das Relative Risiko, denn es drückt aus, inwieweit das Risiko eines schlechten Ereignisses durch die Intervention verringert werden konnte, dass also zum Beispiel das Thromboserisiko durch eine postoperative Frühmobilisation im Vergleich zu einer Mobilisation am 1. postoperativen Tag auf ein Drittel gesenkt werden konnte. Zur besseren Einschätzung der Therapieeffekte sollte bei dichotomen Merkmalen mindestens ein relatives (Relatives Risiko, Relative Risiko-Reduktion, Odds Ratio) und ein absolutes (Absolute Risiko-Reduktion, Number Needed to Treat) Effektmaß angegeben sein oder selbst berechnet werden.

Bei kontinuierlichen Merkmalen werden die Therapieeffekte meist als Mittelwertdifferenzen angegeben.

Sind die unterschiedlichen Ergebnisse nicht nur auf einen Zufall zurückzuführen? Hierüber gibt der p-Wert Auskunft, der bei statistisch signifikanten Ergebnissen kleiner 0,05 ist (→ Kapitel 4.4.4.1 auf Seite 170). Falls in einer Publikation keine p-Werte angegeben sein sollten, kann man eine grobe Schätzung der statistischen Signifikanz auch anhand der Konfidenzintervalle vornehmen (z. B. Abstand des Konfidenzintervalls um das Relative Risiko von der 1 bzw. Einschluss der 1 bei nichtsignifikantem Therapieeffekt).

Wie präzise sind die Ergebnisse? Da selbst groß angelegte Studien immer nur eine Schätzung des wahren Wertes liefern können – denn sie sind ja „nur" mit einer Stichprobe durchgeführt worden – ist es von Bedeutung, wie genau diese Schätzung ist. Der Bereich, in dem der wahre Wert liegt, wird durch das Konfidenzintervall beschrieben (→ Kapitel 4.4.11.1 auf Seite 181). Wir erinnern uns: Bei einem $CI_{95\%}$ liegen nur 5 % der gesuchten Werte außerhalb des Konfidenzintervalls, und je enger das Intervall ist, desto genauer ist die Schätzung (und umso größer war die Studienpopulation).

Eine allgemeine Regel zur Einschätzung der Genauigkeit gibt es nicht. Hier ist ein Anhaltspunkt, dass man sich die Grenzen des Konfidenzintervalls anschaut und dann überlegt, ob man seine Pflegepraxis verändern würde, wenn der Therapieeffekt die am nächsten am „Nullpunkt" (= kein Unterschied zwischen den Behandlungen) liegende Grenze annehmen würde. Beispiel: Es wurde ein Relatives Risiko von 2,1 mit einem Konfidenzintervall (1,3;2,9) berechnet – würde man die Intervention anwenden, wenn das Relative Risiko 1,3 wäre?

Sind die Ergebnisse auf meine Patienten und meine Organisation übertragbar? Zunächst sollte man schauen, ob die eigenen Pflegebedürftigen in etwa die Merkmale der Pflegebedürftigen in der Studie aufweisen, grob definiert durch die Ein- und Ausschlusskriterien und erkennbar an den Charakteristika der einzelnen Gruppen. Unterscheiden sich die eigenen Pflegebedürftigen sehr stark von den Pflegebedürftigen in der Studie, sollte die Erwartung, ähnliche Ergebnisse auch in der eigenen Anwendung zu erhalten, nicht zu hoch sein; sprechen offensichtlich keine Gründe gegen die Anwendbarkeit der Ergebnisse auf die eigene Situation, sind sie wahrscheinlich übertragbar. Weiterhin sollte man einen Blick auf die Umgebungsbedingungen werfen (Fachgebiet, Pflegesystem, Ressourcen) und sich Gedanken machen, ob hier wichtige Unterschiede bestehen, die einen Einfluss auf die Ergebnisse haben könnten.

Wurden alle für mich wichtigen Ergebnisse betrachtet? Es stellt sich nicht nur die Frage, ob die Ergebnisse überhaupt wichtig und relevant sind, sondern auch, ob bei einer Untersuchung wirklich alle wichtigen Aspekte berücksichtigt wurden. Dies können zum Beispiel starke Nebenwirkungen oder die Akzeptanz durch den Pflegebedürftigen sein. Was nutzt mir eine Studie über die Auswirkungen einer postoperativen Massage mit ätherischen Ölen auf die Ängstlichkeit des Pflegebedürftigen, in der nicht untersucht wurde, ob Allergien auftraten oder nur die gesteigerte Aufmerksamkeit angstlösend wirkte? Die klinische Relevanz ist manchmal bei der kritischen Beurteilung von Studien wichtiger als die statistische Signifikanz.

Ist der Nutzen die möglichen Risiken und Kosten wert? In sehr vielen Studien ist keine Kostenanalyse durchgeführt worden; trotzdem kann man für sich – sofern die Ergebnisse übertragbar sind – zum Beispiel anhand der *Number Needed to Treat* (→ Kapitel 4.4.10.5 auf Seite 180) entscheiden, ob die Risiken und Kosten den Nutzen wert sind. Zur Erinnerung: Je niedriger die NNT, desto weniger Pflegebedürftige muss ich behandeln, um ein gewünschtes Ergebnis zu bekommen, und umso geringer sind die Kosten pro gewünschtem Ergebnis.

Gesamturteil der Glaubwürdigkeit. Zum Abschluss der Beurteilung empfiehlt es sich, unter Berücksichtigung aller bewerteten Punkte eine Gesamtnote festzulegen. Dies kann ruhig „aus dem Bauch heraus“ geschehen, denn es geht nur darum, den Gesamteindruck, den die Studie hinterlassen hat, zum Vergleich mit anderen Studien und zur Erinnerung für später in eine Zahl zu fassen.

Wir hatten Ihnen, auf Empfehlungen von R.H. Fletcher et al. (1999) und dem Europarat (2002) fußend und anknüpfend an Evans (2003), bereits geraten, keineswegs RCTs für den einzigen Goldstandard für Therapiestudien zu halten, sondern sich stattdessen zu vergegenwärtigen, welche Gefahren der Selbsttäuschung (Bias) am besten mit RCTs, welche mit Beobachtungsstudien und welche am besten mit interpretativ-hermeneutischen Studien bewältigt werden können.

4.4.13 Suche nach Interventionsstudien in Medline

Es gibt verschiedene Möglichkeiten, um in Medline gezielt nach Interventionsstudien zu suchen. PubMed bietet zum Beispiel die Möglichkeit, automatisch verschiedene Filter einzusetzen: die *Clinical Queries* (→ Kapitel 4.6.2 auf Seite 198).

Die Trefferliste lässt sich bequem mit Filtern wie beispielsweise „Article Types“ eingrenzen. Falls man sich ein (kostenloses) Konto bei PubMed/NCBI gönnt, kann man seine Lieblingsfilter für den schnellen Zugriff auch dauerhaft einblenden – hier sind auch die Filter der *Clinical Queries* möglich, zum Beispiel *„Therapy/Narrow“*

Um in einer ausführlicheren Abfrage keine Studie zu übersehen, dafür aber irrelevante Ergebnisse in Kauf zu nehmen, eignet sich für Interventionsstudien

```
((clinical[Title/Abstract] AND trial[Title/Abstract]) OR clinical trials[MeSH Terms] OR clinical trial[Publication Type] OR random*[Title/Abstract] OR random allocation[MeSH Terms] OR therapeutic use[MeSH Subheading])
```

mit einer Sensitivität von 99 % und einer Spezifität von 70 %; dieser Filter ist in PubMed bereits über die *Clinical Queries* implementiert. Liegt der Fokus mehr auf passenden Treffern und ist es nicht so wichtig, wenn ein paar relevante Studien nicht gefunden werden, sollte man die Suche um

```
(randomized controlled trial[Publication Type] OR (randomized[Title/Abstract] AND controlled[Title/Abstract] AND trial[Title/Abstract]))
```

ergänzen; hier erhält man eine Sensitivität von 93 % bei einer Spezifität von 99 %. Die Berechnung von Sensitivität und Spezifität wird in Kapitel 4.5.3.1 auf Seite 191 erläutert, nur so viel sei vorweggenommen: Zur Erstellung der *Clinical Queries* wurde die manuelle Durchsicht der Ergebnisse anhand definierter Kriterien (Test 1) mit den eingegebenen Suchbegriffen und den dazugehörigen Trefferquoten (Test 2) verglichen (R.B. Haynes et al., 1994).

4.5 Diagnostische Genauigkeitsstudien/Diagnosestudien

Unter Mitarbeit von Astrid Fink und Sylvia Kaap-Fröhlich

Die häufigsten wissenschaftlichen Publikationen im Gesundheitsbereich sind Interventionsstudien, gefolgt von Studien über Diagnosefindung, und zwar sowohl bei bestehenden Symptomen (Diagnostik) als auch bei asymptomatischen Erkrankungen (Screening). Ein diagnostischer Test sollte genau, schnell, billig, sicher und leicht durchzuführen sein. Obwohl in der Pflege noch wenig mit Diagnosen gearbeitet wird, ist zu erwarten, dass sich durch die Einführung der DRGs *(Diagnosis Related Groups)* auch die Verwendung von Pflegediagnosen verstärkt.

4.5.1 Bias-Quellen in diagnostischen Genauigkeitsstudien

Um einen diagnostischen Test zu evaluieren, nimmt man eine Gruppe von Pflegebedürftigen, die das Merkmal, das mit dem Test erfasst werden soll, in unterschiedlichen Schweregraden (von „Merkmal gar nicht ausgeprägt" bis hin zur „höchsten Ausprägungsstufe") aufweisen, und führt bei jeder Testperson sowohl den neuen Test (Index-Test) als auch den als am zuverlässigsten geltenden Test (Goldstandard) zum Vergleich durch (→ Kapitel 4.3.6 auf Seite 160). Die Ergebnisse der beiden Tests sollten unabhängig voneinander ausgewertet werden. Bei einem guten Test bekommt man positive Ergebnisse bei Vorhandensein eines Merkmals und negative Ergebnisse, wenn das Merkmal nicht vorhanden ist.

Im Folgenden sollen mögliche Quellen für systematische Fehler in diagnostischen Genauigkeitsstudien genannt sowie geeignete Gegenmaßnahmen zu Vermeidung erläutert werden. Zu besseren Visualisierung wurde Abbildung 4-10 (→ Seite 160) um Bias-Möglichkeiten sowie die entsprechenden Gegenmaßnahmen ergänzt (→ Abbildung 4-22 auf Seite 188).

Bei der Prüfung der Gültigkeit eines Tests ist die Qualität des Referenztests von besonderer Wichtigkeit. Ein perfekter Referenzstandard liefert fehlerfreie Klassifikationen aller Teilnehmer, bestätigt alle Testergebnisse und ermöglicht, dass der zu untersuchende Test und Referenztest kurz hintereinander durchgeführt werden können (ohne dass sich Veränderungen im Krankheitszustand ergeben). Als Referenztest sollte der Goldstandard, also der beste verfügbare Test verwendet werden, jedoch ist auch dieser selten perfekt. Ist der Referenztest nicht hinreichend valide, kann die Aussagekraft des neuen Tests nicht eingeschätzt werden (Bias aufgrund eines ungünstigen Referenztests, „*bias due to inappropriate reference test*").

Darüber hinaus sollte der neue, zu bewertende Test unabhängig und nicht Bestandteil des Goldstandards bzw. des Referenztests sein. Eine solche Verbindung kann zu einer Überschätzung der diagnostischen Leistungsfähigkeit des Tests führen (Inkorporations-Bias, *Incorporation Bias*). Es sollte versucht werden, diese beiden Bias-Arten durch Auswahl des Goldstandards sowie der Unabhängigkeit von Index- und Referenztest minimal zu halten.

Spektrum-Bias *(Spectrum Bias)*: Möglicherweise werden in einer Studie Personen eingeschlossen, deren Gesundheitszustand sich von dem der Personen, bei denen der Test später angewendet werden soll, unterscheidet. Hat der Test hervorragende Eigenschaften, weil in der Studie nur Schwerkranke und Gesunde eingeschlossen waren und der Test diese gut voneinander trennte, ist eine Übertragung in die Praxis problematisch. Die guten Testeigenschaften sind in anderen Populationen möglicherweise nicht mehr gegeben, dies wird als „Spektrum-Bias" bezeichnet. Wünschenswert ist es, in einer Studie ein breites Spektrum von Personen (mit unterschiedlichen Ausprägungen der Krankheit, vielleicht schon erfolgter Behandlung oder weiteren Vorerkrankungen) zu haben. Je breiter das Personenspektrum, desto eher lassen sich die Testergebnisse in die Praxis übertragen. Allerdings sollte vorab nach der Intention des Tests geschaut werden: Handelt es sich bei dem Test um einen diagnostischen Test oder um einen Screening-Test? Für einen Screening-Test sollten möglichst symptomlose Probanden das „Spektrum" sein, bei einem diagnostischen Test Patienten mit Symptomen. Der Einschluss eines breiten Personenspektrums, das konsequent konsekutiv rekrutiert wird, reduziert diese Bias-Art.

Verifikationsbias (oder Work-up Bias): Von Verifikationsbias wird gesprochen, wenn die Ergebnisse des Tests den weiteren Testverlauf für den Probanden beeinflussen. Wird nur ein Teil der Stichprobe mit dem Referenzstandard untersucht (verifiziert), bezeichnet man dies als „partiellen Verifikationsbias". Sofern unterschiedliche Referenzstandards angewendet werden, indem beispielsweise testpositive Patienten einen invasiven Test durchlaufen, um die Diagnose zu stellen, während die testnegativen Patienten sich einem Langzeit-Follow-up ohne Anwendung des invasiven Tests unterziehen, kann ein differenzieller Verifikationsbias vorliegen. Diese beiden Bias-Arten können durch konsequentes Anwenden eines Referenzstandards für alle Studienteilnehmer unabhängig vom vorherigen Testergebnis – das idealerweise bei der Durchführung des Referenztests nicht bekannt ist – vermieden werden.

Krankheitsverlauf-Bias (Disease Progression Bias): Werden die Ergebnisse des Index-Tests nicht zeitnah zu den Ergebnissen des Goldstandard-Tests erhoben, kann ein Krankheitsverlauf-Bias vorliegen, da die Krankheit zu den verschiedenen Messzeitpunkten eventuell unterschiedlich fortgeschritten ist. Der Zeitraum zwischen der Durchführung beider Tests sollte zur Vermeidung dieser Bias-Art so kurz wie möglich gehalten werden.

Beobachter-Bias (Test Review Bias, Reference Standard Review Bias): Sind die Personen, die den Referenztest durchführen oder auswerten, über das Ergebnis des Index-Tests informiert, besteht die Gefahr eines Beobachter-Bias, bei dem die Durchführung oder Interpretation des Tests nicht mehr objektiv, sondern mit Wissen der anderen Testergebnisse geschieht. Dies kann natürlich auch passieren, wenn der Referenztest zuerst durchgeführt wird und der Index-Test folgt. Im Idealfall wird beim zweiten Test in der Testreihe der Untersucher gegenüber dem ersten Testergebnis verblindet, um dem Risiko eines Beobachter-Bias entgegenzuwirken.

Eine Zusammenfassung der Möglichkeiten zur Bias-Minimierung in diagnostischen Genauigkeitsstudien zeigt Abbildung 4-22.

4.5.2 Die Vierfeldertafel

Doch nehmen wir zunächst wieder ein Beispiel, das zwar schon etwas älter ist, aber nicht minder interessant (Roberts, Barnes, Pennock, & Browne, 1988); wie bereits erwähnt, sind Diagnosestudien in der Pflege noch eher selten anzutreffen.

> Fieber wurde lange Zeit als Indikator für eine postoperative Erkrankung der Atemwege angesehen, sodass Roberts und Kollegen die Notwendigkeit sahen, die Genauigkeit dieses Indikators einmal unter die Lupe zu nehmen. So wurden bei 270 Patienten nach einer intraabdominellen Operation der Tem-

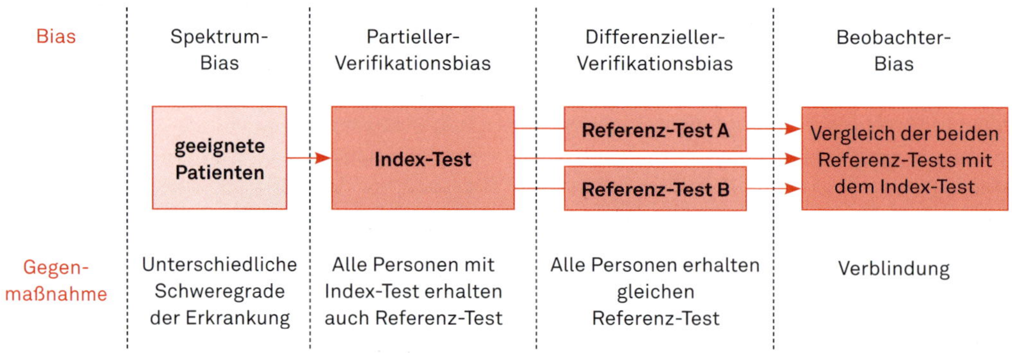

Abbildung 4-22: Möglichkeiten zur Bias-Minimierung in diagnostischen Genauigkeitsstudien (mod. n. Thompson & Van den Bruel, 2011)

peraturverlauf sowie Röntgenaufnahmen des Thorax verwendet, um eine Korrelation festzustellen. Bei 154 Patienten zeigten die Röntgenaufnahmen das Vorhandensein von Atelektasen, wobei 72 dieser Patienten eine Temperatur über 38°C hatten; 116 Patienten hatten laut Röntgenbefund keine Atelektasen, und von diesen Patienten hatten 79 auch kein Fieber.

Die einzelnen Testergebnisse können nun mittels einer Vierfeldertafel strukturiert dargestellt und Kennzahlen errechnet werden, um die Forschungsfrage (→ Elemente einer Frage in Kapitel 2.3 auf Seite 107) beantworten zu können: „Mit welcher diagnostischen Genauigkeit können Atelektasen bei Personen mit postoperativen Atemwegserkrankungen durch Temperaturmessung im Vergleich zum Thoraxröntgenbild ermittelt werden?"

Es stellte sich heraus, dass nur bei 56% der Patienten Fieber als Indikator für Atelektasen angeschlagen hatte und man somit weder bei vorhandenem noch bei fehlendem postoperativem Fieber sicher auf Komplikationen wie Atelektasen schließen kann.

Im Folgenden werden verschiedene Begriffe anhand dieses Beispiels näher erläutert.

Um die Daten zur Bewertung von diagnostischen Tests darzustellen, werden meist Vierfeldertafeln verwendet. In diesen Tafeln können in den Spalten die positiven und negativen Resultate des Goldstandard-Tests (also die „wahren" Kranken und Nicht-Kranken) ermittelt werden, in den Zeilen sind diese Ergebnisse hinsichtlich des positiven oder negativen neuen (Index-)Tests aufgeschlüsselt.

Daraus ergeben sich vier Zellen (→ Tabelle 4.4), die auch mit a, b, c und d benannt werden. Zelle a enthält zum Beispiel die Anzahl der Patienten, die ein positives Ergebnis bei der Verwendung des Goldstandards (also eine kranke Person) und ein positives Ergebnis bei der Verwendung des neuen Tests hatten; sie können auch als „richtig positiv" bezeichnet werden. In Zelle b stehen dann die Patienten, die „falsch positiv" getestet wurden (im Vergleich zum Ergebnis mit dem Goldstandard), in Zelle c die „falsch negativen" und in Zelle d die „richtig negativen".

Tabelle 4.4: Beispiel einer Vierfeldertafel

		Goldstandard		
Testergebnis		Patienten mit Erkrankung	Patienten ohne Erkrankung	
	positiv	72 a	b 37	a+b 109
	negativ	c 82	d 79	c+d 161
		a+c 154	b+d 116	a+b+c+d 270

Fügt man zusätzlich noch die Anzahl derjenigen, die wirklich die Krankheit haben (a+c), derjenigen, die die Krankheit nicht haben (b+d), der Patienten mit positivem Test (a+b) und mit negativem Test (c+d) sowie die Gesamtzahl aller Patienten (n = a+b+c+d) zu der Vierfeldertafel hinzu, hat man nicht nur eine strukturierte Übersicht, sondern man kann anschließend sehr schnell die noch fehlenden Maßzahlen der Diagnosestudie berechnen.

Es ist nun hilfreich, sich einige Kenngrößen aus dem angegebenen Beispiel auszurechnen; das Ergebnis ist in Abbildung 4-23 dargestellt.

Die im Beispiel genannten Zahlen sind für sich genommen recht wenig aussagekräftig; erst wenn man sie richtig in die Vierfeldertafel einträgt und anschließend die fehlenden Angaben ausrechnet, hat man eine Grundlage für die Berechnung der Kenngrößen von Diagnosestudien.

Welche Aussagen lassen sich aus den einzelnen Kenngrößen ableiten?

- 47% aller Patienten mit Atelektasen hatten auch Fieber (→ Sensitivität).
- 68% der Patienten ohne Atelektasen hatten auch kein Fieber (→ Spezifität).
- 66% aller Patienten mit Fieber hatten wirklich Atelektasen (→ positiver Vorhersagewert).
- 49% der Patienten ohne Fieber hatten auch keine Atelektasen (→ negativer Vorhersagewert).
- 56% der Patienten wurden richtig diagnostiziert (→ Genauigkeit).
- 57% aller untersuchten Patienten hatten Atelektasen (→ Prävalenz).

Goldstandard

Testergebnis	Anzahl Patienten mit Erkrankung	Anzahl Patienten ohne Erkrankung	
positiv	72 (a)	37 (b)	a + b: 109
negativ	82 (c)	79 (d)	c + d: 161
	a + c: 154	b + d: 116	a + b + c + d: 270

Sensitivität = a / (a+c) = 72 / 154 = 0,47 x100 = 47 %

Spezifität = d / (b+d) = 79 / 116 = 0.68 x100 = 68 %

Genauigkeit = (a+d) / (a+b+c+d) = (72 + 79) / 270
= 151 / 270 = 0,56 x100 = 56 %

Prävalenz = (a+c) / (a+b+c+d)
= 154 / 270 = 0,57 x100 = 57 %

Positiver Vorhersagewert = a / (a+b) = 72 / 109 = 0,66 x100 = 66 %

Negativer Vorhersagewert = d / (c+d) = 79 / 161 = 0.49 x100 = 49 %

Abbildung 4-23: Beispiel für berechnete Kenngrößen von Diagnosestudien

4.5.3 Statistik in Diagnosestudien verstehen

Die Vierfeldertafel allein reicht nicht aus, um Aussagen wie die vorher für das Beispiel angeführten zu machen; zur Beurteilung von diagnostischen Tests haben sich Kenngrößen bewährt, die meist direkt bei der Studie mit angegeben werden. Dennoch sind nicht immer alle Werte angegeben, sodass man mit Hilfe der Vierfeldertafel die fehlenden Größen selbst ausrechnen sollte.

4.5.3.1 Sensitivität und Spezifität

Um Diagnosestudien zu bewerten, wurden einige neue Begriffe geprägt. Man vergleicht in der Regel die – positiven wie negativen – Ergebnisse eines häufig genutzten Tests mit den positiven und negativen Ergebnissen eines neuen Testverfahrens, um sicherzugehen, dass der neue Test so häufig wie möglich korrekte Ergebnisse liefert, das heißt positive Ergebnisse, wenn sie positiv sein sollten, *und* negative Ergebnisse, wenn sie negativ sein sollten.

Die beiden am meisten genutzten Maßzahlen hierfür sind die Sensitivität und die Spezifität. Die Sensitivität misst die Häufigkeit der Pflegebedürftigen, die wirklich krank sind und ein positives Testergebnis haben. Die Spezifität eines Tests drückt aus, wie viele der Pflegebedürftigen ohne die Erkrankung ein negatives Testergebnis haben.

In der Praxis ist ein Test mit möglichst hoher Sensitivität *und* Spezifität sehr nützlich, wobei beide Werte mindestens 80 % betragen sollten. Bei Tests, bei denen das Übersehen einer Krankheit schwerwiegende Folgen hat, ist eine Sensitivität von möglichst 100 % erwünscht, damit man wirklich alle Personen findet, die die Erkrankung haben könnten. Möchte man zum Beispiel Blutkonserven in einer Blutbank auf Verunreinigungen hin untersuchen, ist ein Test, der verunreinigte Konserven erkennt, mit maximaler Sensitivität sinnvoll, damit man auch wirklich alle Konserven findet, die verunreinigt sein könnten, und diese dann nicht verwendet. Hingegen wird man einen Test mit hoher Spezifität nutzen, um bei positiven Testergebnissen Diagnosen zu bestätigen.

Es gibt keinen Test, der eine Sensitivität *und* eine Spezifität von 100 % aufweist; oft sinkt bei einem Test, der auf eine größtmögliche Sensitivität konzipiert wird, bei höheren Raten für die Sensitivität die Spezifität – und umgekehrt. Bei metrischen Skalen ist es daher wichtig, zum einen einen Schwellenwert festzulegen, ab dem das Testergebnis als „positiv" gewertet wird, und zum anderen sich je nach Ziel für eine höhere Sensitivität oder eine höhere Spezifität zu entscheiden.

4.5.3.2 ROC-Kurven

Eine ROC[11]-Kurve ist die grafische Darstellung eines diagnostischen Tests, dessen Ergebnisse je nach verwendetem Schwellenwert für positive Ergebnisse verschiedene Werte für die Sensitivität und die Spezifität annehmen können, zum Beispiel verschiedene Normalbereiche für Blutzuckerwerte bei Pflegebedürftigen, bei denen ein Verdacht auf Diabetes mellitus besteht.

Bei der ROC-Kurve wird auf der y-Achse die Sensitivität und auf der x-Achse die Falschpositiv-Rate (1 – Spezifität) aufgetragen. Die Werte für die Fläche unter der Kurve (AUC = *Area Under the Curve*) können zwischen 1 (bei einem perfekten Test) und 0,5 (bei einem nutzlosen Test) liegen; die AUC sollte bei einem guten Test über 0,8 liegen. ROC-Kurven dienen auch dazu, konkurrierende Tests anhand der AUCs miteinander zu vergleichen (je höher die AUC desto besser der Test). Die ROC-Kurve kann genutzt werden, um einen optimalen Schwellenwert zu finden. Falls die Wichtigkeit von Sensitivität und Spezifität als gleichwertig betrachtet wird, kann der beste Schwellenwert an der „Schulter" der ROC-Kurve gefunden werden.

In Abbildung 4-24 auf Seite 192 ist die ROC-Kurve für zwei verschiedene Screening-Prozeduren für Schwangerschaftsdiabetes dargestellt: Nüchternblutzucker (= *„fasting plasma glucose concentration"*) und Glukosetoleranztest (Blutzucker 1 Stunde nach Gabe von 50 g Glukose; 50 g *glucose challenge test*). Für den erstgenannten Test beträgt die AUC 0,897 und für den Toleranztest 0,815. Man kann im Beispiel erkennen, dass bei einem Schwellenwert von 4,8 mmol/l der Nüchternblutzucker-Test eine Sensitivität von 81 % bei einer Spezifität von 76 % (100 % – 24 %) erreicht. Legt man den Schwellenwert bei 4,4 mmol/l, übersieht

11 *Receiver Operating Characteristic*

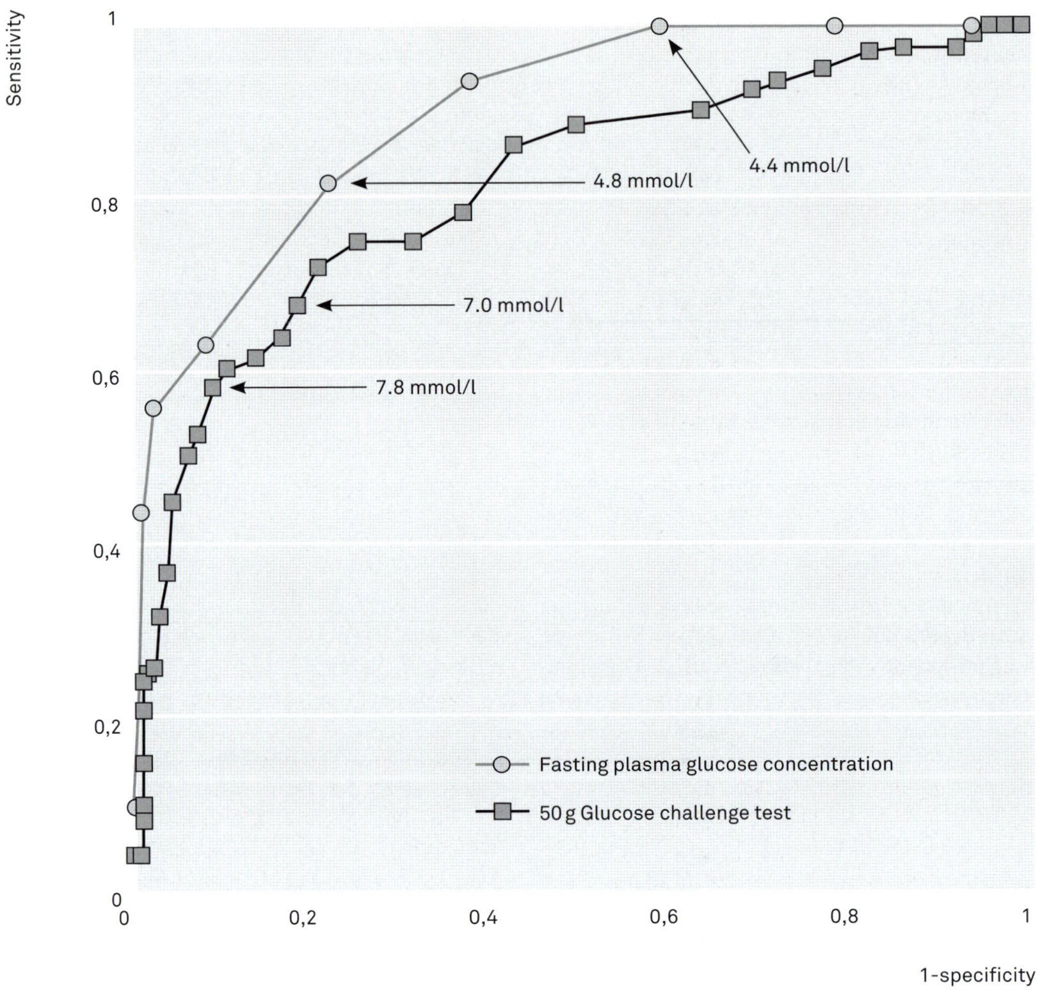

Abbildung 4-24: Beispiel für eine ROC-Kurve (Perucchini et al., 1999)

man keine einzige Diabetikerin, denn die Sensitivität ist 100%; bei einer gleichzeitigen Spezifität von 39% bei diesem Schwellenwert muss man allerdings eine Rate von falsch positiven Ergebnissen von 61% in Kauf nehmen (Falschpositiv-Rate = 1 - Spezifität).

4.5.3.3 Genauigkeit, Diagnostische Odds Ratio und Prävalenz

Die Genauigkeit gibt - wie der Name schon sagt - an, wie viel Prozent der Personen von dem Test richtig als krank und richtig als gesund diagnostiziert wurden. Eine Genauigkeit von 50% ist dem Werfen einer Münze gleichzusetzen, und je höher die Genauigkeit steigt, desto zuverlässiger ist der Test.

Die Diagnostische Odds Ratio beschreibt die Chance eines positiven Testergebnisses in der Gruppe der kranken Personen im Verhältnis zur Chance eines positiven Testergebnisses in der Gruppe der Gesunden. Die Diagnostische Odds Ratio fasst die Ergebnisse der Vierfeldertafel in einem Wert zusammen und erlaubt so den Vergleich verschiedener Tests.

Die Prävalenz zeigt an, wie häufig eine Erkrankung zu einem bestimmten Zeitpunkt war, und hat keinen direkten Einfluss auf die Bewertung eines diagnostischen Tests; manchmal wird die Prävalenz auch als „Pretest-Wahrscheinlichkeit" bezeichnet.

4.5.3.4 Positiver und negativer Vorhersagewert

Andere Kennzahlen für die Bewertung von diagnostischen Tests sind der positive Vorhersagewert und der negative Vorhersagewert. Der positive Vorhersagewert gibt an, wie viel Prozent der Pflegebedürftigen mit einem positiven Testergebnis wirklich krank sind, und der negative Vorhersagewert macht eine Aussage über den Anteil der Personen mit negativem Testergebnis, die wirklich gesund sind. Der positive und der negative Vorhersagewert sind von der Prävalenz des zu bestimmenden Zustands abhängig und somit nicht auf Stichproben mit anderen Prävalenzen übertragbar, sondern für jede Population separat zu berechnen.

4.5.3.5 Likelihood Ratio

Die *Likelihood Ratio* ist das Verhältnis der Wahrscheinlichkeit, dass ein positives (oder negatives) Testergebnis bei einer Person mit der Erkrankung auftritt, zu der Wahrscheinlichkeit, dass das positive (oder negative) Ergebnis bei einer Person ohne diese Erkrankung auftritt. Ein Test mit einer positiven *Likelihood Ratio* (LR^+) von 14 bedeutet, dass ein positives Testergebnis 14-mal wahrscheinlicher von einer Person kommt, die wirklich krank ist, als von einer Person ohne Erkrankung. Die *Likelihood Ratio* lässt sich mit Hilfe einer Vierfeldertafel oder Angaben über Sensitivität und Spezifität ausrechnen:

$$LR^+ = \frac{\text{Sensitivität}}{\text{1-Spezifität}} \qquad LR^- = \frac{\text{1-Sensitivität}}{\text{Spezifität}}$$

Allgemein kann man sagen, dass bei einer positiven *Likelihood Ratio* über 10 ein positives Testergebnis bei einer Person nahezu sicher für das Vorliegen der Erkrankung bei dieser Person spricht, bei einer positiven *Likelihood Ratio* über 5 relativ sicher und bei einer positiven *Likelihood Ratio* über 2 ein positives Testergebnis wahrscheinlich für das Vorliegen einer Erkrankung spricht. Eine positive *Likelihood Ratio* unter 2 verändert die Einschätzung der Nachtestwahrscheinlichkeit in einem klinisch kaum relevanten Ausmaß.

Demgegenüber kann man bei einer negativen *Likelihood Ratio* unter 0,1 bei einem negativen Testergebnis nahezu sicher davon ausgehen, dass die getestete Person nicht erkrankt ist, bei einer negativen *Likelihood Ratio* unter 0,2 relativ sicher und bei einer negativen *Likelihood Ratio* unter 0,5 kann man wahrscheinlich von einer Nichterkrankung ausgehen. Bei einer negativen *Likelihood Ratio* über 0,5 sind Aussagen über die Nachtestwahrscheinlichkeit wiederum in kaum relevanter Weise machbar.

Im Gegensatz zum positiven und negativen Vorhersagewert sind die positive und negative *Likelihood Ratio* prävalenzunabhängig.

4.5.3.6 Stichprobengröße

Wenn zu wenig Personen in die Untersuchung eingeschlossen wurden, kann dies die Präzision der diagnostischen Genauigkeit gefährden: Sensitivität, Spezifität oder Likelihood Ratio können dann numerisch instabil sein. Diese quantitative Instabilität spiegelt sich in der Breite der Konfidenzintervalle wider.

Um dieser möglichen Instabilität von vornherein zu begegnen, sollte vorab eine Fallzahlschätzung vorgenommen werden. Die erforderliche Fallzahl für eine Fragestellung kann durch eine Fallzahlkalkulation berechnet oder aus einem Nomogramm (grafische Darstellung) abgelesen werden (Carley, Dosman, Jones, & Harrison, 2005; Jones, Carley, & Harrison, 2003).

4.5.4 Beurteilung von Studien über diagnostische Tests

Als Grundlage für die folgenden Aspekte der Beurteilung von diagnostischen Tests dienten bereits entwickelte Bewertungshilfen (Bossuyt et al., 2003; P. Whiting, Rutjes, Reitsma, Bossuyt, & Kleijnen, 2003; P.F. Whiting et al., 2011), die modifiziert und angepasst wurden. Ein Arbeitsblatt zur Beurteilung von diagnostischen Tests finden Sie im Internet.[12]

4.5.4.1 Glaubwürdigkeit

War das untersuchte Patientenkollektiv beispielhaft und repräsentativ für die Pflegebedürftigen, auf die der Test später angewendet werden soll? Je breiter das Spektrum der Pflegebedürftigen gestreut ist, umso eher lassen sich die Testergebnisse in die Praxis übertragen; dies betrifft nicht nur die unterschiedlichen Schweregrade einer Erkrankung, sondern auch eine vielleicht schon erfolgte Behandlung oder häufig vorkommende andere Krankheiten wie etwa Hypertonie oder Diabetes mellitus; zudem sind die Geschlechts- und Altersverteilung zu beachten. Bestand die Studienpopulation zum Beispiel nur aus Schwerkranken und Gesunden, so ist die Validität des neuen Tests nur bei dieser Patientenklientel gegeben – eine Tatsache, die sich in der Praxis als sehr hinderlich herausstellen kann, denn die „guten" Testeigenschaften sind vielleicht nicht mehr gegeben, sondern wurden überschätzt (Spektrum-Bias). Hilfreich zur Beurteilung ist auch die klare Definition von Ein- und Ausschlusskriterien für die Beteiligung an der Studie.

Wurde der neue Test mit einem geeigneten Goldstandard verglichen? Neue Tests sollten auf ihre Gültigkeit überprüft werden. Hierfür wird ein Vergleich des neuen Tests (bzw. Index-Tests) mit einem angemessenen Referenztest oder dem Diagnoseverfahren mit der gegenwärtig höchsten ausgewiesenen Zuverlässigkeit (entspricht dem „Goldstandard") vorgenommen. Die Qualität des Goldstandards ist an dieser Stelle von besonderer Wichtigkeit: Ist dieser nicht hinreichend valide, kann die Aussagekraft des neuen Tests nicht eingeschätzt werden (Bias aufgrund eines ungünstigen Referenztests).

War der Goldstandard unabhängig vom Index-Test? Der neue, zu bewertende Test sollte unabhängig und nicht Bestandteil des Goldstandards sein. Eine solche Verbindung kann zu einer Überschätzung der diagnostischen Leistungsfähigkeit des Tests führen (Inkorporations-Bias).

Hatte das Ergebnis des neuen Tests einen Einfluss auf die Entscheidung, ob der Goldstandard zum Vergleich durchgeführt wurde? Bei der Durchführung von Untersuchungen zum Vergleich zweier Tests ist es nicht selten, dass der zweite Test – meist der Goldstandard – nicht mehr durchgeführt wird, wenn der erste Test negativ war (partieller Verifikations-Bias). Dies wird häufig dann getan, wenn der Goldstandard mit Risiken und Nebenwirkungen (vor allem bei invasiven Tests wie z.B. der Koloskopie) behaftet oder aber sehr kostenintensiv ist. Die Aussagekraft einer solchen Studie kann sehr eingeschränkt sein, weil mehr Möglichkeiten eines Bias vorhanden sind. Alternativ sollte zumindest ein Langzeit-Follow-up der nicht getesteten Personen zur Korrektur dieses Bias erfolgt sein.

Hatte das Ergebnis des neuen Tests einen Einfluss auf die Entscheidung, welcher Referenzstandard zum Vergleich durchgeführt wurde? Vom Ergebnis des Index-Tests (positiv oder negativ) kann abhängig gemacht werden, welcher Referenzstandard in der Folge gewählt wird; oft erhalten die Patienten mit positivem Ergebnis im Index-Test den genaueren Referenzstandard, was zu Verzerrungen der Genauigkeit führt (differenzieller Verifikations-Bias).

Ist der zeitliche Abstand zwischen der Durchführung des Index-Tests und des Goldstandards angemessen, um sicherzustellen, dass sich das Ergebnis zwischen den beiden Tests nicht verändert hat? Idealerweise sollten die beiden Tests kurz nacheinander durchgeführt werden (Krankheitsverlauf-Bias).

Sind die Testmethoden ausreichend genau beschrieben worden, um den Test in der Praxis zu wiederholen? Wichtig ist die klare Beschreibung der Durchführung des neuen Tests (bzw. Index-Tests) und des Goldstandards (bzw. Referenztests, ggf. mit Quellenverweis), angefangen von der Vorbereitung des Pflegebedürftigen über den eigentlichen Test bis hin zur Auswertung, denn erst eine detaillierte Beschreibung ermöglicht eine Reproduzierbarkeit. In der Regel ist zur Einschätzung dieser Angabe ein entsprechendes Fachwissen der jeweiligen Gesundheitsberufe (für Labortests z.B.

---

12 http://www.medizin.uni-halle.de/index.php?id=572

Medizinisch-technische Laborassistenten) notwendig.

Wurde genau und sinnvoll definiert, was „normal" ist und was krankhaft? Für die Interpretation der Testergebnisse ist es wichtig, dass vorab definiert wird, was als „normal" gewertet wird bzw. ab wann ein Test dann positiv ist. Dabei können die Ergebnisse in verschiedenen Skalenniveaus angegeben werden wie Nominalskala (z.B. positiv oder negativ), Ordinalskala (z.B. +, ++, +++ oder Schulnoten) oder metrische Skalen (3,5 mM oder 120 mmHg oder 25 €). Bei metrischen Skalen wird eine Grenze (vorab oder aktuell) definiert, die festlegt, welche Werte dem Normalbereich zugeordnet werden und welche krankhaft sind. Dieser Schwellenwert kann beispielsweise mit Hilfe einer ROC-Kurve ermittelt werden.

Waren die Personen, welche den Index-Test auswerteten, verblindet gegenüber den Ergebnissen des Goldstandards (und umgekehrt)? Wird der neue Test mit einem validierten Standardinstrument verglichen, taucht als nächstes die Frage auf, ob die beiden Tests unabhängig voneinander und blind durchgeführt wurden, ob also die Untersucher von den Ergebnissen des anderen Tests wussten, als sie die Tests durchführten (Beobachter-Bias). Das ist wichtig, damit die Untersucher nicht mit dem Wissen über das Testergebnis mit dem Goldstandard den neuen Test durchführen und unbewusst die Ergebnisse anders interpretieren. Natürlich ist eine Verblindung nicht immer möglich, sodass die Beantwortung dieser Frage immer unter dem Aspekt der Durchführbarkeit erfolgen sollte.

4.5.4.2 Aussagekraft

Sind alle nötigen Kenngrößen genannt oder Angaben gemacht worden, um sie selbst auszurechnen? Die bereits vorgestellten Kenngrößen von diagnostischen Tests helfen bei der Einschätzung der Aussagekraft, denn sie sind ein Maß für die Eigenschaften des Tests. Je nach Anwendungsbereich sind andere Werte für Sensitivität und Spezifität erforderlich, generell kann man allerdings sagen, dass der Wert für die Genauigkeit sowie der positive und der negative Vorhersagewert so hoch wie möglich sein sollten.

4.5.4.3 Anwendbarkeit

Ist der Test überhaupt für mich durchführbar? Nur wenn die nötigen Ressourcen zur Verfügung stehen, kann ein Test auch angewendet werden. Mögliche Kriterien hierbei sind zum Beispiel eine vorherige Schulung des Personals zur Durchführung und Interpretation der Testergebnisse, eine umfangreiche Aufklärung der Pflegebedürftigen oder ausreichende Räumlichkeiten.

Sind die Ergebnisse auf meine Pflegebedürftigen übertragbar? Wenn die Pflegebedürftigen in der Studie ähnlich den Pflegebedürftigen sind, die getestet werden sollen, und auch noch in einer ähnlichen Umgebung, dann ist davon auszugehen, dass der Test genauso zuverlässig ist wie in der Studie beschrieben. Falls nicht, muss man sich – ähnlich wie bei Interventionsstudien – fragen, ob gewichtige Gründe gegen eine Anwendung sprechen und wie sich diese auf die Testergebnisse bzw. Testeigenschaften auswirken könnten.

Ist der Nutzen die möglichen Risiken und Kosten wert? Bei der Auswahl eines geeigneten Tests kann man die Kenngrößen einzelner Tests vergleichen – am besten, wenn ein einheitlicher Goldstandard verwendet wurde oder mittels eines Vergleichs der Flächeninhalte der ROC-Kurven; allerdings nur, wenn sich die verschiedenen Tests auf vergleichbare Stichproben beziehen. Bei minimalen Abweichungen wird man den günstigeren Test vorziehen, bei größeren Abweichungen sind vielleicht zusätzliche Tests notwendig, die eine vermeintliche finanzielle Einsparung schnell zunichtemachen. Generell sind diagnostische Tests nur dann sinnvoll, wenn sie auch eine Veränderung der Behandlung nach sich ziehen – warum sollte man eine seltene Pflegediagnose sicherstellen können, wenn noch keine passende Intervention existiert?

4.5.5 Suche nach Diagnosestudien in Medline

Wie bereits in Kapitel 3.6.2 auf Seite 124 beschrieben, kann man in PubMed mit Hilfe der *Clinical Queries* mit verschiedenen Filtern nach Diagnosestudien suchen. Allerdings besteht die Gefahr bei der Verwendung der Clinical Queries „diagnostic“, relevante Studien zu übersehen. Diese Filter können eine Hilfe für den eiligen Praktiker sein, für die umfangreiche Recherche im Rahmen einer systematischen Übersichtsarbeit sind sie nicht hinreichend.

Aus der vorab definierten PIKE-Fragestellung werden die Recherchebegriffe definiert, die die Personen beschreiben und den Index- und den Referenzstandard sowie den angestrebten Zielzustand festhalten.

Um alle relevanten, aber leider auch ein paar irrelevante Ergebnisse zu erhalten, wird die Ergänzung der Suchabfrage um

```
(sensitiv*[Title/Abstract] OR sensitivity and specificity[-MeSH Terms] OR diagnose[Title/Abstract] OR diagnosed[Title/Abstract] OR diagnoses[Title/Abstract] OR diagnosing[Title/Abstract] OR diagnosis[Title/Abstract] OR diagnostic[Title/Abstract] OR diagnosis[MeSH:noexp] OR diagnostic* [MeSH:noexp] OR diagnosis,differential[MeSH:noexp] OR diagnosis[Subheading:noexp])
```

empfohlen; man geht dabei von einer Sensitivität von 98 % und einer Spezifität von 74 % aus.

Um nur die relevantesten Ergebnisse zu bekommen, dafür aber ein paar relevante Treffer zu übersehen, sollte man – bei einer Sensitivität von 64 % und einer Spezifität von 98% – folgende Ergänzung zur Suchabfrage verwenden:

```
(specificity[Title/Abstract]).
```

Da die Sensitivität und Spezifität der einzelnen Suchabfragen nur für medizinische Themen ermittelt wurden und pflegerelevante diagnostische Tests sicherlich einen anderen Schwerpunkt haben, empfiehlt sich in Ermangelung einer besseren Lösung die Verwendung dieser Begriffe als Ergänzung zu der Suchabfrage.

Problematisch ist auch, dass die methodologischen Filter von PubMed sehr medizinisch ausgerichtet sind, weshalb sie für pflegerische Suchstrategien modifiziert, erweitert und anschließend validiert wurden (Berg & Fleischer, 2003).

4.5.6 Bedeutung von diagnostischen Genauigkeitsstudien für andere Gesundheitsberufe

Wie eingangs erwähnt gehören zu den diagnostischen Tests vielfach Labortests und Tests mit bildgebenden Verfahren. Diagnostische Genauigkeitsstudien nehmen nicht nur für Pflegeberufe, sondern auch für andere Berufsgruppen wie Medizinisch-technische Laborassistenten (MTLA) und Medizinisch-technische Radiologieassistenten (MTRA) einen hohen Stellenwert ein.

Wie meist in der Evidence-basierten Praxis kommt auch hier die interprofessionelle Zusammenarbeit zum Tragen: So sind MTLA die Spezialisten für die Präanalytik und können hilfreich bei der Testbeschreibung eines klinisch-chemischen Tests im Point-of-care-Testing (z. B. Blutzucker, Harnstreifentest) sein.

Hier ist die Arbeit von Kachler und Behrens (2005) sehr einschlägig, weil die diagnostisch-technischen Gesundheitsberufe eine ganz andere Handlungsperspektive als die pflegenden und therapierenden Gesundheitsberufe haben, aber gerade in der Diagnostik Kooperationen anstehen. Dennoch kann man das EBN-Vorgehen grundsätzlich auf die diagnostisch-technischen Gesundheitsberufe übertragen, wie Kaap-Fröhlich (2013) exemplarisch für Biomedizinische Analytiker zeigt.

4.6 Studien über Ursachen und Nebenwirkungen

Eine weitere Gruppe von Studien befasst sich mit der Ätiologie, also der Ursache von etwas, im medizinischen Kontext meist die Ursache einer Krankheit oder von Leid; hiermit sind auch Nebenwirkungen von Interventionen gemeint. Die Beurteilung der Ätiologie einer Erkrankung oder eines unerwünschten Ereignisses wird im Kontext verschiedener pflegerischer Entscheidungen wichtig, die mit Nebenwirkungen behaftet sind und bei denen man zwischen Risiko und Nutzen abwägen muss – ein Beispiel aus der Pflege wäre der Zusammenhang zwischen Super-Weichlagerung und dem Auftreten von Symptomen der Desorientierung.

Bei Ursachenstudien ist zu bedenken, dass zwei Ereignisse, die sich zur gleichen Zeit ereignen, zwar in Beziehung zueinander stehen, das eine Ereignis aber nicht notwendigerweise das andere Ereignis verursacht haben muss (→ Kapitel 4.3.8 auf Seite 161). So ist bei vielen Menschen Stress der Auslöser eines *Herpes labialis*, und bei Stress ist in der Regel auch die Pulsfrequenz erhöht; zwischen erhöhter Pulsfrequenz und *Herpes labialis* besteht also ein zeitlicher Zusammenhang, wohingegen man einen ursächlichen Zusammenhang wohl kaum vermuten würde. Daher sollte man Ursachenstudien mit Bedacht beurteilen und deren Ergebnisse mit Überlegung in der Praxis einsetzen.

4.6.1 Häufige Designs bei Ursachenstudien

Allgemein wird bei einer Ursachenstudie nach einem Zusammenhang zwischen einem Ergebnis und einer Exposition geschaut, zum Beispiel ob das Risiko, an Lungenkrebs zu erkranken, durch Rauchen erhöht wird oder ob das Risiko, an einem Kolonkarzinom zu erkranken, durch ballaststoffreiche Ernährung gesenkt werden kann. Man kann Ursachenstudien danach in Ätiologiestudien (= Risiko wird erhöht) und in Präventionsstudien (= Risiko wird gesenkt) einteilen.

Ursachenstudien lassen sich mit mindestens vier verschiedenen Studiendesigns konzipieren: RCTs, Kohortenstudien, Fall-Kontroll-Studien und Querschnittsstudien. Diese Designs unterscheiden sich in vielen Dingen, vor allem aber in ihrer Qualität (→ Stärke der Evidence, Tabelle 4.1 auf Seite 133) und der Häufigkeit, in der sie anzutreffen sind (→ Publikationspyramide, Abbildung 3-1 auf Seite 111).

Zum besseren Verständnis soll ein Beispiel helfen: Es wird die Vermutung geäußert, dass Betten, die insgesamt nicht höhenverstellbar sind, bei Pflegenden zu chronischen Rückenschmerzen führen.

Eine *randomisierte kontrollierte Studie* (→ Kapitel 4.3.1 auf Seite 155), das stärkste Design, würde Pflegende randomisiert in zwei Gruppen einteilen: eine Gruppe mit höhenverstellbaren Betten, die andere Gruppe mit nicht höhenverstellbaren Betten. Nach ein paar Jahren würde man die Pflegenden in den beiden Gruppen untersuchen und beurteilen, bei wie vielen Personen Rückenschmerzen auftreten. Wie bei Interventionsstudien würde die Häufigkeit von chronischen Rückenschmerzen in der einen Gruppe mit der Häufigkeit in der anderen Gruppe verglichen und Schlüsse daraus gezogen. Die RCT wäre zwar ethisch vertretbar, aber finanziell wegen des langen Zeitraums zu aufwendig, sodass man besser ein anderes Design nehmen würde. Die Ergebnisse einer RCT über Ursachen würden als *Relatives Risiko*, umgeben von einem *Konfidenzintervall*, präsentiert: eine statistische Schätzung des Risikos, bei nicht höhenverstellbaren Betten chronische Rückenschmerzen zu entwickeln. Das *Relative Risiko* wird berechnet, indem man die Häufigkeit einer Erkrankung in der Gruppe mit Exposition (= nicht höhenverstellbare Betten) durch die Häufigkeit in der Gruppe ohne Exposition (= höhenverstellbare Betten) dividiert.

Die *kontrollierte klinische Studie* (→ Kapitel 4.3.2 auf Seite 157) ist das nächste starke Design für eine Ursachenstudie; hier würden Pflegende ohne chronische Rückenschmerzen beobachtet werden, die mit höhenverstellbaren Betten arbeiten und solche ohne chronische Rückenschmerzen, die mit Betten arbeiten, die nicht höhenverstellbar sind. Wenn die Pflegenden in beiden Gruppen hinsichtlich Alter, Geschlecht, Arbeitszeit und Aufgabenspektrum vergleichbar sind, beobachtet man sie über einen Zeitraum hinweg, um herauszufinden, in welcher Gruppe mehr Pflegende über chronische Rückenschmerzen klagen. Auch diese Studie würde wahrscheinlich mehrere Jahre dauern, da es Zeit braucht, bis die Rückenschmerzen als chronisch erkennbar sind. Die Analyse würde sich schwierig gestalten, weil über diesen langen Zeitraum Confounder auftreten können, zum Beispiel in Form von Kinästhetiktraining oder Stellenabbau, der mit einer (körperlichen) Mehrbelastung einzelner Pflegender einhergeht. Die Ergebnisse würden auch hier als Relatives Risiko angegeben werden.

Eine *Fall-Kontroll-Studie* (→ Kapitel 4.3.4 auf Seite 158) ist ein weniger erklärungskräftiges Design als eine RCT oder eine Kohortenstudie. Hier wird retrospektiv geschaut, welche Pflegenden unter chronischen Rückenschmerzen leiden, und jedem dieser Pflegenden wird ein ähnlicher Pflegender (in Bezug auf Alter, Geschlecht, Arbeitszeit, Aufgabenspektrum, *Confounder*) ohne chronische Rückenschmerzen zugeteilt. Danach würde man schauen, welche Pflegenden in welcher Gruppe höhenverstellbare Betten verwendeten. Würden mehr Pflegende mit chronischen Rückenschmerzen mit nicht höhenverstellbaren Betten arbeiten, würde man daraus eine Beziehung ableiten und die Ergebnisse als *Odds Ratio* darstellen und so sagen können, wie groß die Chance ist, bei nicht höhenverstellbaren Betten chronische Rückenschmerzen zu bekommen. Ein Nachteil dieses Designs ist, dass die Datensammlung retrospektiv erfolgt und man auf die Erinnerungen der Pflegenden angewiesen ist – demgegenüber liegt im vorliegenden Fall dort auch der Vorteil: die relativ kurze Studiendauer.

Mit *Querschnittsstudien* mit statistisch korrigierten Gruppen (→ Kapitel 4.3.5 auf Seite 159) lassen sich ebenso zwei Gruppen vergleichen und Rückschlüsse über Ursachen ziehen. Hierbei würden eine Gruppe von Pflegenden mit chronischen Rückenschmerzen und eine Gruppe Pflegende ohne chronische Rückenschmerzen untersucht und die Häufigkeit der Pflegenden, die höhenverstellbare Betten benutzen, in jeder Gruppe errechnet und die Werte verglichen. Durch statistische Verfahren würde dann versucht werden, die Ergebnisse von Fehlern zu bereinigen, zum Beispiel durch Korrekturen von *Confoundern*. Das größte Problem bei Querschnittsstudien ist aber meist, dass die Exposition und das Ergebnis zum selben Zeitpunkt erhoben werden und niemand sicher sagen kann, was zuerst war; mit einer Querschnittsstudie könnte man nicht feststellen, ob Menschen durch Übergewicht Depressionen bekommen oder erst durch Depressionen Übergewicht entwickeln, denn man könnte nur die Häufigkeiten von Übergewicht und von Depressionen erheben und vergleichen.

Da Pflegende sich wahrscheinlich sehr gut daran erinnern können, ob sie mit höhenverstellbaren Betten gearbeitet haben oder nicht, wäre bei diesem Beispiel eine Fall-Kontroll-Studie wohl das Design der Wahl, denn es wäre ein Mittelweg zwischen hohen Kosten und starkem Design. Zur vollständigen Beantwortung der Frage würde eine Fall-Kontroll-Studie allerdings nicht ausreichen.

4.6.2 Vergleich der Designs

Zur besseren Übersicht sollen nochmals die einzelnen in Frage kommenden Designs für Ursachenstudien verglichen werden. Querschnittsstudien sind am einfachsten durchzuführen und sicherlich der schnellste Weg, sich einen ersten, wenn auch womöglich trügerischen Eindruck zu verschaffen. Meist werden diese Studien aber nicht als valide genug angesehen, um Entscheidungen auf ihrer Grundlage zu treffen, zumal wenn Studien mit stärkerem Design vorhanden sind. Daher werden Querschnittsstudien oftmals angewendet, wenn es um eine erste schnelle Einschätzung einer Vermutung geht.

Fall-Kontroll-Studien sind etwas schwieriger durchzuführen als Querschnittsstudien und benötigen auch mehr Zeit – dafür ist ihre Validität größer. Sie finden – trotz der immer noch relativ schwachen Validität – Anwendung, wenn seltene Nebenwirkungen untersucht werden sollen, weil nicht sehr viele Teilnehmer benötigt werden. Dadurch, dass die Teilnehmer eine Krankheit oder eine bestimmte Pflegebedürftigkeit schon haben und diese sich nicht erst (wie bei Designs mit stärkerer Validität) entwickelt, hat man einen zeitlichen Vorteil, der dazu führen kann, dass Leiden gemindert und Leben gerettet werden kann.

Kohortenstudien sind da schon schwieriger durchzuführen und brauchen auch bedeutend länger, denn sie sind prospektiv und die Krankheit entwickelt sich erst noch; ihr Design ist aber stärker. Am stärksten sind RCTs, allerdings auch am schwierigsten oder teilweise sogar unmöglich durchzuführen, wenn es um die Ermittlung einer Ursache für eine Erkrankung geht.

4.6.3 Beurteilung von Ursachenstudien

Die folgenden Fragen zur Beurteilung von Ursachenstudien basieren auf verschiedenen Bewertungshilfen (Brown, 1999; Levine et al., 1994; David L. Sackett et al., 2000), die modifiziert und angepasst wurden.

Wurde die Vergleichsgruppe klar beschrieben und war sie der Interventionsgruppe ähnlich? Die Wahl der Vergleichsgruppe hat einen enormen Einfluss auf die Glaubwürdigkeit der Ergebnisse, daher sollte sie zum einen klar beschrieben sein und zum anderen darf sie sich – abgesehen von der Zielgröße – nicht wesentlich von der Interventionsgruppe unterscheiden, damit andere Einflüsse auf das Ergebnis (außer der Zielgröße) weitgehend ausgeschlossen werden können. Die Ähnlichkeit der

Gruppen ist auch vom Design abhängig: Wurde eine RCT durchgeführt, ist es sehr wahrscheinlich, dass sowohl die bekannten als auch die unbekannten Merkmale der Teilnehmer in beiden Gruppen gleich verteilt sind; bei Kohortenstudien achtet man darauf, möglichst ähnliche Teilnehmer für die Kontrollgruppe auszuwählen. Durch die retrospektive Sicht bei Fall-Kontroll-Studien wird es schwieriger, ähnliche Teilnehmer zu finden.

Wurden die Exposition und die Ergebnisse in beiden Gruppen gleich gemessen? Es spricht für die Glaubwürdigkeit einer Studie, wenn validierte und reliable Instrumente eingesetzt wurden, um die Exposition und die Ergebnisse zu messen. Bei RCTs und bei Kohortenstudien sind die Ergebnisse besonders wichtig, weil hier mit einem *Beobachtungs-Bias* zu rechnen ist: Da man die Gruppe, die einer Exposition ausgesetzt ist, besser beobachtet, weil man ja nach einem Ergebnis sucht, werden leichter bzw. früher Ergebnisse entdeckt, die in der Kontrollgruppe vielleicht übersehen worden wären. Bei Fall-Kontroll-Studien sollte man eher auf die Expositionen schauen, weil hier der *Erinnerungs-Bias* einen Einfluss haben könnte: Teilnehmer, die erkrankt sind, werden sich besser erinnern können bzw. mehr anstrengen, mögliche Ursachen zu nennen, als Teilnehmer in der Kontrollgruppe. Hinzu kommt ein möglicher *Interviewer-Bias*, da die Untersucher Teilnehmer, die schon erkrankt sind, sicherlich ausführlicher nach Expositionen befragen werden als Teilnehmer, die nicht erkrankt sind.

Waren die Untersucher verblindet? Die Verblindung ist – besonders bei schwachen Designs wie Fall-Kontroll-Studien und Querschnittsstudien mit statistisch korrigierten Gruppen – ein wichtiges Merkmal, wenn die Ergebnisse nicht objektiv messbar sind. Das Ergebnis „Tod" ist sicherlich objektiv, aber wenn man die Desorientierung eines Pflegebedürftigen beurteilen möchte, wird es schon schwierig. Dann sollte der Untersucher, der die Exposition beurteilt, gegenüber den Ergebnissen verblindet sein *und* der Untersucher, der die Ergebnisse beurteilt, sollte nicht wissen, ob der jeweilige Teilnehmer exponiert war oder nicht.

Ist die Stichprobe groß genug, um eine Beziehung zu entdecken? Je größer die Studienpopulation, desto eher kann man auch kleinere Effekte nachweisen; bei Ursachenstudien, wo man aufgrund seltener Ereignisse manchmal nur kleinere Gruppen bilden kann, muss man oft Abstriche machen. Trotzdem darf man sich freuen, wenn die erforderliche Stichprobengröße berechnet wurde und groß genug war, um eine vermeintliche Beziehung zwischen Exposition und Ergebnis aufzudecken.

War das Follow-up ausreichend? Vor allem bei RCTs und Kohortenstudien sollten die Teilnehmer ausreichend lange in der Studie verblieben sein, damit Beziehungen nachgewiesen werden können. Hier ist zu bedenken, dass die Anzahl der Teilnehmer, die noch an der Studie teilnehmen, mit der Länge der Studie abnehmen wird; man kann nicht erwarten, dass nach Jahrzehnten noch viele Teilnehmer in der Studie verblieben sind. Trotzdem gilt, dass die Validität der Studie umso geringer ist, je kleiner das *Follow-up* ist.

Wurde begründet, warum die Merkmale in Beziehung stehen könnten? Wie eingangs schon angesprochen ist es nicht immer gegeben, dass Merkmale, die in einer zeitlichen Beziehung zueinander stehen, auch in einer ursächlichen Beziehung stehen. Hier kann es helfen, sich die zeitliche Beziehung genauer anzuschauen: War es überhaupt möglich, dass das eine Merkmal die Ursache für das andere Merkmal ist? Die ursächliche Beziehung zwischen zwei Merkmalen wird noch glaubwürdiger, wenn das eine Merkmal durch die Verstärkung des anderen Merkmals ebenfalls häufiger auftritt, wenn also (fiktiv) der Genuss von einer Flasche Rotwein pro Tag bei 20 % der Teilnehmer nach einem Jahr zu einer Leberzirrhose führt und beim Konsum von zwei Flaschen Rotwein pro Tag 30 % der Teilnehmer nach einem Jahr eine Leberzirrhose entwickeln.

Harmonieren die Ergebnisse mit anderen Untersuchungen auf diesem Gebiet? Weil die Beurteilung von Ursachenstudien nicht einfach ist, kann es helfen, wenn auch andere Studien ein ähnliches Ergebnis gebracht haben und die vorliegende Studie somit stützen. Natürlich hat dieses Kriterium keinen großen Einfluss auf die Qualität einer Studie, und es ist auch nicht vergleichbar mit „harten" Kriterien wie Konfidenzintervallen oder *Follow-ups*, aber es kann helfen, den tatsächlichen Einfluss eines möglichen Bias einzuschätzen.

Wie stark waren die statistisch signifikanten Beziehungen zwischen Exposition und Ergebnis? Im Allgemeinen wird eine Beziehung zwischen einer Exposition und einem Ergebnis durch das Relative Risiko ausgedrückt, wobei das Relative Risiko als Quotient der Ereignisraten berechnet wird (EER ÷ CER).

Daher kann bei RR > 1 von einer Erhöhung des Risikos durch die Exposition und bei RR < 1 von einer Senkung des Risikos durch die Exposition ausgegangen werden. Ein RR von 7,2 bedeutet, dass das Ereignis mehr als sieben Mal häufiger in der Interventionsgruppe aufgetreten ist. Zur Berechnung des *Relativen Risikos* benötigt man eine Interventions- und eine Kontrollgruppe, bei denen die Häufigkeit des Ergebnisses in jeder Gruppe angegeben werden kann, weshalb man das Relative Risiko nicht bei Fall-Kontroll-Studien anwenden kann, da dort die Anzahl der Teilnehmer mit Ergebnis (und somit die Häufigkeit des Ergebnisses in der Interventionsgruppe, nämlich 100 %) vom Untersucher gewählt wird. Bei Fall-Kontroll-Studien muss man daher die Beziehung zwischen Exposition und Ergebnis mit Hilfe der *Odds Ratio* ausdrücken, also die *Odds* eines exponierten Pflegebedürftigen in der Interventionsgruppe geteilt durch die *Odds* (Chance) eines exponierten Pflegebedürftigen in der Kontrollgruppe. Da bei Fall-Kontroll-Studien die Ereignisse meist selten sind – weshalb man sich in der Regel überhaupt für dieses Design entscheidet – ist die *Odds Ratio* eine gute Schätzung des Relativen Risikos. Bei einer RCT oder Kohortenstudie kann zusätzlich noch berechnet werden, wie viele Personen einer Exposition ausgesetzt werden müssen, um ein weiteres (negatives) Ergebnis zu erhalten. Hierzu wird – analog zur *Number Needed to Treat* – die inverse *Absolute Risiko-Reduktion* ausgerechnet und das Ergebnis der Rechnung aufgerundet; bei einer ARR von 5 % würde das heißen, dass 1 ÷ 0,05 = 20 Pflegebedürftige einer Exposition ausgesetzt werden müssen, um bei einem weiteren Pflegebedürftigen das negative Ereignis hervorzurufen.

Wie genau ist die Schätzung des Risikos? Zur Einschätzung der Ergebnisse sollte man sein Augenmerk auf die Konfidenzintervalle lenken; umschließt das Konfidenzintervall des *Relativen Risikos* die 1, muss man davon ausgehen, dass der wahre Wert auch 1 sein könnte und dass somit keine ursächliche Beziehung zwischen Exposition und Ergebnis bestehen kann bzw. die Beziehung nicht signifikant nachgewiesen werden konnte.

Wenn mehrere Beziehungen untersucht wurden: Wurde eine Korrektur durchgeführt, um zufällig signifikante Ergebnisse zu unterbinden? Wenn man nur genügend viele Beziehungen untersucht, wird man allein durch Zufall signifikante Korrelationen entdecken. Um dieses Phänomen auszugleichen, gibt es statistische Korrekturverfahren, die dafür sorgen, dass trotz sehr vieler Merkmale keine zufälligen Ergebnisse entstehen.

Sind die Ergebnisse auf meine Pflegebedürftigen übertragbar? Falls der eigene Pflegebedürftige hinsichtlich Alter, Geschlecht, Erkrankung(en) oder anderer relevanter Merkmale mit den Teilnehmern der Studie vergleichbar ist, ist die Wahrscheinlichkeit ziemlich groß, dass bei ihm auch die gleichen Ergebnisse auftreten werden, wie sie in der Studie beschrieben wurden.

Sollte die Ursache besser beseitigt werden? Falls die Studie wirklich einen ursächlichen Zusammenhang zwischen einer Exposition und einem schädlichen Ereignis nachweisen konnte, stellt sich für den Praktiker natürlich die Frage, ob er seine Pflegebedürftigen weiterhin dieser Exposition aussetzen sollte. Hierzu ist zunächst die Häufigkeit des Auftretens (= inverse *Absolute Risiko-Reduktion*) zu betrachten und dann zu überlegen, welchen Schaden der Pflegebedürftige erleidet, wenn er weiterhin der Exposition ausgesetzt ist, oder ob vielleicht sogar harmlosere Alternativen bestehen.

4.6.4 Suche nach Ursachenstudien in Medline

Für die Suche nach Ursachenstudien kann man die Studiendesigns zusätzlich zu den Suchbegriffen eingeben, also zum Beispiel:

```
case-control study OR cohort study OR cross-sectional study
```

oder/und Charakteristika der Designs wie

```
etiology OR causation OR harm OR prevention OR risk
```

Oder man verwendet die methodologischen Filter von PubMed (→ Kapitel 4.4.13 auf Seite 186), zum Beispiel für eine Sensitivität von 82% bei einer Spezifität von 70%:

```
„cohort studies"[MESH] OR „ris-
k"[MESH] OR („odds"[WORD] AND
„ratio*"[WORD]) OR („relati-
ve"[WORD] AND „risk"[WORD]) OR
„case control*"[WORD] OR ca-
se-control studies [MESH]
```

Für eine maximal spezifische Suche (Sensitivität 40%, Spezifität 98%) hingegen sollte man seine Suchanfrage um die Begriffe

```
„case-control studies"[MH:NOEXP]
OR „cohort studies"[MH:NOEXP]
```

ergänzen.

4.7 Prognosestudien

Bei Prognosestudien wird der Verlauf einer behandelten Krankheit am besten mit Hilfe einer Kohortenstudie untersucht; eine Gruppe von erkrankten Personen wird eine Zeit lang beobachtet, um das Voranschreiten der Krankheit aufzuzeichnen, wobei die Teilnehmer meist frisch diagnostiziert sind oder sich in einem frühen Stadium der Krankheit befinden. Prognosestudien dienen vor allem dazu, die Behandlung zu planen oder unter mehreren Alternativen die für den Pflegebedürftigen in seinem Stadium der Krankheit beste Therapie zu wählen; zudem erhält der Pflegebedürftige eine validere Aufklärung. Eine Prognosestudie war zum Beispiel die Beurteilung des Verlaufs eines Deliriums bei Bewohnern eines Pflegeheims, die aus medizinischen Gründen in ein Krankenhaus eingewiesen wurden; die Mortalität war sehr hoch, anfangs im Krankenhaus bei 18% und nach drei Monaten bei 47% (Kelly et al., 2001).

Ein wichtiger Punkt bei der Durchführung einer Prognosestudie ist, dass die Teilnehmer ein repräsentatives Beispiel der Pflegebedürftigen mit der untersuchten Krankheit darstellen und dass sie sich in einem frühen Stadium der Krankheit befinden. Gerade bei Krankheiten, die plötzlich bedrohlich werden können, wie zum Beispiel eine Apoplexie, ist es enorm wichtig, die Betroffenen so früh wie möglich nach dem bedrohlichen Ereignis (Anfall) in die Studie aufzunehmen, um in Zukunft auch für andere Pflegebedürftige in diesem Stadium Aussagen treffen zu können.

Interventionsstudien wie RCTs können auch als Grundlage einer Prognose herangezogen werden, sie beziehen sich dann eben nur auf die Prognose bei einer speziellen Intervention sowie bei dieser Kontrollgruppe, liefern aber trotzdem Überlebensraten für die gesamte Studienpopulation. Außerdem sind noch Fall-Kontroll-Studien möglich, wobei in der Fallgruppe Teilnehmer sind, die schon erkrankt sind (z. B. Apoplektiker), und in der Kontrollgruppe möglichst ähnliche Teilnehmer sind, die keine Apoplexie hatten. Anschließend beurteilt man (retrospektiv!) die Häufigkeit verschiedener prognostischer Faktoren und kann so eine Aussage über das Auftreten einer Apoplexie bei Personen treffen, bei denen diese Faktoren ebenfalls vorliegen. Durch den stärkeren Bias sind Fall-Kontroll-Studien nicht so aussagekräftig wie Kohortenstudien, aber oftmals das Design der Wahl, wenn die Ereignisse selten sind oder eine sehr lange Zeit bis zu ihrer Entwicklung brauchen.

4.7.1 Prognostische Faktoren

Merkmale, die einen Einfluss auf den Krankheitsverlauf haben, nennt man „prognostische Faktoren"; im genannten Beispiel (Kelly et al., 2001) wäre der prognostische Faktor die Verlegung vom Pflegeheim in das Krankenhaus. Die prognostischen Faktoren dienen dazu, den möglichen Verlauf einer Erkrankung genauer einzuschätzen; hierbei kann es sich um Angaben wie Alter, Geschlecht, Stadium der Erkrankung, Begleiterkrankungen oder Symptome handeln, wobei prognostische Faktoren nicht die Ursache eines Ergebnisses sein müssen, sondern nur mit diesem in Beziehung stehen.

4.7.2 Follow-up

Wiederum ist ein möglichst hoher *Follow-up* enorm wichtig, da die fehlenden Personen die Prognose verschleiern können; ein *Follow-up* > 80%

spricht für eine gute Qualität, Werte darüber sind wünschenswert, Werte darunter inakzeptabel. Würden bei einem Schlaganfall alle sehr leichten Formen aus der Studie fallen, weil sie nicht behandelt werden, so würde die geschätzte Morbidität dadurch fälschlich in die Höhe getrieben werden. Auf der anderen Seite sollten natürlich auch die Pflegebedürftigen aufgenommen werden, bei denen die Apoplexie tödlich verlief, um eine möglichst realistische Prognose abgeben zu können.

4.7.3 Beurteilung von Prognosestudien

Die folgenden Fragen zur Beurteilung von Prognosestudien basieren auf verschiedenen Bewertungshilfen (Laupacis, Wells, Richardson, & Tugwell, 1994; David L. Sackett et al., 2000), die modifiziert und angepasst wurden.

Wie wurden die Teilnehmer rekrutiert? Es ist wichtig, dass die Teilnehmer eine repräsentative Stichprobe aus der Menge aller Personen bilden, für die eine Prognose abgegeben werden soll. Hierbei sind klar definierte Ein- und Ausschlusskriterien nötig, wobei auch verschiedene Umgebungen (Krankenhaus, Pflegeheim, ambulante Pflege) berücksichtigt werden sollten, um eine möglichst breite Verallgemeinerung zu ermöglichen.

Waren alle Pflegebedürftigen in einem ähnlichen Krankheitsstadium? Es sollte klar beschrieben sein, in welchem Stadium der Krankheit sich die einzelnen Pflegebedürftigen zum Zeitpunkt der Studie befunden haben, denn nur dann kann man auch eine halbwegs zuverlässige Prognose für die eigenen Pflegebedürftigen (im äquivalenten Krankheitsstadium) abgeben; die Prognose bei einer Erkrankung ist eben sehr stark vom bisherigen Verlauf bzw. Stadium der Krankheit abhängig. Hierbei ist es zwar wichtig, dass ein möglichst frühes Stadium vorliegt, darüber hinaus sollten sich aber alle Teilnehmer in einem ähnlichen Stadium befinden.

Wurde die Vergleichsgruppe klar beschrieben und war sie der Interventionsgruppe ähnlich? Da die Kontrollgruppe meist „von Hand" ausgewählt wird, weil eine Randomisierung selten möglich ist und man daher eine Kohortenstudie oder gar eine Fall-Kontroll-Studie plant, sollte man bei der Beurteilung der Studie darauf achten, dass die beiden Gruppen wirklich vergleichbar waren – hierzu müssen sie zum einen genau beschrieben und zum anderen in wichtigen Charakteristika wie Alter, Geschlecht, Umgebung usw. möglichst ähnlich sein.

War das Follow-up ausreichend? Damit der Zusammenhang zwischen prognostischen Faktoren und Ereignis auch nachgewiesen werden kann, müssen die Teilnehmer genügend lange beobachtet werden, und es sollten so viele Teilnehmer wie möglich am Ende der Studie beurteilt werden. Gerade der letzte Punkt, das *Follow-up*, gestaltet sich meist problematisch, da Teilnehmer, die zum Beispiel keine Beschwerden mehr haben, sehr motiviert sein müssen, um weiterhin an der Studie teilzunehmen; auf der anderen Seite sind Teilnehmer mit starken Beschwerden vielleicht auch nicht mehr interessiert, länger teilzunehmen, weil sie nunmehr andere Prioritäten setzen. Für die Beurteilung einer Prognosestudie ist es wichtig, einzuschätzen, ob die Pflegebedürftigen wegen Beschwerden oder aus anderen Gründen aus der Studie ausgestiegen sind. Zudem sollten die Ausfälle begründet sein, sodass man in der Lage ist, grob einzuschätzen, ob die Ausfälle in einem ursächlichen Zusammenhang mit den prognostischen Faktoren bzw. der Erkrankung stehen oder nicht. Bestenfalls sind die Ausfälle unabhängig von der Erkrankung und über die beiden Gruppen in etwa gleich verteilt.

Wurden die Ergebnisse in beiden Gruppen gleich gemessen? Selbstverständlich ist nur eine sinnvolle Aussage über den Zusammenhang zwischen prognostischen Faktoren und einer Erkrankung möglich, wenn die Messungen objektiv und in beiden Gruppen mit den gleichen Instrumenten durchgeführt wurden; zur objektiven Messung zählt auch eine Verblindung der Untersucher über die prognostischen Faktoren.

Wurden wichtige prognostische Faktoren für beide Gruppen korrigiert? Beim Vergleich zweier Gruppen sollte man darauf achten, dass die beiden Gruppen möglichst ähnlich sind und bei Bedarf eine statistische Korrektur für wichtige Faktoren (z.B. Alter, Geschlecht, prognostische Faktoren,

Behandlung) durchführen, um die Gruppen anzugleichen. Wird dies versäumt, können die Ergebnisse der Studie stark verfälscht sein (falls sich die Gruppen in der Tat unterscheiden).

Wie hoch ist die Wahrscheinlichkeit, dass ein Ereignis nach einer bestimmten Zeit eintritt? Diese Wahrscheinlichkeit kann in Prozent oder als Chance (Odds) angegeben werden: zum Beispiel dass nach 3 Jahren die Hälfte aller Teilnehmer (= 50 %) der Studie verstorben waren, wobei die Chance 1:1 steht, nach drei Jahren noch am Leben zu sein. Zusätzlich kann man noch die prognostischen Faktoren einbeziehen: Je leichter die Form eines prognostischen Faktors (z. B. Pflegebedürftiger ist jünger, Blutdruck niedriger, geringes Übergewicht), desto höher ist die Wahrscheinlichkeit, dass der Pflegebedürftige nach drei Jahren noch am Leben ist; Prozentzahlen kann man hierzu allerdings nicht angeben. Weiterhin kann es noch eine Rolle spielen, wie viel Zeit nach einem Ereignis vergangen ist, zum Beispiel nach einem Myokardinfarkt, da die Wahrscheinlichkeit, direkt nach dem Infarkt zu versterben, viel höher ist, als zum Beispiel zwölf Monate nach dem Infarkt.

Wie präzise ist die Schätzung der Wahrscheinlichkeit? Auch hier geben die Konfidenzintervalle um das Risiko eine Auskunft über die Genauigkeit der Schätzung. Bei Prognosestudien ist zu beachten, dass sich die Genauigkeit mit der Zeit verschlechtern wird, da die Teilnehmer in der Regel versterben und somit die Stichprobengröße verringert wird (und die Konfidenzintervalle weiter werden). Ferner ist auch hier darauf zu achten, dass das Konfidenzintervall um das *Relative Risiko* die 1 nicht einschließt, da sonst die Möglichkeit besteht, dass kein Unterschied zwischen Interventions- und Kontrollgruppe vorhanden ist.

Sind die Ergebnisse auf meine Pflegebedürftigen übertragbar? Zur Beantwortung dieser Frage muss man sich die Basischarakteristika der Studienpopulation genauer ansehen: Alter, Geschlecht, Umgebung, Erkrankungen und prognostische Faktoren. Je mehr diese Merkmale mit denen der eigenen Pflegebedürftigen übereinstimmen, desto sicherer kann man die Ergebnisse der Studie übertragen.

Beeinflussen die Ergebnisse meine therapeutischen Entscheidungen? Da die Prognose für einen Pflegebedürftigen einen wesentlichen Einfluss auf seine Therapie hat, muss man sich entscheiden, ob die Studie ausreichend glaubwürdig, aussagekräftig und übertragbar ist, um die Therapie zu verändern.

Kann ich mit Hilfe der Ergebnisse meine Pflegebedürftigen besser beraten? Selbst wenn die Prognose keinen entscheidenden Einfluss auf die Behandlung hatte, kann sie dazu herangezogen werden, um den Pflegebedürftigen und seine Angehörigen zu beruhigen oder auf einer besseren Grundlage als vorher aufklären und beraten zu können, auch wenn eine Wahrscheinlichkeitsaussage für den Einzelfall weniger aussagt als für die Gruppe.

4.7.4 Suche nach Prognosestudien in Medline

In Medline gibt es entweder die methodologischen Filter für Prognosestudien, oder man ergänzt die Suchabfrage um folgende Begriffe:

```
cohort study AND (prognosis OR
morbidity OR mortality)
```

Medline ergänzt die Suche bei einer gewünschten hohen Sensitivität (92 %, Spezifität 73 %) um die Begriffe

```
„incidence"[MESH] OR „mortali-
ty"[MESH] OR „follow-up stu-
dies"[MESH] OR „mortality"[SH]
OR prognos* [WORD] OR predict*
[WORD] OR course [WORD]
```

sowie bei einer Suche mit hoher Spezifität (49 %, Sensitivität 97 %) um die Begriffe

```
prognosis [MH:NOEXP] OR „survi-
val analysis"[MH:NOEXP]
```

4.8 Studien zu komplexen Interventionen

Ralph Möhler, Sascha Köpke, Gabriele Bartoszek und Gabriele Meyer

Dieses Kapitel befasst sich mit Studien zu Interventionen, die aus mehreren Komponenten bestehen und daher als „komplexe" Interventionen bezeichnet werden. Diese Komplexität bringt besondere methodische Herausforderungen mit sich. Viele Interventionen in der Pflege und Gesundheitsversorgung sind komplexe Interventionen. Daher besitzt das Thema für die Pflegewissenschaft per se eine hohe Bedeutung. Im Unterschied zu den vorherigen Kapiteln fokussiert dieser Abschnitt nicht auf ein bestimmtes Studiendesign, sondern es werden anhand eines erprobten Rahmenmodells diejenigen methodischen Aspekte beschrieben, die bei der Entwicklung und Evaluation von komplexen Interventionen berücksichtigt werden sollen.

4.8.1 Was ist eine komplexe Intervention?

Komplexe Interventionen bestehen aus mehreren Komponenten (Interventionsteilen), die miteinander in Beziehung stehen und sich wechselseitig bedingen können (Craig et al., 2008). Dennoch handelt es sich dabei um eine Gesamtintervention und nicht um eine Aneinanderreihung von Einzelinterventionen. Es ist daher auch nicht möglich, die einzelnen Komponenten losgelöst von der Gesamtintervention zu betrachten. Ein Beispiel für eine komplexe Intervention ist die Implementierung einer Leitlinie zur Reduktion von freiheitseinschränkenden Maßnahmen (FEM) in der stationären Altenpflege. Diese Intervention beinhaltet neben der Leitlinie eine Schulung zu deren Inhalten, eine vertiefende Schulung und Praxisbegleitung von einzelnen Pflegekräften, die als Multiplikatoren in ihren Einrichtungen wirken sollen, die Verpflichtung der Einrichtungsleitung, sich für die Reduktion von FEM einzusetzen sowie verschiedene Materialien, um die Umsetzung der Leitlinienempfehlungen in der Praxis zu erleichtern (z.B. Kurzversionen der Leitlinie) (Köpke et al., 2012). Die Intervention besteht also aus verschiedenen Komponenten, die als ein Paket betrachtet werden müssen. Durch das Zusammenspiel der einzelnen Komponenten entsteht die Wirkung der Intervention und somit können keine einzelnen Komponenten wegfallen, ohne dabei die Wirkung der Intervention zu ändern.

Wird eine solche Intervention in die Praxis implementiert, also beispielsweise in ein Pflegeheim eingeführt, erhöht dies die Komplexität nochmals. Denn alle Komponenten müssen an die Strukturen der Einrichtung angepasst werden. Außerdem trifft die Intervention auf eine spezifische „Einrichtungskultur", also bestimmte Haltungen und Einstellungen, die die Mitarbeiter der Einrichtung teilen, wie zum Beispiel die Haltung der Mitarbeiter gegenüber FEM. In einer Einrichtung, in der FEM eher häufig eingesetzt werden und in der die Mitarbeiter diese Maßnahmen eher befürworten, wird die Intervention anders umgesetzt werden als in einer Einrichtung, in der die Mitarbeiter bereits vor Einführung des Programms eine eher ablehnende Haltung gegenüber FEM haben.

4.8.2 Entwicklung und Evaluation komplexer Interventionen

„Einfache" Interventionen, die nur aus einer Komponente bestehen, sind zum Beispiel Medikamente. Ihre Entwicklung bis zur Zulassung erfolgt gemäß einem standardisierten Verfahren (Phase-1- bis -3-Studien). Am Ende steht das Medikament, das als Intervention mit einer Komponente verabreicht wird, mit einer festgelegten Dosierung und einem Vorschlag für ein Einnahmeschema. Die Bedingungen bei der Entwicklung und Evaluation von Medikamenten können also weitestgehend standardisiert werden. Die Entwicklung und Evaluation komplexer Interventionen ist dagegen aufwendiger und mit besonderen methodischen Herausforderungen verbunden.

Seit einigen Jahren gibt es eine lebhafte Diskussion zu komplexen Interventionen und es wurden verschiedene Modelle mit methodischen Empfehlungen veröffentlicht. Diese Modelle ähneln sich in Bezug auf die beschriebenen Phasen im Forschungsprozess komplexer Interventionen, zum

Beispiel die Entwicklung der Intervention, die Pilotierung und die Evaluation. Es gibt jedoch Unterschiede bezüglich der methodische Empfehlungen für die verschiedenen Phasen (Corry, Clarke, While, & Lalor, 2013). Wir beziehen uns im Folgenden auf das häufig verwendete, aktualisierte Modell des britischen Medical Research Council (MRC) (Craig et al., 2008).

4.8.3 MRC-Modell zur Entwicklung und Evaluation komplexer Interventionen

Das aktualisierte MRC-Modell (Craig et al., 2008) wurde mittels eines Konsensverfahrens mit Experten aus verschiedenen Disziplinen der Gesundheitsversorgung entwickelt. Das Modell beschreibt vier Phasen (Entwicklung, Pilotierung, Evaluation und Implementierung) nach denen sich dieses Kapitel gliedert. Es wurde in den vergangenen Jahren in diversen Studien als methodischer Rahmen zur Entwicklung und Evaluation von Interventionen im Gesundheitswesen verwendet, auch im pflegewissenschaftlichen Kontext (Barley et al., 2012; Craig & Petticrew, 2013; M. Kirkevold, Bronken, Martinsen, & Kvigne, 2012; Köpke et al., 2012; R. Möhler, Bartoszek, & Meyer, 2013).

Das MRC-Modell (Craig et al., 2008) wurde entwickelt, um den gesamten Forschungsprozess zu einer komplexen Intervention abzubilden: die Entwicklung der Intervention, die Überprüfung ihrer Machbarkeit und Akzeptanz, die Evaluation der Wirksamkeit und Sicherheit, sowie die Implementierung der (erfolgreich getesteten) Intervention in die Praxis (→ Abbildung 4-25).

Da die vier Phasen verschiedene Abschnitte des Forschungsprozesses repräsentieren, kommen jeweils unterschiedliche Methoden und Studiendesigns zur Anwendung. In den ersten beiden Phasen werden überwiegend deskriptive Designs verwendet (qualitative oder quantitative), in der dritten Phase experimentelle Designs, möglichst randomisierte kontrollierte Studien, und in der vierten Phase (quantitative) deskriptive oder experimentelle Studien (Ludvigsen et al., 2013). Im Folgenden werden die vier Phasen genauer beschrieben und anhand des oben erwähnten Beispiels illustriert.

4.8.3.1 Entwicklung

Zu Beginn steht die Entwicklung der Intervention. Zuerst müssen die Zielgruppe und das Ziel der Intervention festgelegt werden („Was soll verändert

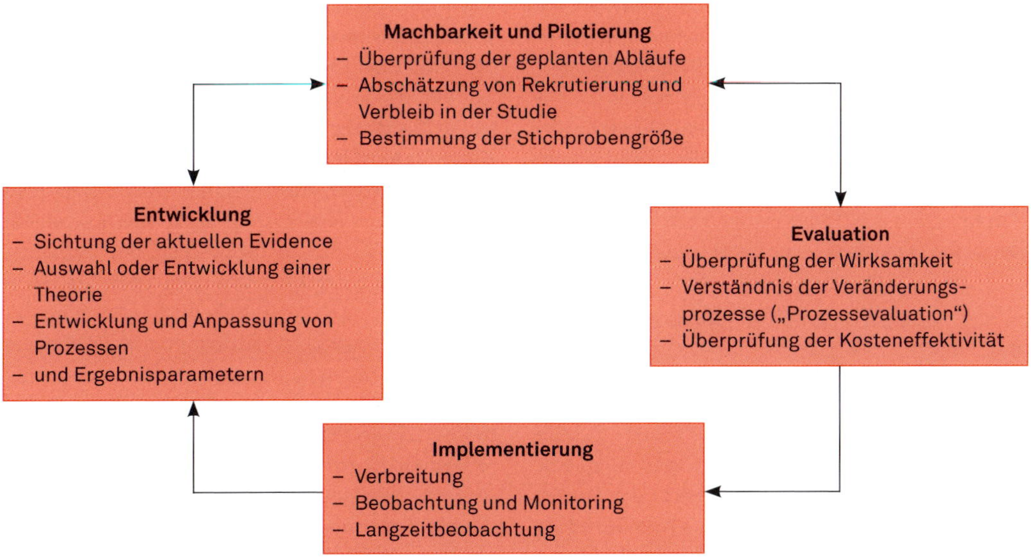

Abbildung 4-25: MRC-Modell (nach Craig et al. 2008, eigene Übersetzung. Abdruck mit Genehmigung der BMJ Publishing Group)

werden?") und anschließend der Ansatzpunkt, wie diese Veränderung erreicht werden soll („Wie soll es verändert werden?"). Der geplante Veränderungsprozess der Intervention muss in jedem Fall theoretisch hergeleitet werden. Auf der Basis einer systematischen Literaturrecherche zum Thema können bereits entwickelte und ggf. auch getestete Interventionen identifiziert werden (beispielsweise aus einem anderen Setting oder Land), aber auch Informationen zu notwendigen Komponenten oder Anforderungen, zum Beispiel aus der Sicht der Zielgruppe. Stehen solche Informationen zur Verfügung, müssen die Komponenten ausgewählt werden, welche die Intervention bilden. Die Komponenten müssen als geeignet erscheinen, den gewünschten Veränderungsprozess zu erreichen. Gleichzeitig müssen relevante Ergebnisparameter festgelegt werden, durch die der Effekt der Intervention später bestimmt werden kann. Am Ende der Entwicklungsphase liegt die theoretisch hergeleitete komplexe Intervention mit ihren Komponenten und den zu erhebenden Ergebnisparametern vor.

Die Intervention zur Reduktion von FEM in der stationären Altenpflege wurde auf Basis verschiedener Vorstudien erarbeitet. So wurden unter anderem die Häufigkeit von FEM und die Haltungen von Pflegenden und Angehörigen zu ihrer Anwendung untersucht (Hamers et al., 2009; Haut, Kolbe, Strupeit, Mayer, & Meyer, 2010) sowie eine Übersichtsarbeit zu bereits verfügbaren und evaluierten Interventionen (R. Möhler, Richter, Köpke, & Meyer, 2012) und eine Evidence-basierte Leitlinie zur Reduktion von FEM erstellt (Köpke, Gerlach, Möhler, Haut, & Meyer, 2009). Die Intervention wurde anschließend theoriegeleitet entwickelt (Köpke et al., 2012). Als Hauptergebnisparameter wurde die Häufigkeit von FEM festgelegt.

4.8.3.2 Machbarkeit und Akzeptanz

In dieser Phase geht es zum einen darum, zu prüfen, inwieweit die geplanten Komponenten der Intervention in der Praxis umgesetzt werden können. Dazu wird die Intervention in möglichst mehreren Einrichtungen eingeführt, die praktische Umsetzung der einzelnen Komponenten sowie der Gesamtintervention erprobt und die Akzeptanz in der Zielgruppe untersucht. Die Pilotstudie dient außerdem dazu, die Rekrutierungsstrategien und die Erhebung der geplanten Endpunkte zu testen. Diese Daten sind wichtig, um die Stichprobengröße für die Evaluationsstudie zu berechnen (→ Kapitel 4.8.3.3 auf Seite 206).

Für die Intervention zur Reduktion von FEM in der stationären Altenpflege wurden die Leitlinie, die Begleitmaterialien sowie die Schulungen in verschiedenen Schritten mit Praktikern getestet und überarbeitet. Es wurden unter anderem drei Fokusgruppeninterviews mit Pflegenden und Angehörigen von Heimbewohnern durchgeführt. Anschließend wurden die Intervention und die Erhebungsinstrumente in einer randomisierten Pilotstudie mit 4 Einrichtungen auf Umsetzbarkeit und Akzeptanz hin überprüft. Die Daten zur Berechnung der Stichprobengröße für die Evaluationsstudie (die z. B. für die Cluster-Randomisierung nötig waren), basierten auf Ergebnissen einer epidemiologischen Studie.

4.8.3.3 Evaluation

In dieser Phase wird die Intervention möglichst in einer randomisierten kontrollierten Studie (→ Kapitel 4.3.1 auf Seite 155) auf ihre Wirksamkeit und Sicherheit hin überprüft. Außerdem sollte eine gesundheitsökonomische Begleitevaluation erfolgen. Ein weiterer bedeutsamer Teil der Evaluationsphase ist die Prozessevaluation. Hierbei werden (parallel zur quantitativen Evaluation) die Veränderungsprozesse in der Praxis und der Grad der Umsetzung der Intervention untersucht. Diese Informationen sind zur Abschätzung der erreichten Veränderung nötig und geben wertvolle Hinweise für eine spätere Implementierung der Intervention (z. B. zu hemmenden und fördernden Faktoren oder Strukturen). Hier wird soweit wie möglich versucht, die Bedeutung der einzelnen Komponenten der komplexen Intervention zu erfassen.

Die Intervention zur Reduktion von FEM in der stationären Altenpflege wurde in einer cluster-randomisierten kontrollierten Studie mit 4449 Bewohnern in 36 Einrichtungen auf Wirksamkeit und Sicherheit überprüft. Im Rahmen dieser Studie wurden außerdem die Kosten für die Implementierung der Intervention auf der Basis der benötigten Personal- und Materialressourcen berechnet. Parallel wurde eine Prozessevaluation durchgeführt. So wurden der Implementierungsprozess in den verschiedenen teilnehmenden Einrichtungen erhoben und fördernde bzw. hemmende Faktoren bei der Umsetzung der Intervention identifiziert. Hierfür wurden unter anderem der Wissensstand der Pflegenden nach der Schulung erhoben und Interviews mit Leitungspersonen, Pflegenden und Multiplikatoren während und nach der Studienphase durchgeführt (Gerlach, Köpke, Haut, & Meyer, 2012; Köpke et al., 2012).

4.8.3.4 Implementierung

Nachdem die klinische Wirksamkeit einer komplexen Intervention belegt wurde, sollte die Einführung der Intervention in die Regelversorgung wissenschaftlich begleitet werden. Idealerweise sollte eine Implementierungsstudie folgen. Dabei wird die Intervention in einer großen Gruppe von Einrichtungen bzw. Regionen implementiert, die möglichst repräsentativ für das Zielsetting sein sollen. So können Langzeiteffekte und unerwünschte Wirkungen der Intervention untersucht werden.

Die beispielhaft ausgeführte Intervention zur Reduktion von FEM in der stationären Altenpflege wurde nach Ende der klinischen Evaluationsstudie in den Einrichtungen der Kontrollgruppe umgesetzt. In einer Implementierungsstudie mit 120 Einrichtungen in vier Regionen Deutschlands werden ab 2015 die ursprüngliche Intervention und eine (auf der Basis der Prozessevaluation entwickelte) reduzierte Version in einer cluster-randomisierten Implementierungsstudie mit der Standardversorgung verglichen. Im Unterschied zur Evaluationsphase stehen hierbei die Langzeitbeobachtung der Wirksamkeit und die Implementierung in einer großen Gruppe von Einrichtungen im Vordergrund.

4.8.3.5 Die Phasen des Modells

Das hier vorgestellte MRC-Modell hat eine zirkuläre Struktur (→ Abbildung 4-25 auf Seite 205). Diese Form soll dem Umstand Rechnung tragen, dass der Forschungsprozess nicht statisch ist. Ein „Wechsel" zwischen den Phasen ist in beide Richtungen möglich, es können also auch „Rückschritte" nötig sein, zum Beispiel wenn die Praktikabilitätsprüfung (Phase 2) zeigt, dass eine Komponente nicht wie geplant umgesetzt werden kann.

4.8.4 Kritische Beurteilung komplexer Interventionen

Bei der Entwicklung und Evaluation komplexer Interventionen werden in den verschiedenen Phasen unterschiedliche sowohl qualitative als auch quantitative Methoden verwendet (Ludvigsen et al., 2013). Für die kritische Beurteilung von Studien zur Entwicklung und Evaluation komplexer Interventionen muss einerseits die methodische Qualität der verwendeten Studie und andererseits die methodische Qualität der Entwicklung und Evaluation der komplexen Intervention beurteilt werden. Für die kritische Beurteilung der Studienqualität können die in diesem Buch vorgestellten, für das Studiendesign spezifischen Kriterien verwendet werden, zum Beispiel für randomisierte kontrollierte Studien (→ Kapitel 4.3.1 auf Seite 155). Für die kritische Bewertung der methodischen Qualität der Entwicklung und Evaluation der komplexen Intervention wird im folgenden Abschnitt eine Kriterienliste vorgestellt.

4.8.5 Kriterien für eine hochwertigen Berichterstattung komplexer Interventionen

Kürzlich haben wir eine Kriterienliste für die aussagekräftige Berichterstattung der Entwicklung und Evaluation komplexer Interventionen erstellt (*Criteria for reporting the development and evaluation of complex interventions in healthcare* (CReDECI)) und auf ihre Anwendbarkeit hin untersucht (R. Möhler, Bartoszek, Köpke, & Meyer, 2012; R. Möhler et al., 2013; Ralph Möhler, Richter, Köpke, & Meyer, 2011). Die Liste wurde anschließend zusammen mit einer Gruppe europäischer Pflegewissenschaftler überarbeitet und konsentiert. Ebenso wie andere „Reporting Guidelines" hat sie zum Ziel, die transparente und genaue Berichterstattung von Studien zu fördern. Die kritische Beurteilung von komplexen Interventionen besteht also, über die Beurteilung der Qualität der Einzelstudien hinaus, vor allem in der Beurteilung der vollständigen und transparenten Berichterstattung der Entwicklungs- und Evaluationsprozesse. Die hier vorgestellte überarbeitete Liste CReDECI 2

(R. Möhler, Köpke, & Meyer, 2015) enthält Kriterien zu den ersten drei Phasen des MRC-Modells. Die Kriterien beziehen sich jedoch nicht auf studiendesignspezifische Kriterien, sondern auf methodische Aspekte bei der Entwicklung und Evaluation von komplexen Interventionen. Informationen zu allen Kriterien sollten für die entsprechende Phase des Forschungsprozesses beschrieben sein. Hierbei ist zu beachten, dass die verschiedenen Phasen häufig in unterschiedlichen Publikationen berichtet werden. Zur Beurteilung der Items sollten also alle zu einer komplexen Intervention verfügbaren Publikationen herangezogen werden. Zur Beurteilung wird geprüft, ob ausreichende Informationen zum jeweiligen Item vorhanden sind (nicht alle Informationen müssen dabei immer explizit beschrieben sein, auch der Verweis auf eine öffentlich zugängliche Quelle, zum Beispiel eine Internetseite, kann berücksichtigt werden). Für die kritische Beurteilung einer Studie zur Entwicklung einer komplexen Intervention sind also neben den designspezifischen Kriterien auch die CReDECI-2-DE-Kriterien zu dieser Phase zu prüfen (also die Kriterien 1 bis 4). Bei einer Studie zur Evaluation einer komplexen Intervention sind alle Kriterien der Liste relevant.

4.8.5.1 CReDECI 2-DE

Phase 1 - Entwicklung

Kriterium 1: Beschreibung der theoretischen Grundlage der Intervention.
Erläuterung: Die theoretische Grundlage der Intervention umfasst spezifische Theorien, theoretische Annahmen oder Modelle, welche die Entwicklung und Evaluation der Intervention geleitet haben, sowie (falls verfügbar) empirische Belege (d.h. Belege aus Studien, die in einem anderen Setting oder Land durchgeführt wurden).

Kriterium 2: Beschreibung aller Komponenten der Intervention, einschließlich der Gründe für deren Auswahl sowie deren Ziele/wesentliche Funktionen.
Erläuterung: Komplexe Interventionen bestehen aus mehreren miteinander in Beziehung stehenden Komponenten. Die Beschreibung der Komponenten beinhaltet die Gründe für ihre Auswahl (z.B. Erfahrungen und/oder Evidence zur Eignung der Komponenten, den angestrebten Veränderungsprozess zu erreichen) und die Merkmale der Komponenten (z.B. Zielpopulation, Dauer, Abfolge und Häufigkeit der Durchführung). Außerdem ist die Beschreibung des Ziels oder der wesentlichen Funktion der Komponente nötig, jedoch nicht unbedingt der genaue Inhalt. Beispielsweise kann sich der Inhalt eines Schulungsprogramms zwischen verschiedenen Ländern stärker unterscheiden als das Ziel des Programms. Auch eine graphische Darstellung der Komponenten ist hilfreich.

Kriterium 3: Darstellung aller angestrebten Interaktionen zwischen den verschiedenen Komponenten.
Erläuterung: Verschiedene Komponenten können dazu konzipiert sein, die Wirkungen anderer Komponenten zu unterstützen oder zu fördern. Die Beschreibung aller geplanten Wechselwirkungen zwischen den Komponenten ist wichtig und kann durch eine graphische Darstellung ergänzt werden.

Kriterium 4: Beschreibung und Einbezug von kontextspezifischen Merkmalen bei der Entwicklung der Intervention.
Erläuterung: Der Einbezug des Kontexts des Zielsettings der Intervention ist von entscheidender Bedeutung bei der Entwicklung einer komplexen Intervention. Kontextbedingungen aus verschiedenen Ebenen können relevant sein: Makro-Ebene (z.B. Kostenträger, rechtliche und politische Aspekte, Ausbildungsstatus der Berufsgruppen), Meso-Ebene (z.B. spezifische Bedingungen der Institutionen oder Städte/Gemeinden) und Mikro-Ebene (z.B. Teams, Einzelpersonen oder lokale Strukturen). Die Beschreibung aller für die Entwicklung der Intervention als relevant erachteten Aspekte ist von Interesse.

Phase 2 - Machbarkeit und Akzeptanz

Kriterium 5: Beschreibung der Pilotstudie und ihrer Auswirkung auf die endgültige Intervention.
Erläuterung: Eine Pilotstudie zielt auf die Erfassung der Umsetzbarkeit, Akzeptanz und/oder Praktikabilität der komplexen Intervention. Informationen zur Überprüfung von verfahrensbezoge-

nen, klinischen und methodischen Unsicherheiten, die während der Entwicklung der Intervention identifiziert wurden, sind notwendig.

Phase 3 - Evaluation

Kriterium 6: Beschreibung der Kontrollbedingung (Vergleichsintervention) und Begründung der Auswahl.
Erläuterung: Als Vergleich (Kontrolle) kann die Standardversorgung (normale Versorgung ohne zusätzliche Komponenten), eine optimierte Standardversorgung (normale Versorgung mit einer oder mehreren zusätzlichen Komponenten, die durch das Forschungsteam eingeführt wurden) oder eine aktive Kontrolle (eine andere Intervention) dienen. Die Beschreibung der Merkmale der Vergleichsintervention kann sowohl Informationen zu Berufsgruppen oder zu Angeboten für die Zielgruppe als auch zu Unterschieden der Vergleichsintervention zwischen verschiedenen Zentren beinhalten.

Kriterium 7: Beschreibung der Strategie zur Umsetzung der Intervention im Rahmen der Studie.
Erläuterung: Eine im Vorfeld geplante Strategie zur Umsetzung der Intervention ist notwendig. Eine solche Strategie zielt auf eine weitgehend standardisierte Umsetzung der Intervention (z.B. in verschiedenen Studienzentren), kann aber auch Strategien zum Umgang mit lokalen oder personellen Bedingungen bzw. zur individuellen Anpassung der Intervention beinhalten.

Kriterium 8: Beschreibung aller verwendeten Materialien und Hilfsmittel, die für die Umsetzung der Intervention eingesetzt wurden.
Erläuterung: Interventionen beinhalten oft den Einsatz von Materialien wie Broschüren, Checklisten oder Flyern. Die Materialien können eine eigene Komponente der Intervention sein (z.B. ein Patiententagebuch oder die Kurzversion einer Leitlinie) oder aber eine Methode, um die Umsetzung der Intervention zu verbessern oder die Aufmerksamkeit für die Intervention zu steigern. Die Materialien können einen Einfluss auf die Wirksamkeit der Intervention haben, daher sind Angaben zu Ziel(en), Inhalt, Format und Verfügbarkeit der Materialien wichtig.

Kriterium 9: Beschreibung der Vollständigkeit des Umsetzungsprozesses im Vergleich zum Studienprotokoll.
Erläuterung: Informationen zur tatsächlichen Umsetzung der Intervention und zu Abweichungen vom Studienprotokoll im Rahmen der Studie sind wichtig. Wenn Abweichungen vorgekommen sind, sollten Angaben zu nötigen Anpassungen einzelner Komponenten oder der gesamten Intervention gemacht werden. Solche Anpassungen können dabei in einzelnen Zentren oder der gesamten Studiengruppe erfolgt sein.

Kriterium 10: Beschreibung der Prozessevaluation und ihrer theoretischen Grundlage.
Erläuterung: Eine Prozessevaluation ist notwendig, um den Erfolg bei der Umsetzung der Intervention abschätzen zu können. Informationen zur theoretischen Grundlage sowie zu den Methoden und Ergebnissen der Prozessevaluation sind wichtig, um die Effekte der Evaluation verstehen zu können. Eine Prozessevaluation sollte im Vorfeld geplant werden und eine etablierte Methode verwenden.

Kriterium 11: Beschreibung von internen fördernden oder hemmenden Faktoren, welche die Umsetzung der Intervention beeinflusst haben könnten und mittels Prozessevaluation identifiziert wurden.
Erläuterung: Durch die Prozessevaluation können fördernde bzw. hemmende Faktoren identifiziert werden, zum Beispiel Ressourcen, ablehnende Haltung des Personals oder unvorhergesehene Personalfluktuation. Es ist wichtig, diese fördernden bzw. hemmenden Faktoren aus verschiedenen Perspektiven zu beschreiben, zum Beispiel aus der Sicht der Teilnehmer, des Personals oder des Studienteams.

Kriterium 12: Beschreibung von externen Bedingungen oder Faktoren, die während der Studie aufgetreten sind und die Umsetzung bzw. Wirkungsweise der Intervention beeinflusst haben könnten.
Erläuterung: Externe Bedingungen oder Faktoren beinhalten unvorhergesehene Veränderungen in der Praxis, die während der Umsetzung der Intervention oder der Studienlaufzeit beobachtet wurden. Dies beinhaltet zum Beispiel die Einführung

neuer Leitlinien, Gesetze oder veränderter Organisationsabläufe.

Kriterium 13: Beschreibung der Kosten oder Ressourcen für die Umsetzung der Intervention.
Erläuterung: Angaben zu allen entstehenden Kosten sind notwendig, z.B. für Personal, Materialien oder Geräte/Ausstattung.

Für **Phase 4 des MRC-Modells** beinhaltet die Liste keine spezifischen Kriterien. Hier sind in erster Linie die Kriterien für das verwendete Studiendesign relevant. Zu spezifischen Aspekten der Implementierungsphase können auch Kriterien aus der Evaluationsphase relevant sein, zum Beispiel wenn die Implementierungsstudie eine Prozessevaluation beinhaltet (vgl. Kriterien 10 und 11).

Über die Entwicklung und Evaluation einer komplexen Intervention wird zumeist in mehreren Veröffentlichungen berichtet. Dabei sollten jeweils in einer Publikation die vorpublizierten Arbeiten vollständig erwähnt werden, sodass alle zu einer komplexen Intervention gehörenden Publikationen leicht identifiziert werden können. Dennoch kann es bei der Anwendung der Kriterienliste nötig sein, nach weiteren Publikationen zur betrachteten komplexen Intervention zu recherchieren.

Für die Intervention zur Reduktion von FEM in der Altenpflege liegen neben den oben erwähnten Vorarbeiten mehrere Publikationen zu den verschiedenen Stadien des Forschungsprozesses vor: Die Entwicklung der Leitlinie wurde in einem Methodenpapier und einem Leitlinienreport beschrieben (Haut, Gerlach, Köpke, & Meyer, 2012; Köpke, Meyer, Haut, & Gerlach, 2008). Die Leitlinie ist als Online-Ressource frei zugänglich.[13] Die Entwicklung, Pilotierung sowie die Evaluation der Wirksamkeit und Sicherheit sowie der Kosten der komplexen Intervention wurden in der Hauptpublikation ausgeführt (Köpke et al., 2012). Für die Evaluationsstudie wurde ein Studienprotokoll veröffentlicht (Haut et al., 2009).

4.9 Organisationen als Interventionen – Von einzelnen Behandlungen zur Erforschung von Organisationen und Gesundheitssystemen als Zweckgebilden

In Deutschland (eigentlich nur in Deutschland) werden manchmal Methoden der Versorgungsforschung (wie *Health Service Research* in der Regel ins Deutsche übersetzt wird unter Tilgung des Wortes *Service*) einerseits und Methoden Evidence erzeugender klinischer Forschung und Entscheidung andererseits gegenübergestellt. International ist diese Gegenüberstellung nicht nur unüblich, sondern vielen geradezu semantisch unverständlich. EBN und alle anderen Zweige Evidence-basierter Praxis sind als Kern des *Health Service Research* entstanden und teilen sich fast alle grundlegenden Konzepte und methodischen Probleme.

Das lässt sich nicht nur für den Beginn des neueren *Health Service Research* in McMaster, Yale und Oxford zeigen, sondern für alle Zweige des *Health Service Research*, und zwar sowohl historisch als auch systematisch. Allerdings stiegen die methodischen Herausforderungen, als sich die Forderung nach einem Wirkungsnachweis über die Evaluation von Einzelbehandlungen auf die Evaluation von Organisationen und Gesundheitssystemen ausweitete. (Aus der Evaluation von Organisationsinterventionen war EBN, wie wir sahen, entstanden, nicht aus den Pharma-Laboren.) Wegen der methodischen Schwierigkeiten der Evaluation ist es in diesem Abschnitt zunächst nötig nachzuweisen, dass Organisationen, ja ganze Gesundheitssysteme eindeutig Interventionen sind wie jede einzelne pflegerische Handlung auch; der Hauptunterschied ist „nur“, dass pflegerische Einzelhandlungen häufiger vorkommen als die Etablierung oder Änderung von Gesundheitssystemen. Damit sind einige Ihnen inzwischen bekannte statistische Verfahren bei der Evaluation von Gesundheitssystemen schwerer anzuwenden als bei pflegerischen Einzelhandlungen.

13 http://www.leitlinie-fem.de/

Das sei im Folgenden zunächst systematisch begründet, dann historisch beispielhaft an einem unverdächtigen Beispiel, der *International Commission for Occupational Health* (ICOH) nachgewiesen, die nach fast 100-jährigem Bestehen in den 1990er-Jahren ihr *Scientific Committee for Occupational Health Service Research* gründete. Dann gehen wir auf die Bewertung von Studien ein. Dabei können Sie auf das zurückgreifen, was Sie über Ursachen- und über Prognosestudien gerade erörterten.

4.9.1 Die systematische Begründung

Die systematische Begründung setzt bei den sozialwissenschaftlich geklärten grundlegenden Eigenschaften von Organisationen (und Systemen) an. Organisationen (und Systeme) unterscheiden sich dadurch von anderen sozialen Gebilden wie Familien, Stämmen und Liebschaften, dass sie zu einem definierten spezifischen Zweck ausdifferenziert, „gegründet" worden sind.

Organisationen sind Interventionen. Sie können spätestens seit Schleiermacher ihre Existenz nur rechtfertigen, wenn sie ihre tatsächliche zweckentsprechende Wirkung mit hinreichender empirischer Evidence in hinreichend vielen Fällen nachweisen können. In diesem Argument liegt keine zu rosige Ansicht von Organisationen: Innerhalb von Organisationen können die Mitglieder zwar alle möglichen Ziele und vom Organisationszweck abweichende Bedürfnisse verfolgen, aber eine Organisation ist in ihrer Existenz nicht mehr legitimierbar, sobald sie den Organisationszweck erkennbar verletzt. So verliert eine Klinik, in der die Patienten durch Klinikepidemien dauerhaft immer kränker werden (solche Kliniken gibt es), an Existenzberechtigung, es mag in dieser Klinik noch so gemütlich sein – denn die durchaus gesundheitsförderliche „Gemütlichkeit" ist weder für das Personal, noch für die Patienten der hinreichend legitimierende Hauptzweck der Organisation „Klinik".

Eine solche Einrichtung müsste und könnte ihren Zweck wechseln (in z.B. Freizeitclub), um ihren gemütlichen Betrieb aufrechterhalten zu können; als Klinik ist sie nicht aufrechtzuerhalten. Die Mitglieder und die Hierarchie der neuen Organisation „Freizeitclub" könnten durchaus dieselben bleiben wie die der alten Klinik, der Zweck und damit die Organisation müssen sich erneuern.

Solche Organisationszweckwechsel einer Einrichtung und damit ihre Neugründung als Organisation kennen wir viele. So ist bekanntlich die Organisation „Klinik" häufig entstanden aus einer Organisation, deren Zweck es war, Vagabunden und Herumlungerer, Tobsüchtige und Querulanten, ansteckend Kranke und Mittellose, Prostituierte, arme Alte und hilflose Verwirrte, Waisen und Witwen, Diebe und Kleptomanen wegzusperren und mit eigener Arbeit zu versorgen. Mit diesen Zucht- und Schutzhäusern würde heute niemand eine Klinik in eins setzen, selbst wenn die Gebäude und die Wärter („Krankenwärter") noch die gleichen wären. Die Klinik hat einen anderen Zweck als das Zuchthaus, also ist sie eine andere Organisation.

Eine Organisation ist eine begründungsbedürftige und nur durch ihre nachweisbaren zweckentsprechenden Wirkungen begründbare Intervention, wie das Schleiermacher zuerst für die Organisation Schule rigoros dargelegt hat. Nicht nur die einzelne Unterrichtsmaßnahme in einer Schule, sondern die Schule überhaupt bis hin zur Schulpflicht ist Schleiermacher zufolge eine begründungsbedürftige (rechtfertigungsbedürftige) Intervention. Im selben Sinne sind ganze Gesundheitssysteme Interventionen, die nur durch ihre hinreichend häufige zweckentsprechende Wirkung zu rechtfertigen sind.

So ist das Gesundheitsschutzsystem eines Landes mit allen Arbeitsschutzeinrichtungen, angefangen von Gesetzen und Vorschriften bis hin zu Organisationen, eine Intervention, wie sie sich seit Schleiermacher nur mit ihren hinreichend häufig eingetretenen Wirkungen rechtfertigen kann.

4.9.2 Der historische Verlauf

Die Verbreitung dieses Typs Evidence-basierter Versorgungsforschung lässt sich historisch exemplarisch gut an der mehr als 100-jährigen Entwicklung der ICOH, der *International Commission for Occupational Health*, ablesen. Die ICOH, die heute *Occupational Health Service Professionals*, darunter alle *Nurses*, nahezu aller Länder umfasst und eng mit der WHO und der ILO zusammenarbeitet, wurde vor mehr als 100 Jahren gegründet, als die vielen Todesfälle beim Bau der Alpentunnel die Steuerungsfähigkeit eines Nationalstaates zu widerlegen schienen.

Das *Scientific Committee for Occupational Health Service Research and Evaluation*, also zu Deutsch die auf die Gesundheit der Arbeitenden bezogene Versorgungsforschung, wurde nach gescheiterten Versuchen erst Anfang der 1990er-Jahre von der Generalversammlung akzeptiert; die Gründung ging mehrheitlich von Psychologen, Soziologen, Therapeuten, Pflegenden und einigen Arbeitsmedizinern insbesondere Schwedens (Karolinska), Finnlands (Helsinki), der Niederlande (Amsterdam) und Deutschlands (Bremen) aus (Baransky & Behrens, 1997). Sie führte zu einem Paradigmenwechsel in der Evaluationsforschung. Reichte es bis dahin, dass ein gesundheitliches Problem mit Arbeitsbedingungen korrelierte, um Einrichtungen und Maßnahmen des Gesundheitsschutzes zu begründen, so wurde diese Haltung jetzt mit dem soziologischen Begriff der bloß „symbolischen Politik" kritisiert – als bloße Demonstration, dass irgendetwas getan würde, ohne Berücksichtigung der tatsächlichen Wirkung. Zweifellos erfüllt in der Politik die symbolische Politik die gleiche segensreiche Funktion wie das Placebo in der Medizin (Droge Arzt = Droge politisches Kümmern bzw. Letztzuständigkeit), aber Interventionen mit spezifischen Effekten sind unverzichtbar (J. Behrens, 1999; Menckel & Westerholm, 1999).

Viele Maßnahmen dienten, so wurde von der einschlägigen Versorgungsforschung kritisiert, eher der Haftungsentlastung von Unternehmen und Versicherungen, als dass sie tatsächlich die Gesundheit der Beschäftigten wirkungsvoll verbesserten. Diesem Fehler entspräche das Vorherrschen formativer Evaluationen – also nur Evaluation der Umsetzbarkeit, der Akzeptanz und der Einhaltung der Maßnahmen – statt summativer Evaluationen der tatsächlichen Wirkungen („Outcomes"). Völlig falsch sei die Ansicht, man könne über die Strukturqualität einer Gesundheitseinrichtung oder über die Prozessqualität einer Maßnahme irgendetwas aussagen, ohne die Wirkung, das Ergebnis zu kennen. Vielmehr kann nur in Kenntnis der Wirkung ein Prozess ausgewählt werden. Und nur in Kenntnis eines wirkungsvollen Prozesses kann die für diesen Prozess nötige Struktur ausgewählt werden (Baransky & Behrens, 1997; Menckel & Westerholm, 1999).

Das Verständnis, *Health Service Research* habe auch ganze nationale Gesundheitssysteme als Interventionen im Hinblick auf ihre „Outcomes" zu vergleichen, wurde in der Versorgungsforschung dadurch nahegelegt, ja nahezu erzwungen und zugleich ermöglicht, dass die Gesundheitsschutzsysteme sich bei gleichem Ziel in den europäischen Ländern sehr unterscheiden. Beim Internationalen Jubiläumskongress zu 100 Jahren ICOH 2006 in Mailand bekam jeder Teilnehmer ein Buch zu *Evidence-based Occupational Health Service* geschenkt. Es war selbstverständlich geworden, dass Evidence-basierte Praxis keine spezielle Richtung in der Versorgungsforschung war, sondern alle Methoden der Versorgungsforschung beinhaltete und die Ethik der Versorgungsforschung zusammenfasste.

4.9.3 Methoden und die Beurteilung der Studiengüte

4.9.3.1 Unbegriffen große Varianz, aber kleine Fallzahlen und kaum Randomisierung

So sehr es auf der Hand liegt, von einzelnen Behandlungen zur Erforschung von Organisationen und Gesundheitssystemen als Zweckgebilden (Interventionen) fortzuschreiten, so groß sind die methodischen Herausforderungen. Auf der Hand liegt die Erforschung von Organisationen und Gesundheitssystemen als Zweckgebilden, weil die Unterschiede bereits in Sterblichkeit zwischen Nationen und sogar schon zwischen Bundesländern enorm sind und nach Ursachen- und Interventionsforschung geradezu rufen. In manchen Bundesländern sterben 30 % mehr gleichaltrige Menschen an Herz- oder Hirninfarkt als in anderen Bundesländern, ohne dass diese Bundesländer eine offensichtlich schlechtere Versorgung mit spezialisierten Kliniken hätten. Zwischen Nationen variieren nicht nur Mortalität und Morbidität, sondern auch die meisten Einrichtungen des Gesundheitswesens. Der internationale Vergleich kann daher als Königsweg vermutet werden, um die Wirkung von gesetzlich festgelegten Systemen, die ja jeweils national gelten, näherungsweise einschätzen zu wollen.

Die methodischen Herausforderungen liegen unter anderem darin, dass sich Organisationen und nationale Gesundheitssysteme meist noch in vielen anderen Merkmalen unterscheiden als nur in den beobachteten, und dass die Zahl der zu beobachtenden Staaten – gemessen an den womöglich interagierenden Variablen – klein ist.

Beim Wirkungsvergleich von Organisationen sind diese Herausforderungen noch lösbar. So kann der große Streit, ob für Personen mit Demenz integrierende oder spezialisierte Heime besser wirken, noch mit klassischen randomisierten Interventionsstudien geklärt werden: Bei entsprechendem Einverständnis können die Menschen mit Demenz nach Zufall in integrierende oder aber spezialisierte Heime eintreten.

Auch die Wirkung von mobiler Rehabilitation zu Hause im Vergleich zu stationärer Rehabilitation, also zweier gänzlich unterschiedlicher Organisationsformen, kann prinzipiell durch randomisierte Zuordnung der Reha-Bedürftigen zu Reha-Kliniken oder mobilen Reha-Diensten geklärt werden (Johann Behrens, 2006a, 2006b).

Bei der Analyse der Wirkung von Organisationen können die Probleme verzerrter Auswahl und unbeobachteter Heterogenität, also unbeobachteter Unterschiede in beiden Gruppen, durchaus noch mit Randomisierung bewältigt werden (→ Kapitel 4.4 auf Seite 166). Selbst wo eine randomisierte Zuteilung von Individuen zu Organisationen nicht möglich ist, können die Organisationen zufällig ausgewählt werden, in denen eine Neuorganisation eingeführt wird (Hanns et al., 2008). Eine solche zufällige Auswahl von Organisationen heißt „Cluster-Randomisierung".

Aber ist eine randomisierte Zuteilung zu Staaten und Bundesländern denkbar? Ganz absurd ist die Frage nicht, weil ja beispielsweise die USA Visa mit Arbeitserlaubnissen für Immigrationswillige verlosen. Und auch die Verlosung von Studienplätzen in unterschiedlichen Bundesländern an Studierwillige ist durchaus immer wieder in der Diskussion. Aber letztlich möchte man die vergleichende Erforschung von Gesundheitssystemen nicht auf individuelle Randomisierung gründen müssen. Auch die Cluster-Randomisierung, nach der man nach Zufall in Bundesländern oder Staaten Neuerungen einführt, ist nicht wirklich praktikabel.

Zwar hört man oft, die sehr unterschiedlichen Schul- und Universitätsgesetze in den einzelnen deutschen Bundesländern kämen einem vor „wie gewürfelt" und dasselbe gälte für die Gesundheitsversorgung. Aber in Wirklichkeit sind sie bekanntlich keineswegs erwürfelt, sondern verdanken sich historisch kontingenten demokratischen Wahlen. Deshalb haben die deutschen Parlamente in der gesetzlichen Begründung wichtiger Einrichtungen Versuchsklauseln eingeführt und damit Modellversuche ermöglicht, aus deren Vergleich man etwas über ihre Wirkung erfahren möchte (summative Evaluation). Aber die Zuordnung von Modellversuchen erfolgt doch nie ganz zufällig.

Unterschiedliche Entwicklungen in den Folgen müssen nach den Methoden geklärt werden, die Sie aus den Kapiteln 4.6 auf Seite 196 und 4.7 auf Seite 201 bereits kennen. Eine Evaluation der „Wirkung" ist mit diesen Methoden schwer möglich. Das sei an einer Untersuchung veranschaulicht, die einer der Autoren, nämlich Behrens, 1981 an der University of Michigan in Ann Arbor, USA, durchführte. Die Frage war: Macht die Todesstrafe Morde wahrscheinlicher, unwahrscheinlicher oder hat die Todesstrafe überhaupt keine Wirkung auf die Häufigkeit von Morden? Es bedarf keiner Begründung, dass eine randomisierte Zuteilung hier schwer möglich ist. Aber die USA sind bekanntlich ein Verbund von Staaten, von denen einige die Todesstrafe anwenden, andere sie abgeschafft haben (das ist übrigens in Deutschland ähnlich, die Verfassungen einzelner Bundesländer, zum Beispiel Hessen, sehen noch die Todesstrafe vor, aber in Deutschland bricht in dieser Frage Bundesrecht das hessische Landesrecht). So konnte man in den USA untersuchen, ob die Existenz der Todesstrafe in einigen US-Staaten in einem Jahr in den Folgejahren eine höhere oder niedrigere Mordrate in diesen Staaten als in den Staaten ohne Todesstrafe prognostizieren ließ. Da die US-Amerikaner Freizügigkeit in den USA genießen und auf der Suche nach einer Erwerbstätigkeit tatsächlich häufig von einem in den anderen Bundesstaat ziehen, schienen die Bevölkerungen der US-Staaten hinreichend ähnlich zu sein, zumindest ähnlicher als die Bevölkerungen der USA, Ozeaniens und Europas. Die Untersuchung erschien also nicht ganz unplausibel. Das Ergebnis war statistisch recht eindeutig. Die Existenz der Todesstrafe in einem Staat erhöhte statistisch die Wahrscheinlichkeit deutlich, dass in den folgenden Jahren mehr Morde in diesem Staat verübt wurden als in den Staaten ohne Todesstrafe. Dennoch scheute Behrens davor zurück, das Ergebnis als Wirkungsbeleg dafür zu veröffentlichen, dass die Todesstrafe Morde wahrscheinlicher macht. Zu viele Confounder schienen unkontrolliert.

4.9.3.2 Erhöhung der Fallzahlen und Identifikation funktional äquivalenter Organisationen und Gesundheitssysteme durch individuelle Verlaufsstudien

4.9.3.2.1 Fallvignetten

Individuelle Verlaufsstudien (Kohortenstudien) erwiesen sich in den vergangenen Jahren als eine Möglichkeit, nicht nur der Falle zu weniger und dazu noch hochaggregierter nationaler Variablen zu entkommen, sondern auch funktional vergleichend analysierbare Organisationen überhaupt erst einmal identifizieren zu können (J. Behrens, Braun, Morone, & Stone, 1996; J. Behrens & Heinz, 1991; J. Behrens & Leibfried, 1987).

Um das Problem der kleinen Zahl von nationalen Gesundheitssystemen und ihrer Heterogenität zu bewältigen, sind individuelle Verlaufsstudien aus folgenden Gründen geeignet. Eine Lösung ist bereits, dass die Einheit der Untersuchung nicht hochaggregierte Variablen für ganze Staaten sind, sondern dass man vergleichbare individuelle Verlaufsdaten in unterschiedlichen nationalen Gesundheitssystemen nutzt. Ein zweiter Vorteil ist, dass Verfahren des Vergleichs „funktional äquivalenter" Organisationen anwendbar werden und diese nicht die gleiche Struktur aufweisen müssen, um vergleichbar zu werden.

Dazu ist der wichtigste Schritt – und das ist zugleich ein Gütekriterium bei der Beurteilung vergleichender Analysen von Organisationen und Gesundheitssystemen – die Definition des interessierenden Outcomes: Ist das „Outcome" klar definiert, auf das hin unterschiedliche Organisationen und Gesundheitssysteme verglichen werden?

Denn der Name einer Einrichtung sagt sehr wenig über eine Organisation aus. Als Beispiel seien die rehabilitativ orientierte Pflege und Therapie nach Schlaganfall angeführt. Rehabilitation ist in den Staaten Europas, in Kanada und in den USA auf den ersten Blick höchst unterschiedlich organisiert. Wenn man nach „Rehabilitationseinrichtungen" fragt, bekommt man in vielen Staaten zur Antwort, solche Reha-Einrichtungen gäbe es so gut wie gar nicht bei ihnen, *Nursing* spiele in ihnen kaum eine Rolle, Reha-Kliniken gäbe es fast nur in Deutschland. Auf dieser Ebene scheint der Vergleich dann schon zu Ende: die deutschen Reha-Einrichtungen scheinen unvergleichbar und daher auch nicht in einer vergleichenden Untersuchung zu evaluieren, weil es woanders solche Einrichtungen überhaupt nicht gibt.

Aber auch in diesen anderen Staaten kommen leider Schlaganfälle vor und viel wird auch dort in Fachpflege und Therapie dafür getan, dass nach einem Schlaganfall Pflegebedürftige die Chancen selbstbestimmter Teilhabe an den für sie biographisch relevanten Lebensbereichen zurückgewinnen (= Rehabilitation). Man braucht also nur Patienten nach einem Schlaganfall zu folgen, und schon entdeckt man in allen Ländern Einrichtungen, die faktisch die Aufgabe der Rehabilitation mehr oder weniger gut erfüllen – ob nun der Begriff „Rehabilitation" in ihrem Einrichtungsnamen vorkommt oder nicht. Schon werden alle diese Einrichtungen im Hinblick auf die Rehabilitation von Schlaganfallpatienten vergleichend analysierbar und evaluierbar (Johann Behrens, 2009; Johann Behrens & Zimmermann, 2004).

Denn alle diese so unterschiedlichen Einrichtungen sind im Hinblick auf ihre Funktion, nach einem Schlaganfall wieder autonome Teilhabe zu ermöglichen, vergleichbar und insofern funktional äquivalent. Die Funktion, im Hinblick auf die unterschiedliche Einrichtungen verglichen werden, definieren Sie als Beobachter. Das ist Ihnen schon aus den Kapiteln über Interventions- und Kohortenstudien bekannt. Ohne gemeinsame Funktion, die Sie als Outcome definieren, sind Organisationen und Gesundheitssysteme überhaupt nicht vergleichend analysierbar. Ohne gemeinsame Funktion wissen Sie gar nicht, worüber Sie reden und was Sie analysieren könnten. Mit einer definierten gemeinsamen Funktion haben Sie für alle Organisationen und Gesundheitssysteme einen Vergleichsmaßstab. Sie können zum Beispiel alle Gesellschaften und Länder der Erde im Hinblick auf die Alterssicherung und die Finanzierung der Pflege vergleichen, obwohl es in den meisten Ländern der Erde keine Renten- oder Pflegeversicherung gibt.

Verlaufsanalysen sind daher ein sehr geeigneter Weg auch für Organisations- und Systemanalysen. Aber wie kommen Sie zu solchen Analysen, wie folgen Sie Schlaganfallpatienten in verschiedenen Organisationen und Gesundheitssystemen? Ideal wäre eine Personengruppe, beispielsweise eine gute Schauspielertruppe mit entsprechenden Leiden oder guten Simulationsfähigkeiten, die in alle zu untersuchenden Organisationen mit demselben Problem käme und sich pflegen und behandeln ließe. Bei der vergleichenden Analyse kurzer Beratungen (Geldanlage, Pflegeverträge) ist dieses Vorgehen schon sehr erfolgreich umgesetzt worden, und auch spieltheoretisch-experimentelle Verfahren erwiesen sich als fruchtbar (Johann Behrens, Güth, Kliemt, & Levati, 2006).

Schlaganfälle allerdings sind schwer glaubwürdig zu simulieren, und ihre tatsächliche Pflege und Behandlung haben schwerer wiegende Folgen als eine schlechte Beratung (an die sich ja niemand halten muss). Deswegen arbeitet man statt mit Personen aus Fleisch und Blut mit *Paper Patients*, wie der treffende englische Ausdruck heißt, zu Deutsch „Fallvignetten“: Statt einer Person aus Fleisch und Blut wird eine Fallbeschreibung (Akte) in verschiedenen Organisationen und nationalen Gesundheitssystemen herumgereicht mit der Bitte an die Fachpflege und die Therapeuten, die angezeigte Pflege und Behandlung dieses Falls zu beschreiben (J. Behrens & Frentzel-Beyme, 1997; Johann Behrens & Zimmermann, 2004).

Statt die Behandlung von Fallvignetten zu erheben, können Sie sogar auch prüfen, ob sich die in vielen Ländern erhobenen – und Ihnen als *Scientific Use Files* zur Verfügung stehenden – Verlaufsstudien (Kohortenstudien) zu Ihrer Fragestellung vergleichen lassen. Dazu haben Sie mehrere Möglichkeiten, die Sie – da es sich um *Scientific Use Files* handelt oder handeln wird – nahezu ohne finanzielle Kosten nutzen können (Ihr Verstand und Ihre Sorgfalt bleiben allerdings in hohem Maße gefordert).

4.9.3.2.2 International vergleichbare Panel-Studien und prozessproduzierte Verlaufsdaten

Diese *Scientific Use Files* bilden zum ersten die „sozioökonomischen Panels“. In einer Reihe von Staaten gibt es wie in Deutschland ein sozioökonomisches Panel, das weitgehend bevölkerungsrepräsentativ Personen in ihren Haushalten (also ganze Familien) viele Jahre lang jährlich auf freiwilliger Basis umfangreich befragt und seit einiger Zeit diese Personen auch erfolgreich um untersuchbare körperliche Proben (Speichelproben, Handkraftmessungen und dergleichen) bittet (Johann Behrens, 2010; Schupp & Wagner, 2010).

Da diese Panel-Befragungen in einer Reihe von Staaten schon seit mehr als 20 Jahren jährlich erhoben werden, können Wege in Gesundheit, Pflegebedürftigkeit, Krankheit und Tod für die Eltern wie für die Kinder im Haushaltskontext erkannt und international verglichen werden. Der Vorteil, den diese Kohortenstudien allen RCTs voraushaben, ist ihre weitgehende Repräsentativität für eine definierte Bevölkerung; denn RCTs sind, wie Sie sahen, nur für diejenigen ausgewählten Patientengruppen repräsentativ, die sich von ausgewählten Kliniken oder ambulanten Einrichtungen behandeln ließen. Mit jeweils etwa 12000–20000 Befragten sind die sozioökonomischen Panels erheblich größer als alle RCTs und die meisten Kohortenstudien. Diese große Zahl erlaubt eindrucksvolle multivariate Analysen, bei denen viele Confounder kontrolliert werden können.

Aber diese große Zahl erweist sich schnell als nicht groß genug, wenn es darum geht, Teilgruppen der Gesellschaft repräsentativ zu untersuchen. Wollen Sie diese Beschränkung überwinden, sehen Sie sich eine zweite Gruppe von *Scientific Use Files* an, die prozessproduzierten Verlaufsdaten der Kranken- und Rentenversicherungen, ähnlich auch der Klinikverbände. In vielen Staaten sind viele Millionen Menschen versichert – und zwar von der Geburt bis zum Tod. Welche Ihrer Daten Ihre Kranken- und Ihre Rentenversicherung von der Wiege bis zur Bahre sammeln, wissen Sie wahrscheinlich selbst oder können es sich vorstellen. Die entsprechenden Daten werden tagesaktuell gemeldet und sind nicht, wie Retrospektiverhebungen, von Erinnerungsleistungen abhängig (Ferber & Behrens, 1997).

Denn da das Versäumnis einer Mitteilung in der Regel unerwünschte finanzielle Folgen nach sich zieht (z.B. eine Bezahlung bleibt aus oder eine Strafe droht), werden die meisten Mitteilungen recht pünktlich übermittelt. Pflegebesuche und Klinikaufenthalte, Arztbesuche zur Bescheinigung einer Arbeitsunfähigkeit beispielsweise sind auf den Tag genau mit zahlreichen Leistungen dokumentiert. Zwar sind nicht alle Menschen einer Bevölkerung gesetzlich kranken- oder rentenversichert, aber doch häufig 90% und mehr (z.B. in der Schweiz). Die Prozessdaten sind selbstverständlich dennoch nur für die Bevölkerung repräsentativ, die an den jeweiligen Prozessen beteiligt ist. So sind die Rentenversicherungsdaten zwar für die übergroße Mehrheit der Einwohner Deutschlands, die direkt oder indirekt (z.B. als Familienangehörige) rentenversichert sind oder von der Rentenversicherung eines Familienmitglieds profitieren - nicht aber für die Beamten. Je mehr sich Beamte in ihrem Pflege- und Gesundheitsverhalten von anderen gleichaltrigen und gleich viel verdienenden Erwerbspersonen unterscheiden, umso weniger können Sie von den rentenversicherten Erwerbspersonen auf die Beamten schließen.

Ein weiterer Vorteil von Kohortenstudien mit prozessproduzierten Verlaufsdaten wie Rentenversicherungsdaten liegt für Sie darin, dass Sie sie heute als prospektive Studie auswerten können, die vor vielen Jahren begann. Sie müssen also nicht von heute an zehn oder 15 Jahre warten, um eine Verlaufsanalyse über zehn oder 15 Jahre durchführen zu können. Denn nachdem eine Meldung vor zehn oder 15 Jahren an die Rentenversicherung ging, konnte sie nachträglich nur noch berichtigt, nicht mehr verfälscht werden. Sie ist heute noch genauso gültig wie am Tage der Meldung. Deswegen sind Sie bei Prozessdaten, obwohl die Meldungen weit zurückliegen, nicht zu einer retrospektiven (= rückblickenden) Analyse verurteilt. Sie können sie auswerten in einer „prospektiven Analyse mit zurückliegendem Beginn".

Aus diesen riesigen Beständen prozessproduzierter Verlaufsdaten stellen die Versicherungsträger große pseudonymisierte repräsentative Stichproben mit Hunderttausenden von Versicherten als *Scientific Use Files* zur Verfügung, die Sie bei belegtem wissenschaftlichen Interesse auswerten und dabei sicher sein können, den Datenschutz, auf den jeder Versicherte ein Recht hat, nicht zu verletzen. Diese prozessproduzierten Verlaufsdaten enthalten faktisch nicht nur Daten der Versicherten, sondern auch der Organisationen (Betriebsnummern), die sie durchliefen: Wie Sie aus Ihrer eigenen Erwerbstätigkeit wissen, sind nicht Sie es, die Beiträge an die gesetzliche Krankenversicherung und Rentenversicherung überwiesen; Ihr Betrieb tat dies für Sie und haftet auch für die richtige Zahlung (J. Behrens & Frentzel-Beyme, 1997).

Diese Vorteile prozessproduzierter Verlaufsdaten bezahlen Sie mit einem Nachteil, der nur die andere Seite des Vorteils keines Reporting Bias ist: Sie haben keinerlei Einfluss auf die Fragen, die von den jeweiligen Trägern des Prozesses, also zum Beispiel den Versicherungen, erhoben werden. Die Versicherungen dürfen nur die Daten erheben, die aus Verwaltungsgründen nötig sind. Einigen Pflegeforschern erschien dieser Nachteil so groß, dass sie eine Abhilfe fanden. Sie kombinieren prozessproduzierte Verlaufsdaten mit Interviewdaten der Versicherten, die einem Interview zustimmten (Langer, Zimmermann, Behrens, & Dreyer-Tümmel, 2004).

4.9.3.3 Zusammenfassung zur Beurteilung der Studiengüte

Bereits im vorigen Abschnitt wurden die Kriterien diskutiert, die Sie bei der Beurteilung der Studiengüte verwenden können. Sie sind Ihnen vom Kapitel über Kohortenstudien (→ Kapitel 4.6 auf Seite 196) und über Prognosestudien (→ Kapitel 4.7 auf Seite 201) bereits bekannt.

Wie bei allen Studien, erkennen Sie als Leser die Güte einer Organisations- oder Gesundheitssystemstudie daran, ob Sie die Untersuchungsentscheidungen im Text nachvollziehen können, die die Autoren unter Abwägung unvermeidlicher Übel treffen mussten - oder ob Sie ihnen einfach als Eminenzen glauben müssen.

Wichtige Fragen, die Sie sich bei der Beurteilung von Studien über Organisationen und Gesundheitssysteme stellen sollten, sind:

- Wurde die Funktion, im Hinblick auf welche die Einrichtungen als funktional äquivalent verglichen werden sollen, klar und begründet von den Autoren definiert (Outcome)?
- Wurde das Problem unbeobachteter Heterogenität angesprochen und wurden die Strategien begründet, mit denen die Autoren sie zumindest teilweise bewältigen wollten?
- Wurden individuelle Verlaufsdaten (Kohortenstudien) für international vergleichende Meta-Analysen zur Evaluation von Organisationen und Gesundheitssystemen genutzt?

4.10 Wirtschaftlichkeitsstudien

Aufgrund der Knappheit der Mittel sind auch Pflegende gezwungen, mit den vorgegebenen finanziellen Mitteln das beste Ergebnis für den Pflegebedürftigen zu erzielen, indem sie effizient arbeiten, also mit einer konstanten Menge an Ressourcen einen maximalen Nutzen für den Pflegebedürftigen oder denselben Nutzen wie bisher mit weniger Ressourcen erwirken. Hierbei kann eine Wirtschaftlichkeitsstudie, in der nach formalen Kriterien verschiedene Interventionen bezüglich ihrer benötigten Ressourcen und ihrer Ergebnisse verglichen werden, einzelne Entscheidungen unterstützen.

In Wirtschaftlichkeitsstudien werden verschiedene Alternativen der Behandlung, Diagnose, Qualitätssicherung oder Prophylaxe miteinander verglichen, wobei auch die Kosten sowie der Nutzen berücksichtigt werden. Werden nur Kosten verglichen – also eine reine „Kostenanalyse" – kann man nicht beurteilen, ob die Intervention auch effizient ist; hierzu muss auch der Nutzen berücksichtigt werden. Hinzu kommt, dass immer ein bestimmter Blickwinkel zugrunde liegt: die Sicht des Pflegebedürftigen, der Pflegenden, des Geldgebers oder der Gesellschaft – und jede dieser Perspektiven unterscheidet sich von der anderen. Aus der Sicht des Pflegebedürftigen sind die Kosten für die Therapie seiner Krankheit egal, er möchte die beste Behandlung bekommen; die Pflegenden versuchen, mit den vorhandenen Mitteln die beste Therapie für den Pflegebedürftigen zu wählen; die Gemeinschaft der Versicherten (Krankenkassen) ist daran interessiert, dass der Pflegebedürftige die Pflege bekommt, die ihm hilft und mit möglichst wenig Leistungen verbunden ist, die von der Kasse vergütet werden.

Wirtschaftlichkeitsstudien sollten als RCTs oder zumindest kontrollierte Studien, Systematische Übersichtsarbeiten oder mit Hilfe einer nachträglichen Kalkulation einer bereits durchgeführten, qualitativ hochwertigen Studie erstellt werden. Dabei wird man häufig auf bereits durchgeführte Interventionsstudien zurückgreifen und die Kosten nachträglich nach eigenen Maßstäben berechnen.

4.10.1 Verschiedene Methoden der Wirtschaftlichkeitsanalyse

Wie bereits erwähnt kann man allgemein zwischen einer reinen Kostenanalyse und einer Wirtschaftlichkeitsanalyse im Sinne einer ökonomischen Evaluation unterscheiden, wobei letztere nochmals unterteilt wird in eine Kosten-Nutzen-Analyse, eine Kosten-Effektivitäts-Analyse und eine Kosten-Nutzwert-Analyse. Da neue Therapien häufig effektiver *und* teurer sind, erscheint es aussagekräftiger, nicht nur die (zusätzlichen) Kosten, sondern auch den damit gewonnenen (zusätzlichen) medizinischen Benefit (= Outcome) zu berücksichtigen. Das Ergebnis gesundheitsökonomischer Evaluationsstudien wird dabei in der Kosten-Outcome-Relation, also den Kosten pro Outcome-Einheit ausgedrückt. Beispiele hierfür sind die Kosten pro gewonnenem Lebensjahr oder die Kosten pro verhinderter Komplikation.

4.10.1.1 Kostenanalyse

Bei einer reinen Kostenanalyse – häufig auch als Krankheitskostenstudie bezeichnet – werden lediglich die anfallenden Kosten einer Intervention oder Erkrankung untersucht. Ein direkter Nutzen für die Praxis ist nur gegeben, wenn die untersuchten Interventionen belegbar ähnlich wirksam sind oder eine Intervention in einer vorangegangenen Studie ihre Überlegenheit zeigen konnte und – was leider nur selten der Fall ist – auch mit geringeren Kosten verbunden ist. Die Kostenanalyse ist eines der grundlegenden Instrumente im Managementbereich. So wurde zum Beispiel mittels einer RCT untersucht, ob sich die Schlafqualität von Pflegebedürftigen mit nichtorganischen und nichtpsychiatrischen Insomnien durch die Einnahme von Baldrian im Vergleich zu Oxazepam verbessern würde (Dorn, 2000). Es stellte sich heraus, dass kein signifikanter Unterschied in der Schlafqualität entdeckt werden konnte. Mittels einer Kostenanalyse kann man nun im Nachhinein berechnen, dass die Behandlung mit 600 mg Baldrian wesentlich teurer ist als die Behandlung mit 10 mg Oxazepam:[14]

100 Tbl. Sedonium® 300 mg kosten 26,70 €
50 Tbl. Oxazepam ratiopharm® 10 mg kosten 11,35 €

14 Quelle: Rote Liste® Online, Stand: April 2010

Daraus berechnen sich folgende Kosten für eine Behandlung:

2 Tbl. Sedonium® kosten 0,53 €
(2 Tbl. × 26,70 € ÷ 100 Tbl.)
1 Tbl. Oxazepam® kostet 0,23 €
(11,35 € ÷ 50 Tbl.)

Finanziell gesehen spricht also nichts dagegen, den Pflegebedürftigen Oxazepam anstelle von Baldrian zu geben, da Baldrian doppelt so teuer ist wie Oxazepam.

4.10.1.2 Kosten-Nutzen-Analyse

Bei einer Kosten-Nutzen-Analyse (engl. *Cost Benefit Analysis*, CBA) werden die Kosten für eine Intervention mit den wirtschaftlichen Vorteilen der Intervention verglichen, wobei jeweils in Geldwerten gerechnet wird – jeder Veränderung des Gesundheitszustands wird dabei ein Geldwert zugeordnet.

Man kann zum einen den Nettonutzen ausrechnen: die Differenz zwischen dem Nutzen und den Kosten, also:

$$\text{Nettonutzen} = \sum \text{Nutzen}[€] - \sum \text{Kosten}[€]$$

Je größer die Differenz ist, um so günstiger ist die Intervention aus wirtschaftlicher Sicht; negative Werte bedeuten einen finanziellen Verlust. Zum anderen kann man die Ergebnisse einer Kosten-Nutzen-Analyse auch in einem Nutzen-Kosten-Verhältnis angeben:

$$CBA = \frac{\sum \text{Nutzen}[€]}{\sum \text{Kosten}[€]}$$

Werte > 1 sind hier aus wirtschaftlicher Sicht zu begrüßen, Werte < 1 bedeuten einen finanziellen Verlust. Bei der Nettonutzenrechnung kann man auf einen Blick erkennen, wie viel Geld pro Intervention gespart oder zusätzlich ausgegeben werden muss (= absolute Angabe), während das Kosten-Nutzen-Verhältnis eine relative Angabe darstellt. Kostet eine Vorsorgeuntersuchung und eine damit verbundene Verhütung von Krankheit X zum Beispiel 300 € pro Jahr und die Behandlung der ausgebrochenen Krankheit X kostet 1800 € pro Jahr, und die Vorsorgeuntersuchung würde die Krankheit zu 100 % erkennen, so ergibt sich ein Nettonutzen von 1800 € – 300 € = 1500 € sowie ein Kosten-Nutzen-Verhältnis von 1800 € ÷ 300 € = 6:1.

Ergebnisse im Gesundheitsbereich lassen sich allerdings nur bedingt in Geldwerten ausdrücken – daher findet man häufiger Kosten-Effektivitäts-Analysen und Kosten-Nutzwert-Analysen, in denen auch Nutzen und Kosten analysiert werden, allerdings ohne den Nutzen in Geldwert umzurechnen. Ob man sich dann für eine Kosten-Effektivitäts-Analyse oder eine Kosten-Nutzwert-Analyse entscheidet, hängt von den interessierenden Ergebnissen ab.

4.10.1.3 Kosten-Effektivitäts-Analyse

Bei einer Kosten-Effektivitäts-Analyse, häufig auch Kosten-Wirksamkeits-Analyse (engl. *Cost Effectiveness Analysis*, CEA) werden Interventionen, die alternativ angewendet werden können, in „Kosten pro Ergebnis“ verglichen. Hiermit wird gezeigt, wie hoch die Mehrkosten für eine zusätzliche Verbesserung des Gesundheitszustands sind, wenn man eine alternative Intervention anwendet.

$$CEA = \frac{\sum \text{Kosten}[€]}{\text{Ergebnis}}$$

Die Kosten-Effektivitäts-Analyse nützt, wenn man ein festes Budget hat und sich zwischen zwei Maßnahmen mit ähnlicher Wirkung entscheiden muss.

Man kann zum Beispiel ein spezielles Training mit Bewohnern eines Altenheims durchführen, das die Rate an Oberschenkelhalsbrüchen um 100 % senkt; dann kann man die Kosten des Trainings berechnen, vielleicht 400 € pro Jahr, und so zu der Aussage kommen, dass man 400 € pro vermiedenem Oberschenkelhalsbruch im Jahr ausgeben muss. Jetzt erfahren Sie von neu entwickelten Hüftprotektoren, die vielleicht einmalig 200 € kosten und die Rate an Oberschenkelhalsbrüchen ebenfalls um 100 % senken; natürlich würden Sie (wirtschaftlich betrachtet) die Hüftprotektoren dem Training vorziehen, denn sie müssten nur 200 € pro vermiedenem Oberschenkelhalsbruch im Jahr ausgeben.

Im vorangegangenen Beispiel wird einerseits deutlich, dass sich der Vergleich auf Maßnahmen zur Verhinderung von Oberschenkelhalsbruch beschränken muss, jedoch aus der Sicht der Institution auch andere medizinische Ziele relevant sind, und andererseits, dass Interventionen (einmaliges Training versus täglich zu tragende Hüftprotektoren) die Lebensqualität genauso wie die Gesundheit beeinflussen können. Durch die unterschiedlichen Auswirkungen einer Intervention auf vielen verschiedenen Gebieten (Gesundheit, Bequemlichkeit, Kommunikation etc.) und die Beschränkung auf ein gewähltes Effektmaß ist eine Kosten-Effektivitäts-Analyse oftmals weniger aussagekräftig, weshalb man eine Kosten-Nutzwert-Analyse in Betracht ziehen sollte. Hier bestätigt sich die im Grundlagenkapitel vertretene Ansicht, dass die Wahl der Ergebnismaße von entscheidendem Einfluss ist.

4.10.1.4 Kosten-Nutzwert-Analyse

Bei der Kosten-Nutzwert-Analyse (engl. *Cost Utility Analysis*, CUA) werden auch die persönlichen Präferenzen der Pflegebedürftigen für die verschiedenen Interventionen, die verglichen werden, berücksichtigt. Neben anderen, weniger verbreiteten Ansätzen wird am häufigsten das QALY-Konzept verwendet. Hierbei wird die Anzahl der Lebensjahre unter Einbeziehung der Auswirkungen einer Krankheit auf die Lebensqualität des Pflegebedürftigen (engl. *Quality Adjusted Life Year*, QALY) zugrunde gelegt. Zur Berechnung der QALYs werden alle Auswirkungen einer Intervention wie Lebensverlängerung, Änderungen des Gesundheitszustands oder Sozialisation gewichtet und in einem Index zusammengefasst; allerdings unterliegen die Definitionen von QALYs Setzungen, die mit den Bedürfnissen der von Ihnen unterstützten Pflegebedürftigen keineswegs übereinstimmen müssen. Insbesondere beim Vergleich akuter und chronischer Erkrankungen ist das QALY-Konzept problematisch. Sehen Sie sich daher die QALY-Definitionen genau an und vergleichen Sie die darin verborgenen Chancen und Risiken (Wasem, Hessel, & Kerim-Sade, 2001).

$$CUA = \frac{\sum \text{Kosten}[€]}{\text{QALY}}$$

4.10.1.5 Zusammenfassung der Methoden

Die verschiedenen Formen gesundheitsökonomischer Studien sind:

- die Kostenanalyse (es werden nur die Kosten betrachtet),
- die Kosten-Nutzen-Analyse (Kosten und Nutzen einer Intervention werden in Geldwert gemessen),
- die Kosten-Effektivitäts-Analyse (die Kosten einer weiteren gesundheitlichen Verbesserung oder Verschlechterung werden kalkuliert) und
- die Kosten-Nutzwert-Analyse (die Lebensqualität der Pflegebedürftigen wird nach standardisierten, im Einzelfall durch Sie zu überprüfenden Annahmen in die Überlegungen einbezogen).

Die Wahl der Methode richtet sich nach der Fragestellung der Studie.

4.10.2 Kostenarten

Mit einer Intervention sind verschiedene Arten oder auch Komponenten von Kosten verbunden, die man zum Beispiel in *direkte* und *indirekte* Kosten aufteilen kann. Unter direkten Kosten versteht man Kosten, die direkt der Intervention zugeordnet werden können, also Verbrauchsmaterial (z. B. Verbandsmaterial), Lohnkosten (z. B. des medizinischen Personals) oder Unterbringungskosten (z. B. für Verpflegung). Indirekte Kosten umschreiben den Produktivitätsausfall des Pflegebedürftigen in Form von Arbeitsunfähigkeit, vorzeitiger Berentung und vorzeitiger Mortalität. In Wirtschaftlichkeitsstudien werden die verwendeten Kostenarten und wie sie erhoben wurden in der Regel genau beschrieben. Der Ein- bzw. Ausschluss bestimmter Kostenkomponenten kann einen wesentlichen Einfluss auf das Ergebnis der Studie haben.

4.10.3 Beurteilung von Wirtschaftlichkeitsstudien

Die folgenden Fragen zur Beurteilung von Wirtschaftlichkeitsstudien basieren auf verschiedenen Bewertungshilfen (Drummond, Richardson,

O'Brien, Levine, & Heyland, 1997; O'Brien, Heyland, Richardson, Levine, & Drummond, 1997; David L. Sackett et al., 2000), die modifiziert und angepasst wurden.

Wurde ein kompletter wirtschaftlicher Vergleich verschiedener Interventionen durchgeführt? Wie bereits beschrieben werden in Wirtschaftlichkeitsstudien zwei oder mehr Interventionen einander gegenübergestellt. Werden nur die Kosten verglichen, handelt es sich um eine Kostenanalyse oder auch Kosten-Kosten-Studie – hierbei fehlt das Einbeziehen der Wirksamkeit.

Unter welchem Blickwinkel erfolgte die Untersuchung? Je nach Perspektive stehen unterschiedliche Schwerpunkte im Vordergrund einer Wirtschaftlichkeitsstudie: die Kosten für den Pflegebedürftigen, für das Krankenhaus, für die Krankenkasse oder für die Gesellschaft. Je breiter der Blickwinkel, desto mehr Faktoren wurden in der Regel berücksichtigt und desto allgemeiner ist die Studie anwendbar bzw. umso weniger auf den individuellen Blickwinkel überprüfbar.

Wurden alle relevanten Behandlungsmethoden verglichen? Häufig werden weniger wirksame Therapien nicht berücksichtigt, ohne daran zu denken, dass diese Alternativen auch nur teilweise verwendet werden könnten – und das, obwohl es gerade im Gesundheitsbereich möglich ist, eine Intervention routinemäßig oder nur bei Versagen anderer Interventionen anzuwenden. Ein Problem in diesem Kontext ist, dass bei Wirtschaftlichkeitsstudien oftmals eine Vergleichsintervention fehlt, da die neue Medikation mit Placebo verglichen wurde. Zum Vergleich mit einem anderen Medikament müsste dieses dann mit einem identischen Studiendesign getestet worden sein.

Wurden die Kosten und die Ergebnisse angemessen erhoben und gewertet? Selbstverständlich schaut man auch bei Wirtschaftlichkeitsanalysen darauf, ob die verglichenen Interventionen sinnvoll sind und ihre Wirksamkeit belegt wurde, also ein möglichst starkes, aussagekräftiges Studiendesign wie etwa eine systematische Übersichtsarbeit verwendet wurde. Auf der anderen Seite sind systematische Übersichtsarbeiten zwar stärker zu verallgemeinern, aber dafür nicht so sehr auf die konkrete Praxis anwendbar; sie haben meist eher den Charakter einer Empfehlung, sodass eine RCT, die in dieser Hinsicht „praxisnäher" ist, unter Umständen besser zu verwerten sein wird. Bei den Kosten ist es von Vorteil, wenn die verwendeten Ressourcen mit ihrem Geldwert angegeben werden, damit die Berechnung nachvollziehbar ist und bei Bedarf an die eigene Situation angepasst werden kann.

Wurde ein angemessener Aufschlag für Unsicherheiten in der Analyse gemacht? Unsicherheiten können entstehen, wenn Schätzungen zum Beispiel aufgrund schlechter Datenlage nicht sehr genau gemacht werden oder wenn Schwächen im Design oder in der Durchführung vorliegen; hier würde man eine Sensitivitätsanalyse durchführen, in der untersucht wird, welchen Einfluss wichtige Merkmale bzw. Faktoren auf das Ergebnis haben, und zusätzlich noch die statistische Signifikanz der Ergebnisse testen. Sind diese Berechnungen nicht aufgeführt, kann die Diskussion der Ergebnisse vielleicht einen Hinweis liefern, inwieweit Unsicherheiten berücksichtigt oder die Ergebnisse bereinigt wurden.

Stehen die Schätzungen der Kosten und der Ergebnisse in Beziehung zu dem ursprünglichen Risiko in der Interventionsgruppe? Bei Wirtschaftlichkeitsanalysen sollte berücksichtigt werden, dass sowohl die Kosten als auch die Ergebnisse einer Behandlung in Beziehung zu dem ursprünglichen Risiko der Interventionsgruppe, also dem Risiko ohne Intervention, stehen, wobei Faktoren wie Alter, Geschlecht, Begleiterkrankungen und Krankheitsverlauf eine Rolle spielen: Je höher das Risiko der Pflegebedürftigen ist, desto niedriger sind die Kosten für ein definiertes Maß an Nutzen. Hierbei spielen weniger die Behandlungskosten als vielmehr der Mehrwert für den Pflegebedürftigen eine Rolle, so zum Beispiel das Alter: Jüngere Pflegebedürftige haben einen höheren Arbeitszeitausfall, wodurch bei erfolgreicher Behandlung der Geldwert des Nutzens der Behandlung höher ist als bei älteren Pflegebedürftigen, wenn der Produktivitätsausfall bzw. die Arbeitsunfähigkeit das entsprechende Zielkriterium ist.

Wie hoch waren die Mehrkosten und was waren die Ergebnisse der verschiedenen Behandlungen? Die Kosten einer Intervention werden berechnet, indem man die Menge mit dem Stückpreis multipliziert, wobei sowohl Personalkosten als auch Sachkosten für die momentane und die zukünftige Behandlung berücksichtigt werden sollten. Die Mehrkosten ergeben sich aus der Differenz der Kosten der Intervention und der Kosten der Vergleichsintervention, wobei bei unterschiedlicher Behandlungsdauer oder Lebenserwartung die Zeit eingerechnet werden muss. Schwieriger wird es, wenn Interventionen unterschiedliche Nebenwirkungen haben: Wie ist eine erhöhte Sicherheit bei der Kontrazeption mit einem gesteigerten Thromboserisiko zu verrechnen? Sicherlich nur durch eine Gewichtung der verschiedenen Faktoren, die in der Studie schlüssig begründet werden sollte – ein häufig verwendeter Index sind hier die QALYs („*Quality Adjusted Life Years*", qualitätsbereinigte Lebensjahre), deren Verwendung unter anderem den Vorteil hat, dass die Ergebnisse von unterschiedlichen Studien verglichen werden können, wenn Sie die Annahmen der QALYs akzeptieren.

Unterscheiden sich die Mehrkosten und die Ergebnisse in den Untergruppen? Wie bereits angeschnitten unterscheiden sich die Mehrkosten und eventuell auch die Ergebnisse manchmal bei verschiedenen Untergruppen, je nach Merkmalen der Teilnehmer – das muss aber nicht sein. Falls es jedoch logisch erscheint, sollte eine wirtschaftliche Analyse auch nach Untergruppen unterteilt durchgeführt worden sein.

Wie stark beeinflusst der Aufschlag für Unsicherheiten in der Analyse die Ergebnisse? Zur Beantwortung dieser Frage sollte man sich die Sensitivitätsanalyse genauer anschauen und betrachten, inwieweit Veränderungen im Effektivitätsmaß eine Auswirkung auf die Schätzungen der Kosten haben. Wird die Effektivität durch eine valide Studie bestätigt, kann man beruhigt das Konfidenzintervall als Spannbreite für die Berechnungen nehmen.

Ist der Nutzen der Behandlung die Risiken und Kosten wert? Eine Hilfe bei der Beurteilung dieser Fragestellung ist eine *Portfolioanalyse*, wie sie in Abbildung 4-26 dargestellt ist: Je effektiver die Intervention im Vergleich zur Kontrollintervention ist, desto mehr rechts auf der Abbildung ist sie anzusiedeln; je höher die Zusatzkosten für die neue Intervention sind, desto weiter oben sollte sie aufge-

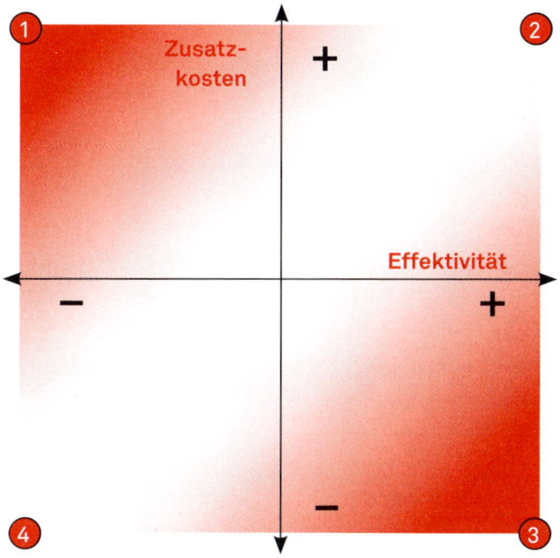

Abbildung 4-26: Vergleich der neuen Intervention mit der Kontrollintervention

tragen werden. Liegt der eingetragene Wert nahe der ❶, sollte man die neue Intervention ablehnen: Sie ist teurer, nicht effektiver und somit weniger effizient. Liegt sie in der Nähe der ❸, sollte man sich für die neue Intervention entscheiden: Hier liegt die optimale Lösung, denn man hat zwar dieselben Kosten, aber durch eine effektivere Lösung eine erhöhte Effizienz. Liegt die neue Intervention auf einer Linie zwischen der ❷ und der ❹, muss man anhand der eigenen Prioritäten abwägen, ob man seine Praxis verändert.

Sind die Ergebnisse auf meine Pflegebedürftigen übertragbar? Bei der Beurteilung der Übertragbarkeit sind zwei Aspekte zu berücksichtigen: die eigenen Pflegebedürftigen und die eigenen gesundheitspolitisch-ökonomischen Verhältnisse. Wenn die eigenen Pflegebedürftigen hinsichtlich Alter, Geschlecht, Erkrankung und Krankheitsverlauf ähnlich der Studienpopulation sind, dürfte ziemlich wenig dagegen sprechen, die Intervention auch im eigenen Umfeld anzuwenden. Zudem muss man bei gesundheitsökonomischen Analysen aber noch beurteilen, ob die Kostenanalyse im eigenen finanziellen Umfeld – angefangen vom Gesundheitssystem über den Arbeitgeber bis hin zum eigenen Budget – ähnlich ausfallen würde oder ob man besser mit eigenen Zahlen, so sie denn vorliegen, eine angepasste Kalkulation vornimmt.

Kann ich ähnliche Kosten erwarten? Gerade die Kosten unterscheiden sich sehr häufig je nach Umgebungsbedingungen, weil die Kosten sich je nach dem Ort und Setting der Behandlung für die gleiche Intervention stark unterscheiden können: Personal ist – genauso wie Verbrauchsmaterial – wahrscheinlich unterschiedlich teuer und ggf. in unterschiedlichem Umfang notwendig. Falls die Angaben für die benötigten Ressourcen und die zugehörigen Preise in der Wirtschaftlichkeitsstudie separat aufgeführt sind, sollte eine eigene Kalkulation für die Anwendbarkeit nicht allzu schwierig werden.

4.10.4 Suche nach Wirtschaftlichkeitsstudien in Medline

Medline hat keine spezielle Suchroutine für Wirtschaftlichkeitsstudien, sodass man die interessierenden Themengebiete ergänzen kann um

```
cost OR cost analysis OR economic
```

oder gezielt um MeSH-Terms wie

```
„costs and cost analysis"[MESH]
```

oder

```
„cost-benefit analysis"[MESH]
```

Speziell für pflegerelevante Fragestellungen sei als weiterführende Lektüre Berg und Fleischer (2003, S. 63) empfohlen.

4.11 Systematische Übersichtsarbeiten und Meta-Analysen

Systematische Übersichtsarbeiten und Meta-Analysen gehören wie Leitlinien und manche Wirtschaftlichkeitsstudien in die Gruppe der sekundären Publikationen, weil sie Daten von bereits durchgeführten Studien übernehmen, zusammenfassen und die Ergebnisse kombinieren, analysieren und daraus neue Erkenntnisse ableiten. Durch die Synthese von Studien mit möglichst ähnlichen Patienten, Interventionen und Umgebungsbedingungen werden unter Umständen potenzielle Bias-Quellen minimiert und Aussagekraft und Genauigkeit – vor allem durch die gewachsene Stichprobengröße – werden gesteigert (→ Kapitel 4.3.9 auf Seite 165).

Doch zuerst noch etwas zu den Begriffen: eine *Übersichtsarbeit* oder ein *Review* beinhaltet den Stand der Forschung auf einem speziellen Gebiet, zum Beispiel der Dekubitusprophylaxe, ohne dass Ein- und Ausschlusskriterien festgelegt wurden. Sie gibt somit einen allgemeinen (subjektiven) Überblick und kann auch Meinungen enthalten; oftmals sind Kapitel in Büchern Übersichtsarbeiten. Davon abzugrenzen ist die *Systematische Übersichtsarbeit*, in der streng nach vorher festgelegten Methoden Beiträge ausgewählt und diese Methoden auch ausführlich beschrieben werden.

Da in die systematischen Übersichtsarbeiten also nur Studien bestimmter Qualität eingeschlossen werden, empfiehlt es sich, zuerst nach einer Übersichtsarbeit zu suchen, denn dadurch wird der Schritt der Suche und Beurteilung der einzelnen Studien verkürzt. Das Design wurde bereits in Kapitel 4.3.9 auf Seite 165 beschrieben.

So wurde zum Beispiel eine Systematische Übersichtsarbeit und Meta-Analyse durchgeführt, die die konkrete Frage untersuchte, welche Kompressionsbehandlung bei Ulcus cruris die besten Ergebnisse hervorbringt (A. Fletcher, Cullum, & Sheldon, 1997).

Ziel der Systematischen Übersichtsarbeit war es, einzuschätzen, wie die praktische und finanzielle Effektivität von Kompressionssystemen bei der Behandlung des Ulcus cruris ist. Hierzu wurden 19 elektronische Datenbanken durchsucht, relevante Fachzeitschriften und Konferenzbände per Hand gesichtet und Experten befragt. Es wurden randomisierte kontrollierte Studien, die eine Kompressionsbehandlung von venösen Unterschenkelgeschwüren untersuchten, einbezogen. 24 Studien wurden in die Systematische Übersichtsarbeit aufgenommen, die aber alle relativ schwach waren: Bei vielen war die Studienpopulation zu gering oder waren methodische Schwächen vorhanden. Das Ergebnis: Kompression scheint die Heilungsrate zu verbessern, wobei verschiedene Systeme mit hoher Kompression effektiver sind als Systeme mit geringer Kompression.

Um sich einen Eindruck von der methodischen Qualität einer systematischen Übersichtsarbeit bzw. Meta-Analyse machen zu können, werden im Folgenden zunächst die Schritte bei der Erstellung einer systematischen Übersichtsarbeit vorgestellt, um im Anschluss näher auf die Beurteilung dieser Studiendesigns einzugehen.

4.11.1 Schritte bei der Erstellung einer systematischen Übersichtsarbeit

Im Folgenden werden zur Veranschaulichung die Schritte zur Erstellung einer systematischen Übersichtsarbeit vorgestellt (Higgins & Green, 2011).

4.11.1.1 Formulieren des Problems

Beim Formulieren des Problems ist es für interpretativ-hermeneutische wie für statistische Studien wichtig, eine präzise Frage zu formulieren, die die Intervention, die Studienpopulation, die Umgebungsbedingungen und die Ergebnismaße umfasst. Ist die Frage nicht klar formuliert, wird man Probleme bei der Entscheidung bekommen, welche Studien ein- bzw. ausgeschlossen werden sollen und wie man diese zusammenfassen kann.

4.11.1.2 Auffinden und Auswählen von Studien

Der elementare Schritt des Auffindens und Auswählens von Studien beim Erstellen einer Systematischen Übersichtsarbeit nimmt sehr viel Zeit in Anspruch, denn man versucht, zunächst wirklich alle Literatur auf einem Gebiet zu finden, um dann die beste für die Arbeit zu verwenden. Hierbei sucht man in allgemeinen und speziellen Datenbanken mit komplexen Suchstrategien, in denen auch andere Schreibweisen und Synonyme berücksichtigt werden. Die Literaturverzeichnisse der gefundenen Ergebnisse werden ebenfalls nach brauchbaren Veröffentlichungen durchforstet, ebenso führt man eine Handsuche in speziellen Zeitschriften, Büchern, Leitlinien, Diplomarbeiten, Dissertationen, Tagungsbänden und greifbaren Konferenzprotokollen durch. Weiter werden Autoren sowie andere Experten auf dem Forschungsgebiet persönlich kontaktiert, bei öffentlichen Stellen wie dem Gesundheitsamt wird angefragt und die Hersteller von Produkten, die in Zusammenhang mit dem Forschungsgebiet stehen, werden um Informationen gebeten, um auch gerade in Publikation befindliche Studien zu erhalten.

Die so gefundenen Studien werden dann auf ihre Brauchbarkeit hin beurteilt, indem Studien, die den Einschlusskriterien und nicht den Ausschlusskriterien entsprechen, aufgenommen werden.

4.11.1.3 Beurteilen der Qualität der Studien

Als Nächstes werden die aufgenommenen Studien hinsichtlich ihrer Qualität beurteilt: Man bewertet die Gültigkeit der Studie im Kontext einer Übersichtsarbeit ist hiermit gemeint, ob das Design und die Durchführung wahrscheinlich vor einem Bias schützen. Relevante Bias-Formen sind zum Beispiel:

- der Selektions-Bias (systematische Unterschiede in den Untersuchungsgruppen),
- der Performance Bias (systematische Unterschiede in der Behandlung, außerhalb der Intervention),
- der Attrition Bias (systematische Unterschiede innerhalb der Teilnehmer, die aus der Untersuchung aussteigen) und
- der Beobachter-Bias (systematische Unterschiede in der Beurteilung der Ergebnisse).

Hermeneutisch-interpretative Studien bewältigen andere Bias als RCTs und Beobachtungsstudien (→ Kapitel 4.1 auf Seite 132).

Bias sind schwerer zu erkennen als der wichtigste Einfluss auf die Ergebnisse: die Auswahl der Fragestellungen, für die überhaupt Studien durchgeführt werden (→ Kapitel 2.2 auf Seite 104).

Zur Beurteilung werden meist Checklisten angefertigt, um der Menge der in Frage kommenden Studien Herr werden zu können, oder es werden spezielle Computerprogramme verwendet. Wichtig ist, dass alle Studien nach den gleichen Kriterien beurteilt werden.

Eine kurze, aber treffende Bewertung von randomisierten kontrollierten Studien hat A. Jadad entworfen (A. Jadad, 1998); sie soll als Beispiel genannt werden: Jede RCT bekommt einen errechneten Punktwert zugeordnet (= Jadad-Score; → Abbildung 4-27), der Werte zwischen 0 und 5 annehmen kann, und anhand dieses Wertes werden die Studien zum einen vergleichbar, zum anderen kann man vorher die eigenen Qualitätsansprüche festlegen, indem man zum Beispiel nur Studien mit einem Score über 3 in seine Überlegungen einbezieht.

Beispiel: Eine Studie wird als randomisiert (+1) und als doppelblind (+1) im Text beschrieben, die Ausfallrate wird nicht begründet (+0). Im Text erkennt man, dass die Verblindung sicher war (+1), die Randomisierung allerdings nach dem Wochentag der Krankenhauseinweisung erfolgte (–1). Daraus errechnet sich ein Score von 2. Jadad bezeichnet Studien mit einem Score unter 3 als solche von schlechter Qualität.

Der Jadad-Score ist das bisher einzige validierte Instrument zur Beurteilung der Studienqualität von RCTs, mit dessen Hilfe die Qualität einer Studie grob und schnell eingeschätzt werden kann, wenn man von den Ergebniskriterien und der Zumutbarkeit der Prozesse überzeugt ist. Zwar wird die Verblindung mit 2 von 5 Punkten überbewertet und auch eine Tendenz zur Mitte ist erkennbar, aber einige Reviewer verwenden den Jadad-Score

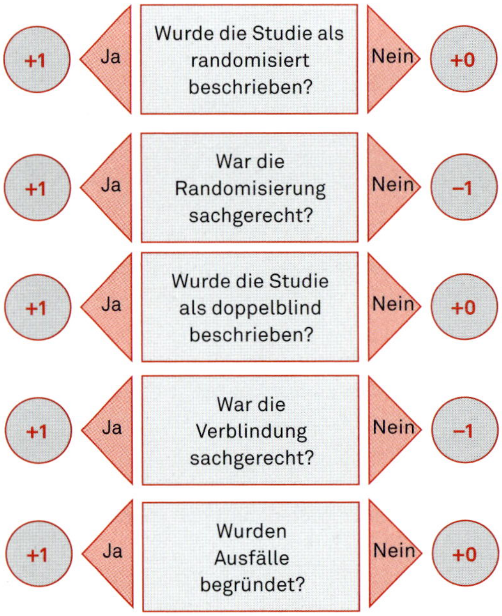

Abbildung 4-27: Berechnung des Jadad-Scores

als „hartes" Einschlusskriterium, um so nur Studien bester Qualität aufzunehmen.

Für eine vertiefende Beurteilung empfiehlt sich allerdings die Verwendung eines speziellen Beurteilungsbogens, der zum Beispiel Randomisierung, Verblindung, *Follow-up* und Stichprobengröße berücksichtigt. Diese Beurteilung hat dann allerdings nur beschreibenden Charakter und darf nicht zum nachträglichen Ausschluss von Studien führen.

Um einen Bias zu vermeiden, sollte die Bewertung generell von mindestens zwei Personen unabhängig voneinander erfolgen.

4.11.1.4 Sammeln der Daten

Bei der Sammlung der Daten benutzt man entweder elektronische Medien oder herkömmliche Formulare auf Papier; der Vorteil der elektronischen Erfassung ist die mögliche Weiterverarbeitung mit einer entsprechenden Software, auf die man bei der Menge der Daten meist nicht verzichten möchte. Man erfasst die Charakteristika der Studien, also Methode, Teilnehmer, Intervention und Ergebnismaße und stellt sie in einer Tabelle zusammen.

4.11.1.5 Analysieren und Präsentieren der Ergebnisse

Als Nächstes werden die Ergebnisse der einzelnen Studien analysiert und Möglichkeiten des Vergleichs gesucht, die sich – je nach Art der Studienergebnisse – bieten. Das sind bei dichotomen Daten die Odds Ratio, das Relative Risiko oder die Risikodifferenz und bei kontinuierlichen Daten die gewichtete oder standardisierte mittlere Abweichung; weiterhin sollten bei Bedarf eine Auswertung von Untergruppen sowie eine Testung der Heterogenität erfolgen. Anschließend werden die Daten in tabellarischer Form aufbereitet und, wenn möglich in einer Graphik (*Forest Plot*) dargestellt.

4.11.1.6 Interpretieren der Ergebnisse

Zum Abschluss werden die gefundenen Ergebnisse diskutiert: die Stärke ihrer Aussagekraft, ihre Anwendbarkeit in verschiedenen Umgebungen und bei verschiedenen Pflegebedürftigen mit unterschiedlichen Risiken, Nebenwirkungen der Therapie und Möglichkeiten der Implementierung, zum Beispiel in Form von Leitlinien.

4.11.2 Besonderheiten bei systematischen Übersichtsarbeiten und Meta-Analysen

Beim Lesen von systematischen Übersichtsarbeiten und Meta-Analysen werden Ihnen zwangsläufig einige Besonderheiten über den Weg laufen, so zum Beispiel *Funnel Plots* (→ Kapitel 4.11.2.1), Heterogenitätstests wie der χ^2 - und der I^2 -Test (→ Kapitel 4.11.2.2 auf Seite 226), Gewichtungsmodelle (→ Kapitel 4.11.2.3 auf Seite 227) oder *Forest Plots* (→ Kapitel 4.11.2.4 auf Seite 229).

4.11.2.1 Test auf Publikations-Bias

Ein Publikations-Bias kann vorliegen, wenn man zum einen nicht ausreichend für eine systematische Übersichtsarbeit recherchiert und somit Gefahr läuft, Publikationen zu übersehen, oder wenn zum anderen Studien gar nicht erst publiziert werden, weil zum Beispiel keine statistisch signifikanten Ergebnisse vorlagen; auch die Sprache der Veröffentlichung kann zu einem Publikations-Bias beitragen, falls Studien zum Beispiel nur in einer Sprache, die nicht Englisch ist, veröffentlicht werden.

Da ein Publikations-Bias zu einer Über- oder Unterschätzung der Therapieeffekte in einer systematischen Übersichtsarbeit bzw. Meta-Analyse führen kann, ist es wichtig, dass jede Arbeit einen Test auf einen Publikations-Bias enthält. Dieser Test kann entweder graphisch in Form eines *Funnel Plots* (→ Abbildung 4-28) oder statistisch erfolgen.

Bei einem *Funnel Plot* trägt man auf der x-Achse den Therapieeffekt und auf der y-Achse ein Streuungsmaß für jede Studie ein; anschließend legt man ein Dreieck so über die Punktwolke, dass die Spitze durch den gepoolten Therapieeffekt verläuft und die Schenkel gleichseitig 95 % der Punkte abdecken. Damit das Dreieck nicht auf dem Kopf steht, wird als Streuungsmaß häufig die *inverse* Standardabweichung gewählt; alternativ kann man auf der y-Achse auch die Stichprobengröße auftragen.

Falls kein Publikations-Bias vorliegt, sollte man einen Trichter (engl. *funnel*) erkennen können, da kleinere, ungenauere Studien durch den Zufallsfehler mehr um den wahren Wert streuen als größere Studien. Bei Vorliegen eines Publikations-Bias fallen leere Stellen im *Funnel Plot* auf, die Punktwolke ist nicht mehr symmetrisch.

Je weniger Studien in die systematische Übersichtsarbeit aufgenommen wurden, desto ungeeigneter ist der graphische Test auf einen Publikations-Bias. Abbildung 4-28 zeigt einen *Funnel Plot*, bei dem trotz der geringen Anzahl eingeschlossener Studien erkennbar ist, dass die einzelnen Punkte nicht gleichmäßig um den gepoolten Wert streuen – es wurden mehr Studien gefunden, die einen positiven Effekt von Ginkgo bei akutem Apoplex zeigen, während auf der linken Seite des *Funnel Plots* eher Leere herrscht.

Da diese Studien auf der linken Seite aber existieren müssen – wir erinnern uns, durch einen Zufallsfehler streuen Ergebnisse *gleichmäßig* um den wahren Wert – und, falls sie gefunden worden wären, der gepoolte Therapieeffekt sich dadurch nach links verschieben würde, kann man sagen, dass es durch den wahrscheinlich vorliegenden Publikations-Bias zu einer Überschätzung der Therapieeffekte kam.

In diesem Zusammenhang sollte man in der Publikation nach Korrekturmöglichkeiten bei Ausreißern im *Funnel Plot* suchen, um einschätzen zu können, wie zum Beispiel die Studie links oben in Abbildung 4-28 (Seite 226) das Bild verzerrt; diese Korrekturen werden beispielsweise mittels der „*Trim-and-Fill*“-Methode vorgenommen: Einzelne kleinere Studien werden so lange „ausgeschnitten“, bis der *Funnel Plot* symmetrisch ist, dann wird neu gepoolt und die ausgeschnittenen Studien plus am neu gepoolten Therapieeffekt gespiegelte Studien werden wieder eingefügt (Matthias Egger, Smith, & Altman, 2003, S. 199). So lässt sich der wahrscheinlich durch einen Publikations-Bias verzerrte Effekt korrigieren, und man bekommt ein Gefühl dafür, wie viele Studien wahrscheinlich übersehen wurden.

Um das Vorliegen eines Publikations-Bias objektiver einzuschätzen, wurden entsprechende statistische Tests entwickelt. Am weitesten verbreitet dürfte *Egger's Test* sein; eine ausführliche Vorstellung würde hier zu weit führen (M. Egger, Davey Smith, Schneider, & Minder, 1997; Peters,

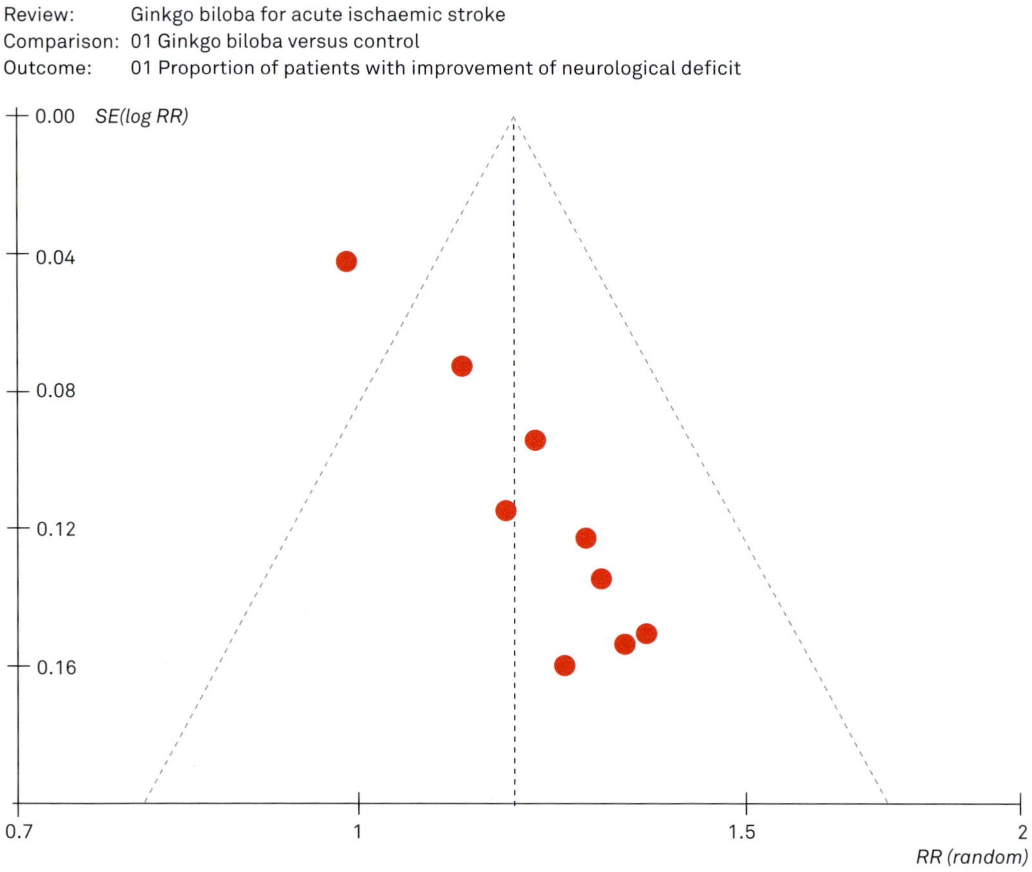

Abbildung 4-28: Funnel Plot (eigene Auswertung von Zeng, Liu, Yang, Li, & Asplund, 2005)

Sutton, Jones, Abrams, & Rushton, 2006), für die kritische Beurteilung ist vor allem von Bedeutung, dass meist nur angegeben wird, ob der Test signifikant war oder nicht. Ein signifikanter Test bedeutet, dass die Einzelstudien nicht zufällig streuen, sodass ein Publikations-Bias wahrscheinlich ist.

4.11.2.2 Test auf Heterogenität: χ^2 und I^2

Bei systematischen Übersichtsarbeiten und Meta-Analysen besteht durch das Zusammenfassen von Einzelstudien die Möglichkeit, dass die Studien so unterschiedlich („heterogen") sind, dass die gemeinsamen Schlussfolgerungen in Frage gestellt werden können. Hierbei ist die klinische von der statistischen Heterogenität abzugrenzen.

Bei der Betrachtung der klinischen Heterogenität vergleicht man die Charakteristika der Teilnehmer aus den Einzelstudien, die Umgebungsbedingungen und die Interventionen miteinander. Sind hier sehr große Unterschiede zu beobachten, hat dies letztendlich Konsequenzen für die Übertragbarkeit der Ergebnisse; methodisch kann man klinische Heterogenität durch das Bilden von Subgruppen eingrenzen.

Die statistische Heterogenität wird meist mit einem χ^2-Test ermittelt, wobei ein hierzu angegebener nichtsignifikanter p-Wert so zu interpretieren ist, dass die Unterschiede zwischen den Studien auf Zufall beruhen. Meist wird der errechnete χ^2-Wert zusammen mit den Freiheitsgraden angegeben, sodass man eigentlich in einem Tafelwerk den Ablehnbereich nachschlagen müsste; bei Cochrane-Reviews zum Beispiel ist das nicht nötig, da der p-Wert gleich mit angegeben wird.

Tabelle 4.5: Beispiel für naives Poolen

		Fraktur	Keine Fraktur	EER	CER	RR
Studie 1	Protektor	4	56	6,7 %	7,3 %	0,91
	Kein Protektor	11	139			
Studie 2	Protektor	40	140	22,2 %	24,0 %	0,93
	Kein Protektor	12	38			
Naiv gepoolt	Protektor	44	196	18,3 %	11,5 %	1,59
	Kein Protektor	23	177			

Es ist bekannt, dass der χ^2-Test auf Heterogenität wenig geeignet ist, um wahre Heterogenität als statistisch signifikant zu entdecken, erst recht wenn nur wenige Studien in die Meta-Analyse aufgenommen wurden. Wegen der geringen Teststärke ist es auch nicht statthaft, nichtsignifikante Ergebnisse als Belege für Homogenität zu werten.

Zudem lässt sich auch keine Aussage über das Ausmaß der Heterogenität treffen – unangenehm, wenn eigentlich in jeder Studie eine mehr oder weniger starke Heterogenität vorliegt. Daher wird der Grad der Inkonsistenz zwischen den Studien einer Meta-Analyse immer häufiger zusätzlich mit einem I^2-Wert beschrieben. Der I^2-Wert gibt die Variationen zwischen den Studien als Prozentsatz an und kann ausgehend von einem angegebenen χ^2-Wert mit seinen Freiheitsgraden (df) wie folgt berechnet werden:

$$I^2 = 100\,\% \times \frac{\chi^2 - df}{\chi^2}$$

Negative I^2-Werte werden als „0 %" behandelt, was keiner Heterogenität entspricht. I^2-Werte über 25 % werden als niedrige, über 50 % als mittlere und über 75 % als hohe Inkonsistenz interpretiert (Higgins & Thompson, 2002; Higgins, Thompson, Deeks, & Altman, 2003).

4.11.2.3 Gewichtung mit dem Random- oder Fixed-Effects-Model?

Stellen Sie sich vor, Sie arbeiten für einen Träger verschiedener Pflegeheime an einer internen Leitlinie zur Sturzprophylaxe und beschäftigen sich gerade mit der Wirksamkeit von Hüftprotektoren. Hierzu haben Sie zwei Studien gefunden und im Volltext vorliegen, wobei die Anzahl der Oberschenkelhalsfrakturen in der Gruppe mit Hüftprotektor (Intervention) mit der Frakturrate in der Gruppe ohne Protektoren (Kontrolle) verglichen wird.

Nachdem Sie die Daten ähnlich wie in Tabelle 4.5 zusammengestellt haben, indem Sie die Ereignisse aus den Einzelstudien addieren, werden Sie stutzig: Die relativen Risiken der einzelnen Studien sind kleiner 1 und das gepoolte relative Risiko deutlich größer als 1 – was ist da passiert?

Da das naive Poolen von Studienergebnissen – wie eben gezeigt – zu falschen Aussagen führen kann[15], werden die einzelnen Studien einer Meta-Analyse immer gewichtet zu einem gemeinsamen Effektschätzer verrechnet[16]. Die Methoden hierzu unterscheiden sich in der Art der Gewichtung: Beim *Fixed-Effects-Model* geht man davon aus, dass eventuelle Unterschiede in den Therapieeffekten ausschließlich auf die Zufallsstreuung zurückzuführen sind und Variationen vielleicht innerhalb der einzelnen Studien, nicht aber zwischen den Einzelstudien vorkommen. Beim *Random-Effects-Model* nimmt man an, dass der Therapieeffekt sowohl innerhalb der einzelnen als auch zwischen den Einzelstudien variiert und diese Variationen in aller Regel normalverteilt sind.

15 Simpson'sches Paradoxon: Durch das unspezifische Aggregieren von Zähldaten werden Zusammenhänge erzeugt, die in den Einzeldaten nicht existieren

16 Bezogen auf das Beispiel käme man dann auf ein gepooltes Relatives Risiko von 0,91

Das Problem der beiden Modelle ist, dass die zugrunde gelegten Annahmen in beiden Modellen unrealistisch sind, zumal beide Modelle oftmals zu vergleichbaren oder sogar gleichen Ergebnissen führen. Bei starker Heterogenität führt die Verwendung des *Random-Effects-Models* zur gleichen Gewichtung aller Studien, während das *Fixed-Effects-Model* zu viel zu engen Konfidenzintervallen führt. Viel wichtiger ist aber, die Ursache der Heterogenität zu suchen.

Welche Auswirkungen die Wahl des Gewichtungsmodells auf die Ergebnisse haben kann, soll nochmals in Abbildung 4-29 verdeutlicht werden; auf den *Forest Plot* als graphische Darstellung der

a)

Study or Subgroup	Experimental Events	Experimental Total	Control Events	Control Total	Weight	Risiko Ratio M-H, Random, 95% CI
01	40	100	60	100	9.9%	0.67 [0.50, 0.89]
02	40	100	60	100	9.9%	0.67 [0.50, 0.89]
03	40	100	60	100	9.9%	0.67 [0.50, 0.89]
04	40	100	60	100	9.9%	0.67 [0.50, 0.89]
05	40	100	60	100	9.9%	0.67 [0.50, 0.89]
06	40	100	60	100	9.9%	0.67 [0.50, 0.89]
07	40	100	60	100	9.9%	0.67 [0.50, 0.89]
08	40	100	60	100	9.9%	0.67 [0.50, 0.89]
09	40	100	60	100	9.9%	0.67 [0.50, 0.89]
10	400	500	300	500	11,0%	1.33 [1.23, 1.45]
Total (95% CI)		**1400**		**1400**	**100.0%**	**0.72 [0.55, 0.95]**
Total Events	760		840			

Heterogeneity: Tau² = 0.18; Chi² =120.75, df = 9 (P < 0.00001); I² = 93%

Test for overall effect: Z = 2.35 (P = 0.02)

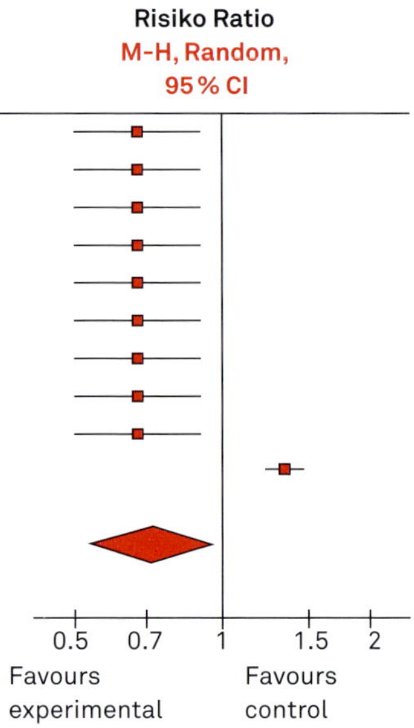

b)

Study or Subgroup	Experimental Events	Experimental Total	Control Events	Control Total	Weight	Risiko Ratio M-H, Fixed, 95% CI
01	40	100	60	100	7.1%	0.67 [0.50, 0.89]
02	40	100	60	100	7.1%	0.67 [0.50, 0.89]
03	40	100	60	100	7.1%	0.67 [0.50, 0.89]
04	40	100	60	100	7.1%	0.67 [0.50, 0.89]
05	40	100	60	100	7.1%	0.67 [0.50, 0.89]
06	40	100	60	100	7.1%	0.67 [0.50, 0.89]
07	40	100	60	100	7.1%	0.67 [0.50, 0.89]
08	40	100	60	100	7.1%	0.67 [0.50, 0.89]
09	40	100	60	100	7.1%	0.67 [0.50, 0.89]
10	400	500	300	500	35,7%	1.33 [1.23, 1.45]
Total (95% CI)		**1400**		**1400**	**100.0%**	**0.90 [0.85, 0.96]**
Total Events	760		840			

Heterogeneity: Chi² = 120.75, df = 9 (P < 0.00001); I² = 93%

Test for overall effect: Z = 3.05 (P = 0.002)

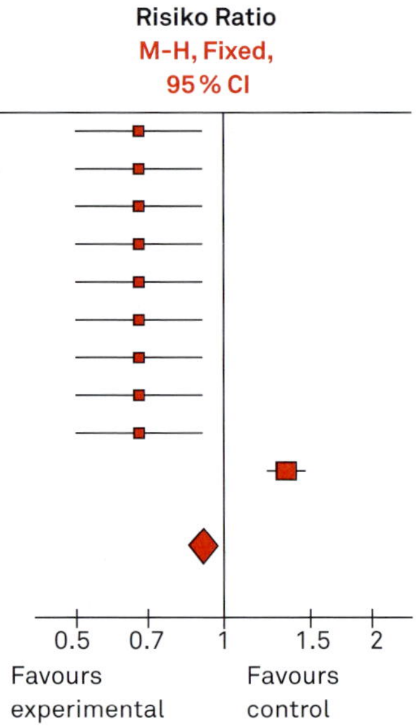

Abbildung 4-29: Fixed-Effects- vs. Random-Effects-Modell

c) Study or Subgroup	Experimental Events	Experimental Total	Control Events	Control Total	Weight	Risiko Ratio IV, Fixed, 95 % CI
01	40	100	60	100	4.8 %	0.67 [0.50, 0.89]
02	40	100	60	100	4.8 %	0.67 [0.50, 0.89]
03	40	100	60	100	4.8 %	0.67 [0.50, 0.89]
04	40	100	60	100	4.8 %	0.67 [0.50, 0.89]
05	40	100	60	100	4.8 %	0.67 [0.50, 0.89]
06	40	100	60	100	4.8 %	0.67 [0.50, 0.89]
07	40	100	60	100	4.8 %	0.67 [0.50, 0.89]
08	40	100	60	100	4.8 %	0.67 [0.50, 0.89]
09	40	100	60	100	4.8 %	0.67 [0.50, 0.89]
10	400	500	300	500	56,8 %	1.33 [1.23, 1.45]
Total (95 % CI)		**1400**		**1400**	**100.0 %**	**0.99 [0.93, 1.05]**
Total Events	760		840			

Heterogeneity: Chi² = 113.29, df = 9 (P < 0.00001); I² = 92 %

Test for overall effect: Z = 0.37 (P = 0.71)

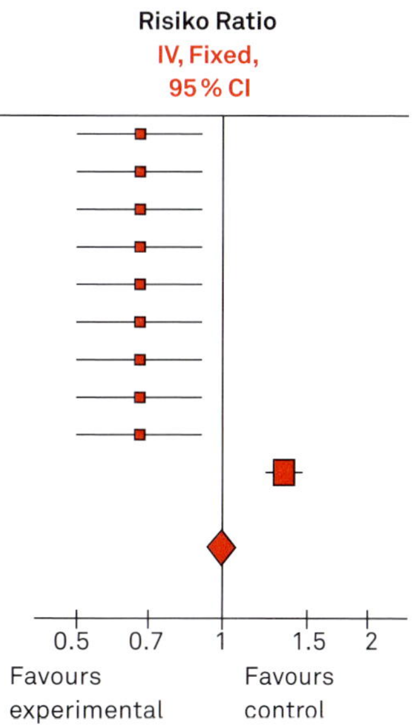

Abbildung 4-29: Fixed-Effects- vs. Random-Effects-Modell (*Fortsetzung*)

Ergebnisse einer Meta-Analyse wird ausführlicher in Kapitel 4.11.2.4 eingegangen.

In *Forest Plot* a (oben) wurde aufgrund der sehr starken Heterogenität (I^2 = 93 %, χ^2 hoch signifikant) das Random-Effects-Model gewählt, das gepoolte relative Risiko beträgt 0,72 mit einem $CI_{95\%}$ von 0,55 bis 0,95 und ist statistisch signifikant (p = 0,02). In *Forest Plot* b (Mitte) wird die Heterogenität nicht berücksichtigt und das *Fixed-Effects-Model* (nach Mantel-Haenszel) verwendet – nun ist das gepoolte Relative Risiko 0,90 mit einem $CI_{95\%}$ von 0,85 bis 0,96 und statistisch hoch signifikant (p = 0,002). Nimmt man wie in *Forest Plot* c (unten) das *Fixed-Effects-Model* mit Inverser Varianz, so ist das gepoolte relative Risiko 0,99 mit einem $CI_{95\%}$ von 0,93 bis 1,05 und statistisch nicht signifikant (p = 0,71).

An diesen drei verschiedenen Auswertungen der gleichen Rohdaten wird deutlich, dass man durch die Wahl des Gewichtungsmodells sowohl den Therapieeffekt als auch die statistische Signifikanz beeinflussen kann, weshalb man beim kritischen Lesen von Meta-Analysen unbedingt auf das verwendete Gewichtungsmodell achten sollte.

Für die kritische Beurteilung ist ebenfalls wichtig, dass die Konfidenzintervalle bei Verwendung des Random-Effects-Models breiter sind als beim Fixed-Effects-Model und somit eine konservativere, sicherere Schätzung darstellen. Sicher deshalb, weil die Therapieeffekte auch bei Verwendung des Fixed-Effects-Models statistisch signifikant blieben, wenn sie es bei Verwendung des Random-Effects-Models sind. Umgekehrt ist das nicht so: Liegt das Konfidenzintervall beim Fixed-Effects-Model gerade noch außerhalb RR = 1, kann es durch Verwendung des Random-Effects-Models so breit werden, dass die 1 eingeschlossen wird und der gepoolte Therapieeffekt somit nicht mehr signifikant ist.

4.11.2.4 Der Forest Plot

Zwar lassen sich die Ergebnisse einer Meta-Analyse tabellarisch wie in Tabelle 4.4 auf Seite 189 darstellen, aber diese Tabellen werden schnell unübersichtlich, sodass man meist die graphische Darstellung der Ergebnisse in Form eines *Forest Plots* (→ Abbildung 4-30) in Meta-Analysen vorfindet, wie schon im vorherigen Kapitel vorgestellt.

Im oberen Bereich von Abbildung 4-30 sind die Interventionen, die verglichen werden, sowie das gewählte Ergebnismaß aufgeführt. Links folgen dann die einzelnen Studien mit den Rohdaten,

Review: Ginkgo biloba for acute ischaemic stroke
Comparison: 01 Ginkgo biloba versus control
Outcome: 01 Proportion of patients with improvement of neurological deficit at the end of follow up

Study or sub-category	Ginkgo biloba n/N	Control n/N	RR (random) 95% CI	Weight %	RR (random) 95% CI
Li 1998	61/65	60/63		18.38	0.99 [0.91, 1.07]
Hu 1999	52/64	32/50		10.18	1.27 [1.00, 1.61]
Tu 2000	37/40	14/20		7.86	1.32 [0.98, 1.78]
Li 2001	26/32	19/29		7.49	1.24 [0.91, 1.69]
Song 2001	40/42	36/42		15.22	1.11 [0.97, 1.28]
Zhu 2001	27/31	20/31		8.06	1.35 [1.01, 1.81]
Feng 2002	31/35	22/32		9.22	1.29 [0.99, 1.67]
Yuan 2002	34/38	23/30		10.77	1.17 [0.93, 1.46]
Li 2003	43/47	35/46		12.83	1.20 [1.00, 1.45]
Total (95% CI)	394	343		100.00	1.18 [1.06, 1.31]

Total events: 351 (Ginkgo biloba), 261 (Control)
Test for heterogeneity: $Chi^2 = 20.52$, df = 8
(P = 0.009), $I^2 = 61.0\,\%$
Test for overall effect: Z = 3.00 (P = 0.003)

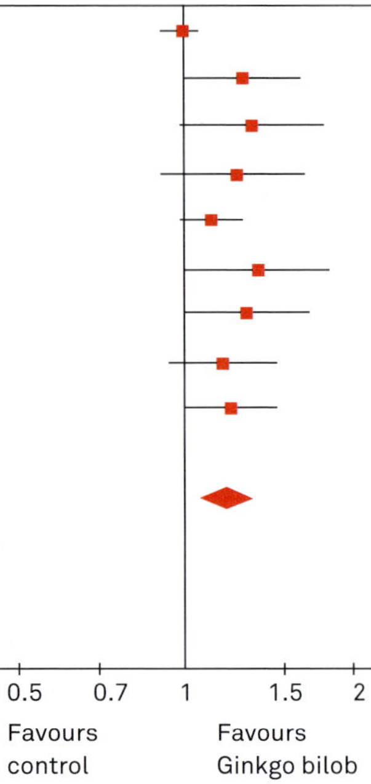

Abbildung 4-30: Forest Plot (eigene Darstellung nach Zeng et al., 2005)

ganz rechts das dazu gehörende relative Risiko nebst Konfidenzintervall.

Das Besondere an einem *Forest Plot* ist aber der mittlere Bereich, in dem die Ergebnisse der Studien graphisch dargestellt sind: Die Quadrate geben zu jeder Studie den Therapieeffekt an, die waagerechten Striche die Konfidenzintervalle. Die Größe des Quadrats richtet sich nach der Gewichtung der Einzelstudie, diese Gewichtung ist auch als Prozentangabe in der Spalte rechts daneben angegeben. Die größere Raute im unteren Bereich zeigt den gepoolten Therapieeffekt, wobei die Breite der Raute dessen Konfidenzintervall beschreibt.

Im Bereich links unten befinden sich noch einige statistische Angaben, und zwar über die Heterogenität (χ^2-Test mit Freiheitsgraden und dessen Signifikanz; I^2-Wert) und den Gesamteffekt (z-transformierter Therapieeffekt sowie Signifikanz des gepoolten Therapieeffekts).

Der senkrechte Strich (RR = 1) zeigt, ab wann kein Unterschied zwischen der Behandlung mit Ginkgo biloba und der Kontrollgruppe im Hinblick auf die Verbesserung neurologischer Defizite besteht. Daran, dass die Konfidenzintervalle fast aller Einzelstudien die 1 überlappen, kann man auf den ersten Blick erkennen, dass diese Einzelergebnisse statistisch nicht signifikant sind. Hier zeigt sich auch ein Vorteil einer Meta-Analyse: Der gepoolte Wert ist statistisch signifikant, weil das Konfidenzintervall um den gepoolten Wert durch die größere Stichprobe immer enger ist als das Konfidenzintervall von einzelnen eingeschlossenen Studien.

4.11.3 Beurteilung einer systematischen Übersichtsarbeit und Meta-Analyse

Die folgenden Fragen zur Beurteilung von systematischen Übersichtsarbeiten und Meta-Analysen basieren auf verschiedenen Beurteilungsbögen (Brown, 1999; Oxman, Cook, & Guyatt, 1994; David L. Sackett et al., 2000), die modifiziert und angepasst wurden. Ein Arbeitsblatt zur Beurteilung von systematischen Übersichtsarbeiten und Meta-Analysen finden Sie im Internet.[17]

Wurde eine präzise Fragestellung untersucht? Es ist für die Beurteilung einer Meta-Analyse von grundlegender Bedeutung, ob die untersuchte Frage klar und nicht zu schwammig formuliert war – sonst ist die Wahrscheinlichkeit groß, dass man auch schwammige Ergebnisse finden wird. Da Meta-Analysen zu einem Thema den Forschungsstand erfassen sollen, ist es aus praktischen Gründen unabdingbar, die Thematik etwas einzugrenzen; trotzdem wird die Forschungsfrage in aller Regel breiter ausgerichtet sein als zum Beispiel bei einzelnen RCTs. Bei einer guten Meta-Analyse sollte die Fragestellung klar formuliert und kurz im Titel genannt werden.

Waren die Einschlusskriterien für die Auswahl der Studien angemessen? Um die Qualität der Systematischen Übersichtsarbeit einzuschätzen, sollte man sein Augenmerk auch auf die Kriterien richten, nach denen die Studien ausgewählt wurden. Zumindest sollten die Patientengruppe, die Intervention und die Ergebnismaße festgelegt sein; meist ist auch die Festlegung der Umgebung, also zum Beispiel ambulante oder stationäre Versorgung, hilfreich. Zudem sollten die methodologischen Kriterien genannt sein, also zum Beispiel nur RCTs mit einem Follow-up > 80 %. Wurden die Einschlusskriterien klar beschrieben und passend zur Forschungsfrage gewählt, ist es unwahrscheinlich, dass die Untersucher einen subjektiven Einfluss auf die Auswahl hatten, der die Ergebnisse verfälschen könnte.

Ist es unwahrscheinlich, dass relevante Studien übersehen wurden? Das Prinzip einer systematischen Übersichtsarbeit beruht ja darauf, dass zunächst versucht wird, so viele Forschungsarbeiten wie möglich – im besten Falle alle vorhandenen – auf dem interessierenden Gebiet zusammenzutragen, um anschließend stark anhand der Ein- und Ausschlusskriterien zu sieben. Es ist daher von elementarer Bedeutung, dass versucht wurde, wirklich alle Forschungsarbeiten zu finden. Möglichkeiten hierzu sind die Suche in verschiedenen elektronischen Datenbanken, die Handsuche in relevanten Fachzeitschriften, die Sichtung von Konferenzbänden sowie die Durchsicht der Literaturhinweise von bereits gefundenen Arbeiten. Ferner sollten Experten auf dem Gebiet befragt werden, ob sie selbst gerade eine Studie durchführen oder von einer gerade laufenden Untersuchung wissen oder ob ihnen (noch) nicht publizierte Studien bekannt sind. Meist sind auch Anfragen bei Unternehmen sinnvoll, da von ihnen durchgeführte Studien oft nicht in Fachzeitschriften veröffentlicht werden.

Neben der (subjektiven) Einschätzung, ob viele und vor allem für die Fragestellung sinnvolle Quellen genutzt wurden, gibt ein *Funnel Plot* oder *Egger's Test* noch einen Hinweis auf das Vorhandensein eines Publikations-Bias.

Wurde die Glaubwürdigkeit der verwendeten Studien mit geeigneten Kriterien eingeschätzt? Selbst wenn die eingeschlossenen Studien alle RCTs sind, ist es wichtig zu wissen, welche Qualität diese RCTs haben; wurden nur qualitativ schwache Studien eingeschlossen, sollte man den Ergebnissen der systematischen Übersichtsarbeit weniger Bedeutung beimessen als wenn hauptsächlich hochwertige Studien verwendet wurden.

Die Validität kann auf verschiedene Art und Weise eingeschätzt werden: mit Hilfe eines Fragenkatalogs, ähnlich dem in Kapitel 4.4.12 auf Seite 234, oder mittels einiger weniger Fragen bzw. eines Punktesystems wie dem Jadad-Score. Häufig wird die Glaubwürdigkeit der einzelnen Studien mit Kriterien wie Erstellung des Randomisierungscodes, Zuteilung, Verblindung, *Follow-up* und *Power Calculation* eingeschätzt.

Ist die Beurteilung der verwendeten Studien nachvollziehbar? Zwar ist es wichtig, zu beurteilen, ob die Kriterien zur Einschätzung der verwendeten Studien passend waren – trotzdem sollte man die Beurteilung nachvollziehen können. Auch die Forscher sind nur Menschen, die sowohl Fehler machen (zufällig) als auch verfälschenden Einflüssen (systematisch, Bias) unterworfen sind. Es spricht für die Glaubwürdigkeit einer Systematischen Übersichtsarbeit, wenn die Bewertung der Studien in einer Tabelle detailliert dargestellt und somit für den Leser transparent gemacht wird – zumindest

17 http://www.medizin.uni-halle.de/pflegewissenschaft/media/EBN/review.pdf

die Quellenangaben zu den einzelnen eingeschlossenen Studien sollten genannt werden.

Stimmten die Forscher bei der Bewertung der Studien überein? Um sowohl die zufälligen als auch die systematischen Fehler, die einzelnen Forschern unterlaufen können, zu reduzieren, sollten die eingeschlossenen Studien mindestens von zwei Personen unabhängig voneinander bewertet worden sein. Meist wird dabei dann so vorgegangen, dass Unstimmigkeiten durch Diskussion bis zum Konsens oder durch die Meinung eines Dritten gelöst werden, sodass man schließlich zu einer Einigung gelangt. Häufig wird der Grad der Übereinstimmung auch quantitativ angegeben, zum Beispiel als prozentuale Übereinstimmung oder als κ (ein κ über 0,7 spricht für hohe Übereinstimmung).

Je höher der Grad der Übereinstimmung zweier Beurteiler, desto eindeutiger (reliabler) war das verwendete Beurteilungsinstrument; wurde ein wenig reliables Beurteilungsinstrument verwendet, ist die Bewertung der eingeschlossenen Studien nur bedingt glaubwürdig.

Waren die Studien ähnlich? Trotz strenger Einschlusskriterien ist nicht immer sicher gewährleistet, dass die Studien nicht wichtige Unterschiede hinsichtlich Pflegebedürftigen, Interventionen, Ergebnismaßen oder Studienprotokoll („klinische Heterogenität") oder zwischen den Ergebnissen („statistische Heterogenität") aufweisen. Sind die Studien allzu unterschiedlich, ist es immer weniger empfehlenswert, die Ergebnisse in einer Meta-Analyse zu kombinieren.

Um dies zu testen, wird meist der χ^2-Test auf Unabhängigkeit (Heterogenitätstest) verwendet, mit dem die in den Studien enthaltenen Ergebnisse mit den Ergebnissen verglichen werden, die per Zufall erhalten werden würden. Leider kann man für den Wert, den χ^2 annehmen kann, keine allgemeinen Regeln aufstellen, da χ^2 sich je nach der Anzahl der Studien und der Genauigkeit stark verändert. Das korrekte Vorgehen wäre, den Wert in einem Tafelwerk abzulesen und mit dem errechneten Wert zu vergleichen: Ist der errechnete Wert kleiner als der Wert in der Tabelle, kann man die Nullhypothese beibehalten, das heißt, es besteht kein signifikanter Unterschied zwischen den einzelnen Studien.

Für Abbildung 4-28 auf Seite 226 wird ein χ^2 von 20,52 bei 8 Freiheitsgraden genannt. Im Tafelwerk findet man für 8 Freiheitsgrade und eine Genauigkeit von 95 % ein χ^2 von 15,50, und da $\chi^2_{\text{Studie}} > \chi^2_{\text{Tabelle}}$ gilt, sind die Studien signifikant unterschiedlich (in der Abbildung wird der entsprechende p-Wert von 0,009 freundlicherweise angegeben).

Hat man kein Tafelwerk zur Hand, kann man sich grob damit behelfen, dass man sich die Freiheitsgrade anschaut: Wenn χ^2 kleiner oder in der Nähe der Freiheitsgrade ist, sind die Studien wahrscheinlich nicht heterogen. Eine weitere grobe Einschätzung kann mit Hilfe des *Forest Plots* erfolgen: Überschneiden sich die Untergrenzen der Konfidenzintervalle mit den Obergrenzen (oder anders: lässt sich ein Lineal so anlegen, dass alle Konfidenzintervalle berührt werden), dann sind die Studien wahrscheinlich nicht heterogen (Greenhalgh, 2000, S. 155f.). Bei Systematischen Übersichtsarbeiten und Meta-Analysen aus der Cochrane Library wird zumeist noch ein p-Wert angegeben, der die Signifikanz der Heterogenität ausdrückt; p-Werte über 0,05 stehen also für zufällig heterogene Studien, während p-Werte unter 0,05 eine signifikante Heterogenität ausdrücken (dann sollte unbedingt das → *Random-Effects-Model* verwendet oder sogar gar nicht mehr gepoolt werden!).

In den letzten Jahren wird immer häufiger zusätzlich der Grad der Inkonsistenz mit Hilfe des I^2-Wertes angegeben; „0 %" entspricht keiner Inkonsistenz, I^2-Werte über 25 % werden als niedrige, über 50 % als mittlere und über 75 % als hohe Inkonsistenz interpretiert.

Allerdings sollte eine Systematische Übersichtsarbeit nicht gleich weggelegt werden, nur weil die Studien heterogen waren – trotzdem können die Ergebnisse klinisch relevant sein und wahrscheinlich unverzerrter (weil weniger vom Zufallsfehler beeinflusst) als Ergebnisse einzelner Studien. Man sollte sich der Schwäche nur bewusst sein.

Falls eine Heterogenität bzw. Inkonsistenz vorliegt, sollte das *Random-Effects-Model* zur Gewichtung verwendet worden sein (→ Kapitel 4.11.2.3 auf Seite 227).

Was sind die Ergebnisse? Einige Ergebnisse lassen sich mit einem Blick auf den *Forest Plot* sofort erkennen: Wenn das Konfidenzintervall um die gepoolte *Odds Ratio* die 1 nicht einschließt, hat die Intervention, auf deren Seite die *Odds Ratio* liegt, eindeutig besser zu einem Ergebnis geführt als die andere Intervention. War ein Poolen nicht möglich, sollten die *Odds Ratios* aller einzelnen Studien samt Konfidenzintervall auf einer Seite liegen und die 1 nicht schneiden. Wichtig sind in Zusammenhang mit den in der systematischen Übersichtsarbeit angegebenen *Odds Ratios* die dazu gehörigen Konfidenzintervalle: Überlappt das Intervall die 1, so ist kein statistisch signifikanter Beleg erbracht, dass eine Intervention besser wirkt, denn die aus einer Studie berechnete *Odds Ratio* ist immer nur eine Schätzung des wahren Wertes, die auf einer Stichprobe beruht.

Hat man keine dichotomen Ergebnismaße, sondern ein metrisches Ergebnismaß wie etwa die Krankenhausverweildauer, wird man natürlich keine *Odds Ratio* finden, sondern zum Beispiel die durchschnittliche Abweichung der einzelnen Studie vom Mittelwert aller Studien (*Weighted Mean Difference,* WMD). Die Skala in der Abbildung ist dann nicht mehr logarithmisch wie bei der *Odds Ratio*, sondern hat die 0 in der Mitte und zeigt an, ob und um wie viel die Dauer in der jeweiligen Studie im Durchschnitt gesenkt oder erhöht wurde. Auch hier gilt, dass die Konfidenzintervalle der gepoolten WMD die 0 nicht schneiden dürfen, wenn das Ergebnis statistisch signifikant sein soll.

Wie präzise sind die Ergebnisse? Wie in der vorangegangenen Frage schon angeschnitten sind die Konfidenzintervalle bei systematischen Übersichtsarbeiten und Meta-Analysen von elementarer Bedeutung: Ein Ergebnis ist erst dann aussagekräftig, wenn zum Beispiel bei der *Odds Ratio* die 1 bzw. bei der WMD die 0 nicht im Konfidenzintervall liegen. Da bei einem $CI_{95\%}$ der gesuchte wahre Wert mit 95-prozentiger Wahrscheinlichkeit in diesem Bereich liegt, kann dieser wahre Wert der *Odds Ratio* eben auch 1 sein, wenn das Konfidenzintervall die 1 beinhaltet, und somit könnte kein Unterschied zwischen den beiden Interventionen bestehen. Hier erkennt man aber auch den großen Vorteil einer Meta-Analyse: Durch das Poolen der Daten und die damit verbundene Vergrößerung des Stichprobenumfangs verkleinert sich das Konfidenzintervall.

In diesem Zusammenhang sollte bei der Beurteilung der Präzision der Ergebnisse einer Meta-Analyse noch die Methode der Gewichtung angegeben werden (*Random-* oder *Fixed-Effects-Model*), da sich hierdurch die Breite des Konfidenzintervalls um den gepoolten Therapieeffekt ändert.

Sind die Ergebnisse auf meine Patienten übertragbar? Im Idealfall hat man in der eigenen Praxis ähnliche Pflegebedürftige in einer vergleichbaren Umgebung wie in der systematischen Übersichtsarbeit – dann stünde der Übertragbarkeit sicherlich nur wenig im Wege. Sind die Einschlusskriterien eher allgemein gehalten, sollte man sich einzelne Ergebnisse der Studien anschauen; vielleicht wurde auch eine Analyse innerhalb von Untergruppen gemacht? Allgemein kann man sagen, dass die Merkmale der Pflegebedürftigen sich durch den Einschluss vieler Studien eher verteilen und dadurch eine Übertragbarkeit wahrscheinlicher ist, als wenn man nur eine einzelne Studie vor sich liegen hat, deren Pflegebedürftige den eigenen Pflegebedürftigen auch nicht so ganz ähneln.

Wurden alle für mich wichtigen Ergebnisse betrachtet? Häufig werden Einzelergebnisse von Studien nicht mit in eine systematische Übersichtsarbeit übernommen, weil sie nicht in allen eingeschlossenen Studien erhoben wurden und somit nicht zusammengefasst werden können. Zum Beispiel könnte bei einer der Studien in Abbildung 4-30 auf Seite 230 die Adherence der Pflegebedürftigen untersucht worden sein und in einer anderen dieser Studien wurden die Kosten genauer untersucht – die daraus resultierende Unmenge an Datenmaterial könnte aber sicherlich in einer systematischen Übersichtsarbeit nicht sinnvoll präsentiert werden und somit beschränkt man sich darauf, vergleichbare Ergebnisse zu veröffentlichen. Trotzdem sollte man sich fragen, ob alle für die eigene Praxis relevanten Ergebnisse betrachtet wurden; falls nicht, findet man vielleicht in den Beschreibungen der eingeschlossenen Studien weitere Hinweise auf andere Ergebnisse, die mit erhoben wurden.

Ist der Nutzen die möglichen Risiken und Kosten wert? Einen Hinweis zur Beantwortung dieser Frage kann die *Number Needed to Treat* liefern; selbst wenn keine ökonomischen Analysen durchgeführt oder Nebenwirkungen nicht explizit aufgeführt wurden, kann man doch grob abschätzen, wie es um die Wirtschaftlichkeit oder die Risiken der Intervention bestellt ist.

Am Ende dieser langen Reihe von Bewertungshilfen noch einmal die grundlegende Voraussetzung von Meta-Analysen und deren verglichene Studien: Bei ihnen wird stillschweigend vorausgesetzt, dass das gemessene Ergebniskriterium das relevante Zielkriterium war und dass der Prozess, der zu ihm führte, zumutbar war. Relevanz prüfen Meta-Analysen nicht, sie setzen sie voraus.

4.11.4 Suche nach systematischen Übersichtsarbeiten und Meta-Analysen in Medline

PubMed bietet die Möglichkeit, Filter zu setzen: Über *Limits* kann man bei *Publication Types* einen Filter auf *Meta-Analysis* oder auf *Review* setzen.

Alternativ empfiehlt sich die Nutzung der *Clinical Queries*, was zu einer Ergänzung der Suchabfrage um den Begriff

```
systematic[sb]
```

führt.

4.12 Standards und Leitlinien

Leitlinien sind „systematisch entwickelte, wissenschaftlich begründete und praxisorientierte Entscheidungshilfen für die angemessene [...] Vorgehensweise bei speziellen gesundheitlichen Problemen" (AWMF & äzq, 2011). Diese Leitlinien werden in der Regel von Fachgesellschaften sowie von staatlicher Seite verabschiedet und rangieren im Umfang von einseitigen Diagrammen über eine empfohlene Vorgehensweise, zum Beispiel zur Pflege eines zentralen Venenkatheters, bis hin zu mehrere hundert Seiten umfassenden Abhandlungen über Prophylaxe und Therapie von Dekubitus. Leitlinien und Standards sind Instrumente der Implementierung externer Evidence in die Praxis. Sie umfassen daher nicht nur die Beurteilung externer Evidence, sondern regen an, wie die verantwortlichen einzelnen Mitglieder der Gesundheitsprofessionen externe Evidence für die stets zukunftsunsichere Entscheidung im Einzelfall ihres einzigartigen Klienten nutzen können. Daher sind Leitlinien und Standards auch eines der wichtigsten Instrumente des nächsten, des 5. Schrittes Evidence-basierter Pflege, nämlich der Implementierung. Der folgende Abschnitt könnte also genauso gut unter diesem 5. Schritt behandelt werden. Da aber auch Leitlinien wie externe Evidence kritisch beurteilt werden müssen, stellen wir sie im Übergang vom 4. zum 5. Schritt in Kapitel 4.12 dar.

Leitlinien werden in der Regel mit dem Ziel verfasst, die Qualität der gesundheitlichen Versorgung zu verbessern und die Ergebnisse der Behandlung mit einem Optimum für den Pflegebedürftigen als Ziel zu definieren. Schädliche Interventionen sollen so aufgedeckt und vermieden werden, wodurch die gleich bleibende Qualität der Pflege gewährleistet werden soll. Außerdem können die finanziellen Mittel besser geplant werden. Aus allen diesen Gründen haben sowohl die Institutionen im Gesundheitswesen als auch die Krankenkassen und der Gesetzgeber ein reges Interesse an der Einführung von Leitlinien. Auf der anderen Seite wird aber auch die Kritik laut, dass ein standardisiertes Vorgehen bei der Pflege wenig Raum für die Individualität des Pflegebedürftigen lässt (→ Kapitel G.3.5 auf Seite 81).

Leitlinien sind vom Ansatz her vergleichbar mit Systematischen Übersichtsarbeiten, da sie das vorhandene Wissen zu einem Problem bewerten und kombinieren; sie gehen allerdings noch einen Schritt weiter, indem sie zusätzlich eine Bewertung der klinischen Relevanz und eine Empfehlung für die Praxis geben. Diese Empfehlung beruht – im Gegensatz zu systematischen Übersichtsarbeiten – nicht nur auf wissenschaftlicher Basis, sondern auch auf einer Wertung der verschiedenen Behandlungsformen und der damit verbundenen Ergebnisse. Dass es überhaupt Leitlinien gibt, die nicht nur auf systematischen Übersichtsarbeiten beruhen, lässt sich nur verstehen, wenn wir uns unsere im Grundlagenkapitel analysierte „Entscheidungssituation unter Ungewissheit" in Erinnerung rufen (→ Kapitel G.2 auf Seite 47 und G.3 auf Seite 56).

Genau wie bei der Beurteilung von Studien sollte man sich auch bei Leitlinien fragen, mit welcher Methode sie entwickelt wurden, wie es um ihre Reliabilität und Validität bestellt ist, ob sie unter verschiedenen Bedingungen in der Praxis gleich angewendet werden können und – nicht zuletzt – ob sie zu dem gewünschten Ergebnis führen. In der Pflege gibt es leider noch keine Organisation, die sich zum Ziel gesetzt hat, Leitlinien zu entwickeln, zu ordnen und für ein bestimmtes Maß an Qualität zu sorgen;

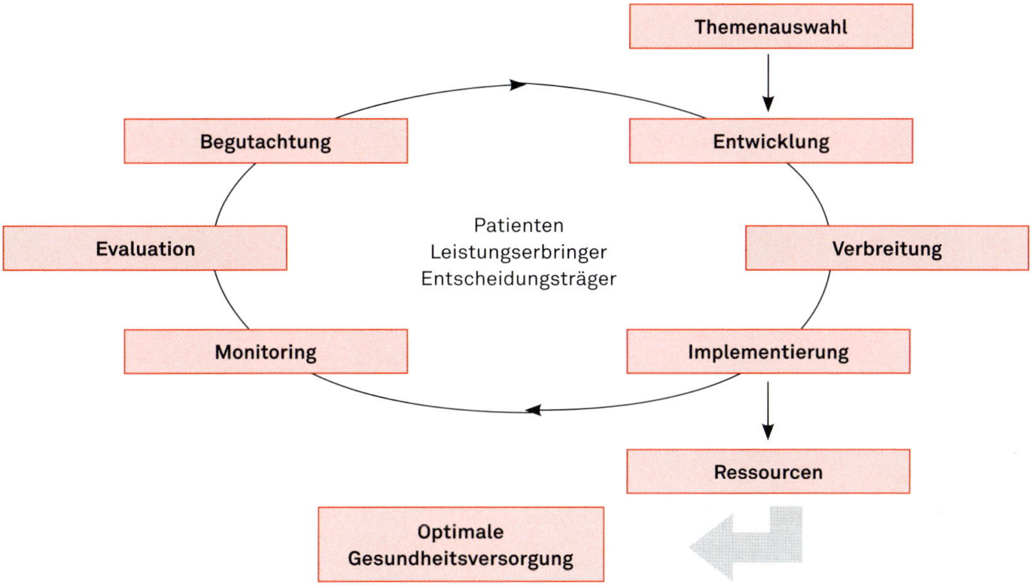

Abbildung 4-31: Erstellung von Leitlinien (vgl. Europarat, 2002, Abb. 1, S. 22)

in der Medizin wurde hierzu die Arbeitsgemeinschaft der Wissenschaftlichen Medizinischen Fachgesellschaften (AWMF)[18] vom Sachverständigenrat für die konzertierte Aktion im Gesundheitswesen in seinem Sondergutachten 1995 gebeten, die Entwicklung von Leitlinien voranzutreiben und zu koordinieren. Die Entwicklung von Leitlinien soll im Folgenden beispielhaft dargestellt werden.

4.12.1 Prozess der Entwicklung von Leitlinien

Es gibt unterschiedliche Vorgehensweisen zur Erstellung von qualitativ hochwertigen Leitlinien; der allgemeine Prozess wird in Abbildung 4-31 zusammengefasst.

Allen Vorgehensweisen gemein sind verschiedene Komponenten, die das jeweilige Procedere zur Erstellung festlegen (Schünemann, Fretheim, Oxman, & WHO Advisory Committee on Health Research, 2006).[19]

18 http://www.awmf.org/

19 Eine ausführliche Darstellung würde den Rahmen sprengen, hier sei zur Vertiefung auf die angeführte Literatur verwiesen.

1) *Wahl des Leitlinienthemas:* Das Thema sollte relevant für möglichst viele Patienten und in der Praxis möglichst leicht umsetzbar sein, ferner sollten noch keine qualitativ hochwertigen Leitlinien dazu existieren (Oxman, Schünemann, & Fretheim, 2006a).
2) *Zusammensetzung der Leitliniengruppe und Einbezug von Beratern:* Die Leitliniengruppe sollte aus Mitgliedern wichtiger Interessengruppen wie Patienten, späteren Anwendern, Experten auf dem jeweiligen Gebiet, aber auch Managern und Methodikern zusammengesetzt sein, bei Bedarf können Spezialisten beratend hinzugezogen werden (Fretheim, Schünemann, & Oxman, 2006a).
3) *Transparente Darstellung von Interessenkonflikten*, am besten schriftlich mit standardisiertem Formular (Boyd & Bero, 2006).
4) *Gruppenprozesse* sollten ebenfalls vorab festgelegt werden, beispielsweise formale Konsensustechniken wie der Nominale Gruppenprozess oder die Delphi-Methode (Fretheim, Schünemann, & Oxman, 2006b).
5) *Identifizierung wichtiger Outcomes:* Wichtige Outcomes sollten gesammelt und von allen Beteiligten – auch den Patienten! – nach Patientenrelevanz priorisiert werden, wobei ein problemgeleiteter Ansatz (Was ist wichtig?) einem datengeleiteten Ansatz (Welche Studien

gibt es?) vorzuziehen ist und Forschungslücken nicht ignoriert, sondern offen diskutiert werden sollten; wenn möglich sollte die Relevanz der Outcomes durch Studien belegt worden sein (Schünemann, Fretheim, & Oxman, 2006d).

6) *Formulierung von Fragestellungen:* Nach der Identifizierung der relevanten Interventionen und Outcomes werden alle interessierenden Fragen formuliert (→ Kapitel 2 auf Seite 103), wobei jede Intervention mit jedem (sinnvollen) Outcome verknüpft wird (Oxman et al., 2006a; Oxman, Schünemann, & Fretheim, 2006b).

7) *Geeignete Studiendesigns für verschiedene Fragestellungen:* Da verschiedene Studiendesigns je nach Fragestellung am besten systematische Verzerrungen vermeiden können (→ Kapitel 4.1 auf Seite 132), sollte die Auswahl der Designs begründet und transparent beschrieben werden; Expertenmeinungen sind kein Studiendesign und sollten nicht als externe Evidence angegeben werden (Oxman et al., 2006b).

8) *Literaturrecherche:* Die Recherche sollte mit hoher Sensitivität in verschiedenen Datenbanken nach der am besten aufbereiteten Evidence erfolgen, zunächst nach qualitativ hochwertigen Leitlinien, dann nach systematischen Übersichtsarbeiten und Meta-Analysen und erst zuletzt nach Einzelstudien zu den Fragestellungen, zu denen noch keine andere Literatur gefunden werden konnte (Oxman et al., 2006b).

9) *Zusammenfassung der externen Evidence:* Zu jeder Fragestellung sollte eine eigene systematische Übersichtsarbeit bzw. Meta-Analyse erstellt werden, sofern man bei der Recherche keine entsprechenden Publikationen gefunden hat; die Studienlage sollte zusätzlich zu der Originalliteratur in Form von Evidence-Tabellen für jedes Outcome (inklusive Nutzen, Schaden und Kosten) der Leitliniengruppe zur Verfügung gestellt werden (Oxman, Schünemann, & Fretheim, 2006c).

10) *Beschreibung der Wertvorstellungen:* In jeder Leitlinienempfehlung spiegeln sich die ethischen Überlegungen und Wertvorstellungen der Ersteller wider; diese Wertvorstellungen sollten den Wertvorstellungen der Patienten, die von der Leitlinie betroffen sind, sowie den Wertvorstellungen der Anwender vergleichbar sein – dazu müssen sie aber in der Leitlinie erkennbar sein, beispielsweise anhand der Wahl der wichtigsten Outcomes und der transparenten Darstellung der Formulierung von Empfehlungen aus vorliegender Evidence (Schünemann, Fretheim, & Oxman, 2006b).

11) *Überlegungen zur Gerechtigkeit:* Falls es Grund zu der Annahme gibt, dass benachteiligte Populationen (z.B. mit höherem Ausgangsrisiko, anderem sozialen Status oder erschwertem Zugang zum Gesundheitssystem) andere Therapieeffekte erwarten können als durchschnittliche Populationen, sollten zusätzliche Studien hierzu gesucht und die Problematik in der Leitlinie diskutiert werden (Oxman, Schünemann, & Fretheim, 2006d).

12) *Abstufung von Evidence- und Empfehlungsklassen:* Anwender von Leitlinien müssen wissen, wie sehr sie der zugrunde liegenden Evidence und den Empfehlungen einer Leitlinie vertrauen können – gerade die Empfehlungen basieren in aller Regel auf komplexen Entscheidungsprozessen, die transparent dargestellt werden sollten; die Methode zur Einstufung der Evidence und zur Abstufung der Empfehlungen sollte (im Sinne der Anwender) weltweit möglichst einheitlich sein, weshalb viele Organisationen GRADE (→ Kapitel 4.12.2) einsetzen (Schünemann, Fretheim, & Oxman, 2006a).

13) *Berücksichtigung der Kosten:* Je nach Fragestellung, Studienlage und Reichweite der Leitlinie sollte eine Kosten-Effektivitäts-Analyse (CEA) in die Leitlinie aufgenommen werden (Edejer, 2006).

14) *Anwendbarkeit der Leitlinie:* Da Leitlinien kein Selbstzweck sind, sondern in aller Regel zur Verbesserung der medizinischen Versorgung eingesetzt werden, stellt die Anwendbarkeit der Leitlinie einen zentralen Punkt dar; je nach angestrebter Reichweite kann eine Leitlinie nur für ein Krankenhaus oder für ein ganzes Land erstellt worden sein (Schünemann, Fretheim, & Oxman, 2006c).

15) *Struktur der Publikationen:* Eine anwenderfreundliche Leitlinie sollte in einer Kurzfassung (maximal zwei Seiten) und einer ausführlichen Version, die mindestens alle hier beschriebenen Komponenten enthält, zur Verfügung gestellt werden, wobei die Auslagerung der für alle erstellten Leitlinien geltenden Methoden in ein separates Methodenhandbuch sinnvoll ist (Oxman, Schünemann, & Fretheim, 2006e).

16) *Methoden des Peer Reviews:* Vor der Publikation sollte eine Leitlinie von Mitgliedern wichtiger Interessengruppen wie Patienten, späteren Anwendern, Experten auf dem jeweiligen Gebiet, aber auch Managern und Methodikern auf Kriterien wie Verständlichkeit, Transparenz, Vollständigkeit und Umsetzbarkeit geprüft werden (Edejer, 2006).
17) *Verbreitung und Implementierung:* Für eine möglichst große Verbreitung sind Leitlinien wünschenswert, die frei zugänglich sind (*Open Access*) und für den Anwender verständlich verfasst wurden; Schulungen und Präsentationen der Leitlinie sind zur Implementierung enorm wichtig; Leitlinien mit größerer Reichweite müssen meist erst an lokale Gegebenheiten angepasst werden (Fretheim, Schünemann, & Oxman, 2006c).
18) *Evaluation:* Die Evaluation der Leitlinie selbst sollte mit einem Instrument wie DELBI durchgeführt werden (→ Kapitel 4.12.4 auf Seite 242), die Evaluation der Umsetzung mit einem Vorher-Nachher-Design oder besser noch mit einer randomisierten Evaluation, sofern möglich (Oxman, Schünemann, & Fretheim, 2006f).

4.12.2 GRADE

GRADE (*Grading of Recommendations, Assessment, Development and Evaluation*) ist ein recht junges System zur Beurteilung der Qualität der externen Evidence und zur Angabe von abgestuften Empfehlungen für Interventionen im Gesundheitsbereich.

Im Jahre 2000 setzten sich Entwickler von Leitlinien, Praktiker und Methodiker, die mit der babylonischen Vielfalt an existierenden Systemen von Evidence- und Empfehlungsklassen unzufrieden waren, zusammen, gründeten die *GRADE Working Group*[20] und begannen, ein neues System zu entwickeln (Baker, Young, Potter, & Madan, 2009; West et al., 2002). Ziel war es, ein weltweit einheitliches System zu konzipieren, das es vor allem den Erstellern von Leitlinien erlaubt, ihre Leitlinien transparenter zu gestalten – die Nutzer von Leitlinien, in denen GRADE verwendet wurde, haben natürlich den Vorteil, dass sie sich nicht mehr mit vielen unterschiedlichen Systemen beschäftigen müssen, um Studienqualität und Empfehlungsklassen verstehen zu können (Brozek et al., 2009; Schünemann, 2009b).

Mittlerweile setzen sehr viele Organisationen GRADE ein, beispielsweise die World Health Organization (WHO), das National Institute for Health and Clinical Excellence (NICE, UK), die Cochrane Collaboration, die Agency for Health Care Research and Quality (AHRQ, USA) und das German Center for Evidence-based Nursing. Ebenso wird GRADE in Publikationen angewendet wie zum Beispiel im *British Medical Journal* (BMJ), im *BMJ Clinical Evidence Handbook*, in *UpToDate* und in Johann Behrens und Langer (2010b).

4.12.2.1 Qualität der Evidence

Eine nach EBN-Kriterien erstellte Leitlinie sollte bei jeder Empfehlung mit angeben, wie stark die Evidence ist, auf der sie beruht, um das Vertrauen in die Empfehlung zu begründen. GRADE unterscheidet zwischen vier Evidence-Stufen (→ Abbildung 4-32), wobei bei der Beurteilung der Qualität der Evidence die Wahrscheinlichkeit eines Bias und die Anwendbarkeit der Ergebnisse im Vordergrund stehen.

Zunächst werden RCTs der höchsten Evidence-Stufe, gut gemachte Beobachtungsstudien

hoch ⊕⊕⊕⊕	Es ist unwahrscheinlich, dass weitere Forschung unser Vertrauen in den beobachteten Effekt ändern wird.
mittel ⊕⊕⊕◯	Weitere Forschung hat vermutlich einen wichtigen Einfluss auf unser Vertrauen in den Effekt und kann zu einer Änderung führen.
niedrig ⊕⊕◯◯	Es ist sehr wahrscheinlich, dass weitere Forschung unser Vertrauen in den beobachteten Effekt stark beeinflussen und den bisher beobachteten Effekt ändern wird.
sehr niedrig ⊕◯◯◯	Jeder beobachtete Effekt ist sehr unsicher.

Abbildung 4-32: Stufen der Evidence-Qualität (GRADE)

20 http://www.gradeworkinggroup.org/

der niedrigen und sonstige Evidence wie Fallberichte der niedrigsten Stufe zugeordnet (→ Abbildung 4-32). Anschließend stuft man die Qualität der Evidence anhand bestimmter Kriterien herab (bei RCTs) oder herauf (bei Beobachtungsstudien) (Guyatt et al., 2008).

Folgende Eigenschaften führen zu einer Herabstufung der methodischen Qualität:

- *Mängel im Studiendesign:* Randomisierungscode unzuverlässig erstellt, Zuteilung nicht verdeckt, Verblindung nicht durchgeführt, obwohl möglich, geringes oder unbalanciertes Follow-up, fehlende Intention-to-Treat-Analyse
- *Inkonsistenz:* statistische oder klinische Heterogenität zwischen den Einzelstudien
- *Indirekte Evidence:* unsichere Übertragbarkeit aufgrund unterschiedlicher Population, Intervention oder Outcomes
- *Ungenauigkeit:* weite Konfidenzintervalle
- *Publikations-Bias:* Publikationen mit negativen Ergebnissen wurden wahrscheinlich nicht veröffentlicht

Beobachtungsstudien können durch folgende Merkmale heraufgestuft werden:

- *große Effekte:* Relatives Risiko oder Odds Ratio über 2 bzw. unter 0,5 in einer qualitativ hochwertigen Beobachtungsstudie
- *Confounder sind unwahrscheinlich:* mögliche Confounder verstärken den Therapieeffekt oder wurden minimiert
- *Dosis-Wirkungs-Beziehung:* Nachweis einer Beziehung zwischen der Dosis und dem Therapieeffekt

4.12.2.2 Empfehlungsklassen

Empfehlungen werden nach GRADE in starke oder schwache Empfehlungen für oder gegen eine Intervention ausgesprochen. Gerade für die eigentliche Empfehlung ist eine Abwägung aller relevanten Outcomes nötig, wobei die Therapieeffekte, die Qualität der Evidence und der Ressourcenverbrauch ebenso wie die Patientensicht (beispielsweise durch qualitative Studien oder Patientenvertreter) und die Bedeutung der Outcomes in die Entscheidung einbezogen werden (Guyatt et al., 2008; Schünemann, 2009a).

GRADE unterscheidet also folgende vier Arten der Empfehlung (R. Kunz et al., 2007):

- *starke Empfehlung einer Intervention:* Die Vorteile überwiegen die Nachteile deutlich
- *schwache Empfehlung einer Intervention:* Die Vorteile überwiegen nicht eindeutig
- *schwache Empfehlung gegen eine Intervention:* Die Nachteile überwiegen nicht eindeutig
- *starke Empfehlung gegen eine Intervention:* Die Nachteile überwiegen die Vorteile deutlich

Bei starken Empfehlungen geht man davon aus, dass die meisten Patienten die Intervention befürworten, einige Patienten würden sie aber auch ablehnen; bei Therapeuten geht man davon aus, dass sie die Intervention in aller Regel durchführen. Bei schwachen Empfehlungen geht man davon aus, dass eine Mehrheit der Patienten die Intervention befürwortet, viele Patienten würden die Intervention aber auch ablehnen; bei Therapeuten geht man davon aus, dass die Vor- und Nachteile der Intervention ausführlich gemeinsam mit dem Patienten abwogen werden.

Was bedeutet „starke Empfehlung" für die Entscheidung im individuellen Fall eines Patienten? Damit ist das Verhältnis von externer zu interner Evidence (in der von uns in Kapitel G eingeführten Definition) angesprochen. Es sind einfache, in Kapitel G ausführlich diskutierte Tatsachen, die wir uns ins Gedächtnis rufen müssen:

1) Statistische Häufigkeiten erlauben keine Prognose im Einzelfall. Ich weiß nicht, ob ich zu den 82 % Geheilten oder zu den 18 % Gestorbenen gehören werde, sicher ist nur, dass ich nicht zu 18 % sterben und zu 82 % geheilt werden kann. Und wenn ich gestorben bin, macht es für mich und auch meinen Hinterbliebenen womöglich keinen großen Unterschied, ob mein Tod unwahrscheinlich war oder wahrscheinlich (vgl. Kapitel G).
2) Die Gewichtung der extern evident bekannten Vor- und Nachteile einer Behandlung kann nur der Patient selber vornehmen, weil nur er seine individuellen biographischen Relevanzen, seine Gefühle und Empfindungen kennen kann. Wie wir gerade sahen: Wenn ein Krebskranker unbedingt noch ein Buch fertig stellen und sich dabei keineswegs durch eine Chemotherapie behindern lassen will, die bei 18 bisher Behandelten erfolglos war, wird er sich für die Kombination

„Buch fertig stellen und sicher früher sterben“ entscheiden. Für einen anderen werden dagegen die Beschwerden der Chemotherapie (mangelnde Arbeitsfähigkeit, Schmerzen, Fatigue etc.) nicht den Vorteil der Chance auf ein vielleicht (bei immerhin 82 % der bisher Behandelten) längeres Leben aufwiegen. Bei dieser zweiten Person überwiegen in ihrer individuellen Gewichtung die Vorteile der Chemotherapie deren Nachteile.

Was folgt aus diesen beiden einfachen Tatsachen für Patienten und ihre Therapeuten? Bei einer „starken Empfehlung“ nach GRADE werden Sie als Patient besonders genau Ihre individuellen Gewichtungen der einzelnen Vor- und Nachteile prüfen, bevor Sie sich gegen oder für eine „stark empfohlene“ Intervention entscheiden. Bei einer „schwachen Empfehlung“ werden Sie als Patient wissen, dass man über die Wirkung einer Intervention leider wenig weiß und Sie sich daher unter noch größerer Unsicherheit werden entscheiden müssen. In beiden Fällen sind Sie es, die sich unter Abwägung Ihrer biographisch relevanten Teilhabeziele entscheiden müssen. Aber bei „starken Empfehlungen“ können Sie beim Aufbau Ihrer internen Evidence auf mehr externe Evidence zurückgreifen als bei schwachen Empfehlungen.

Was folgt aus den beiden genannten Tatsachen für Sie als Therapeut? In keinem Fall, das ist klar, können Sie aufgrund einer starken Empfehlung einfach ohne Rücksprache mit Ihrem Patienten handeln. Sie müssen ihm für die Begegnung zum Aufbau interner Evidence zur Verfügung stehen und mit ihm die externe Evidence für die Vor- und Nachteile einer Intervention besprechen, die ihr Patient zu gewichten hat.

4.12.2.3 Vorschlag: Transparenz erlaubt eigene Gewichtung der Nutzerinnen – ohne eindimensionale Graduierung

Wie Sie im letzten Abschnitt sahen, arbeiten GRADE und andere Verfahren mit Gewichtungen, deren Addition dann zu einem Gesamtwert führt. Angesichts der offensichtlichen Schwächen dieses Verfahrens, auf die wir gleich noch einmal kommen, geben wir ein alternatives Verfahren zu bedenken: Nicht nur eine Kommission gewichtet, sondern daneben kann jede Nutzerin und jeder Nutzer seine eigene Gewichtung vornehmen und seine eigene Zusammenfassung der Vertrauenswürdigkeit und Umsetzungsempfehlungen von Studienergebnissen (einschließlich Meta-Analysen) der Vertrauenswürdigkeit am Smartphone erstellen. Ein solches Verfahren ist für andere Bereiche in der Praxis erprobt und kann auch von Leuten angewandt werden, die nie studierten oder Abitur machten, wie wir an Testberichten der Stiftung Warentest gleich belegen werden. Ein solches Verfahren setzt voraus, dass Studien und ihre Zusammenfassungen sehr transparent dokumentiert sind. Das sieht allerdings GRADE ohnehin vor. Technisch wird das Verfahren erleichtert, wenn Informationen und die an die Nutzer gerichteten Fragen nach ihrer individuellen Gewichtung als interaktive Programme aufbereitet werden.

Um ein Missverständnis von vornherein auszuschließen: Diese individuellen Zusammenfassungen sollen die Zusammenfassungen der Gremien nicht ersetzen, sondern ergänzen. Denn die individuellen Nutzer können Fehler vermeiden, die Gremien fast unvermeidlich machen müssen. Allerdings können individuelle Nutzer diese Fehler nur im eigenen Fall vermeiden. Für allgemeine Zusammenfassungen – zum Beispiel weil man sich die Mühe einer eigenen Gewichtung nicht machen will – wird weiterhin die Gremienzusammenfassung informativ bleiben.

Zur Erinnerung das Grundproblem: Gegen jeden einzelnen Bias eignet sich eine andere Methode besonders gut. Keine einzelne Methode bewältigt alle Bias-Risiken. Randomisierung bewältigt nur den Auswahl-Bias, nicht zugleich alle anderen Verzerrungsgefahren. Keine Randomisierung zum Beispiel kompensiert die Wahl eines unangemessenen Outcome-Indikators. Keine Randomisierung kompensiert Fehler bei der Erfassung dessen, worin eine Intervention tatsächlich bestand. Für diese Prüfung haben sich *Mixed-Methods*-Studien bewährt (J. Behrens, 2002d, 2010). Keine Randomisierung bewältigt das Problem nicht bevölkerungsrepräsentiver Grundgesamtheiten. Wir haben bereits (Johann Behrens & Langer, 2004, 2010a) und in diesem Band in Anknüpfung an einschlägige ältere Vorschläge eine Art Entscheidungsbaum dafür entwickelt, für welche Verzerrungsgefahr („Bias“), die jemand fürchtet, jeweils welche Bewältigungsmethode gewählt werden kann. Denn keine einzelne Methode bewältigt alle Verzerrungsgefahren zugleich. Das ist traurig, aber wahr und eigentlich völlig trivial. Es hat aber eine nicht triviale Folge: Letztlich sind es die Nutzer, die gewichten müssen, welche Verzerrungsgefahren für sie besonders unannehmbar sind und welche sie zähneknirschend tolerieren würden. Denn da es keine Methode gibt, die alle Bias zugleich bewältigt, ist eine eindimensionale Hierarchie der Vertrauenswürdigkeit von Studien logisch nicht zu erwarten. Im Gegenteil ergeben sich je nachdem, wie ich als Nutzer die Verzerrungsgefahren gewichte, unterschiedliche Hierarchien der Güte von Studien.

Daher geben wir zu erwägen, von dem üblichen Weg der aggregierenden Graduierung von Studien abzugehen. Im Zuge des Internets erscheinen uns die üblichen Aggregierungen nicht mehr nötig; sehr sinnvoll waren sie noch nie.

Üblich ist, dass man für jedes Kriterium, welches nicht perfekt erfüllt ist, einen Abzug bei der Vertrauenswürdigkeit in bestimmter Höhe vornimmt. Das deuten zum Beispiel Gerber und Green (2012), aber auch Cronbach (1982), Patry (1982) sowie Wolbring und Keuschnigg (2015) an. Auch GRADE arbeitet mit solchen „Punktabzügen“. Dann werden die Punktabzüge addiert: Je mehr Punktabzüge, umso weniger vertrauenswürdig sind die Ergebnisse einer Studienlage.

Diese Aggregierung hat das Problem, dass ein bestimmter Punktabzug bei einem Kriterium genauso viel wiegt wie bei einem anderen Kriterium. Das Problem ist aus Schülertagen bekannt: Kann eine 5 (mangelhaft) in Religion oder Sport durch eine 2 (gut) in Mathematik ausgeglichen werden, oder muss man in allen Fächern mängelfrei sein? Es ist auch aus der Begutachtung stationärer Pflegeeinrichtungen durch den MDK seit mehr als 15 Jahren bekannt, und die Verrechnungen von Punktwerten haben zum Vertrauensverlust dieser Begutachtungen geführt.

Unser Gegenvorschlag kann gut an den bekannten Testberichten der Stiftung Warentest dargestellt werden. Auch die Stiftung Warentest arbeitet mit aggregierten Punktabzügen in den verschiedenen Kriterien, unter denen sie ein Produkt oder eine Dienstleistung bewertet, wobei der Preis keine Rolle spielt. Am Ende aggregiert sie alle Punktabzüge in einer Note pro untersuchtem Produkt (z. B. Waschmaschine, Radio, Schlagbohrer) oder pro untersuchter Dienstleistung (z. B. Pflegeberatung). Je nach erreichter Note bildet sich eine Rangfolge (die selten der Rangfolge der Preise entspricht). Firmen, deren Produkt eine gute Gesamtnote bekommen hat, kleben diese gern auf ihr Produkt. Banken und Pflegedienste, deren Beratung mit einer guten oder ziemlich guten Gesamtnote bewertet wurde, veröffentlichten diese Note gern in ihrer Werbung. Interessanterweise wird aber fast nie der ganze Testbericht auf das Produkt geklebt, obwohl die meisten Produkte groß genug für eine oder zwei DIN-A-4-Seite wären. Offenbar genügt den werbenden Firmen die Gesamtnote.

Glücklicherweise veröffentlicht die Stiftung Warentest allerdings mehr als die Gesamtnote, deren Relevanz doch wohl sehr zu relativieren ist. Sie veröffentlicht die Bewertungen bezüglich der einzelnen Dimensionen, die in die Gesamtnote eingingen. Das befähigt die Leser, selber die Wichtigkeit der einzelnen Dimensionen für sich individuell zu gewichten. Zum Beispiel kann er die Verständlichkeit der Gebrauchsanweisung geringer als die Stiftung Warentest einschätzen, wenn er selber über technisches Verständnis verfügt. Oder er kann die Kindersicherheit, die die Stiftung Warentest zu Recht sehr hoch gewichtet, für sich selber als unwichtig einstufen. Damit können Sie ihre eigene Gesamtbewertung erstellen. Sie kann von der Gesamtnote der Stiftung Warentest völlig abweichen. Das Verdienst der Stiftung Warentest liegt weniger in der Veröffentlichung der Gesamtnote als in der relativ transparent veröffentlichten Bewertung der Einzelkriterien. Denn diese Transparenz ermöglicht es jedem Nutzer, seine eigene Gesamtbewertung zu treffen. Das lässt sich auf die Bewertung von Studien unmittelbar übertragen. Die Frage der Generalisierbarkeit einer Studie ist (leider) nicht nach einer eindimensionalen Graduierung zu entscheiden, sondern nur aus der Sicht eines Nutzers, der einzelne Verzerrungsgefahren als besonders schwer, andere als gerade noch tolerierbar bewertet. Mit diesem Blick auf den individuellen Nutzer von Studien externer Evidence, der im Lichte seiner individuellen Fragen und Interessen Studien bewerten muss, kann man zusammenfassend sagen:

- Das Internet erlaubt eine solche Transparenz in den Komponenten der zu graduierenden Studienlagen, dass jeder Nutzer die Graduierung nach seiner Gewichtung der Verzerrungsgefahren selber vornehmen kann: Denn es ist (leider) keine Methode und kein Studiendesign bekannt, die/das alle Verzerrungen zugleich bewältigt.

- Auch auf Verfahren des „Punktabzugs", die auf der Fiktion basieren müssen, alle Punkte wögen gleich schwer und seien damit intervallskaliert, kann verzichtet werden. Nutzer können selber gewichten.

4.12.3 Beziehungen zwischen der Stärke der Evidence und Empfehlungsklassen

Je stärker die Evidence der Empfehlungen, umso mehr Vertrauen kann man in die Leitlinie setzen. Diese Empfehlungen sind das Herz einer Leitlinie und sollten präzise eine Intervention in einer speziellen Umgebung beschreiben.

Dabei besteht nicht immer eine Identität zwischen der Stärke externer Evidence und der Empfehlungsklasse einer Leitlinie. Das ergibt sich bereits aus der grundlegenden Unterscheidung zwischen externer Evidence und interner Evidence, wie wir sie im Grundlagenkapitel, fußend auf Abbildung G2 auf Seite 29, diskutierten. Auch der Europarat sieht das so in seiner Empfehlung Rec(2001) 13 (Ministerkomitee des Europarates, 2002).

Der Europarat führt beispielhaft folgende Fallgruppen auf, die – wie in unserer Abbildung 4-33 – dazu führen, dass die Empfehlungsklassen der Leitlinien nicht den Evidence-Stärken entsprechen:

a) „Wenn Studien beispielsweise an einer hochselektierten Patientenpopulation durchgeführt wurden, kann die Evidence für die Anwendung der Ergebnisse auf eine allgemeine Population schwächer als sonst üblich eingestuft werden." (Europarat, 2002, S. 28) Diese Fallgruppe ist für unsere Argumentation besonders interessant. Die Verzerrungsgefahr einer hochselektiven Patientenpopulation ist nämlich bei quasi-experimentellen Therapiestudien wesentlich größer als bei einer für eine bekannte Bevölkerungsgruppe repräsentativen, multivariat auswertbaren Beobachtungsstudie von Therapien (vgl. Kapitel 4.3.8 auf Seite 161). Daher hatten wir argumentiert, dass Beobachtungsstudien und experimentelle Therapiestudien die angemessene Antwort auf jeweils unterschiedliche Verzerrungsgefahren seien (→ Kapitel 4.1 auf Seite 132). Da nicht alle Verzerrungsverfahren mit einer einzigen Methode bewältigt werden können, kann es keine einlinige Studienhierarchie geben. Evans (2003) wie Behrens (J. Behrens, 2002a, 2002b, 2002c) schlagen daher für die verschiedenen Verzerrungsgefahren parallele Studienhierarchien vor. Da der Europarat das nicht so sieht, führt bei ihm der Auswahlfehler einer hochselektiven Patientenpopulation nicht zu einer Abgruppierung in der Skala externer Evidence, sondern wird

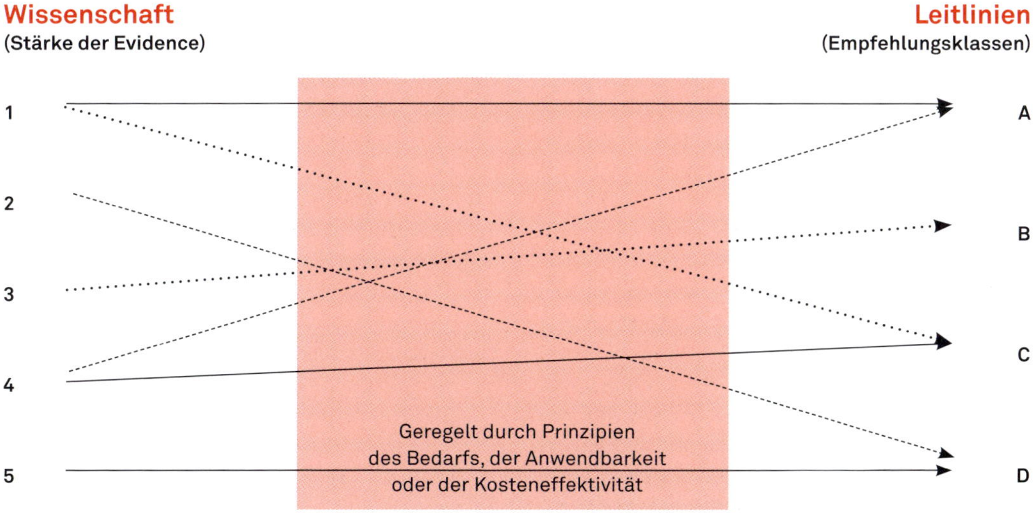

Abbildung 4-33: Beziehungen zwischen der Stärke der Evidence und den Empfehlungsklassen (vgl. Europarat, 2002, Abb. 3, S. 29)

erst bei den Empfehlungsklassen der Leitlinien berücksichtigt. Bei Evans (2003) reduziert diese Auswahlverzerrung die Evidence-Stärke.

b) „Manchmal stehen zur Begründung einer wichtigen Entscheidung im Gesundheitswesen nur wenige Daten zur Verfügung. In solchen Fällen könnten sich die Experten der Leitliniengruppe für eine höhere Empfehlungsklasse entscheiden, als dies die Evidence im Normalfall zuließe." (Europarat, 2002, S. 28). Da auch bei mangelnder externer Evidence entschieden werden muss, ist dieser Fall wahrscheinlich nicht selten. Die mangelnde externe Evidence sollte aber – um der Wahrheit und Klarheit der Leitlinie und damit um des Vertrauens der Pflegebedürftigen und Patienten willen – unserer Auffassung nach zugegeben und nicht hinter Aufwertungen versteckt werden.
c) „Auch größere Kostenunterschiede zwischen Interventionen (z.B. wenn Therapie A hundertmal teurer ist als Therapie B) können die Experten dazu veranlassen, die Einstufung von Leitlinienempfehlungen zu ändern." (Europarat, 2002, S. 28)
d) Hier handelt es sich um – sehr gut nachvollziehbare – zusätzliche Aspekte, die auch als solche zusätzlichen Aspekte ausgewiesen werden sollten.
e) „Zur Modifikation bei der Interpretation der Evidence kann es auch auf der Implementierungsebene kommen. Zwar sollen sich Leitlinien überwiegend auf wissenschaftliche und fachliche Überlegungen stützen, doch kann es nötig sein, die Evidence auf lokaler Ebene je nach Werturteilen, Prioritäten und lokalen Besonderheiten anzupassen und entsprechend zu gewichten. Die Umsetzung von Leitlinien in regionalen Behandlungsprogrammen oder lokalen Praxisstrategien kann demnach auch inhaltliche Änderungen der Empfehlungen zur Folge haben." (Europarat, 2002, S. 28). An dieser Fallgruppe wird deutlich, wie wichtig es ist, zwischen externer Evidence und interner Evidence zu unterscheiden und in Respekt vor der Autonomie der Lebenspraxis des Klienten zu beraten und zu entscheiden (→ Kapitel G.2.1 auf Seite 47). Allerdings ist für uns wichtig festzuhalten, dass Werturteile, Prioritäten und Ressourcen sich nicht nur zwischen Regionen, sondern auch zwischen Individuen unterscheiden. Gesundheitsprofessionen sollen aber im Respekt vor der Autonomie der Lebenspraxis des einzelnen Klienten beraten und entscheiden. Kein „regionales Werturteil" steht über dem individuellen. Die Befragung eines repräsentativen Querschnitts der Bevölkerung in Ihrer Region ersetzt nie die Befragung Ihres individuellen Klienten.

Insgesamt zeigt die Empfehlung des Europarates, wie wichtig es für Sie und Ihre Klienten ist, nicht nur die Leitlinien selbst zur Kenntnis zu nehmen, sondern auch deren Begründungen. Diese Begründungen und Entstehungsgründe sollten immer transparent sein.

4.12.4 Beurteilung von Leitlinien

Die folgenden Fragen zur Beurteilung von Leitlinien basieren auf verschiedenen Bewertungshilfen (Brown, 1999; Hayward, Wilson, Tunis, Bass, & Guyatt, 1995; David L. Sackett et al., 2000; Wilson, Hayward, Tunis, Bass, & Guyatt, 1995), die modifiziert und angepasst wurden.

Sehr interessant in diesem Zusammenhang ist auch das AGREE-Instrument, das speziell für die Qualitätsbewertung medizinischer Leitlinien entwickelt wurde.[21]

Mit dem AGREE-Instrument wird sowohl die Qualität der Entwicklung von Leitlinien als auch die Qualität der Leitlinienempfehlungen selbst eingeschätzt (AGREE, 2001).

Ein deutschsprachiges Instrument zur Leitlinienbeurteilung wurde mit DELBI entwickelt, wobei die wesentlichen Punkte von DELBI denen der deutschsprachigen Version von AGREE entsprechen; DELBI wurde allerdings ergänzt um Fragen zur Präsentation von Methodik, Inhalt und Implementierungsstrategien (Beyer et al., 2008).[22]

21 Mehr Informationen zu AGREE finden sich im Internet unter http://www.agreecollaboration.org/

22 Weiterführende Informationen zu DELBI stehen im Internet unter http://www.delbi.de/ zur Verfügung

Ein Arbeitsblatt zur Beurteilung von Leitlinien finden Sie im Internet.[23]

Ist das Thema der Leitlinie klar formuliert? Eine Leitlinie, die ein sehr weites Themengebiet umfasst, ist als konkrete Empfehlung für die Pflegepraxis eher unbrauchbar, da sie nur allgemeine Vorschläge geben kann. Man sollte sich genau anschauen, welche Themen die Leitlinie behandelt und ob diese klar formuliert und genügend eingegrenzt wurden.

Wie wurde die Leitlinie erstellt? Ähnliche Kriterien wie bei der Bewertung von systematischen Übersichtsarbeiten (→ Kapitel 4.11 auf Seite 222) sind auch bei der Beurteilung von Leitlinien sinnvoll: Wurden eine klare Fragestellung formuliert, angemessene Ein- und Ausschlusskriterien definiert, eine ausführliche Recherche durchgeführt und die Ergebnisse nachvollziehbar beurteilt? Ein kleiner Unterschied liegt darin, dass die systematische Übersichtsarbeit aus RCTs bestehen sollte, und wenn keine derartigen Studien gefunden werden, bricht man den Prozess der Erstellung einer systematischen Übersichtsarbeit ab; bei der Erstellung von Leitlinien dagegen versucht man, das qualitativ beste Wissen als Grundlage seiner Empfehlungen zu nehmen und – sofern nur schwache Studien vorhanden sind – lieber Abstriche in der Qualität zu machen als die Erstellung der Leitlinie abzubrechen. Falls keine RCTs gefunden wurden, sollte bei einer Empfehlung immer der Grad der Evidence (→ Tabelle 4.1 auf Seite 133) mit angegeben werden, den die Quelle hatte, aufgrund der man zu der Empfehlung kam. Allgemein sollte man sich bei der Beurteilung einer Leitlinie fragen, wo ein Bias versteckt sein könnte und welchen Einfluss er auf die Empfehlungen gehabt haben könnte. Wie wir in Kapitel G.2 auf Seite 47 ausführten, ist es keineswegs zufällig, welche Handlungen einer methodisch aufwendigen Evaluation unterzogen werden.

Wurden alle wichtigen Möglichkeiten und Ergebnisse klar beschrieben und nachvollziehbar beurteilt? Es spricht für Leitlinien, wenn nicht nur die empfohlene Intervention diskutiert wird, sondern auch ihre Alternativen kritisch beleuchtet werden – das hat den Vorteil, dass man bei einem Pflegebedürftigen, bei dem die Empfehlung aus der Leitlinie wegen diverser Gründe nicht möglich ist (z. B. wegen Kontraindikationen oder Präferenzen des Pflegebedürftigen), die beste Alternative wählen kann. Weiterhin sollte man einen Blick darauf werfen, *wer* die Leitlinien beurteilt hat – durch den speziellen Hintergrund, zum Beispiel von Expertengruppen, werden auch Präferenzen gesetzt, die die Beurteilung und die späteren Empfehlungen in eine Richtung beeinflussen könnten.

Bezieht die Leitlinie wichtige aktuelle Entwicklungen ein? Da der Prozess der Entwicklung von Leitlinien einige Zeit in Anspruch nimmt und Leitlinien nicht immer regelmäßig überarbeitet werden, sollte man schauen, wie alt die Leitlinie ist (Datum der Publikation, Datum der Fertigstellung der Leitlinie, Aktualität der Quellen) und – bei Unsicherheit bezüglich der Empfehlung – eine eigene Recherche nach neueren Studien durchführen. Auch sollte eine Leitlinie immer eine Art „Verfallsdatum" aufweisen.

Wurde die Leitlinie von Experten begutachtet und getestet? Eine Leitlinie gewinnt an Glaubwürdigkeit, wenn Experten auf verschiedenen Gebieten die zugrunde liegenden Quellen begutachtet und nachvollziehbar bewertet haben und wenn Meinungsverschiedenheiten im Konsensusverfahren geklärt werden konnten. Waren die Experten glaubwürdig und sowohl Praktiker als auch Theoretiker vertreten, gewinnt die Leitlinie zusätzlich an Glaubwürdigkeit.

Wurden konkrete, für die Praxis wichtige Empfehlungen ausgesprochen? Leitlinien sollten immer eindeutige Empfehlungen geben, wenn sie nützlich für die Pflegepraxis sein sollen. Zusätzliche Angaben über die *Relative* oder *Absolute Risiko-Reduktion* bzw. die *Number Needed to Treat* bestätigen noch die Aussagekraft der Empfehlungen.

Wie beweiskräftig sind die Empfehlungen? Die Beweiskraft der Leitlinie wird durch verschiedene Faktoren definiert: die Qualität der Recherche, die Qualität der Studien (→ z. B. Jadad-Score, Stichprobengröße, Bias), die Übereinstimmung der Ergebnisse verschiedener Studien und die Stärke der Evidence der einzelnen Studien. Hinzu kommen noch Überlegungen über Nebenwirkungen, Kos-

23 http://www.medizin.uni-halle.de/pflegewissenschaft/media/EBN/leitlinie.pdf

ten oder die Durchführbarkeit der Intervention, wenn man die Stärke einer Empfehlung beurteilt.

Ist das Hauptziel der Leitlinie mit meinem Ziel und dem Ziel der von mir unterstützten Pflegebedürftigen identisch? Man sollte sich immer bewusst sein, welches Ziel die Leitlinie befolgt und ob dieses Ziel mit dem Ziel der eigenen Intervention identisch ist. So können Leitlinien Pflegende direkt in ihrer Praxis unterstützen, eine Hilfe bei der Evaluation von Pflegestandards bieten oder Pflegenden mehrere alternative Empfehlungen zur Auswahl stellen, innerhalb derer sie entscheiden können.

Sind die Empfehlungen bei meinen Pflegebedürftigen und in meiner Organisation anwendbar? Sind die Pflegebedürftigen und die Umgebung, innerhalb der eine Leitlinie eine Empfehlung ausspricht, mit dem eigenen Umfeld vergleichbar, sollte der Anwendung wenig im Wege stehen; anders sieht es aus, wenn die Pflegebedürftigen in einigen Punkten nicht vergleichbar sind oder die nötigen Ressourcen fehlen. Unterscheiden sich die eigenen Pflegebedürftigen teilweise von den in der Leitlinie beschriebenen, liegt es im eigenen Ermessen, inwieweit es wahrscheinlich ist, dass die Ergebnisse der in der Leitlinie empfohlenen Intervention auch bei den eigenen Pflegebedürftigen zu erwarten sind; fehlen die nötigen Ressourcen, sollte man sich die Wirtschaftlichkeit der Intervention anschauen. Aber: Entscheidend ist die Aufgabe der pflegerischen Arbeit, die Sie im ersten Schritt der EBN-Methode definiert haben, nicht die Ressourcenverteilung in Ihrer Organisation. Da diese Aufgabe der Sinn und Zweck Ihrer Organisation ist, steht die Aufgabe über allen Routinen und Ritualen und bricht diese.

4.12.5 Suche nach Leitlinien in Medline

In Medline bieten sich wieder zwei Strategien an: die Suchbegriffe mit

```
AND (guideline OR standard OR re-
commend*)
```

zu ergänzen oder einen Filter (Limit) auf *Practice Guideline* zu setzen. Einen Versuch wert ist sicherlich auch die Suche im Internet mit Hilfe von Google oder einer anderen guten Suchmaschine, denn viele Leitlinien werden von Fachgesellschaften erstellt und nicht immer noch zusätzlich als Zeitschriftenartikel veröffentlicht.

4.12.6 Mitwirkung an der Erstellung von Leitlinien

Für einen großen, auch pflegerisch relevanten Bereich wurden S3-Leitlinien von den in der AWMF zusammengeschlossenen Fachgesellschaften und von der *äzq* (für Versorgungsleitlinien) – bisher allerdings nur in Ausnahmefällen unter Beteiligung der Pflege – erstellt. Zweifellos gibt es Bereiche, in denen entweder nur Ärzte oder ausschließlich Pflegende tätig sind. Viele der S3-Leitlinien der AWMF beziehen sich aber auf Schnittmengen zwischen den Gesundheitsberufen; insofern ist es für die Qualität der AWMF-Leitlinien von Wichtigkeit, dass Johann Behrens als Vertreter der Pflege in die Leitlinienkoordinationskommission berufen wurde, um den Eingang pflegewissenschaftlicher Ergebnisse und pflegewissenschaftlicher Experten in die Leitlinienerstellung der AWMF nach einem definierten Verfahren zu sichern.

Das German Center for Evidence-based Nursing „sapere aude“ möchte Sie dazu aufrufen, sich an der Erstellung von AWMF-Leitlinien aktiv zu beteiligen.[24]

Folgende Voraussetzungen werden von Bewerbern aus Gesundheitsberufen (Pflege und andere therapeutische Berufe) erwartet:

- klinische und wissenschaftliche Tätigkeit und Erfahrungen im Feld der Leitlinie
- nachgewiesene zertifizierte Ausbildung und Praxis an einschlägiger wissenschaftlicher Institution (Nachweis z.B. durch Mitarbeit an Cochrane Review, Ausbildung in EBN und Erfahrung als EBN-Trainer)

Wünschenswert:

- Qualifikation als Leitlinienberater (AWMF-Curriculum)
- Mitgliedschaft im German Center for Evidence-based Nursing „sapere aude“ oder in einer anderen einschlägigen wissenschaftlichen Fachgesellschaft

24 Eine Auswahl der Themen findet man unter http://www.uni-duesseldorf.de/AWMF/ll/ll_meld.htm

5. Schritt: Veränderung der Pflegepraxis (Pflegemanagementmodell)

5.1 Wenn-dann-Entscheidungspfade

Als fünfter Schritt des EBN-Prozesses sollte nun das beste gefundene Wissen in die eigene Praxis übertragen werden – da hierbei sehr unterschiedliche Bedingungen vorherrschen, können im Folgenden nur allgemeine Konzepte angesprochen werden. Es spielt auch eine Rolle, *wer* Evidence-based Nursing anwendet, sodass zum Abschluss einige Möglichkeiten der Implementierung der EBN-Methode vorgestellt werden.

Die Veränderung der Pflegepraxis beinhaltet in der Regel drei Aufgaben, die meist nur alle zusammen zu lösen sind:

1) die Veränderung der Pflegepraxis in der je einzigartigen Beziehung zwischen einem individuellen Pflegebedürftigen und einer einzigartigen Pflegenden
2) die Adaptation der Arbeitsorganisation
3) die Implementierung von EBN-Prozessen in Organisationen.

Sie sehen auf den ersten Blick, dass sich die erste Aufgabe immer stellt und die Lösung der zweiten und dritten Aufgabe dazu verhelfen soll, die erste besser zu lösen.

Aus Gründen der Übersichtlichkeit beginnen wir mit der ersten Aufgabe. Für sie greifen wir auf die Abbildung G2 auf Seite 29 zurück, die pflegeprofessionelle Grundsituation: Interne Evidence aus der einzigartigen Beziehung zwischen Pflegeprofessionellen und Pflegebedürftigen führt zu Fragen an die externe Evidence der Erfahrungen Dritter.

Die sechs Schritte des Evidence-based Nursing sind nichts anderes als die Schritte, die es überhaupt erst erlauben, Erfahrungen Dritter im einzigartigen Fall unseres Patienten unter Unsicherheit zu nutzen. Nachdem wir vier dieser sechs Schritte erörterten, kommt es uns vielleicht schwieriger vor als wir dachten. Zumindest verstehen wir nun alle Therapeuten und Patienten, die aus der Aufgabe ausbüchsen und sich auf andere Wissensquellen als die kontrollierten Erfahrungen Dritter berufen wollen, am liebsten eine besondere, möglichst übernatürliche Begabung (J. Behrens, 2000).

5.1.1 Übergang der Erfahrung Dritter auf den Einzelfall

5.1.1.1 Einzigartigkeit von Pflegeprofessionellen, Einzigartigkeit von Pflegebedürftigen: Einzelfallstudien geeigneter?

Nicht nur die Pflegebedürftigen, sondern auch Sie als Pflegeprofessionelle sind einzigartig und keineswegs jeden Tag gleich aufgelegt. Das zu verleugnen wäre falsch – wenn es auch allerdings darum geht, eher der Einzigartigkeit des Klienten gerecht zu werden als der Einzigartigkeit der Pflegeprofessionellen. Die Einzigartigkeit der Pflegeprofessionellen kann der Anerkennung der Einzigartigkeit des Klienten zweifellos im Wege stehen. Dann sind die professionellen und persönlichen Vorerfahrungen der Pflegeprofessionellen, ihre Ängste, ihre Verpflichtung gegenüber herrschenden Schulen oder auch Aufsichtseinrichtungen ihr so zur zweiten Natur und Gewohnheit geworden, dass sie ihre Klienten in ihrer Einzigartigkeit gar nicht mehr sehen kann, sondern bei ihnen immer nur die Probleme (an)erkennt, die sie lösen kann und lösen will.

Sie behandelt Klienten zwar nicht nach einem fremdgesetzten schematischen Standard, aber nach ihrem eigenen erfahrungsgesättigten und zur Gewohnheit gewordenen Schema F. Das mag für Sie eine Horrorvorstellung sein und Pflegestandards mögen Ihnen als Mittel erscheinen, die Einzigartigkeit des Professionellen zurückzudrängen, um der Einzigartigkeit des Klienten zu ihrem Recht zu verhelfen. Aber trotzdem werden Sie immer als Pflegeprofessionelle durch Ihre Person wirken, durch Ihre Stimme, Ihre Ruhe, Ihre Berührungen, Ihre Ängste, Ihre Übertragungen und Gegenübertragungen. Jede pflegerische „Intervention", jede Therapie ist eine Begegnung zwischen Personen (erinnern Sie sich an Schritt 1) – und genau deswegen, weil sie Begegnungen nicht vermeiden wollten, haben viele von uns diesen Beruf gewählt. Die Persönlichkeit der Therapeuten und die Atmosphäre ihrer Praxis – das ist das, was als „Placebo" in jeder Studie wirkt.

Gegen so viel Eingesponnenheit in unsere in uns verkörperten Erfahrungen und Gewohnheiten, dass wir die Einzigartigkeit der individuellen Klienten gar nicht mehr erkennen können, ist die Beschäftigung mit den kontrollierten Erfahrungen Dritter ein Mittel, ein anderes ist Supervision. Denn es gibt keine Interventionen an sich. Immer bleiben Interventionen Begegnungen zwischen Personen: Nicht nur die Intervention, auch die intervenierende Person wirkt.

Manchem scheint das gegen randomisierte Studien mit hoher Fallzahl zu sprechen und gegen anschließende Alltagsbeobachtungen in der Versorgungsforschung, die erst Effektivität erweisen. Das Gegenteil ist der Fall. Gerade weil Interventionen mit den einzigartigen „intervenierenden Personen" variieren und von der Begegnung zwischen Personen real nicht zu isolieren sind, sind randomisierte statistische Studien mit hoher Fallzahl nötig. Sie zeigen, was trotz aller Verschiedenheit der beteiligen Personen und Begegnungen so stark wirkt, dass es statistisch wahrnehmbar wird.

Mit anderen Worten: Wären alle Personen gleich, genügten Einzelfallstudien. Gäbe es nur ganz wenige Unterschiede zwischen Personen und könnten sie ihre Handlungen vollständig bewusst steuern, genügten typisierende Studien mit überschaubar wenigen Typen und paarweise Vergleiche ähnlicher Fälle („*matching*"). Nur weil wir die Einzigartigkeit von Therapeuten und Klienten und den Umstand anerkennen, dass nie alle Anteile einer Handlung bewusst gesteuert sind, brauchen wir randomisierte Studien mit großer Fallzahl.

5.1.2 Wenn-dann-Pfade statt Einmalentscheidungen

Die Probleme der Übertragung von Erfahrungen Dritter auf den Einzelfall gelten für alle Formen der Erfahrungen Dritter – nicht nur für Studien.

Die typische Entscheidung Pflegender ist nicht, auf der Basis einer Diagnose eine Intervention auszuwählen und diese dann durchzuführen. Eine solche Vorstellung setzte voraus, dass die Diagnose zu Beginn des Pflegeprozesses klar ist und nur eine Intervention in Betracht kommt. Diese beiden Voraussetzungen sind häufig nicht gegeben. Eigentlich können wir sagen, sie sind in der Regel nicht gegeben. Das betonen wir ausdrücklich, weil Leitlinien fast durchgängig in der geforderten Kürze sagen: Bei Diagnose A tue B. In der Regel ist weder die Diagnose gleich zu Anfang klar noch die Intervention.

Dass die Diagnose nicht klar ist, hängt damit zusammen, dass ein Pflegephänomen und ein Symptom viele Ursachen haben und umgekehrt eine Ursache viele Phänomene zur Folge haben kann (→ Kapitel 4.5 auf Seite 187).

Dass aus der Diagnose häufig nicht die Intervention folgt, ist uns nach vorliegendem Buch, insbesondere Kapitel 4.4 ab Seite 166, klar. Das fängt bei den Studienausschlüssen an: Viele Studien schließen die Komorbiditäten aus, die Pflegebedürftige zeigen. Zum Beispiel schließen viele Inkontinenzstudien aus, dass die inkontinenten Personen außerdem unter einer Demenz leiden.

Zudem ist aus der Erfahrung Dritter, sie mag statistisch noch so gut gesichert sein, nie auf den Einzelfall zu schließen.

Gibt es einen vernünftigen Weg, mit diesen Unsicherheit umzugehen? Ja, diesen Weg gibt es. Dieser Weg heißt *Pfad*. Er ist deswegen geeignet, weil er nicht die Struktur eines Kochrezepts, sondern eine Wenn-dann-Struktur hat.

In ihm ist die Vorstellung aufgegeben, nach einer zutreffenden Eingangsdiagnose sei die Intervention anzuweisen, und das war es dann. In einem Wenn-dann-Pfad wird vielmehr eine vorläufige Diagnose mit einer vorläufigen intervenierenden Handlung und – sehr wichtig – der klar terminierten Erwartung verbunden, bis wann sich eine Besserung zeigt. Zeigt sich zu diesem Zeitpunkt die Besserung nicht, stehen sowohl die Intervention als auch die Diagnose auf dem Prüfstand.

Nach solchen Wenn-dann-Pfaden vorzugehen, ist weder neu noch auf die Gesundheitsprofessionen beschränkt. Fast alle Eltern handeln bei ihren fiebernden Kindern nach solch einem Wenn-dann-Pfad: Wenn das Fieber nach drei Tagen Wadenwickeln im Bett, Hühnerbrühe mit Reis, heißer Milch mit Honig und Vorlesen grausiger Märchen zurückgegangen ist, war es ein vergleichsweise harmloser Effekt. Wenn nicht, hat die diagnostische Erwartung der Eltern und Kinder getrogen, die Interventionen Wadenwickel, Hühnerbrühe mit Reis, heiße Milch mit Honig und grausige Märchen hatten womöglich erfreuliche Nebenwirkungen, aber nicht den gewünschten Haupteffekt, und ein Besuch bei der Kinderärztin ist angezeigt.

Diese Kinderärztin geht vermutlich gar nicht selten nach einem ähnlichen Pfad vor, bei allen Unterschieden der Interventionen. Es werden von ihr viele, aber nicht alle diagnostischen Möglichkeiten vorab geprüft. Die von der Kinderärztin erarbeitete, immer noch durchaus vorläufige Diagnose verbindet sie mit einer probeweisen Intervention und der zeitlich klar terminierten Erwartung, wann die Intervention wirken muss. Auch hier ist die Intervention Probe auf die Diagnose. Werden ihre Erwartungen nicht erfüllt, geht es endlich in die Uniklinik. Solche Pfade lassen sich, wie in Abbildung 5-1, graphisch darstellen:

Solche Pfade lösen also fortschreitend die beiden Probleme auf, die wir in den Kapiteln Grundlagen und Schritt 4 als entscheidende Grenzen von EBM und EBN ansprachen:

a) Die externe Evidence, die Erfahrungen Dritter, liegen als Häufigkeiten vor, deren Übertragung auf den Einzelfall immer eine Entscheidung unter Unsicherheit, nie eine Ableitung im Sinne einer Subsumption ist. Unser Pflegebedürftiger kann ja genau die Ausnahme sein: jene eine Person, bei der die Intervention mit der *Number Needed to Treat* von 100 : 1 wirkt.
b) Externe Evidence scheint eher die Grundauswahl einer Therapie bei gesicherter Diagnose zu unterstützten als die Berichtigung der Behandlung bei ungesicherter Diagnose und unerwartetem Verlauf.

So stark EBM und EBN also für die *summative Evaluation* schienen, so schwach kamen sie uns für die praktisch hochrelevante *formative Evaluation*

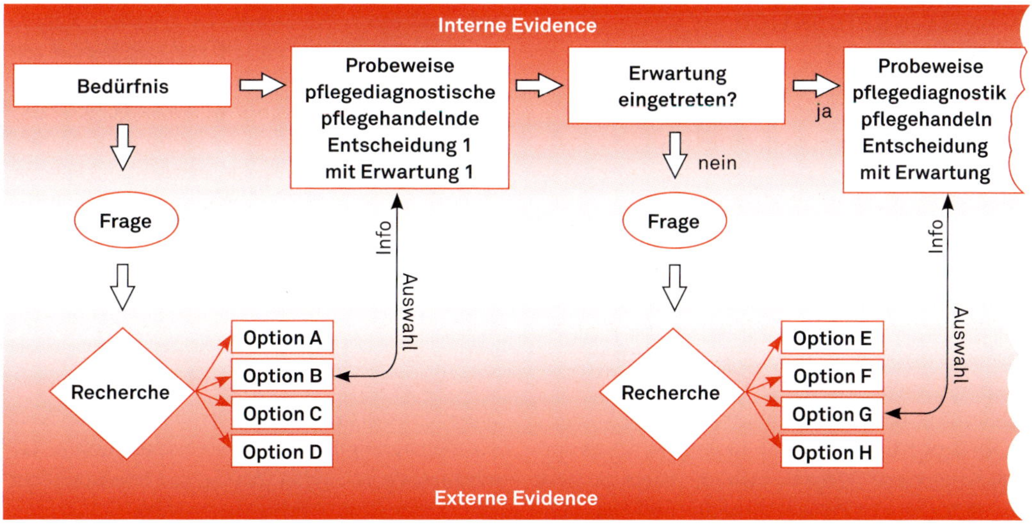

Abbildung 5-1: Verknüpfung externer (Erwartungen aus Beobachtungen Dritter) und interner Evidence (Wirkungen im Einzelfall) in Pfaden individueller Behandlung

vor. Beide Probleme lösen iterative Wenn-dann-Pfade individualisiert: Externe Evidence steht nämlich nicht nur einmal, zu Beginn der Diagnose und Behandlung zur Verfügung, sondern jedes Mal, wenn eine Erwartung enttäuscht oder bestätigt wurde. Aus der internen Evidence folgt (Schritte 1 und 2) eine Frage an die externe Evidence, deren Literaturlage (Schritte 3 und 4) eine Wirkung innerhalb eines bestimmten Zeitraums erwarten lässt. Mit dieser Erwartung entscheiden wir uns probeweise für eine Intervention. Trifft sie nicht ein, sind die weiteren Möglichkeiten aktuell, die als externe Evidence (hoffentlich) dokumentiert sind.

Der Pfad selber entspricht der internen Evidence, aber an allen Scheidewegen der Entscheidung ist Gelegenheit, auf externe Evidence zurückzugreifen – solange die Zeit reicht. Und hier kommt der mögliche Nutzen der *Pflegeinformatik* in den Blick. Pflegeinformatik erzeugt kein Wissen. Sie stellt nur vorhandenes Wissen in Übersichten und Checklisten zur Verfügung, als Listen möglicher Interventionen, ihrer Voraussetzungen und zu erwartender Folgen, kombiniert in Wenn-dann-Abfolgen. Solche Optionslisten können an Scheidewegen individueller Entscheidungen sehr nützlich sein. Sie ersetzen nicht die interne Evidence, sie machen den Rückgriff auf externe Evidence leichter.

5.2 Adaptation der Arbeitsorganisation

Adaptation ist in der Physiologie die Veränderungsanpassung eines Systems an ein anderes. Ein Teil der Welt wird damit für das System zur Umwelt, mit der es umgehen kann. Im Literaturwesen spricht man von Adaptation, wenn ein Roman in einem Drehbuch an die Bedingungen des Films angepasst wird.

Sind Ihre Arbeitsorganisationen Systeme, die sich an die bisher genannten EBN-Verfahren erst adaptieren müssen, um sie einsetzen („applizieren“) zu können? Oder sind sie bereits hinlänglich an Evidence-based Nursing angepasst, um es nutzen zu können? Wenn sie sich an unsere Analyse der pflegerischen Problemlösungs- und Entscheidungssituation in Abbildung G2 auf Seite 29 erinnern, lässt sich die Frage auch so stellen: Begünstigen die dort im rechten Kasten genannten Einflussgrößen, also Vorschriften, Faustregeln, Routinen, moralische und ökonomische Anreize, gesetzliche Regelungen insgesamt die Nutzung externer Evidence und interner Evidence für die Erfüllung der individuellen Pflegebedürfnisse im Arbeitsbündnis mit dem einzelnen Pflegebedürftigen?

Es spricht einiges für die Antwort: „Ja, pflegerische Arbeitsorganisationen in der Schweiz, Österreich und Deutschland sind an Evidence-based Nursing adaptiert und könnten Evidence-based Nursing applizieren. Den entsprechenden 5. Schritt des EBN-Verfahrens kann man sich daher bei uns sparen.“

Es spricht aber auch einiges für die Antwort: „Nein, der 5. Schritt, die Adaptation der Arbeitsorganisation zur Applikation von Evidence-based Nursing, ist auch hierzulande nötig.“

5.2.1 Ja, Pflegeeinrichtung und EBN sind gut aneinander adaptiert

Lassen Sie uns abwägen. Für die gelungene Adaptation sprechen auf den ersten Blick gesetzliche Regelungen. Pflegerische Maßnahmen müssen dem wissenschaftlichen Wissen entsprechen. Sonst sind sie Körperverletzung. Beruflich Pflegende, die entgegen wissenschaftlichem Wissen noch Maßnahmen anwenden, zum Beispiel Fönen und Eisen bei Dekubitus, begehen Körperverletzung und machen sich strafbar. Weder religiöse Traditionen noch der Auftrag des Klienten, er möchte gern gefönt und geeist werden, entlasten den beruflich Pflegenden, der so etwas tut, vom Vorwurf der Körperverletzung.

Es gibt, das können wir an dem Beispiel erkennen, für die Pflege auch im deutschsprachigen Raum nur zwei akzeptierte Begründungssysteme. Das eine ist die Wissenschaft und das andere ist, wo er im Rahmen des wissenschaftlich Vertretbaren bleibt, der Wunsch des Pflegebedürftigen oder des Patienten. Das entspricht Evidence-based Nursing. Am Umgang mit Reinheitsgeboten, wie sie die meisten Religionen als Hauptteil ihrer Gebote insbesondere bei Speisen und Sexualität kennen, können Sie sich das klarmachen.

Als beruflich Pflegende haben wir in Übereinstimmung mit Evidence-based Nursing (→ Abbildung G1 auf Seite 27) den Wunsch von Pflegebedürftigen, keine unreinen Speisen (also entweder Schweinefleisch oder Rindfleisch oder Unkoscheres) zu sich zu nehmen, unbedingt zu respektieren. Die nach dem Stand der Wissenschaft notwendige Nahrungsaufnahme ist immer auch mit reinen Speisen möglich. Wenn unsere Küche nicht in der Lage ist, nach den jeweils von den Pflegebedürftigen beanspruchten Reinheitsgeboten Essen zuzubereiten, müssen wir die Pflegebedürftigen an Einrichtungen verweisen, die das können. Aber, und das ist entscheidend, die Begründung dafür ist der Wunsch des einzelnen Pflegebedürftigen, nicht die Religion selber.

Wir selbst dürften nicht aus religiösen Gründen Pflegebedürftigen Speisen vorenthalten, die sie wollen und gegen die wissenschaftlich nichts spricht. Aus organisatorischen Gründen kann es vernünftig sein, dass sich Einrichtungen auf bestimmte Reinheitsgebote spezialisieren und Anhänger anderer Religionen und Milieus weiter verweisen. Aber die Verweismöglichkeit, also das Vorhandensein entsprechender Einrichtungen zur Auswahl, ist entscheidend.

Dass Religion in der Regel nicht mehr beansprucht, Wissenschaft zu ersetzen oder gar zu dominieren, wird gerade an den im Gesundheitswesen zahlreichen kirchlichen Einrichtungen einschließlich der Wallfahrtsorte mit wunderheilenden Reliquien deutlich. Die meisten dieser Einrichtungen betonen, medizinwissenschaftlich oder pflegewissenschaftlich effektive Maßnahmen selber anzuwenden oder anwenden zu lassen und religiöse lediglich ergänzend, keinesfalls aber ersetzend anzuempfehlen. Angesichts der Grenzen der Wissenschaft ist es in der Tat oft sehr nachfühlbar, auf Ergänzung durch ein Wunder zu hoffen. Selbst die Wallfahrt soll aber heute in der Regel medizinische und pflegerische Behandlung nicht ersetzen, sondern ergänzen. In exakt diesem Sinne ist der wissenschaftliche Wirkungsnachweis als Entscheidungsgrundlage inzwischen weithin unbestritten. Pflegerische Arbeitsorganisationen und EBN-Arbeitsgruppen, wie wir sie vielfach durchführten, konnten an dieses Selbstverständnis anknüpfen. Der 5. Schritt der EBN-Methode, die Adaptation der Arbeitsorganisation zur Applikation von Evidence-based Nursing, erschien manchmal fast überflüssig.

5.2.2 Nein, Pflegeeinrichtung und EBN sind nicht gut aneinander adaptiert

Aber sobald es konkret und praktisch wird, stellt sich ein etwas anderer Eindruck ein. Was heißt Anerkennung der Wissenschaft? Stellen Sie sich vor, Sie hätten sich durch die Schritte 1 bis 4 Klarheit darüber verschafft, dass eine bestimmte pflegerische Handlungsweise ab sofort zu ändern sei und teilen Ihren Vorgesetzten, Ihrer Kammer, der Krankenversicherung usw. dies ultimativ mit. Wohlgemerkt teilen Sie keineswegs nur mit, dass Sie Ihre Indikationsfreiheit, sofern Sie legal oder gewohnheitsmäßig eine solche Freiheit in Anspruch nehmen können, in Zukunft anders nutzen werden. Konsequent verlangen Sie auch von allen anderen, ihre Praxis Ihren Studienergebnissen anzupassen. Schon wenn Sie diese Vorstellung gedankenexperimentell prüfen, erkennen Sie, dass es so nicht ohne weiteres geht. Eine Reihe von Zwischenschritten sind zu regeln, um eine Arbeitsorganisation verbindlich an externe Evidence zu adaptieren. Darüber hinaus setzt eine gelungene Adaptation voraus, dass die für Ihre Arbeiten relevanten möglichen Studien überhaupt durchgeführt wurden. Auch das verlangt eine Reihe von Regelungen, die sich keineswegs von selbst ergeben.

5.2.3 Implementierungsmodelle

Das Ja und Nein der letzten beiden Abschnitte lassen sich so zusammenfassen, dass die Berufung auf Wissenschaft eine notwendige, aber keineswegs hinreichende Bedingung dafür ist, die alltäglichen pflegerischen Entscheidungen zusammen mit den Pflegebedürftigen und in Respekt vor deren autonomer Lebenspraxis Evidence-basiert zu fällen.

Wie wir in Kapitel G zu zeigen versuchten, geht es aber genau darum. Daher gibt es seit Mitte der 90er-Jahre des 20. Jahrhunderts eine wachsende Literatur, die über die Einführung von Evidence-basierter Praxis diskutiert (Alba DiCenso et al., 2005; Haines & Jones, 1994; Kitson et al., 1998; Lomas, 1994; Ministerkomitee des Europarates, 2002; Sachs, 2006; Walshe & Rundall, 2001).

Bei ihrer Erörterung können wir uns kurz fassen, weil wir das Implementationsproblem bereits ausführlich in Kapitel G diskutierten und sich zeigen wird, dass die grundlegenden Schritte für die Einführung in Einrichtungen die EBN-Schritte 1 (Aufgabe klären) und 2 (Frage stellen) sind.

5.2.4 Modelle, die auf Leitlinien, Standards, kontinuierliche Weiterbildung und Qualitätsaudits setzen

Die meisten Implementationsmodelle setzen auf den Kreislauf von Forschung, Leitlinienentwicklung, kontinuierlicher Weiterbildung des Personals und Qualitätsaudits. Dieser Ansatz ist nicht verwunderlich. Das Instrument der Arbeitsanweisung wird seit Jahrhunderten genutzt. Seit Jahrhunderten werden immer wieder neue Praktiken eingeführt, und in der Regel benutzen sie zur Sicherung ihrer Verbindlichkeit diesen Kreislauf, wie ihn Haines & Jones (1994) für evidence-based Praxis zusammenfassten (→ Abbildung 5-2). So plausibel dieses komplexe Modell von Rückkoppelungen ist, die starke Rolle, die Leitlinien in ihm spielen, wirft doch Gefahren auf, die Evidence-based Nursing gerade reduzieren will.

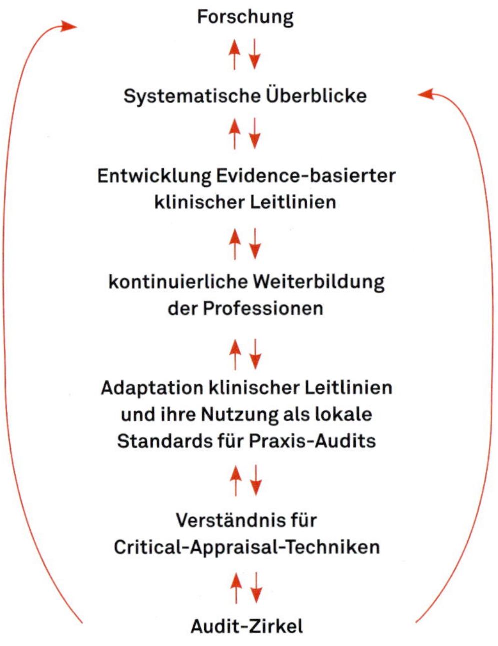
Forschung
Systematische Überblicke
Entwicklung Evidence-basierter klinischer Leitlinien
kontinuierliche Weiterbildung der Professionen
Adaptation klinischer Leitlinien und ihre Nutzung als lokale Standards für Praxis-Audits
Verständnis für Critical-Appraisal-Techniken
Audit-Zirkel

Abbildung 5-2: Implementationsmodell (eigene Darst. n. Haines & Jones, 1994)

5.2.5 Gefahren von Leitlinien und Standards

Die gefährlichen, mit den Prinzipien von Evidence-based Nursing unvereinbaren Nebenwirkungen von Leitlinien und erst recht Standards liegen darin, dass sie die eigenverantwortliche Beschäftigung mit den Bedürfnissen und Ressourcen des Pflegebedürftigen als weniger wichtig erscheinen lassen können als die buchstäbliche Befolgung einer Leitlinie oder eines Standards (J. Behrens, 1996, 1999).

Das hängt mit dem Irrtum zusammen, das Einhalten von Standards und Leitlinien sei haftungsentlastend. Nur wer sich nicht an Standards und Leitlinien halte, müsse sich verantworten. Tatsächlich muss sich, wer sich an Standards hält, genauso verantworten wie der, der sich nicht an Standards hält. Denn verantworten müssen wir uns vor den individuellen Pflegebedürftigen. Diese Auffassung ergibt sich aus den Prinzipien von Evidence-basierter Pflege, wie wir sie in Kapitel G.1 ab Seite 25 diskutierten. Deswegen ist dem Europarat (Ministerkomitee des Europarates, 2002) zuzustimmen, dass das Nichteinhalten von Leitlinien keineswegs mit besonderen Sanktionen verknüpft werden sollte (J. Behrens, 2003). Gerade in der Pflege ist diese Einsicht gefährlicherweise noch wenig verbreitet. Wie Gabriele Meyer et al. (2006) zeigen, erfüllt zum Beispiel der Expertenstandard Dekubitusprophylaxe weder die Kriterien von Evidence-basierter Pflege, wie wir sie hier darstellten, noch die des Europarates (Ministerkomitee des Europarates, 2002).

5.2.6 Modelle, die auf Organisationskontexte und „Facilitatoren“ setzen

Die Bedenken gegenüber einer zu starken Betonung von Leitlinien und Standards, vor allem aber die Misserfolge bei Implementationsversuchen (Kitson et al., 1998) haben zum Beispiel im britischen *Royal College of Nursing* (RCN) dazu geführt, auf Konzepte der Organisationsentwicklung zurückzugreifen. Die Entstehung und Entwicklung des Neuen in Organisationen ist seit Max Webers „Wirtschaft und Gesellschaft“ ein Hauptthema der Soziologie lernender Organisationen (J. Behrens, 1982; Oevermann, 1991).

In dem Konzept von Kitson et al. (1998) hängt die erfolgreiche Implementierung von Forschungsergebnissen (in unserer Sprachregelung also von „externer Evidence") von drei unabhängig voneinander zu erhebenden Faktoren ab:

1) der Güte der Evidence,
2) dem Organisationskontext, in den eine neue Evidence-basierte Praxis eingeführt werden soll, und
3) der Güte der „Facilitatoren", die ihre Kollegen dabei unterstützen, ihre Arbeitsgewohnheiten und Arbeitseinstellungen zu ändern.

In Funktionsschreibweise:

$$SI = f(E,C,F)$$

wobei *SI* für *Successful Implementation* (also erfolgreiche Einführung) steht, *E* für *Evidence*, *C* für *Context*, *F* für *Facilitation* und *f(x)* für Funktion von *x* (Kitson et al., 1998, S. 150).

Jede dieser drei Dimensionen (Evidence, Organisationskontext und Facilitation), die zusammen einen Würfel ergeben, hat eine eigene Güteschätzung. Diese stellen wir in Abbildung 5-3, Abbildung 5-4 sowie Abbildung 5-5 vor.

Da Kitson et al. (1998) gerade vier Einrichtungen als „Testfälle" in diesen drei Dimensionen verorten, kann offenbar von einer Testung des Modells noch keine Rede sein. Auch diskutieren Kitson et al. (1998), wie sie selber als Forschungsdesiderat angeben (Kitson et al., 1998, S. 158), nicht, wie in diesem Interpretationsrahmen die äußerst erfolgreiche Implementation von neuen Praktiken, die gerade nicht auf Evidence beruhen, zu verorten wäre. Von einem getesteten oder verallgemeinerbaren Modell kann also noch keine Rede sein. Dennoch halten wir es für anregend, sich die drei Dimensionen zu vergegenwärtigen, auf denen eine erfolgreiche Implementation beruhen soll.

Der Vorzug solcher Modellierungen mit mehreren voneinander unabhängigen Dimensionen ist, dass die Dimensionen jede für sich gemessen werden und sich entwickeln können. Man kann sich zum Beispiel fragen, ob gute Facilitatoren den Einfluss schlechter organisatorischer Kontexte ausgleichen können. Für eine Antwort brauchen Sie allerdings eine hinlänglich große Zahl von Einrichtungen mit guten Facilitatoren, schlechtem Organisationskontext und umgekehrt gutem Organisationskontext und fehlender Facilitation sowie Einrichtungen, bei denen jeweils beide Dimensionen gleich gut oder gleich schlecht ausgeprägt sind. Dann können Sie eine quasi-experimentelle Interventionsstudie oder eine multivariat ausgewertete Beobachtungsstudie durchführen.

Auch Empfehlungen zur Einführung Evidence-basierter Pflege sollten selbstverständlich *„evidence-based"* sein. Sonst sähen wir den Splitter im Auge des anderen, aber den Balken im eigenen Auge sähen wir nicht. Mit vier Fallstudien ist eine Antwort, wie auch Kitson et al. (1998) schreiben, keinesfalls möglich. Um die Fallzahlen zu erhöhen, könnten die vielen Einrichtungen einbezogen werden, in denen seit Jahrhunderten immer wieder Neuerungen, seien sie evidence-based oder nicht, eingeführt werden.

Damit kommen wir zu den relevanten Fragen, die wir uns bei jeder Studie stellen (→ Kapitel G.1 ab Seite 25): Sind die begründenden Ziele, die Prozessergebnisse und die Interventionen (→ Kapitel G.1.3 auf Seite 99) so definiert und gemessen, wie es dem Konzept entspräche? Wie wird also erfolgreiche Implementation von Evidence-based Nursing definiert und erkannt?

Kitson et al. (1998) begreifen Evidence ähnlich wie wir in diesem Buch als „combination of research, clinical expertise, and patient choice" (Kitson et al., 1998, S. 150), also als Kombination von externer Evidence, wie wir sie aus Studien über Dritte zu erhalten hoffen, klinischer Expertise und der Vorliebe des Patienten. Evidence sehen sie also gerade nicht als Dominanz der externen Evidence über die pflegerische Entscheidung im Einzelfall in Respekt vor der Autonomie der Lebenspraxis des Patienten (J. Behrens, 2003).

Wir spezifizieren diese „Kombination" daher in diesem Buch als eine pflegerische Entscheidung unter Ungewissheit im Arbeitsbündnis zwischen einzigartigen Klienten und Professionen, die sich bei dieser Entscheidung der vertrauenswürdigsten verfügbaren externen Evidence aus Studien bedienen. Soweit das Konzept, das wir mit Kitson et al. (1998) teilen.

Wie stellen Kitson et al. (1998) fest, ob diese Entscheidungsweise erfolgreich implementiert ist? Sie stellen es, wie die über den ganzen Artikel verteilten Beispiele zeigen, daran fest, ob sich die pflegerische Praxis entsprechend der Evidence-basier-

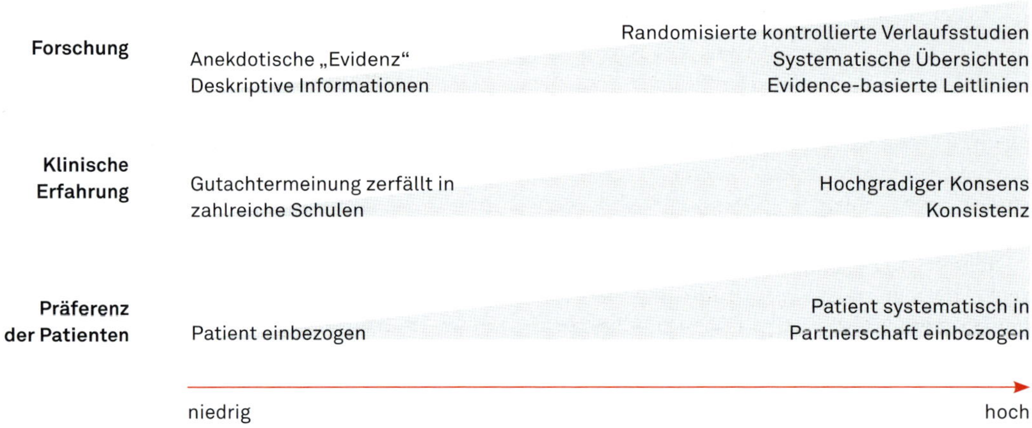

Abbildung 5-3: Dimension „Evidence“

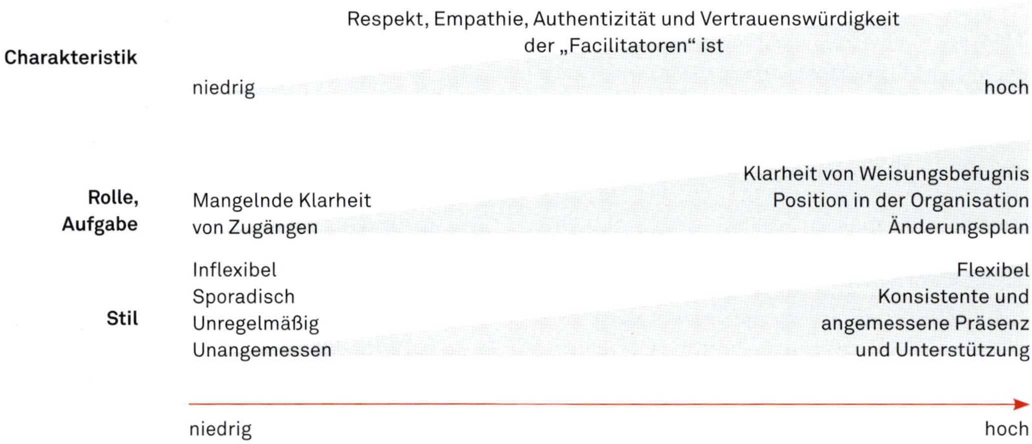

Abbildung 5-4: Dimension „(Organisations-)Kontext“

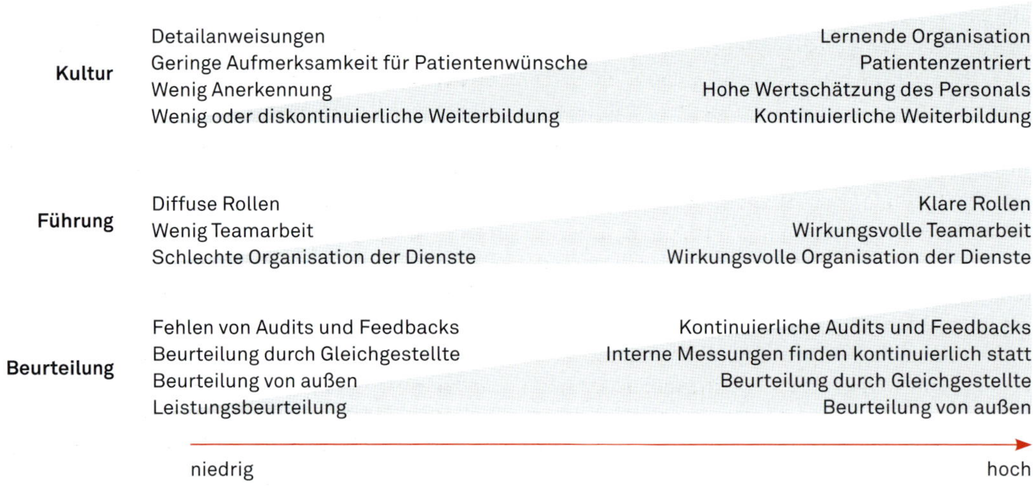

Abbildung 5-5: Dimension „Facilitation“

ten Leitlinie geändert hat. Das ist eine gegenüber ihrem eigenen Konzept stark verkürzte Messweise. Sie mag ihre Berechtigung haben, wo eine eindeutig und in allen Fällen schädliche Praxis trotz klarer externer Evidence und vorhandener Facilitatoren nicht geändert wird (was sie in einigen ihrer Fallstudien finden). Aber diese Messweise wird ihrem Konzept Evidence-basierter Pflege nicht gerecht.

Allerdings ist zuzugestehen, dass dieses Konzept schwer zu messen ist. Verkürzte Messungen bergen aber die Gefahr, dass sich Gesundheitsprofessionen eher auf die Einhaltung vorgegebener Standards konzentrieren als auf Evidence-basierte Pflege (J. Behrens, 1999; J. Behrens et al., 1996).

Ein ähnliches Erfassungsproblem wie bei der „erfolgreichen Einführung" ergibt sich bei der Erkenntnis der Dimension „Evidence". Aus ihrem mit unserem übereinstimmenden Konzept, dass Evidence eine Kombination von externer Evidence („Research"), klinischer Expertise und autonomer Vorliebe des Patienten in der individuellen pflegerischen Entscheidung ist, kommen Kitson et al. (1998) zu dem in unseren Abbildungen eben dargestellten Erfassungsvorschlag, der die Bestandteile der Kombination unabhängig voneinander und auf der Aggregationsebene der Organisation misst. Aus der klinischen Expertise im Einzelfall wird so das Vorhandensein eines breiten Konsenses der Kliniker. Aus der Patientenentscheidung im Einzelfall wird das systematisch erhobene Feedback der Patienten bei der Entscheidungsfindung (Kitson et al., 1998, S. 150 f.).

Da auch diese Unterelemente von Evidence unabhängig voneinander gemessen werden, ergibt sich darüber hinaus folgender bemerkenswerte Effekt: Sicher wird sich eine Maßnahme, die dem breiten Konsens der Kliniker und den Präferenzen der Patienten entspricht, auch ohne starke externe Evidence leichter durchsetzen als eine pflegerische Maßnahme, für die zwar gute externe Evidence-Nachweise sprechen, die aber dem Konsens vieler Kliniker und den Präferenzen vieler Patienten widerspricht. Aber verfügt sie deshalb über weniger Evidence?

Sie sehen, wie schwer und zugleich wie nötig es ist, auch das Management von Implementationen auf Evidence zu gründen, wie es im Begriff des „Evidence-based Management" zum Ausdruck kommt (Walshe & Rundall, 2001). Wenn das Konzept von Kitson et al. (1998) auch, wie sie selber schreiben, über eine noch schlechte Konstruktvalidität verfügt (Kitson et al., 1998, S. 158 f.), so stellt es doch wichtige Fragen, die in der Organisationsentwicklung breit erörtert wurden. Die Diskussion über „Facilitatoren" und organisationelle „Kontexte" bietet konzeptionell einen Anschluss zu unseren eigenen Erfahrungen, auf die wir im nächsten Kapitel zurückkommen.

5.2.7 Kliniker und Manager: integrierbar über Schritt 1, Aufgabenklärung, und Schritt 2, Fragestellung

In einem berühmt gewordenen Artikel, der an Lomas (1994) anknüpft, diskutieren Walshe & Rundall (2001) Evidence-basiertes Management im Gesundheitswesen. Zum großen Vergnügen der Gesundheitsprofessionen stellen sie darin die unterschiedlichen alltäglichen Erfahrungswelten und Berufswege von Klinikern und Managern gegenüber und fragen, wie die Manager überhaupt ein klinisches Konzept wie Evidence-basierte Entscheidungsfindung verstehen und übernehmen können.

Während Kliniker täglich Entscheidungen mit ihren Pflegebedürftigen träfen und im Rückgriff auf externe Evidence und im Vorgriff auf die immer ungewissen Folgen rechtfertigen müssten (→ Kapitel G.1 auf Seite 25; Oevermann, 1991), seien Entscheidungen bei Managern seltener, ihnen gingen lange Vorbereitungs- und Bargaining-Prozesse voraus und der methodisch-kritische Rückgriff auf veröffentlichte kontrollierte externe Evidence sei viel weniger verbreitet (Walshe & Rundall, 2001, sie beziehen sich allerdings nur auf Manager in den englischsprachigen Ländern). Als Folge dieser alltäglichen Erfahrungen und ihrer Berufswege seien Manager weniger entscheidungs- und ergebnisorientiert als Kliniker. Für die Integration dieser beiden Welten schlagen sie unter anderem zwei Schritte als entscheidend vor, die wir Ihnen als die (von uns eingeführten) ersten beiden Schritte der EBN-Methode empfahlen. Manager und Kliniker sollten gemeinsam in den Schritt der Aufgabenklärung und den Schritt der Fragestellung integriert werden, dann könnten auch Manager das Ergebnis in seiner Relevanz verstehen (Walshe & Rundall, 2001). Diesen Vorschlag übernehmen wir gerne.

Wie wir in Tabelle G1 auf Seite 27 darstellten, wäre es unserer Meinung nach allerdings naiv, von einer Identität der am Einzelfall und der an der Bevölkerung ausgerichteten Perspektiven auszugehen. Professionsethisch und für alle Pflegebedürftigen gefährlich ist aber, deshalb zuzulassen, dass unterschiedliche Perspektiven säuberlich auf zwei Gruppen, nämlich Kliniker einerseits und Manager andererseits, aufgeteilt werden. Das sehen nicht nur wir so; auch im Eid der Ärzte heißt es, dass jeder einzelne Arzt für die Gesundheit seines Patienten *und* für die Gesundheit der Bevölkerung zuständig ist.

5.2.8 EBN und die Verantwortungsübernahme und Verantwortungsteilung im – auch multiprofessionellen – Team

Im Gesundheitswesen werden Arbeitsbündnisse und Begegnungen gern als Zweierbeziehungen gesehen und bedacht. Ein feststehender Lehrgegenstand heißt „Arzt-Patient-Verhältnis" und nicht: Ärzte- Patient-Verhältnis. Auch dieses Buch begannen wir mit der Analyse der Begegnung einer Fachpflegenden mit einer Pflegebedürftigen. Das hat auch seinen guten Sinn. Als Pflegebedürftige wollen wir es mit einzelnen Mitgliedern der Pflegeprofession zu tun haben, die zugleich betroffen und sachlich mit uns zusammen interne Evidence aufbauen. Wir suchen ein Professionsmitglied, das persönlich die Verantwortung übernimmt. Wir fürchten uns vor Bürokratien organisierter Unverantwortlichkeit, in denen eine Fachpflegende die Verantwortung auf die andere abschiebt und am Ende niemand verantwortlich ist.

Aber wir wissen: Die Zweierbeziehung ist für Pflegebegegnungen ganz und gar nicht typisch. Gerade weil Pflege Tag und Nacht und an allen Tagen im Jahr nötig ist, kann Fachpflege viel weniger als zum Beispiel Psychotherapie von einer einzigen Person geleistet werden. Fachpflege findet häufig im Team statt. Das ist oft unvermeidlich. Das Team besteht nicht nur aus Fachpflegenden. Jede Fachpflegende hat es außer mit der Pflegebedürftigen erfreulicherweise meist zusätzlich

- mit deren Familie,
- mit bezahlten Helfern,
- mit anderen Fachpflegenden,
- zunehmend mit Ehrenamtlichen bzw. bürgerschaftlich Engagierten und
- nahezu immer mit anderen kurativen und therapeutischen Professionen zu tun, die dieselbe pflegebedürftige Person betreuen.

Die ersten vier Gruppen – die Familie, die bezahlten Helfer, die Fachkollegen und die Ehrenamtlichen – erfordern von der Fachpflegenden, die ja den Aufbau interner Evidence zu unterstützen hat, Kompetenzen in systemisch orientierter Kommunikation (Johann Behrens, 2005b; Bergmann, 1991; Watzlawick, Beavin, & Jackson, 2007; Welter-Enderlin & Hildenbrand, 2004), wie sie von Hebammen schon seit Jahrhunderten erwartet werden. Die fünfte Gruppe, das multiprofessionelle therapeutische Team – multimorbide Pflegebedürftige brauchen ein solches Team – produziert besondere Koordinationsbedarfe (Strauss & Corbin, 2004). Diese verantwortliche Koordination ist das Thema des folgenden Abschnitts.

Dabei kann, Schritt 5 abschließend, nur kurz auf die Diskussion eingegangen werden, welche organisatorische Koordination der Tatsche angemessen ist, dass externe Evidence nie den Schluss auf die interne erlaubt. Mit der Erörterung dieser unmöglichen Ableitung hatten wir dieses Buch begonnen und sie in den Erörterungen der letzten zehn Jahre nachvollzogen. Die Frage nach der angemessenen Organisation ist für EBN besonders wichtig: Pflege und Therapie finden, wie wir gerade sahen, keineswegs überwiegend in der exklusiven Zweierbeziehung zwischen individuellen Pflegebedürftigen und Professionsangehörigen statt, sondern überwiegend im „Team". Ein Team ist dadurch definiert: „Niemand kann den anderen ersetzen, jeder kann die Arbeit der anderen zunichtemachen." Zwei Formen der Arbeitsteilung haben sich auch im Recht herausgebildet, die vertikale „hierarchische" Arbeitsteilung und die horizontale „interprofessionelle" Arbeitsteilung. Ihre Eignung richtet sich entscheidend nach der empirischen Antwort auf eine Frage: Sind Erstellung und Lieferung einer pflegerischen Dienst-Leistung trennbar?

Die Teilbarkeit von Erstellung und Lieferung einer pflegerischen Dienstleistung erlaubt und erleichtert die vertikale (hierarchische) Koordination (→ Abbildung 5-6). Beispiele hierfür sind juristische Schriftsätze, die Madonnen in Cranachs Werkstatt, Schrauben, Röntgenbilder, Laborpro-

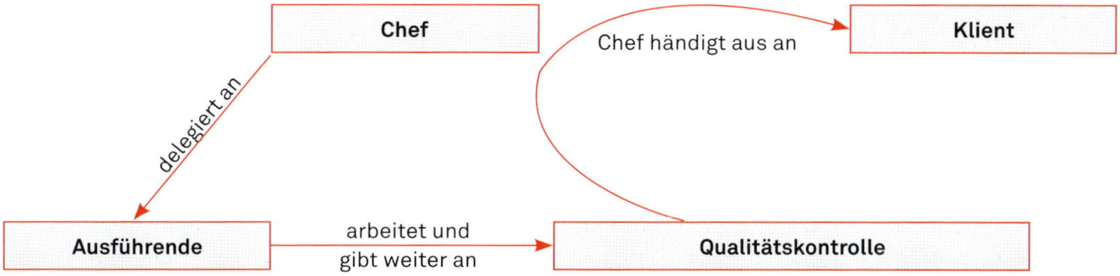

Abbildung 5-6: Teilbarkeit von Erstellung und Lieferung

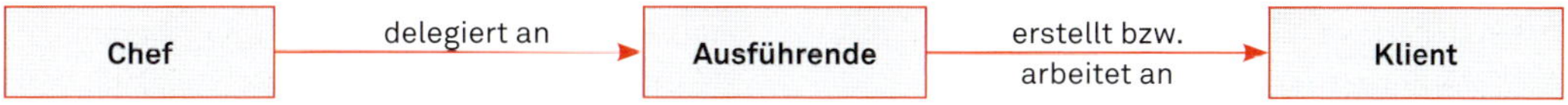

Abbildung 5-7: Keine Teilbarkeit von Erstellung und Lieferung

ben und vieles andere. Juristische Gutachten der angestellten Anwälte können vom Seniorpartner einer Anwaltskanzlei gelesen werden, bevor er sie aushändigt. Ein Wundverband, eine therapeutische Übung, eine Massage dagegen können nicht von der Fachpflegenden oder Therapeutin erst erstellt werden und dann entscheidet die Chefin, ob dieser Verband, diese therapeutische Übung oder diese Massage an die Patientin oder Pflegebedürftige geliefert oder in den Papierkorb geworfen wird: Im Unterschied zu den juristischen Gutachten sind bei diesen fachpflegerischen und therapeutischen Tätigkeiten Erstellung und Lieferung nicht trennbar.

Sind Erstellung und Lieferung nicht trennbar, ist eine horizontale Koordination erforderlich, wie sie typisch für fachpflegerische und therapeutische Handlungen ist (→ Abbildung 5-7).

Wenn die Erstellung pflegerischer Leistungen nicht von ihrer Lieferung getrennt werden kann, kann keine Vorgesetzte sich die Leistung einer Pflegenden erst einmal prüfend ansehen, den Pfusch aussortieren und das Gelungene dann erst an eine Pflegebedürftige ausliefern. Den Pfusch und das Gelungene hat die Pflegebedürftige bereits am eigenen Leibe zu spüren bekommen. Daher ist die Verantwortung für eine Fachpflege, die in der Begegnung mit einer individuellen Pflegebedürftigen interne Evidence aufbaut und dafür externe Evidence nutzt, nie ganz „nach oben" delegierbar. Sie bleibt bei der Fachpflegenden.

Daher kann Koordination im multiprofessionellen Team nur schlecht durch Unterstellung, durch vertikale Koordination verwirklicht werden. Es ist vielmehr eine horizontale Koordination geboten, in der jedes Professionsmitglied für seine eigenen Handlungen verantwortlich ist – einschließlich der Verantwortung, sich die notwendigen Informationen von Professionskollegen zu holen und rechtzeitig an diese zu überweisen. Dieses Modell ist im Gesundheitswesen durchaus verbreitet. Kein behandelnder Arzt muss sich hierarchisch dem Radiologen oder dem Labor unterstellen, nur weil er von diesen eine für die Behandlung wichtige diagnostische Information braucht. Horizontal sind auch psychologische Psychotherapeuten und Mediziner koordiniert, was zur Verantwortungsübernahme, Selbstwirksamkeit und Informations- und Überweisungspflicht jedes Teammitglieds führt (→ Abbildung 5-8).

Ein Team ist also verlangt, wenn die geschilderten beiden Anforderungen auftreten: Keine Profession in diesem Team kann alles, was eine andere kann und tut. Jede kann die Arbeit der anderen weitgehend zunichtemachen. Das macht die Frage der Koordination der Professionen im multiprofessionellen Team unabweisbar. Hierfür gibt es zwei organisatorische Modelle, die sowohl in den Organisationswissenschaften als auch in der Rechtswissenschaft unterschieden werden:

1) vertikale Koordination, die Anweisung durch eine hierarchische Leitung (einer Berufsgruppe);
2) die horizontale Koordination zwischen ungleichen, aber gleichberechtigten Professionen untereinander.

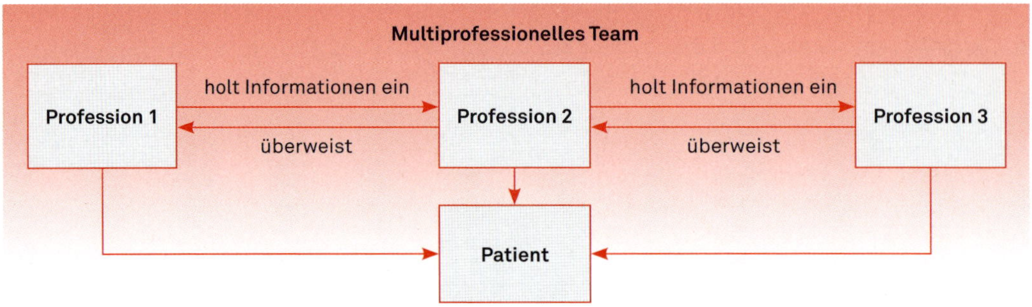

Abbildung 5-8: Horizontale Koordination im multiprofessionellen Team

So ist ein Allgemeinarzt in bestimmten Situationen verpflichtet, einen Laborbefund einzuholen, ohne dass er sich dazu erst der hierarchischen Leitung eines Laborchefs unterstellen muss. Ebenso ist eine psychologische Psychotherapeutin verpflichtet, ein Symptom, beispielsweise Kopfschmerzen, auch organmedizinisch abklären zu lassen, ohne dass sie sich deswegen der hierarchischen Leitung eines Mediziners unterstellen muss. Innerhalb der Krankenbehandlung Medizin hat sich dieses zweite Modell, wie wir sahen, eher bewährt und ist sehr verbreitet, weil bei persönlichen sozialen Dienstleistungen an der Person (dem Körper) des Klienten ein Aussondern misslungener Teile vor der Übergabe an den Klienten und Nachbessern, wie es bei juristischen Schriftsätzen möglich sein kann, unmöglich ist.

Wenn eine Arbeitsteilung im Wege gleichberechtigter Zusammenarbeit realisiert wird, sind alle Beteiligten für eine standardgerechte Versorgung zuständig; in der Rechts- sowie in den Organisationswissenschaften wird hier, wie bereits angeführt, von „horizontaler" Arbeitsteilung gesprochen. In diesem Modell kann jeder Mitwirkende grundsätzlich auf die qualitätsgerechte Leistung der übrigen am Pflege- oder Therapieverlauf Beteiligten vertrauen, wenn eine regelmäßige Kommunikation und Dokumentation, die rechtzeitige Einholung von Informationen und die rechtzeitige „Überweisung" sichergestellt sind. Die Koordination und Kommunikation sind allen als gemeinsame Organisationspflicht, für die jeder einzustehen hat, auferlegt. Sobald sich Anhaltspunkte für Zweifel hieran ergeben, muss jeder Mitwirkende diesen nachgehen.

Bei der äußerst weitgehenden Berufung auf Haftungsrecht, die bei der Diskussion der Aufgaben der Gesundheitsberufe im multiprofessionellen therapeutischem Team üblich ist (J. Behrens, 1994, 2003), mag – obwohl dies kein juristisches Buch ist – an eine Trivialität erinnert werden: Haftungsrecht ist weitgehend Richterrecht. In der Rechtsprechung finden sich sehr wenige Hinweise darauf, dass es haftungsrechtlich für die Organisation darauf ankommt, welche Berufsgruppe innerhalb einer Organisation etwas getan oder unterlassen hat: Wenn die Koordination und Kommunikation allen Mitgliedern des multiprofessionellen therapeutischen Teams als gemeinsame Organisationspflicht, für die jeder einzustehen hat, auferlegt sind, kann sich haftungsrechtlich niemand darauf berufen, eine bevorrechtigte Berufsgruppe, nicht Sie, hätte die Haftung gehabt. Denn sobald sich Anhaltspunkte für Zweifel daran ergeben, dass die nötige Kommunikation und Koordination der gleichverantwortlichen Berufsgruppen stattfinden, muss jede mitwirkende Profession diesen Zweifeln nachgehen. Keine Berufsgruppe kann die Haftpflicht an eine führende Berufsgruppe abwälzen, keine Berufsgruppe kann sie für sich allein beanspruchen. Die Koordination und Kommunikation sind allen als gemeinsame Organisationspflicht, für die jede Berufsgruppe einzustehen hat, auferlegt.

Selbst für den Bereich vertikaler Arbeitsteilung (hierarchische Weisungsbefugnis) gilt nur graduell Abweichendes von den obigen Ausführungen zur gleichberechtigten Zusammenarbeit: Ist für den Angewiesenen erkennbar – zum Beispiel aus dem Stand der Forschung, also der „externen Evidence", oder aus der Klärung der individuellen Bedürfnisse, Bedarfe und Ressourcen des jeweiligen Pflegebedürftigen („interne Evidence") in der Begegnung zwischen dieser Person und den Fachpflegenden –, dass die Anweisungen entweder nicht angemessen sind oder seine eigenen Fähigkeiten übersteigen, so muss er dies trotz hierarchischer Verhältnisse anzeigen und die Behandlung/Maßnahme im Zweifel unterlassen. Ein Verweis, dass ja lediglich eine Anweisung eines ärztlichen Vorgesetzten erfüllt sei, führt nicht zur Haftungsentlastung der weisungsabhängigen Fachpflegenden.[1]

Die Schwierigkeiten vertikaler Arbeitsteilung bei personalen Dienstleistungen, wie etwa der Fachpflege, werden sofort klar, wenn man sich vergegenwärtigt, was eigentlich ärztliche Anweisung, Aufsicht, Verantwortung und Delegation (Verschreibung) inhaltlich heißen. Man könnte denken, die ärztliche Anordnung schriebe eine genaue Handlung vor, von deren Durchführung sich der Arzt überzeuge und für deren Folgen er bei buchstabengetreuer Durchführung durch den Beauftragten allein hafte.

Diese Beschreibung einer hierarchisch funktionsfähigen Anordnungsweise trifft durchaus, wie wir sahen, auf einige Berufe zu. Nicht nur für die Fließbandfertigung, auch auf einen Senioranwalt trifft sie zu, der seinem Junioranwalt kurz eine Argumentation skizziert, die dieser nächtelang zu einem sehr umfangreichen Schriftsatz ausarbeitet, den der Senioranwalt dann nach prüfender Durchsicht ans Gericht sendet. Die Beschreibung trifft aber keineswegs auf eine ärztliche Anordnung an andere Ärzte, Pflegefachkräfte oder Therapeuten zu: Denn der Arzt kann die Durchführung der Anordnung nicht prüfen (wie es der Senioranwalt bei Schriftsätzen oder der Vorarbeiter bei Werkstücken kann), bevor sie der empfangende Klient oder Patient am eigenen Leibe spürt, weil die Durchführung nur in einem Akt mit dem Klienten oder Patienten möglich ist. Wenn der anordnende Arzt nicht dabei ist, kann er bestenfalls die Folgen sehen, nicht die Durchführung. Die ärztliche Anordnung ist ferner in der Regel so knapp oder kursorisch, dass sie von den Pflegefachleuten oder Therapeuten eine eigene fachliche Erhebung (Assessment) und Handlungsplanung zusammen mit dem Klienten verlangt.

In der Regel hat der anordnende Arzt die Fachkenntnisse und Fähigkeiten der Pflegefachleute und Therapeuten nicht und müsste sie sich mit erheblichem Aufwand aneignen, um Anordnungen mit dem nötigen Detaillierungsgrad auszufertigen; häufig müsste er bei der Beratung, bei der Behandlung oder dem Training sogar dabei sein, um seine Anordnungen jederzeit rechtzeitig situationsgerecht anpassen zu können. Konsequenterweise können sich Pflegefachleute und Therapeuten daher nicht haftungsentlastend auf die ärztliche Anordnung berufen, wenn die angeordnete Handlung unangemessen war. Im Gegenteil machen sie sich haftbar und gegebenenfalls strafbar, wenn sie nicht selbst die ärztliche Anordnung mit ihren Kompetenzen auf Angemessenheit überprüft haben. Das gilt bereits für die vertikale Arbeitsteilung im multiprofessionellen Team. Aber besonders deutlich wirkt horizontale Koordination gegen die Gefahr der „Delegation nach oben" (J. Behrens & Müller, 1989): Die abwälzende Delegation von Verantwortung und Weisungsbefugnissen nach oben bis zu der Person, die Handlungen und Handlungsfolgen gar nicht mehr detailliert genug erkennen kann, führt zu organisierter Unverantwortlichkeit. Das hat die Managementdiskussion recht einmütig resümiert. Die Verantwortung vor Ort wurde fast überall gefordert.

So kann die Prognose gewagt werden, dass auch in der Pflege und Therapie das Modell der Anweisung durch eine Berufsgruppe abgelöst wird durch das Modell wechselseitiger informierender Überweisung spezialisierter, aber gleichberechtigter Professionen. Eine Pflegekraft oder eine Therapeutin ist dann dafür verantwortlich, zu entscheiden, ob sie selbst den Diagnose- und Behandlungsbedarf eines Pflege- oder Therapiebedürftigen erfüllen kann oder aber – das wird die Regel sein – besser einen Spezialisten aus einer anderen Profession hinzuzieht oder an ihn überweist. Fachpflege trägt die nicht „nach oben" abschiebbare Verantwortung für ihre Wirkungen.

Als klärend für die Erforschung der Verantwortungsübernahme und Verantwortungsverteilung im multiprofessionellen Team hat sich die universitäre Verankerung aller Therapeuten und Pflegenden des rehabilitativen Teams erwiesen. Diese universitäre Verankerung rehabilitativ orientierter Pflege, die in skandinavischen und angelsächsischen Ländern Mitte des 20. Jahrhun-

1 Für die haftungsrechtliche Diskussion horizontal und vertikal koordinierter multiprofessioneller Teams danken die Verfasser Katja Nebe, Halle, und Wolfhard Kohte, Halle (vgl. auch Kohte, 2008)

derts abgeschlossen war, gelang in Deutschland erst zu Beginn des 21. Jahrhunderts. Die Ausbildung von Ergotherapeuten, Physiotherapeuten, Fachpflegenden, Altenpflegenden und fünf anderen rehabilitativ einschlägigen Berufen wurde beispielsweise in die Bachelor-Programme der Medizinischen Fakultät Halle-Wittenberg integriert, Master- und Promotionsprogramme schlossen sich an. An der Medizinischen Fakultät Halle-Wittenberg lehren, forschen und praktizieren alle Mitgliedsberufe des multiprofessionellen Teams, die dieselben Klienten unterstützen, erstmalig gemeinsam unter einem Dach.

5.3 Möglichkeiten der Implementierung

Unser Vorschlag geht nun keineswegs dahin, dass erst alle in Kapitel 5.2 auf Seite 248 genannten Zwischenschritte geregelt werden müssen, bevor Sie mit Evidence-based Nursing anfangen können. Vielmehr schlagen wir vor, bestehende organisatorische Anknüpfungspunkte von Neuerungen – zum Beispiel Qualitätszirkel – unter Hinweis auf den Organisationszweck mit zu nutzen (→ Kapitel G ab Seite 211) und die Arbeitsorganisation so lange eher allmählich zu adaptieren, bis hinreichend klar und akzeptiert ist, in welche Richtung grundlegendere Regelungen erfolgen müssen.

In den Kapiteln 4.12 auf Seite 234 und 5.2 auf Seite 248 haben wir – fußend auf den Grundlagen in Kapitel G.1 auf Seite 25 – begonnen, die Leitlinien, Arbeitsanweisungen und andere einrichtungsübergreifende sowie gesamtorganisatorische Maßnahmen zu diskutieren, die die Veränderung der Pflegepraxis begünstigen.

Im folgenden Kapitel geht es um die Frage, was Einzelne und kleine Gruppen in bestehenden Einrichtungen tun können. Sie wirken als „Facilitatoren“, die die Umstellung der Pflegepraxis erleichtern (→ Kapitel 5.2.6 auf Seite 250). Am wichtigsten ist uns, daran zu erinnern, dass diese Einzelnen und kleinen Gruppen keinesfalls zu Personen werden dürfen, die die sechs Schritte der EBN-Methode stellvertretend für ihre Kolleginnen durchführen! Die Methode lebt davon, dass die Schritte 1 (Aufgabenklärung) und 2 (Fragestellung) von allen, die täglich pflegerische Entscheidungen treffen, durchgeführt werden, und die pflegerische Entscheidung und ihre Evaluation kann nur mit den Pflegebedürftigen zusammen getroffen werden (Schritte 4, 5 und 6). Nur technische Zwischenschritte, zum Beispiel die Literatursuche, sind delegierbar (→ Kapitel G.1.3 auf Seite 34). Im Folgenden werden Möglichkeiten dargestellt, wie man Evidence-based Nursing an einer Institution einführen kann – nicht zu verwechseln mit dem 5. Schritt der EBN-Methode! Zur besseren Übersichtlichkeit wurde eine Unterteilung in Einzelpersonen und Gruppen vorgenommen.

5.3.1 Einzelpersonen

Unter Mitarbeit von Sibylle Reick

Personen können als Promotor, Prozessbegleiter, Pflegeexperte oder Lehrer für die Implementierung von Evidence-based Nursing an einer Institution zuständig sein.

5.3.1.1 Promotor

Der Promotor ist Mitglied des Pflegeteams und verantwortlich für den Pflegeprozess seiner Patienten und somit für die pflegerische Versorgung. Zusätzlich hat er den Auftrag, Pflegeprobleme in der täglichen Praxis zu erkennen und mit Hilfe der EBN-Methode zu bearbeiten. Die Anwendung von Forschungsergebnissen in der Praxis und das kritische Analysieren dieser Forschungsergebnisse für den Einsatz in der Pflege erfordern erweiterte Forschungskenntnisse und Methoden, zu denen nicht alle Pflegefachkräfte befähigt sind (Hanna Mayer, 2002).

Geeignet für diese Rollen sind Pflegefachkräfte mit einem Bachelor of Nursing/Science, die in der direkten Pflegepraxis tätig sind, oder Pflegefachkräfte, die sich durch Fort- und Weiterbildung erweiterte EBN-Kompetenzen erworben haben.

Der Vorteil ist, dass der Promotor direkt vor Ort ist und als Mitarbeiter auf der Station hautnah die Praxis erlebt; zudem ist er im Team integriert, sodass Änderungen von seinen Kollegen leichter akzeptiert werden. Ein Nachteil ist, dass er, um EBN anwenden zu können, über ein großes Zusatzwissen verfügen (Statistik, Sprache, Datenbanken usw.) sowie Zeitressourcen zur Verfügung gestellt bekommen muss. Durch ein formales Anforderungsprofil und die Definition von Praxis- und Theoriezeiten kann es gelingen, diesen Spagat im heutigen Praxisalltag zu schaffen. Unterstützung in der Methode kann der Promotor zum Beispiel durch Pflegeexperten APN erhalten.

5.3.1.2 Pflegeexperte APN

Pflegeexperten APN (*Advanced Practice Nurse*) sind praxiserfahrene und klinisch spezialisierte Pflegende, die mit einem pflegebezogenen Masterabschluss oder Promotion in der direkten Patientenversorgung arbeiten und somit vielfältige patientennahe und -ferne Tätigkeiten umfassen. Diese beinhalten sowohl spezialisierte als auch generalistische Rollenprofile. Ziel einer *Advanced Nursing Practice* (ANP) ist es, erweiterte und spezialisierte pflegerische Interventionen im interdisziplinären Versorgungsprozess zu verankern, die einen definierten Versorgungsbedarf von Einzelnen oder Patientengruppen wirksam und nachhaltig decken. Für Deutschland, Österreich und die Schweiz ist die Berufsbezeichnung „Pflegeexpertin APN/Pflegeexperte APN" von Berufsverbänden definiert (DBfK, ÖKVB, & SBK, 2013).

Die zentrale Kompetenz der direkten klinischen Pflegeerfahrung sowie die Kernkompetenzen wie Führungsfähigkeiten, Beratung und Coaching sowie Evidence-based Practice (Hamric, Spross, & Hanson, 2009) ermöglichen die Implementierung von EBN im klinischen Alltag.

Die Pflegeexperten APN arbeiten auf der Basis wissenschaftlich begründeter Erkenntnisse und unterstützen damit den Aufbau einer EBN-orientierten Praxis. Ein wesentlicher Bestandteil des erweiterten pflegerischen Aufgabenspektrums der Pflegeexperten APN sind Patienten- und Angehörigenedukation oder spezielle pflegetherapeutische Angebote. Darüber hinaus geht es um Fragestellungen der Praxisentwicklung, die eng mit Kompetenzförderung der Pflegenden vor Ort und Managementberatung verbunden sind.

Um die Nachhaltigkeit der erweiterten Interventionsangebote zu gewährleisten und einer größeren Patientengruppe zugänglich zu machen, bietet sich in vielen Fällen der Aufbau eines APN-Teams an. Diese Teams setzen sich aus Pflegeexperte APN, Pflegenden der beteiligten Abteilungen oder Vertretern anderer Berufsgruppen zusammen. *Advanced Nursing Practice* ist eine Implementierungsstrategie für Evidence-based Nursing und kombiniert direkte klinische Tätigkeit mit theoretischer Expertise. Dadurch ist der Pflegeexperte APN in einem direkten klinischen Arbeitsfeld tätig, er kann nicht übergreifend für eine ganze Organisation EBN implementieren.

5.3.1.3 Prozessbegleiter

Im Gegensatz zu einem Promotor oder Pflegeexperten APN kann ein Prozessbegleiter für die gesamte Institution zuständig sein. Er kann nach Bedarf in verschiedenen Bereichen eingesetzt werden und dort die Einführung neuer Konzepte begleiten bzw. er ist in einer übergeordneten Position und begleitet punktuell die Implementierungsprozesse. Diese Konzepte können zum einen von ihm mit EBN erstellte Veränderungen sein, die er nun bei der Implementierung in die Praxis begleitet (= der 5. Schritt der EBN-Methode), oder zum anderen diverse Konzepte, wobei die bei deren Umsetzung auftauchenden Probleme von Prozessbegleitern mit EBN bearbeitet werden.

Oftmals sind die Prozessbegleiter direkt in der Pflegedirektion in Stabsstellen angesiedelt oder einem Qualitätsmanagement angehörig. Innovative Einrichtungen mit umfangreicheren Praxisentwicklungsprozessen haben eigenständige Abteilungen für Pflegeentwicklung oder Pflegeforschung.

Der Vorteil ist, dass die Prozesse übergreifend systematisch gesteuert werden können und durch die akademische Ausbildung (Diplom, Master und Doktorat) dieser Prozessbegleiter umfassende EBN-Kompetenzen vorhanden sind. Durch die Schaffung solcher Stellen werden die Implementierungsprozesse durch das Pflegemanagement vorangetrieben. Jedoch liegen auch hier die Umsetzungsverantwortung und Stabilisierung des Veränderungsprozesses außerhalb des Kompetenzbereichs des Prozessbegleiters, wie auch bei den Promotoren und Pflegeexperten APN, und sind geprägt von der Führungskraft des Praxisfeldes. Das Zusammenarbeiten von übergreifenden Prozessbegleitern und Promotoren bzw. Pflegexperten APN in der direkten Pflegepraxis ermöglicht eine umfassende Implementierung.

5.3.1.4 Lehrerinnen und Lehrer: Pflegeforschung in der Grundausbildung

In Österreich, Deutschland und der Schweiz entstammen die Lehrerinnen und Lehrer der Schulen für Gesundheitsfachberufe in der Regel diesen Berufen und halten verhältnismäßig engen Kontakt zu den Ausbildungseinrichtungen. Viele Lehrerinnen und Lehrer begleiten mit ihren Schülerinnen und Schülern Praxisprojekte, in denen eine Station oder ganze Einrichtung ihre Pflegepraxis neu gestaltet. In diesem Sinne ist vielen Einrichtungen die Unterstützung bei der Auswahl und Bewertung externer Evidence sehr willkommen, die Lehrerinnen und Lehrer von ihrer Bildung her gut leisten können.

Seit Anfang 2004 steht in den verbindlichen Curricula der Grundausbildung für Pflege- und Gesundheitsberufe „Pflegeforschung". Das ist von großer Bedeutung – allerdings keinesfalls nur deswegen, weil es sinnvoll wäre, dass Auszubildende „Ergebnisse der Pflegeforschung" auswendig lernen. Es geht weniger um „Ergebnisse der Pflegeforschung", vielmehr geht es um die Wiederaneignung einer *forschenden Haltung*, die sich für das ganze Leben anzueignen viel wichtiger ist als jedes Einzelergebnis.

Diese Haltung, selber zu forschen statt Eminenzen nachzubeten, hat, wie Sie wissen, Melanchthon vor 500 Jahren an unserer Universität Wittenberg propagiert, indem er aus der Liebeslyrik von Horaz das „Sapere aude" (etwa: „Trau' Dich, selber nachzuforschen") zum Motto machte. Der preußische Universitätsreformer Wilhelm von Humboldt hat vor 200 Jahren dieses Motto in die Universitätspraxis als Organisation von Lernprozessen als die „Einheit von Forschen und Lehren" umzusetzen versucht: Ab dem Ende der Adoleszenz, mit 16/17 Jahren, werden Studierende nicht mehr als Kinder pädagogisiert (das griechische Wort „Paidagogos" heißt übersetzt „Knabentreiber"), sondern als Erwachsene in die Gemeinschaft der Forschenden aufgenommen. Sie eignen sich Wissen und Fähigkeiten in Forschungsprozessen an, in denen sie nicht als mit einem Trichter zu füllende leere Flaschen, sondern als kritische Kollegen ihrer Professoren arbeiten.

Was heißt das praktisch und wozu soll diese Organisation von Lernprozessen gut sein? Diese Organisation vermittelt schon zu Beginn der Ausbildung die unersetzbare Erfahrung, dass ein Professor, der sich auf seine hierarchische Stellung statt auf die jederzeit durch jeden Studienanfänger falsifizierbare Forschung beruft, sich lächerlich macht. Die Anfänger („Novizen") erleben den Unterschied von Eminenz und Evidence hautnah. Dieses Erlebnis konnte und kann man nicht überall haben: In vielen Arbeitsbereichen scheint im Gegenteil etwas deshalb zu gelten, weil es die Chefin oder der Chef sagt, und nicht, weil es die heftigen Falsifizierungsbemühungen ihrer Untergebenen nachprüfbar überstanden hat.

Und auch daheim trug der klassische väterliche Familienvorstand nicht die Beweislast für die Richtigkeit seiner fürsorglichen Weisungen gegenüber seinen Kindern. Insofern war und ist die Erfahrung der Humboldtschen Gemeinschaft von Forschen und Lehren für die jungen Leute eine ungewohnte Erfahrung. Sie unterschied und unterscheidet sich von der praktischen Tätigkeit, in der unter Handlungsdruck schnell entschieden und erst dann manchmal begründet werden muss. In der „Praxis" kommt der Entscheidungszwang oft zuerst und dann der Begründungszwang, in der Forschung ist es umgekehrt.

Selbst für das Universitätsleben im alten Preußen war der Vorrang der Evidence vor der Eminenz ein ungewöhnliches Erlebnis. Vergegenwärtigen Sie sich nur all die gravitätische Würde, den Pomp und das Brimborium, mit denen ein Professor damals einherschritt, und die Gesten der Servilität, von denen er umgeben war. Er war wirklich eine Eminenz in einer stark geschichteten, nahezu ständischen Gesellschaft der Wichtigkeit und der Wichtigtuerei. Und nicht nur im Widerspruch zu dieser Eminenz, sondern auch im Schutz dieser Eminenz gedieh, wenn es gut ging, die Erfahrung der jungen Leute, dass Evidence absoluten Vorrang hat vor Eminenz. Diese prägenden exemplarischen Erlebnisse waren (und sind) der Sinn der Humboldtschen Einheit von Forschen und Lehren in der Erwachsenenbildung.

Aber wozu sollen Leute, die gar nicht Professoren werden oder die Forschung zu ihrer Praxis machen wollen, in solchen – zweifellos für jeden Menschen äußerst erlebnisreichen Bildungsprozessen – viel Zeit verbringen? Müssen Pflegeschüler wirklich forschen? Ist das bei Zeit- und Mittelknappheit wirklich nötig oder handelt es sich eher um eine Veranstaltung kultureller Bildung, für die berufliche Ausbildungszentren nicht zuständig sind?

Diese Fragen lassen sich keineswegs für alle Berufe eindeutig bejahen. Aber für all jene Berufe, die mit Patienten und Klienten Arbeitsbündnisse einzugehen haben, ist völlig klar: Diese Bildungsprozesse sind für die Grundausbildung unverzichtbar. Sie stehen zu Recht in den Ausbildungscurricula.

Das hat mehrere Gründe.

5.3.1.4.1 Erstens: Forschende Haltung

Bei pflegenden und anderen Gesundheitsberufen geht es nicht darum, den Einzelfall nur unter eine generelle Regel zu subsumieren und ohne Berücksichtigung seiner Besonderheiten zu traktieren. Das unterscheidet pflegende und andere Gesundheitsberufe von Straßenbahnkontrolleuren („Wer keinen Fahrschein hat, zahlt 40 €, gleichgültig, warum er keinen Fahrschein hat!"). Die Tätigkeit der pflegenden und anderen Gesundheitsberufe setzt eine forschende Haltung voraus. Diese Haltung fällt nicht vom Himmel - sie muss in Bildungsprozessen der Einheit von Forschen und Lehren entwickelt werden.

5.3.1.4.2 Zweitens: Beurteilung von Studien

Oft hören wir, Auszubildende sollten Studien lesen, aber nicht Studien durchführen können. Studienlesen ist aber zunächst wirklich nicht leicht. Man kann nur sehr schwer Studien lesen, wenn man selber nie eine gemacht hat. Dafür haben wir sehr viele praktische Erfahrungen. Unsere Kursteilnehmer lernen schnell (und erst recht von Ihnen als Leserinnen dieses Buchs nehmen wir das an), jede Studie methodisch in Grund und Boden zu kritisieren. Das ist auch gut so. Das macht Spaß und viele tun es mit Schmackes. Es ist wichtig, Mängel und Einschränkungen erkennen zu können. Aber die nächste Stufe der beruflichen Entwicklung verlangt, die erkannten Einschränkungen der Studien im Hinblick auf die Entscheidungen im Einzelfall des Klienten zu gewichten. Diese Abwägung vornehmen kann nach unserer Erfahrung fast nur jemand, der selber mit der Durchführung von Studien Erfahrungen hat.

Forschungsergebnisse werden schnell durch weitere ausdifferenziert, Wissen erweitert sich schnell. Aber die Fähigkeit und die Haltung, zu forschen, sind ein ganzes Berufsleben nützlich und nötig.

5.3.1.4.3 Drittens: Blick für die elementaren Forschungsprozesse von Kindern und Jugendlichen

Nicht selten wird Lehrern die Notwendigkeit und die Fähigkeit abgesprochen, zu forschen. Das unterschiede selbst Lehrerstudiengänge an Universitäten von den Masterstudiengängen derselben Fächer. Manchmal wird damit sogar begründet, dass Lehrer gar nicht an die Universität gehörten, sondern besser an Berufsakademien. Das erscheint uns falsch. Gerade Lehrer müssen zu forschen gewohnt sein, nicht zuletzt, um die elementaren Forschungsprozesse von Kindern und Jugendlichen erkennen und an sie anknüpfen zu können. Wer mit kleinen Kindern Umgang hat, weiß, dass schon ihr Forscherdrang kaum zu bezähmen ist (Prüfen aller Gegenstände durch Lutschen, Pulen, Auf-den-Boden-Schlagen und Auseinandernehmen). Trotz aller Zähmung im Kindergarten, in der Schule und in der Universität muss sich ein Rest des Forscherdrangs und der anfänglichen Wissbegier erhalten haben, sollen Lernprozesse überhaupt noch möglich sein.

Lehrer, die diese forschende Haltung nicht vermitteln, hätte Melanchthon vor 500 Jahren „Dunkelmänner" oder Schlimmeres genannt.

5.3.2 Gruppen

Weiterhin kann man die EBN-Methode auch durch Gruppen einführen, wobei vorher genannte Einzelpersonen in diesen Gruppen aktiv werden können (und sollen).

5.3.2.1 Qualitätszirkel

In vielen Einrichtungen finden Sie Qualitätszirkel, die ein Problem analysieren und Lösungen erarbeiten. Diese Qualitätszirkel müssen sich schon heute, wollen sie erfolgreich sein, der Aufgaben ihrer Einrichtung bewusst werden und präzise Fragestellungen formulieren können. Es bedarf fast keiner weiteren Ausführung, dass nach Techniken wie *Brainstorming*, die die eigenen Erfahrungen und Ideen ans Licht heben, auch externe Evidence aus der weltweiten Literatur zu einer gegebenen Fragestellung viel beitragen kann. Die Integration der EBN-Schritte in Qualitätszirkel liegt also sehr nahe. In manchen Einrichtungen werden diese Qualitätszirkel auch als „Arbeitsgemeinschaft Pflegeforschung" betrieben.

5.3.2.2 Ausbildung allgemein

Eine große Bedeutung sollte man der Ausbildung beimessen, denn hier werden die Grundsteine für die spätere berufliche Praxis gelegt – wo ist es also sinnvoller, mit EBN zu beginnen? Eine mögliche Variante wäre, dass Auszubildende während ihres Praxiseinsatzes lernen, Probleme zu erkennen und zu formulieren. Während der Unterrichtseinheiten können sie dann – mit professioneller Unterstützung – diese Probleme bearbeiten, indem sie in Datenbanken nach möglichst gutem Wissen suchen, dieses Wissen unter fachkundiger Aufsicht beurteilen lernen und ein Konzept entwickeln, die Früchte ihrer Arbeit wieder in die Praxis zu bringen, zum Beispiel in Form von Leitlinien oder Empfehlungen an die AG Pflegestandards. Der Vorteil besteht darin, dass von der Pike auf EBN trainiert wird und die Auszubildenden hoch motiviert sind. Ein Nachteil besteht darin, dass die Akzeptanz der Empfehlungen von Seiten der erfahrenen Praktiker sicherlich eher gering sein wird.

5.3.2.3 „POL" insbesondere: Schleiermachers ethische Frage – Für eine Evidence-basierte Pädagogik des problemorientierten Lernens

Das Konzept des an Patientenproblemen orientierten Lernens ist in engster Verbindung mit dem Konzept der Evidence-based Medicine an der McMaster University bei Toronto entstanden. Ja, man geht nicht zu weit zu sagen, dass beide kaum unabhängig voneinander denkbar sind.

Wissen muss nach dem Konzept Evidence-basierter Praxis auffindbar sein, um problemorientiert gelernt werden zu können. Und umgekehrt: Problemorientiertes Lernen folgt aus dem Konzept der Evidence-basierten Praxis. Das ist im Folgenden kurz zu belegen. Bei dieser engen Verbundenheit problemorientierten Lernens und Evidence-basierter Praxis stellt sich die spezielle Frage, ob nicht „POL", problemorientiertes Lernen, der Königsweg der Vermittlung von Evidence-based Nursing in die Praxis ist. Zu dieser Frage liegt erstaunlich wenig Evidence vor.

Doch der Reihe nach: Pädagogische Interventionen gehören zu den einschneidensten und folgenreichsten Interventionen, die Menschen überhaupt einander angedeihen lassen und zufügen. Was ist eine Operation verglichen mit zwei Jahren Schule? Die Grundforderung Evidence-basierter Pädagogik hat der Philosoph, Theologe und Pädagoge Friedrich Schleiermacher vor mehr als zwei Jahrhunderten in Halle und Berlin formuliert: Pädagogische Interventionen sind so einschneidende und nebenwirkungsreiche Interventionen, dass sie ethisch nur gerechtfertigt werden können durch ihre nachgewiesene positive Wirkung, die die Erzogenen mit großer Häufigkeit tatsächlich erleben. Schleiermacher sah: Viele pädagogische Maßnahmen genügten diesem ethischen Kriterium einer, wie wir heute sagen würden, „Evidence-basierten Pädagogik" nicht.

Diese überwiegend positive, nachweisbar mit großer Häufigkeit beim einzelnen Individuum auftretende Wirkung ist ein notwendiges, aber nicht das einzige und deswegen auch nicht das hinreichende Kriterium Evidence-basierter Pädagogik. Pädagogische Interventionen sind (wie pflegerische und ärztliche) nur zu rechtfertigen, wenn das ausdrückliche Mandat, der ausdrückliche Auftrag des Individuums hinzukommt, das geschult oder behandelt werden will.

Dieses ausdrückliche individuelle Mandat muss zum Nachweis der wahrscheinlich überwiegend positiven Wirkung hinzukommen. Sonst kann von einer Evidence-basierten Intervention nicht die Rede sein. Allein aus „externer Evidence", also aus den guten Erfahrungen Dritter, sind Interventionen nicht zu rechtfertigen.

„Interne Evidence", also die nur vom einzelnen Individuum selbst auszudrückenden Wünsche, biographischen Erfahrungen und Relevanzen, stellt nämlich erst die Frage bereit, mit denen externe Evidence aufgeschlüsselt und genutzt werden kann. Ohne interne Evidence bleibt externe Evidence eine ziemlich irrelevante Ansammlung der Erfahrungen Dritter.

Bei der entscheidenden ethischen Bedeutung, die schon Schleiermacher der „Evidence-Basierung" pädagogischer Interventionen gab, erstaunt eine merkwürdige Entwicklung: In der Pädagogik sind Studien zur Evidence-Sicherung von Interventionen noch seltener als in den Gesundheitsberufen. Das passt schlecht zu der Tatsache, dass pädagogische Eingriffe viel einschneidendere und folgenreichere Interventionen sind als die meisten gesundheitsbezogenen Eingriffe.

Es kann an dieser Stelle nicht ausführlicher darüber nachgedacht werden, womit dieses überraschende Defizit der Pädagogik nach Schleiermacher zusammenhängen mag. Methodische Probleme der Anlage von Studien können der Grund nicht sein. Diese methodischen Probleme treten nämlich bei Pflegestudien und anderen Studien im Gesundheitsbereich genauso auf.

Vielleicht sind seit Schleiermachers Zeiten in immer mehr Lebensbereichen Bildungszertifikate und Prüfungszeugnisse immer wichtiger geworden für den Zugang zu sozial ungleich verteilten Chancen. Die Notwendigkeit, alle möglichen Schulprüfungen zu bestehen und deren Zeugnisse vorzuweisen, ist immer selbstverständlicher geworden. Vor dieser Notwendigkeit verblasst die Frage, ob eine pädagogische Intervention außer ihrer unbestreitbaren „Prüfungsrelevanz" auch noch interne und externe Evidence für die weitergehende Lebensrelevanz für sich hat.

Vor diesem Hintergrund verwundert es nicht, dass die Bewegungen des problemorientierten Lernens und der Evidence-basierten therapeutischen Praxis eng zusammenhängen, ja fast identisch sind. Sie sind durch einen gemeinsamen Gründungsmythos verbunden, der sich vielleicht sogar tatsächlich so zugetragen haben mag: An der kanadischen McMaster-Universität fühlten sich einige Studierende unwillig und überfordert, immer neue Therapiemodelle auswendig zu lernen. (Solche Studierende sollen auch heute immer wieder vorkommen.) Sie meldeten sich und fragten den Professor lernunwillig, ob es denn für die gerade zu lernende Therapie außer theoretischen Plausibilitätserwartungen auch Belege der tatsächlichen Wirksamkeit bei Patienten gäbe. Der so frech gefragte Professor muss ein bewundernswert ehrlicher Mensch gewesen sein, wie er ganz selten vorkommt. Er soll nämlich geantwortet haben, von solchen Belegen sei ihm gerade nichts Hinreichendes bekannt. Dafür wisse er aber sicher, dass diese Therapie im Lehrplan stünde und höchst prüfungsrelevant sei.

Was folgte, ist bekannt: Die antiautoritär maulenden Studierenden verlangten, von konkreten Patientenproblemen ausgehend selbstständig Studien mit Wirksamkeitsbelegen zu suchen, die Studien zu prüfen und in gemeinsamer Erörterung auf den Einzelfall zu beziehen. So würden sie es ja auch als Therapeuten in der Praxis tun müssen. So stellten sie sich ein sinnvolles Studium vor. Mit dem Auswendiglernen von Therapiemodellen (ohne von ihnen zu prüfende Relevanz- und Wirksamkeitsnachweise) solle man sie in Ruhe lassen.

In dieser – später in den Studierendenvertretungen der medizinischen Fakultät nahezu weltweit populär gewordenen – Vorstellung des problemorientierten Lernens finden sich bereits alle Schritte Evidence-basierter Praxis im Ansatz angelegt: Von der internen Evidence des individuellen Klienten ausgehend wird die externe Evidence befragt, um die interne, entscheidungsrelevante Evidence des Klienten individuell fortzuentwickeln.

Die maulenden Studierenden schrieben Buch nach Buch über „Evidence-based Medicine". In den wissenschaftlichen medizinischen Fachgesellschaften der Erde wie im Versorgungsmanagement verbreitete sich zumindest das Wort „EBM" einer Mode gleich und transportierte teilweise auch den Inhalt. Alle Trainings in „Evidence-basierter therapeutischer Praxis" folgten den Grundzügen des problemorientierten Lernens. Studien wurden von den Teilnehmern nicht an sich kritisch bewertet, sondern ausgehend von einem Fall und im Hinblick auf diesen Fall analysiert. *Evidence-based Nursing* öffnete Evidence-basierte *Praxis* für hermeneutisch-interpretative Methodenverständnisse und widmete sich verstärkt der internen Evidence.

Vielleicht erwarteten sich die antiautoritär nölenden kanadischen Studierenden vom „problemorientierten Lernen" eine zeitliche Entlastung. Dann täuschten sie sich gewaltig. Problemorientiertes Lernen ist zeitlich aufwendiger als Frontalunterricht und das Auswendiglernen von Checklisten und Spickzetteln. Wenn das Ziel die kurzfristige Vorbereitung auf eine Multiple-Choice-Klausur ohne nachhaltige Wirkung auf Gedächtnis und Habitus ist, dann ist problemorientiertes Lernen wohl keinesfalls der effizienteste Weg.

Wieweit steht es mit dem Wirkungsnachweis von problemorientiertem Lernen auf das Ziel, bessere Therapeuten auszubilden? Selbstverständlich erwarten die geneigte Leserin und der geneigte Leser dieses Buchs, dass die Vertreter Evidence-basierter Praxis und problemorientierten Lernens zu dieser Frage methodisch anspruchsvolle Studien vorgelegt haben. Die antiautoritären kanadischen, jetzt so berühmt gewordenen Studierenden werden doch wohl nicht gegenüber ihrem Lehrstoff die Evidence-Basierung eingeklagt haben und die eigene pädagogische Interventionsmethode des „Problemorientierten Lernens" davon ausgenommen haben? Wer die Backen so voll zum Pfeifen aufbläst, wird auch pfeifen müssen.

Es ist peinlich, es zuzugeben. Aber es liegen erstaunlich wenig methodisch vertrauenswürdige Studien zu den Wirkungen und Nebenwirkungen, Kontextbedingungen, Kosten und Nutzen des problemorientierten Lernens vor. Das stellte sich zum Beispiel im Rahmen der halleschen Habilitation von Christa Them in einer Kooperation der Universitäten Hall bei Innsbruck und Halle an der Saale heraus. Christa Thems eigene Pilotstudie, der Wirkungsvergleich zweier Lehrmethoden auf kurz- und mittelfristige Klausur- und Problemlösungsleistungen, hat da nahezu Pioniercharakter.

Vielleicht ist die Idee problemorientierten Lernens einfach zu plausibel und wurde zu selten umgesetzt, um den Bedarf an Überprüfung und Studien genügend dringlich fühlbar zu machen. Hohe Plausibilität und seltene Umsetzung bilden die besten Voraussetzungen dafür, dass sich eine Idee weltweit als Ideal erhält. Aber es gibt keinen Grund, ausgerechnet bei der pädagogischen Intervention des problemorientierten Lernens auf die Evidence-Prüfung zu verzichten, die die Vertreter des problemorientierten Lernens sonst überall fordern. Wenn die Evidence-Basierung pädagogischer Arbeit eine ethische Grundforderung ist, wie sich von Friedrich Schleiermacher lernen lässt, dann bedarf auch die Pädagogik problemorientierten Lernens der Wirkungsprüfung.

In diesem Zusammenhang wird die Wichtigkeit des Buches von Price (2003) bzw. Price (2005) und der empirischen Untersuchung von Them et al. (2003) deutlich.

5.3.2.4 Vom Fallverstehen an Fallvignetten zum Fallverstehen eigener Klienten

Von Anfang an arbeitete EBN fallverstehend, in der Lehre zunächst mit „Fallvignetten". Aus der Veränderung des Konzepts interner Evidence, das wir in diesem Beitrag nachzeichneten, ergab sich eine Einsicht: Fallvignetten, im englischen als *„paper patients"* bezeichnet, sind durch tatsächliche Klienten zu ersetzen, weil nur so die Grenzen und die Stärken der Methode nicht nur bei der Beurteilung externer Evidence, sondern vor allem auch beim Aufbau interner Evidence erfahren und erworben werden können. Da alle Auszubildenden spätestens ab dem zweiten Ausbildungsjahr selber Klienten haben, ist das als Verfahren systemischer Supervision durchaus möglich und geboten (vgl. Schritt 2 in diesem Band, Leitfadenbeispiel als Hilfe beim Aufbau interner Evidence). Denn das Verhältnis von externer und interner Evidence hat erhebliche Folgen für die Aus-, Fort- und Weiterbildung in Pflege- und Gesundheitsberufen. Die Aneignung von Lehrbuchwissen mit Standardregeln reicht keineswegs und führt häufig zu einer unangemessenen, respektlosen Haltung gegenüber Klienten; stattdessen geht es darum, Fähigkeiten zur Erschließung externer und zum Aufbau interner Evidence mit den Klienten zu erwerben. Sie sollen die Fähigkeit vermitteln, auf die es in EBN ankommt: die externe, präventionsorientierte Versorgungsforschung für das je spezifische Arbeitsbündnis mit je einzigartigen Klienten nutzen zu können, um sie in ihrer Partizipation an dem für sie biographisch relevanten Leben trotz aller Einschränkungen zu unterstützen.

5.3.2.5 AG Pflegeforschung

In der AG Pflegeforschung treffen sich Pflegende von verschiedenen Stationen und Fachbereichen regelmäßig und tragen Probleme aus der Praxis zusammen. Unter Mithilfe einer EBN-geschulten Fachkraft formulieren sie daraus Fragestellungen, recherchieren in Datenbanken und beurteilen die gefundenen relevanten Studien. Anschließend versuchen sie, ihr neu gewonnenes Wissen in die Praxis umzusetzen, entweder direkt oder in Form von Pflegestandards. Die AG Pflegeforschung eignet sich gut, um in der gesamten Institution Probleme zu erkennen und systemweit zu bearbeiten. Auch der interdisziplinäre Ansatz mag bei der Lösung von Vorteil sein. Nachteilig ist die lange Zeit, bis Lösungsansätze für Pflegeprobleme erarbeitet werden – trifft man sich monatlich, können erste Ergebnisse, wenn die Mitglieder der AG vorher noch nicht mit EBN in Berührung gekommen sind, sicherlich erst nach frühestens einem Jahr erwartet werden. Daher empfiehlt sich zur Beschleunigung, einige Zwischenschritte durch Promotoren, Prozessbegleiter, Pflegeexperten oder andere Facilitatoren machen zu lassen.

5.3.2.6 Journal Club

Im Journal Club werden Probleme von der anderen Seite her angegangen; die Mitglieder treffen sich regelmäßig und stellen den anderen interessante Forschungsarbeiten vor, die ihnen beim Durchsehen von Fachzeitschriften aufgefallen waren. Man findet also, gelenkt durch Zufall und Interesse, die Lösung für ein potenzielles Problem und hat nicht erst ein Problem und sucht dann nach einer Lösung. Der Journal Club benötigt nicht so viel Zeit, bis erste Ergebnisse vorliegen, da die Teilnehmer nicht recherchieren, sondern nur die Studien kritisch beurteilen - doch auch hierbei benötigen sie eine leitende Hand, gereicht durch eine EBN-Fachkraft. Da die Auswahl der Studien sich weniger nach den Problemen richtet, kann es sein, dass drängende Fragen aus der Praxis unbeantwortet bleiben.

5.3.3 Implementierung durch EBN-fördernde Berufsbildungsstrukturen

Doris Eberhardt

Wohl wissend um die komplexen Voraussetzungen für die nachhaltige Implementierung einer EBP, so z.B. die (partielle) Akademisierung (G. Meyer & Köpke, 2012; Schilder, 2010), der Ausbau relevanter Forschungstraditionen in der deutschen Pflegelandschaft (J. Behrens, Görres, & Schaeffer, 2012; Köpke & Meyer, 2013) und der Aufbau einer EBP-fördernden Organisationskultur (Grol, Wensing, & Eccles, 2010; Meijers et al., 2006; Rycroft-Malone, Kitson, et al., 2002), steht in diesem Kapitel die Rolle der beruflichen Ausbildung im Fokus. Die nachfolgenden Ausführungen beziehen sich im engen Sinne auf die Grundausbildung in der Gesundheits- und Krankenpflege, da auch die meiste Literatur zur Vermittlung des Themas Pflegeforschung bzw. EBN in diesem Bereich zu finden ist (Matheis, 2013). Es ist jedoch davon auszugehen, dass sich viele, vor allem generell das Niveau der Berufsbildung betreffende Aussagen auch auf die Ausbildungsgänge der Gesundheits- und Kinderkrankenpflege, der Altenpflege und darüber hinaus auch auf berufliche Fort- und Weiterbildungsprozesse übertragen lassen. Auch wenn akademisch qualifizierten Pflegenden eine Schlüsselfunktion in der Integration von Forschungsergebnissen zugeschrieben wird (Köpke, Koch, Behncke, & Balzer, 2013; G. Meyer & Köpke, 2012; Schilder, 2010; Zegelin, 2005), wird die Umsetzung einer Evidence-basierten Praxis nur durch das Zusammenwirken aller Pflegenden mit ihren spezifischen Aufgaben und Rollen gelingen (LoBiondo-Wood, Haber, & Nohl, 2005; Polit, Beck, & Hungler, 2004). Auszubildende auf ihre künftige Rolle vorzubereiten und sie für die Übernahme der entsprechenden Aufgaben zu qualifizieren, liegt in der Verantwortung der Berufsfachschulen.

Dem gegenüber steht die aktuelle Praxissituation. Ergebnisse aus Erhebungen lassen erkennen, dass Motivation und Wissen der Pflegepraktiker - nachfolgend kennzeichnet dieser Begriff klinisch tätige Pflegende mit dreijähriger Berufsausbildung - hinsichtlich der systematischen Umsetzung einer Evidence-basierten Praxis hierzulande noch deutlich ausgebaut werden müssen (Köpke et al., 2013; Schnittger, Hilgefort, & Hauken, 2012; Schubert & Wrobel, 2009). Trotz eingeschränkter Repräsentativität geben diese Daten Hinweise darauf, dass ein beträchtliches Problem in der skeptischen Haltung bzw. niedrigen Akzeptanz Pflegender gegenüber einer Evidence-basierten Praxis zu sehen ist (Schnittger et al., 2012; Schubert & Wrobel, 2009). Darüber hinaus werden die eigenen Kompetenzen bzw. das eigene Wissen in Bezug auf Evidence-basiertes Arbeiten als nicht ausreichend empfunden; zudem wird mit am Häufigsten der Mangel an Zeit als problematisch für die Umsetzung angegeben (Köpke et al., 2013; Schnittger et al., 2012; Schubert & Wrobel, 2009). Diese Ergebnisse spiegeln sich tagtäglich sowohl im Unterricht als auch in Diskussionen mit Lehrenden wider. Auch wenn die aktuellste Befragung auf einen prinzipiell positiveren Trend bezüglich der Einstellung gegenüber EBN hinweist (Köpke et al., 2013), kann für Deutschland „derzeit nicht einmal ansatzweise von einer strukturierten Implementierung von EBN die Rede sein“ (G. Meyer, Balzer, & Köpke, 2013).

Bereits seit 2003 wird die Integration des Themas Pflegeforschung in die Pflegeausbildung vom Gesetzgeber gefordert (KrPflAPrV, 2003). Matheis (2013) führte eine Literaturanalyse zu den für die Grundausbildung beschriebenen Kompetenzen, Zielen, Inhalten und didaktisch-methodischen Vorgehensweisen im Themenbereich Pflegeforschung durch. Diese verdeutlicht, dass auch innerhalb der Fachdisziplin kein Zweifel über die Notwendigkeit der Einbindung von Pflegeforschung und ihrer Erkenntnisse in die berufliche Pflege(aus)bildung besteht. So bemerken Matheis, Tannen und Nau (2011), dass über die letzten Jahre ein Anstieg des Unterrichtsumfangs zum Thema Pflegeforschung wahrgenommen werden kann. Trotzdem – wie eigene Erfahrungen und die Ergebnisse oben genannter Befragungen zeigen – scheint es uns nicht in vollem Umfang zu gelingen, Pflegende in der Ausbildung zu einer professionellen Haltung gegenüber Pflegeforschung und ihren Ergebnissen zu führen, geschweige denn, sie zur Übernahme ihrer Rolle innerhalb einer Evidence-basierten Praxis zu qualifizieren.

Wir müssen uns daher der Frage stellen, ob bestehende Ansätze zur Vermittlung des Themas Pflegeforschung bzw. EBN diesem Anspruch gerecht werden und welche Bildungsstrategien korrigiert bzw. künftig stärker ausgebaut werden müssen. Diese Frage erhält besondere Brisanz, da die meisten Lehrenden nicht über fundierte Kenntnisse der EBN-Methodik, geschweige denn über Erfahrungen in der Umsetzung von EBN in der Praxis verfügen (G. Meyer et al., 2013) und somit darauf angewiesen sind, Ihren Unterricht eng an bestehende Vermittlungskonzepte anzulehnen. Auch die zum Thema Pflegeforschung sehr allgemein gehaltenen Angaben in der Ausbildungs- und Prüfungsverordnung sowie in den Rahmenlehrplänen der Bundesländer (Matheis et al., 2011) bieten hier wenig Hilfestellung. Erschwerend kommt hinzu, dass sowohl in Deutschland (G. Meyer et al., 2013) als auch international (Ciliska, 2005; Fineout-Overholt & Johnston, 2005) kein Nachweis existiert, welche Lehr-Lernstrategien geeignet sind, professionelle Handlungsfähigkeit zur Umsetzung einer evidence-basierten Praxis zu fördern.

Allgemeine Forschung zu Unterrichtsmethoden

Trotzdem scheint es lohnenswert, bestehende Vermittlungsansätze vor dem Hintergrund bisheriger Erfahrungen und sich abzeichnender Entwicklungen zu hinterfragen.

Nachfolgend soll es keinesfalls darum gehen, alle bisherigen Vorschläge, EBN zu unterrichten, pauschal zu kritisieren. Denn vielen Aussagen in der engagierten und konstruktiven didaktischen Auseinandersetzung um den Pflegeforschungs- bzw. EBN-Unterricht kann vorbehaltlos zugestimmt werden. So zum Beispiel, dass in der Grundausbildung Neugier und Interesse für Wissenschaft und Forschung gefördert werden sollten (Rohde, 2007), eine positive Einstellung der Lernenden gegenüber der Integration wissenschaftlicher Erkenntnisse erreicht werden soll (Selinger, 2009a) und der praktische Nutzen von Pflegeforschung erfahrbar gemacht werden muss (H. Mayer & Sommer, 2006). Oder auch, dass Pflegende zu einem aufgeklärten Umgang mit Wissen befähigt werden müssen (Matheis et al., 2011) und sich der Pflegeforschungsunterricht an der Rolle der zukünftigen Pflegenden hinsichtlich Forschung orientieren sollte (H. Mayer & Sommer, 2006). Allerdings werden auch Unterrichtsziele, -inhalte und -methoden formuliert, die mit Sicht auf das Qualifikationsniveau und die Berufsrealität von Pflegepraktikern nicht angemessen und manchmal sogar widersprüchlich oder kontraproduktiv erscheinen.

In diesem kurzen Beitrag werden keine ausgefeilten Konzepte vorgestellt. Vielmehr sollen Perspektiven aufgezeigt werden, die zur weiterführenden Diskussion anregen – eine Diskussion die unbedingt geführt werden muss, wenn der Dialog um eine EBN-fördernde Ausbildung eine neue Qualität erhalten soll. Besonders zwei Bezugspunkte scheinen zur Realisierung einer EBN-fördernden Ausbildung notwendig: die handlungsorientierte Vermittlung des Themas Pflegeforschung bzw. EBN und die Etablierung des notwendigen Bildungskontextes.

5.3.3.1 Erster Bezugspunkt: Entwicklung handlungsorientierter Vermittlungskonzepte

Mit dem Ziel der Förderung von Berufsfähigkeit und damit der Entwicklung beruflicher Handlungskompetenz gehört Handlungsorientierung zu den didaktischen Grundsätzen der Berufsbildung (KMK, 2011). Wollen wir Lernende in der Ausbildung befähigen, sich im späteren Berufsleben aktiv handelnd in eine Evidence-basierte Praxis einzubringen, ist die handlungsorientierte Ausrichtung des Unterrichts zu Pflegeforschung bzw. EBN unabdingbar. Welche Implikationen damit verbunden sind, wird im Folgenden diskutiert.

5.3.3.1.1 „Echte" Handlungsorientierung und ihre Implikationen für den Unterricht

Ausgangspunkt einer handlungsorientierten Didaktik ist der Begriff der Handlungsorientierung, welcher auf zwei Prinzipien verweist (Schewior-Popp, 2005):

1) *Lernen durch Handeln,* das heißt die Art der Vermittlung, welche einen handelnden Umgang mit dem Unterrichtsgegenstand ermöglichen soll.
2) *Lernen für das Handeln,* das heißt die Ausrichtung der Inhalte bzw. Lernziele, für die das konkrete berufliche Handeln selbst einen wichtigen Bezugspunkt darstellen muss.

Da erst die Verknüpfung beider Prinzipien zu „echter" Handlungsorientierung führt, müssen diese gleichberechtigt für die handlungsorientierte Vermittlung des Themas Pflegeforschung bzw. EBN berücksichtigt werden. Doch was bedeutet dies nun für den Unterricht zu Pflegforschung bzw. EBN?

Zu Punkt 1: Dieser Punkt lässt sich in der Unterrichtspraxis meist problemlos umsetzen und erfordert von Lehrenden in erster Linie Kreativität und Methodenvielfalt. Auch wenn das Thema Pflegeforschung bzw. EBN für Pflegepraktiker prinzipiell als zu theoretisch oder theorielastig empfunden wird, kann es im Unterricht durchaus „erlebbar, erfahrbar und ‚anfassbar'" (Mayer & Sommer, 2006, S. 7) gemacht werden. So verfügen Lehrende in der Regel über ein Methodenrepertoire, mit welchem sie in der Lage sind, auch abstraktere Themen auf kreative, motivierende Weise zu vermitteln bzw. Lernende zu aktivieren und handelnd einzubinden. Zudem bieten zahlreiche Veröffentlichungen zur methodisch-didaktischen Umsetzung des Themas Pflegeforschung vielfältige Anregungen und Hilfen für die Gestaltung des Unterrichts (Busch, 2004; Hanna Mayer, 2004; H. Mayer & Sommer, 2006; Reuschenbach & Lau, 2005; Rohde, 2007, 2010; Selinger, 2009a; Selinger, Rohde, Langer, & Behrens, 2009). An kreativen Möglichkeiten, handelnden Umgang mit der Thematik zu ermöglichen, fehlt es somit nicht. Schwieriger wird es bei der Umsetzung der zweiten Dimension, das heißt der Legitimation von Inhalten durch ihre Relevanz für das berufliche Handeln.

Zu Punkt 2: Wesentlich ist, dass Auszubildende nicht nur handelnd, sondern auch orientiert am beruflichen Handeln lernen. Die kreativsten Methoden und aktivsten Lernenden nützen nichts, wenn sich der Bezug vom Thema zum eigenen Arbeitsalltag nicht erschließt. Ob es uns gelingt, ein Thema handlungsorientiert zu unterrichten, hängt stark davon ab, ob die Inhalte des Unterrichts das Wissen abbilden, das zum Handeln benötigt wird (Büscher, 2006). Betrachtet man die Vorschläge bzw. Konzepte zur Vermittlung des Themas Pflegeforschung bzw. EBN, wird deutlich, dass dieser Punkt derzeit eine der größten Herausforderungen darstellt. So regen beispielsweise Mayer & Sommer (2006) für den Pflegeforschungsunterricht Inhalte bzw. Lernaufgaben an, wie zum Beispiel das Erstellen eines Untersuchungsplans für eine fiktive Studie, das Ausarbeiten eines fiktiven Forschungsantrags und dessen Verteidigung im Rollenspiel, Zuordnen der passenden Forschungsmethoden zu Forschungsgegenständen, das Entwerfen von Forschungshypothesen und Ermitteln unabhängiger und abhängiger Variablen oder das Definieren von Stör- und Kontrollvariablen einer randomisierten kontrollierten Studie. Selinger (2009a) schlägt unter anderem vor, von Auszubildenden eine fiktive Forschungsarbeit planen, Fragebögen und Interviewleitfäden erstellen und anwenden oder eine Dokumentenanalyse durchführen zu lassen. Diese Beispiele sind exemplarisch zu sehen, in der Literatur finden sich weitere ähnliche Vorschläge. Lernaktivitäten in dieser Art sollen ermöglichen, „den Stoff zu vertiefen, Praxisbezug herzustellen und den Frontalunterricht [...] zu unterbrechen und aufzulockern" (Mayer & Sommer 2006, S. 9). Dass diese Übungen einen handelnden Umgang mit dem Lerngegenstand Forschung und den notwendigen Methodenwechsel ermöglichen, steht außer Frage. Der Handlungsbezug, der hierbei hergestellt wird, verweist jedoch auf das Handeln von Pflegeforscherinnen, nicht auf das von beruflich ausgebildeten Pflegepraktikern.

Um Missverständnissen vorzubeugen: Handlungsorientierter Unterricht bedeutet selbstverständlich nicht, ausschließlich handlungsbezogene Wissensstrukturen aufzubauen, sondern auch Hintergrundwissen zu vermitteln, das zum Verstehen von Zusammenhängen oder zum gedanklichen Nachvollziehen des Handelns anderer notwendig ist (Büscher, 2006). Gerade für eine kooperative Zusammenarbeit ist es sinnvoll, die jeweilige Vorgehensweise aller Beteiligten zu kennen. So ist Linseisen (2013) zuzustimmen, dass es aus pädagogischer und wissenschaftlicher Sicht sicher hilfreich ist, wenn Pflegelernende eine Ahnung davon haben, wie Forschungserkenntnisse geschaffen werden. Viele in der einschlägigen Literatur vorgeschlagenen Inhalte und Übungen für den Pflegeforschungsunterricht übersteigen jedoch die hierzu notwendige Vermittlungstiefe. Beispielsweise ist es unabdingbar, im Unterricht zum Thema „Postoperative Versorgung" zu beschreiben, welche Merkmale eine laparoskopische Operation im Unterschied zu anderen Techniken aufweist. Denn auch wenn Pflegende eine solche Operation nie selbst durchführen werden, hilft dieses Wissen, die Besonderheiten der postoperativen Versorgung in diesem Fall nachvollziehen und Maßnahmen entsprechend ableiten zu können. Es mag sicher unterschiedliche Auffassungen darüber geben, ob es hierfür zwingend notwendig ist, Lernenden zu ermöglichen, „live" bei einer laparoskopischen Operation zuzuschauen. Auf keinen Fall wird man jedoch so weit gehen, exemplarischen Einblick in die Methoden des Operateurs zu geben, zum Beispiel wie spezielle Instrumente ausgewählt oder intraoperative Komplikationen vermieden werden, geschweige denn, Lernende die einzelnen Schritte der Operation im Unterricht praktisch üben zu lassen. Es führt weiter am Ziel vorbei, wenn Lernende zwar durch die handelnde Auseinandersetzung mit konkreten wissenschaftlichen Vorgehensweisen einen vertieften Einblick in konkrete Methoden der Pflegeforschung bekommen (Selinger, 2009a), im späteren Berufsalltag jedoch weder ihre Rolle innerhalb einer Evidence-basierten Praxis interpretieren können, noch über die Motivation und Fähigkeiten verfügen, diese aktiv zu unterstützen.

Auch der Einsatz der Projektmethode, als Prototyp handlungsorientierten Kompetenzerwerbs (Schewior-Popp, 2005) muss unter diesen Gesichtspunkten kritisch hinterfragt werden. Matheis (2013) zeigt in der bereits genannten Literaturübersicht, dass Projektlernen, mit dem Ziel, Praxisbezug herzustellen, zu einer häufig eingesetzten Methode im Pflegeforschungsunterricht gehört. Zweifelsohne stellt die Durchführung eines Projekts eine geeignete Möglichkeit dar, Praxisbezug herzustellen. Doch was oben für den Unterricht bereits dargelegt wurde, gilt auch für das Projektlernen: Die Auswahl des Projektthemas und die Festlegung der Arbeitspakete müssen am konkreten beruflichen Handeln der Zielgruppe ausgerichtet sein. So warnen Mayer & Sommer (2006) davor, mit Auszubildenden Forschungs- statt Forschungsanwendungsprojekte durchzuführen, da der dort anvisierte Praxisbezug die Praxis der Forscherinnen und nicht die der Pflegepraktiker widerspiegelt. Auch wenn es durchaus spannend sein kann, selbst einmal Daten zu erheben (Busch, 2004) und auszuwerten und wenn durch ein Forschungsprojekt – was übrigens unabhängig vom Thema generell mit Projektarbeit erreicht werden soll – persönliche Weiterentwicklung (Gieseke, 2006), Begeisterung (Busch, 2004) oder Sensibilisierung für das Thema (Reuschenbach & Lau, 2005) gefördert werden können, ist kritisch zu prüfen, ob der naturgemäß hohe Zeitaufwand für ein Projekt mit dem Erwerb von Wissen bzw. Fähigkeiten, welche mit der späteren Berufsrealität wenig zu tun haben, gerechtfertigt werden kann. Zudem muss angezweifelt werden, dass durch sogenannte „Lernforschungsprojekte" (Selinger, 2009b) ein hinreichender Einblick in Forschung gegeben werden kann. In der Regel stehen weder der zeitliche Umfang noch die wissenschaftliche Qualifikation zur angemessenen Umsetzung eines Forschungsvorhabens zur Verfügung. Daher dürften Durchführung und Ergebnisse der zwangsläufig stark verkürzten und vereinfachten Lernforschungsprojekte wissenschaftlichen Ansprüchen kaum genügen. Lernende werden diese jedoch als „echte" Forschung wahrnehmen, was ein verzerrtes Bild von Anspruch und Qualität methodischen Vorgehens in der Forschung zur Folge haben kann. So besteht neben dem fraglichen Lerneffekt solcher Projekte die Gefahr, dass diese einem inflationären und undifferenzierten Gebrauch des Forschungsbegriffs Vorschub leisten.

Als aussichtsreicher können demnach Projekte eingestuft werden, welche auf die selbstständige Bewältigung künftiger Aufgaben im Bereich einer Evidence-basierten Praxis vorbereiten. So kann die mit dem Projektlernen intendierte Entwicklung sozialer und personaler Kompetenzen (Gieseke, 2006; Kuckeland & Schneider, 2009; Selinger, 2009b) effizient mit der Vermittlung notwendiger fachlicher Fähigkeiten verbunden werden.

Bezüglich der Unterrichtsstruktur zeichnet sich nach Matheis (2013) die Sichtweise ab, dass Lernende zuerst mit den theoretischen Grundlagen und Begrifflichkeiten der Pflegewissenschaft und -forschung vertraut gemacht werden müssen und danach Gelegenheit bekommen sollen, das Wissen in den praktischen Kontext einzubetten. Mayer und Sommer (2006) schlagen beispielsweise als leitende Struktur zur Vermittlung methodischer Grundlagen vor, die Schritte des Forschungsprozesses zu verwenden oder sich am Aufbau einer Forschungsarbeit zu orientieren. Gehen wir mit dem Verständnis einer handlungsorientierten Didaktik von der Handlungssystematik beruflicher Arbeitsaufgaben als Leitstruktur des Unterrichts aus (Büscher, 2006), bedeutet dies, den Pflegeforschungsunterricht (dessen Bezeichnung damit streng genommen nicht stimmt und so zu Missverständnissen führen kann) an den Schritten des Forschungsanwendungsprozesses bzw. der EBN-Methodik auszurichten und nicht am Ablauf von Forschung. Methodische Grundlagen könnten dann in der Tiefe vermittelt werden, die zum kompetenten Ausführen von Aufgaben innerhalb der jeweiligen Schritte notwendig ist. Auf diese Weise würde die handlungsorientierte Leitstruktur auch zur zielführenden Gewichtung von Inhalten beitragen. Die Anwendung von Forschungsergebnissen sollte nicht als *ein* Teil des Unterrichts vermittelt werden, sondern letzteren in seiner Gesamtstruktur ausmachen. Vielleicht löst sich so auch die bei Pflegelernenden gegenüber diesem Lerninhalt häufig wahrgenommene Skepsis auf, die von Matheis et al. (2011, S. 494) treffend mit der Frage „Soll ich jetzt auch noch forschen?" auf den Punkt gebracht wird.

Wenn wir nun zurückkehren zu den Implikationen einer handlungsorientierten Didaktik für den Unterricht zum Thema Pflegeforschung bzw. EBN, können wir festhalten, dass sich die unzureichende Relevanz von Inhalten für das berufliche Handeln nicht mit Lernen durch Handeln ausgleichen lässt. Vielmehr gilt es, sich konsequent an typischen Handlungsfeldern und beruflichen Aufgaben zu orientieren (Schewior-Popp, 2005). Ausgehend von dieser Betrachtung und wie auch bereits von H. Mayer und Sommer (2006) gefordert, erscheint es zwingend notwendig, sich mit der künftigen Rolle von beruflich Pflegenden innerhalb einer Evidence-basierten Praxis und den hierfür erforderlichen Handlungskompetenzen auseinanderzusetzen.

5.3.3.1.2 Forschungsanwendung differenzieren

Durch die fehlende strukturierte Implementierung einer Evidence-basierten Praxis (G. Meyer et al., 2013) dominieren bislang nur Vorstellungen bzw. Vermutungen über die hierbei anfallenden Aufgaben für Pflegepraktiker. Ausgehend vom gesetzlich vorgegebenen Ausbildungsziel, Pflegepraktiker zu befähigen, „Pflegehandeln an pflegewissenschaftlichen Erkenntnissen auszurichten" (Ausbildungs- und Prüfungsverordnung für die Berufe in der Krankenpflege §1 Abs. 1, Anlage 1) besteht jedoch breiter Konsens darüber, dass beruflich qualifizierte Pflegepraktiker keinesfalls selbst forschen sollen. Diesen wird ganz klar die Rolle der Forschungsanwendenden zugeschrieben (Bartholomeyczik, Müller, & Beier, 1997; Brandenburg & Dorschner, 2008; Matheis et al., 2011; Hanna Mayer, 2003; H. Mayer & Sommer, 2006). Die auf den ersten Blick eindeutige Rollenzuschreibung zeigt sich bei näherem Hinsehen jedoch nur bedingt für den Entwurf eines handlungsorientierten Unterrichtskonzepts geeignet. Ohne weitere Differenzierung kann sie sogar zu überzogenen Erwartungen an dreijährig ausgebildete Pflegepraktiker und damit zu einem unrealistischen Anforderungsniveau führen.

Matheis et al. (2011) weisen darauf hin, dass der Schwerpunkt des Pflegeforschungsunterrichts in der Ausbildung auf der Anwendung von Forschungsergebnissen liegen sollte und sehen die Rolle, die Pflegenden mit dieser Aufgabe zukommt, als „klar und realistisch" (Matheis et al., 2011) beschrieben. Und in ihrer Literaturübersicht kommt Matheis zum Schluss, dass sich die in der Literatur beschriebenen Inhalte und Ziele des Pflegforschungsunterrichts dazu eignen, Lernende in der Erstausbildung in die Lage zu versetzen „relevante Forschungsergebnisse zu recherchieren und diese nach einer kritischen Überprüfung auf ihre praktische Eignung in die Praxis zu übertragen" (Matheis, 2013, S. 84). Doch was bedeutet diese Aussage auf der konkreten Handlungsebene?

- Was ist mit der Recherche von relevanten Forschungsergebnissen genau gemeint? Soll der Forschungsstand zu einer Fragestellung mittels systematischer Recherche in internationalen Fachdatenbanken ermittelt werden oder wird erwartet, dass Pflegepraktiker beim Lesen von Fachzeitschriften gezielt Ausschau nach Studienzusammenfassungen, Evidence-basierten Leitlinien usw. halten oder sich auf eigens für Pflegepraktiker etablierten Plattformen[2] über neue Forschungsergebnisse informieren?
- Sollen bei der kritischen Überprüfung der praktischen Eignung von Forschungsergebnissen, Glaubwürdigkeit und Aussagekraft der Ergebnisse beurteilt werden (welche durchaus Einfluss auf die praktische Eignung haben) oder sollen Pflegepraktiker ihre Fachexpertise einbringen, um zu beurteilen, ob und wie die Umsetzung der Ergebnisse im konkreten klinischen Kontext erfolgen kann?
- Und geht es beim Übertragen von Forschungsergebnissen in die Praxis um die systematische Implementierung von EBN-Prozessen in die Organisation oder um das Berücksichtigen vorliegender Evidence-basierter Empfehlungen bei pflegerischen Entscheidungen?

Wie diese Fragen verdeutlichen, kann Forschungsanwendung mit Aktionen unterschiedlichster Art und Anforderung verbunden sein. Um zu einer klaren Beschreibung der Rolle von Pflegepraktikern zu kommen, muss dieser Begriff zwingend ausdifferenziert werden, um dann allen Beteiligten (Teil-)Aufgaben bzw. Aktionen zuzuordnen. Ob Forschungsanwendung im Sinne der „systematischen Einführung wissenschaftlich fundierter Innovationen" (Brandenburg & Dorschner, 2008, S. 53) für Pflegende mit dreijähriger Berufsausbildung eine realistische Aufgabe darstellt, wird im Folgenden zu klären sein.

5.3.3.1.3 Qualifikationsbezogene Handlungskompetenzen ableiten

Ausgangspunkt für die Vermittlung des Themas EBN sollten realistische, dem Qualifikationslevel entsprechende Erwartungen über Fähigkeiten und Leistungen sein, die dann in angemessene Lehr-Lernziele, Inhalte, Methoden und Aufgabenstellungen übersetzt werden (Ciliska, 2005).

So wird zwar immer wieder betont, dass für den Pflegeforschungsunterricht in der Grundausbildung realistische Ziele gesteckt werden müssten und dieser vor allem Haltungen, wie zum Beispiel Akzeptanz, Interesse, Neugier oder Hinterfragen fördern sowie ein grundlegendes Verständnis für Inhalte und Methoden der Forschung schaffen solle (Matheis et al., 2011; H. Mayer & Sommer, 2006; Rohde, 2010; Selinger, 2009a; Selinger et al., 2009). Gleichzeitig werden jedoch immer wieder Schwerpunkte definiert, die weit über diesen Anspruch hinausgehen.

Meist ausgehend von den klassischen Schritten des Forschungsanwendungsprozesses (Hanna Mayer, 2002) bzw. der EBN-Methodik (Johann Behrens & Langer, 2010a) oder auch der zur Forschungsanwendung notwendigen Beurteilungskompetenz (Marit Kirkevold, 2002) werden Unterrichtsinhalte, wie zum Beispiel das Recherchieren in Fachdatenbanken, das Lesen und systematische Zusammenfassen von Forschungsartikeln, die kritische Beurteilung der wissenschaftlichen Güte von Studien (H. Mayer & Sommer, 2006; Müller, Drerup, & Deutscher Berufsverband für Krankenpflege, 1996; Rohde, 2007, 2010; Selinger et al., 2009) definiert. Ähnlich ausgerichtet existieren auch Bildungsangebote für Pflegepraktiker, in denen vorwiegend Methodenkompetenzen zu den EBN-Schritten „Fragestellung", „Literaturrecherche" und „Kritische Studienbeurteilung" vermittelt werden (Dörr et al., 2013). Ob Pflegende ohne akademische Ausbildung als Forschungsanwendende im Sinne dieser Methodenkompetenz aktiv werden können, ist stark anzuzweifeln. Beispielsweise setzt alleine das Ermitteln des Forschungsstands zu einem Thema die Fähigkeit einer systematischen, hierarchisch strukturierten Datenbank-Suche unter Anwendung komplexer Suchstrategien in englischer Sprache voraus (A. DiCenso et al., 2009; Voigt-Radloff et al.,

2 Siehe z.B. http://www.fit-care.ch/

2013). Und gerade für „Critical Appraisal", dem Herzstück und zugleich anspruchsvollsten Teil der EBN-Methodik (Schlömer, 2000), ist vertieftes Wissen zu Forschungsmethoden essenziell. Diese und noch weitere notwendige Fähigkeiten können prinzipiell nicht auf Berufsbildungs- sondern nur auf Bachelor- oder sogar Masterniveau erreicht warden (Arbeitskreis Deutscher Qualifikationsrahmen (ADQR), 2011; G. Meyer & Köpke, 2012). So wird es kaum zielführend (und schwerlich von Erfolg gekrönt) sein, zu versuchen, alle Pflegepraktiker in den erforderlichen Methodenkompetenzen, wie zum Beispiel Datenbankrecherche oder Bewertung der Studienqualität, zu schulen (Bucknall & Hutchinson, 2006; Rycroft-Malone, 2006). Auch Ergebnisse aus breiten EBN-Bildungsaktivitäten verdeutlichen, dass durch sogenannte EBN-Trainings für interessierte Pflegende mit Berufsausbildung nicht die erforderlichen Voraussetzungen für die Realisierung einer Evidence-basierten Praxis geschaffen werden können (G. Meyer et al., 2013). Dies ist nicht weiter verwunderlich. Bedenkt man, dass gerade die Erkenntnis, dass Pflegende durch die berufliche Ausbildung nicht ausreichend vorbereitet werden können, ihr Pflegehandeln auf der Basis wissenschaftlicher Erkenntnisse zu reflektieren, verfügbare Handlungsmöglichkeiten Evidence-basiert zu prüfen und das eigene Handeln entsprechend anzupassen (Kälble, 2013), entscheidenden Ausschlag für die Empfehlung zur hochschulischen Qualifikation von Pflegenden gegeben hat.

Die Frage, warum derart hohe Anforderungen an dreijährig ausgebildete Pflegepraktiker gestellt werden, kann nur spekulativ beantwortet werden. Am Wahrscheinlichsten ist, dass die zunehmende Forderung nach wissenschaftlicher Fundierung der Pflege (J. Behrens et al., 2012; Johann Behrens & Langer, 2010a; Schaeffer et al., 2008; Schilder, 2010) gepaart mit dem bisherigen Fehlen akademisch ausgebildeter Pflegenden in der direkten Patientenversorgung (Bollinger & Grewe, 2002; Fleischmann, 2013; Zegelin, 2005) dazu geführt hat, eben die vorhandenen Pflegepraktiker in der Verantwortung zu sehen, Forschungsergebnisse in die Praxis zu bringen (H. Mayer & Sommer, 2006; Rohde, 2007; Thiel, Steger, Josten, & Schemmer, 2001). Auch das gesetzlich festgelegte Ausbildungsziel, Pflegende zu befähigen, „sich einen Zugang zu den pflegewissenschaftlichen Verfahren, Methoden und Forschungsergebnissen zu verschaffen" und „diese in Qualitätsstandards zu integrieren" (KrPflAPrV, 2003) könnte in diese Richtung interpretiert werden. So stellt auch Barre (2014) in ihrer Dissertation über „Evidence-based Nursing in der pflegedidaktischen Vermittlung", übrigens der aktuellsten Veröffentlichung zu diesem Thema, heraus, dass Evidence-basierte Pflege von professionell Pflegenden „methodisch beherrscht" (Barre, 2014, S. 551) werden muss. Konsequent zu Ende gedacht, müssen solche Erwartungen an beruflich ausgebildete Pflegepraktiker die Vermittlung der erforderlichen Methodenkompetenzen nach sich ziehen.

Ein weiterer Grund könnte darin liegen, dass Ansätze aus dem Ausland, welche sich mit der Vermittlung von EBN-Kompetenzen auf akademischem Niveau beschäftigen (Ciliska, 2005; Fineout-Overholt & Johnston, 2005; Levin & Feldman, 2006; David L. Sackett et al., 1999) ungefiltert auf die deutsche Grundausbildung übertragen werden. Sichtet man die internationale Literatur zur Vermittlung von EBN, fällt sofort auf, dass die vorhandenen Artikel ausschließlich auf akademische Berufsrollen fokussieren. Beispielsweise sieht die American Nurses Association (ANA) Forschungs(anwendungs)beteiligung erst ab dem Associate Degree vor (Burns & Grove, 2005; Nieswiadomy, 2008). Wir sprechen hier von einem akademischen Grad (wenn auch dem niedrigsten), der in vier Hochschulsemestern erworben wird und ca. 60 ECTS-Punkten entspricht und meist als Vorbereitung auf ein anschließendes Bachelorstudium zu sehen ist (Crosby, 2002). Für Pflegende mit dieser Qualifikation ist vorgesehen, bei der Identifikation von Forschungsproblemen mitzuhelfen und Forschungsergebnisse mit Unterstützung (!) in der Praxis anzuwenden. Die für die deutsche Grundausbildung formulierte Anforderung „relevante Forschungsergebnisse zu recherchieren und diese nach einer kritischen Überprüfung auf ihre praktische Eignung in die Praxis zu übertragen" (Matheis, 2013, S. 84) deckt sich hingegen mit der von der ANA auf der Ebene des Bachelorabschlusses formulierten Aufgabe der kritischen Beurteilung der Praxiseignung von Forschungsergebnissen und deren Anwendung in der Praxis. Pflegende mit Abschluss eines Diploma-Programms, welches in Form und Struktur unserer Pflegeausbildung am nächsten zu kommen scheint (Büssing & May, 1995), finden im Rollenmodell der ANA nicht einmal Erwähnung. Da „Research Courses" in den Curricula von Diploma-Programmen nicht vorgesehen sind[3], ist das einleuchtend. So darf nicht der Fehler gemacht werden, Empfehlungen aus Ländern mit anderen pflegeberuflichen Bildungssystemen auf Deutschland zu übertragen. So zitiert beispielsweise Matheis (2013) für die Beantwortung der Frage nach den in der Grundausbildung zu erwerbenden Kompetenzen im Bereich der Pflegeforschung Marit Kirkevold (2002), die unter anderem die Fähigkeit, wissenschaftliche Erkenntnisse lesen, verstehen und kritisch beurteilen zu können, als Voraussetzung zur Anwendung von Forschungsergebnissen anführt. Bedenkt man jedoch, dass die Pflegeausbildung in Norwegen grundlegend auf Bachelorniveau durchgeführt wird (Baluyot, 2014), erscheinen die von Kirkevold formulierten Anforderungen in einem anderen Licht. Dass Kirkevold (2002) im gleichen Zusammenhang fordert, Praktikern aufbereitetes und zusammengefasstes Forschungswissen zur Verfügung zu stellen, welches auch ohne vertiefte Forschungskompetenz verstanden werden kann, lässt vermuten, dass sie die Beurteilungskompetenz, die der eigentlichen Anwendung des Wissens vorgeschaltet sein muss, nicht generell für alle Praktiker ansetzt.

In Zusammenhang mit einem zu hoch angesetzten Anforderungsniveau hilft es auch nicht weiter, dass immer wieder betont wird, nicht alle für den Pflegeforschungsunterricht definierten Ziele und Inhalte müssten bzw. könnten im Rahmen der Grundausbildung vollständig erreicht oder behandelt werden und dass es vielmehr darum ginge „den Lernenden einen exemplarischen Einblick in den Bereich der Pflegeforschung zu ermöglichen" (Matheis, 2013, S. 80). Für Lehrende könnte diese Sichtweise zwar entlastend sein. Für Lernende führt die – wenn auch beispielhafte – Vermittlung von Inhalten auf zu hohem Niveau eher zu einem falschen Rollenverständnis sowie dem Gefühl von Überforderung. Zusätzlich vergeben wir damit die Chance, den Unterricht konsequent auf die wirklich erforderlichen Kompetenzen auszurichten und Auszubildende effektiv auf ihre EBN-Rolle vorzubereiten.

Auch wenn es mit der Notwendigkeit einer wirksamen und wissenschaftlich fundierten Pflege nachvollziehbar erscheinen mag, dass die Aufgabe des Transfers von Forschungsergebnissen bisher (mangels Alternativen?) beruflich ausgebildeten Pflegepraktikern zugeordnet wurde, muss diese Sichtweise dringend überdacht werden. Vielmehr wird es durch die angestrebte Akademisierungsquote von 10–20 % künftig möglich, die Implementierung einer Evidence-basierten Praxis mit der notwendigen qualifikationsbezogenen Arbeitsteilung zu realisieren. Ein Beispiel für die qualifikationsbezogene Differenzierung von Rollen und Aufgaben innerhalb Forschungsanwendung bzw. EBN findet sich in Abbildung 5-10 auf Seite 285 dieses Buchs. Für die exemplarische Ableitung konkreter Lehr-Lernziele vergleiche Eberhardt (2014). So ist D. Gross (2004) zuzustimmen, wenn sie den Schlüssel für die gelingende Umsetzung einer Evidence-basierten Praxis in der kompetenzbezogenen Arbeitsteilung von Wissenschaft und Praxis sieht. Sie ordnet beispielsweise die Aufgabe, in Datenbanken nach wissenschaftlichen Artikeln zu suchen, diese kritisch zu bewerten und zusammenzufassen, Pflegenden mit wissenschaftlicher Kompetenz zu. Für Praktiker sieht sie vor, dass diese ihre Erfahrung und Sachkenntnis einbringen, um zu prüfen, inwieweit eine Veränderung im konkreten klinischen Kontext möglich ist.

Aus den vorangegangenen Ausführungen ergibt sich, dass die einhellige Meinung, dass Pflegepraktiker keinesfalls selbst forschen, sondern Forschungsergebnisse anwenden sollen, dringend um folgenden Zusatz ergänzt werden muss: Pflegepraktiker sollen weder selbst forschen, noch Forschungsergebnisse *systematisch* anwenden bzw. *selbstständig implementieren*. Von allen Praktikern muss jedoch künftig erwartet werden können, dass sie eine klare Vorstellung von der Bedeutung der Forschung für die Praxis haben und somit das Treffen Evidence-informierter Entscheidungen als Wert verinnerlicht haben (Johann Behrens & Langer, 2010a). Dazu gehört auch, aufbereitete Ergebnisse (in Form von aussagekräftigen Produkten!) sinnvoll nutzen zu können. Diese Sichtweise nehmen auch G. Meyer et al. (2013) ein und plädieren bezüglich der Vermittlung von EBN-Kompetenzen auf Berufsbildungsniveau vor allem für die Schulung des Reflexionsvermögens sowie der

3 Eine Übersicht über die Curricula unterschiedlicher Programme an verschiedensten Schulen bzw. Institutionen in den USA ist beispielsweise auf http://www.allnursingschools.com/ zu finden.

Fähigkeiten zur Übertragung Evidence-basierter Leitlinien auf die eigene Praxis, da diese Aktivitäten womöglich am ehesten umgesetzt werden können. An dieser Stelle sei explizit auf den Aufbau interner Evidence verwiesen, der hierfür eine zentrale Voraussetzung darstellt. Diese Kompetenzanforderung spiegelt zwar generell den Anspruch an eine professionelle pflegerische Beziehungsgestaltung wider und kann daher nicht erst und lediglich im Rahmen des EBN-Unterrichts zum Tragen kommen. Beispielsweise gehört die partizipative Entscheidungsfindung zu den zentralen Handlungsprinzipien einer personenzentrierten Praxis (McCormack & McCance, 2012). Die besondere Anforderung dieser Kompetenz innerhalb der Umsetzung von EBN liegt vor allem darin, interne Evidence *unter Nutzung externer Evidence* aufbauen zu können. Diesem – für Pflegepraktiker hoch handlungsrelevanten – Aspekt einer Evidence-basierten Praxis muss im EBN-Unterricht entsprechende Aufmerksamkeit geschenkt werden. Im Forschungsanwendungsprozess kann von Pflegepraktikern erwartet werden, dass sie die gängige Praxis aus eigener Initiative kritisch hinterfragen, Veränderungsbedarf bzw. Probleme rückmelden, das Implementierungspotenzial von Neuerungen einschätzen und neu eingeführte Methoden bewerten bzw. Modifikationsbedarf formulieren (vgl. ausführlicher Eberhardt, 2014). Wie bereits gesagt, eignet sich die Handlungssystematik des Forschungsanwendungsprozesses bzw. der EBN-Methodik gut für die generelle Strukturierung des Unterrichts (Rohde, 2007). Die inhaltliche Schwerpunktsetzung und Tiefe bei der Bearbeitung dieser Schritte müssen sich jedoch erheblich von der Art und Weise eines EBN-Methodentrainings im klassischen Sinne unterscheiden. Es muss eine sinnvolle, auf die für Pflegepraktiker anfallenden Aufgaben abgestimmte, didaktische Reduktion erfolgen. So kann sicherlich mit gutem Gewissen auf manche Schritte lediglich verwiesen werden, die der eigentlichen Anwendung von Forschungsergebnissen vorzuschalten und durch akademisch ausgebildete Kollegen durchzuführen sind. Die dadurch gewonnene Zeit ermöglicht es, handlungsrelevante Inhalte zu fokussieren und so zu vertiefen, dass die eigentlich notwendigen Fähigkeiten nach Abschluss der Ausbildung vorausgesetzt und eingefordert werden können. Dies führt uns unmittelbar zur nächsten wichtigen Frage einer handlungsorientierten Didaktik: der Frage nach Erfolgskontrolle bzw. Leistungsüberprüfung.

5.3.3.1.4 Handlungsrelevante Prüfungen gestalten

Zur Lehrqualität gehört nicht nur die professionelle inhaltliche und methodische Gestaltung des Unterrichts, sondern auch eine angemessene Überprüfung der zu erbringenden Leistung (Schewior-Popp, 2005). Das Thema Pflegeforschung ist zwar seit Jahren Bestandteil der schriftlichen Abschlussprüfung, die Prüfungsinhalte spiegeln jedoch deutlich den fehlenden Handlungsbezug des dazugehörigen Unterrichts wider. So erstrecken sich die Inhalte überwiegend auf die Reproduktion von Forschungsvokabular oder die Erläuterung forschungsmethodischer Vorgehensweisen – zur Veranschaulichung siehe die Beispielklausur von Oettinger-Roß (2009) oder Fragen zur Wissensüberprüfung in H. Mayer und Sommer (2006). Mancherorts werden Lernende sogar vor die Aufgabe gestellt, Originalarbeiten zu lesen und kritisch zu beurteilen. Dass diese Aufgabe kaum dem Niveau der Berufsbildung entspricht, wurde bereits erläutert. Abgesehen von der Frage, ob derartige Prüfungsinhalte geeignet sind, die Berufsfähigkeit der Auszubildenden in Bezug auf ihre Rolle innerhalb einer Evidence-basierten Praxis nachzuweisen, besteht sogar die Gefahr, dass wir die angestrebte positive Einstellung von Pflegepraktikern gegenüber Wissenschaft und Forschung (und damit verbunden letztlich gegenüber der Akademisierung) mit solchen Prüfungsaufgaben systematisch untergraben.

Um diese, vielleicht gewagt erscheinende Hypothese an einem Beispiel zu erläutern: Eine beliebte Aufgabe in Prüfungen stellt die Frage nach den Definitionen der Gütekriterien qualitativer und quantitativer Forschung dar. Ohne Zweifel ist das Wissen darum, dass es Unterschiede in der methodischen Qualität von Studien geben kann und diese vor Anwendung der Ergebnisse grundsätzlich geprüft werden muss, eine wichtige Voraussetzung für den kritischen und aufgeklärten Umgang mit Forschungswissen. Auch für die Akzeptanz „theoretischer" Tätigkeiten akademisch ausgebildeter Kollegen scheint dieses Verständnis zwingend notwendig zu sein. Es ist jedoch fraglich, ob hierzu die Fähigkeit, die Definitionen von Validität, Reliabilität usw. auswendig wiedergeben zu können, notwendig und förderlich ist. Wahrscheinlicher ist, dass diese Definitionen pflichtgemäß für die Prüfung gelernt und danach mangels Handlungsbezug und -relevanz schnell wieder vergessen werden. Da Prüfungsinhalte naturgemäß mit zentralen oder wichtigen Gegenständen eines Fachs assoziiert werden, liegt es nahe, dass Pflegewissenschaft und -forschung auf die abgeprüften abstrakten Begriffe reduziert werden. Und was im Gedächtnis haften bleibt, ist ein Bild von Pflegewissenschaft und -forschung (häufig auch mit Pflegestudium gleichgesetzt), als etwas, das für die eigene Praxis keinerlei Relevanz hat.

Doch solange im Pflegeforschungsunterricht eine nicht-handlungsbezogene Wissensstruktur aufgebaut wird, bleiben wenige Möglichkeiten, die dazugehörige Prüfung anders zu gestalten. Auch die bereits thematisierte Auffassung, dass mit dem Pflegeforschungsunterricht vorwiegend ein exemplarischer Einblick in die Pflegeforschung vermittelt werden soll (Matheis, 2013), erschwert eine aussagekräftige Leistungsmessung. Welche Lernleistungen können beispielsweise eingefordert werden, wenn der Pflegeforschungsunterricht dazu genutzt wird, mit Lernenden beispielhaft ein Studiendesign zu erstellen, eine Datenbankrecherche durchzuführen oder die Glaubwürdigkeit von Studienergebnissen zu beurteilen? Und welcher Bewertungsmaßstab soll angesetzt werden? Hier bleibt fast nichts anderes übrig, als das für die berufliche Bildung zu hoch angesetzte Anforderungsniveau durch Abstriche bei den erwarteten Leistungen auszugleichen. Dadurch muss aber auch nach der Aussagekraft einer solchen Leistungsüberprüfung gefragt werden.

Sollen Pflegepraktiker ihre Rolle im arbeitsteiligen Prozess einer Evidence-basierten Praxis übernehmen, müssen wir davon ausgehen können, dass sie nach erfolgreich abgeschlossener Ausbildung über die Kompetenzen zur Übernahme ihres spezifischen Aufgabenteils verfügen. Das bedeutet, dass Leistungsmessungen Aufschluss über den erreichten Grad der Qualifizierung geben müssen. Wenn die Aufgabe von Praktikern im EBN-Prozess nicht in der Bereitstellung wissenschaftlicher Expertise, sondern in der Bewertung der klinischen Relevanz und der Umsetzbarkeit der Forschungsergebnisse liegt, sollten sich diese Anforderungen auch in Prüfungen widerspiegeln. Sinnvoll erscheint es, zu diesem Zweck vor allem mit aufbereitetem Forschungswissen in Form von Evidence-Synthesen zu arbeiten. So könnte man die Lernenden mittels geeigneter Kriterien (vgl. z. B. Polit et al., 2004, S. 420) das Implementierungspotenzial der Ergebnisse eines Cochrane-Reviews in einem spezifischen Praxiskontext einschätzen lassen. Denkbar wäre auch, sich die Vorgehensweise bei der Anwendung einer konkreten Empfehlung in einer methodisch hochwertigen, Evidence-basierten Leitlinie auf einen spezifischen Patientenfall beschreiben zu lassen. Hierbei käme auch wieder die Anforderung des Aufbaus interner Evidence unter Nutzung externer Evidence zum Tragen. Oder Lernende anhand eines Modells zur Umsetzung von EBN (z. B. Iowa-Modell, vgl. Everett und Titler (2006)) beschreiben zu lassen, an welcher Stelle sie aktiv mitwirken und welche konkreten Aufgaben ihnen hierbei zukommen. Um die geforderte kritische und aufgeklärte Haltung im Umgang mit Wissen (Matheis, 2013) zu überprüfen, könnte beispielsweise gefragt werden, warum es gefährlich ist, die gängige Praxis auf der Basis einer einzigen, Studie, die man vielleicht in einer Zeitschrift entdeckt hat, zu verändern, obwohl deren Ergebnisse deutliche Hinweise auf Wirksamkeit der untersuchten Intervention geben. Es könnte auch die Frage gestellt werden, auf welche Kriterien geachtet werden muss, um einschätzen zu können, ob ein vorliegender Pflegestandard (denn auf solche trifft man in der Praxis noch sehr häufig) einer Evidence-basierten Praxis entspricht. Die Liste möglicher Prüfungsfragen könnte noch beliebig verlängert werden. Schon die wenigen Beispiele zeigen, wie eine angemessene Ausrichtung der Prüfung (und damit auch des Pflegeforschungsunterrichts) auf Berufsbildungsniveau aussehen könnte.

Nachdem bisher erläutert wurde, welche Implikationen mit einer konsequent handlungsorientierten Ausrichtung des Unterrichts zum Thema „Pflegeforschung“ bzw. „EBN“ verbunden sind und welchen Beitrag eine solche zur Anschlussfähigkeit des erworbenen Wissens und damit auch zur Akzeptanz gegenüber Pflegewissenschaft und -forschung leisten kann, konzentrieren wir uns nun auf den Bildungskontext, ohne den die Bemühungen im Pflegeforschungsunterricht kaum zum Erfolg führen werden.

5.3.3.2 Zweiter Bezugspunkt: Etablierung eines EBN-fördernden Bildungskontextes

Nehmen wir das Ziel, Pflegepraktiker zu Akteuren einer Evidence-basierten Praxis auszubilden, ernst, reicht es nicht aus, die Vermittlung des notwendigen Wissens im dafür vorgesehenen Unterricht sicherzustellen. Immer wieder wird in diesem Zusammenhang betont, dass es notwendig ist, Bildungsprozesse auf unterschiedlichen Ebenen über die gesamte Ausbildung und verschiedene Lernorte hinweg anzupassen (Barre, 2014; Linseisen, 2013; Matheis, 2013; Matheis et al., 2011; H. Mayer & Sommer, 2006; Selinger et al., 2009). Kurz gesagt, der gesamte Bildungskontext muss den Grundgedanken einer Evidence-basierten Praxis unterstützen. Besonders drei Bereiche sollen diesbezüglich thematisiert werden: der Aufbau einer wissenschaftsorientierten Unterrichtskultur, das systematische Training kritischen Denkens sowie das Fördern der selbstverständlichen und kritischen Lektüre von Fachtexten. Schaffen wir es nicht, diese Aspekte zu realisieren, sind wichtige Vorbedingungen zur effektiven Vermittlung des Themas „Pflegeforschung" bzw. „EBN" nicht gegeben. Somit sind alle Lehrenden gefordert, diese Aspekte bei der Gestaltung des Unterrichts zu berücksichtigen und Schulleitungen stehen in der Verantwortung, die hierzu notwendige Schul- und Personalentwicklung einzuleiten und zu steuern.

5.3.3.2.1 Wissenschaftsorientierung

Eine wichtige Voraussetzung zur nachhaltigen Implementierung einer Evidence-basierten Praxis liegt unter anderem in der Anerkennung von Forschungswissen als Evidence-Quelle (Rycroft-Malone, Harvey, et al., 2002). So arbeiteten Squires, Estabrooks, Gustavsson und Wallin (2011) in ihrer systematischen Übersichtsarbeit die generelle Einstellung Pflegender zu Forschung als wichtigen individuellen Faktor bei der Nutzung von Forschungsergebnissen heraus. Pflegepraktiker müssen also überzeugt sein, dass Pflegeentscheidungen generell unter Kenntnis der derzeit besten wissenschaftlichen Belege getroffen werden sollten. Diese Haltung werden wir nicht erreichen, wenn Forschungswissen in der Ausbildung keine bzw. eine untergeordnete Rolle spielt. Der Bezug zu Forschungsergebnissen bzw. wissenschaftlichem Wissen muss sich durch alle Fächer und Themen ziehen (Barre, 2014; H. Mayer & Sommer, 2006; Selinger et al., 2009). Unterricht, der sich nicht auf vorhandene Forschungsergebnisse stützt oder auf den (ggf. auch unklaren) Forschungsstand verweist, konterkariert alle Bemühungen der eigens zum Thema „Pflegeforschung" bzw. „EBN" durchgeführten Lerneinheiten. Doch wissenschaftliches Wissen zeichnet sich keinesfalls ausschließlich durch Forschungswissen aus. Theoretisches Wissen bzw. Theorieentwicklung spielen in einer Wissenschaftsdisziplin eine ebenso eine wichtige Rolle (Marit Kirkevold, 2002; Moers, Schaeffer, & Schnepp, 2011). Bei sicheren Empfehlungen für Handlungsentscheidungen im Sinne einer Evidenz-basierten Praxis kommen theoretische Annahmen über Wirksamkeit und Sicherheit jedoch an Grenzen. Hier ist es unabdingbar, sich einen Überblick über Wissen aus der derzeit am besten verfügbaren empirischen bzw. externen Evidenz zu verschaffen (Balzer, 2012). Da es in diesem Kapitel explizit um die EBN-fördernde Ausrichtung beruflicher Bildungsprozesse geht, wird in erster Linie von Forschungswissen gesprochen. Mit der bewusst gewählten Überschrift „Wissenschaftsorientierte" Unterrichtskultur soll in Anlehnung an Darmann (2005, 2006) auf die Notwendigkeit des Einbezugs wissenschaftlicher Erkenntnisse hingewiesen werden, welche abhängig vom Unterrichtsgegenstand auch theoretischen Charakter haben können.

Die Vermittlung von Wissen ohne Angabe der Quelle lässt sich daher mit dem Ziel einer EBN-förderlichen Haltung nicht vereinen. (Darmann, 2005, 2006) zeigt in ihrer qualitativen Studie zur Interaktion im Pflegeunterricht auf, dass gerade dieses Vorgehen zur gegenwärtigen Unterrichtspraxis gehört. So werden für Pflegesituationen allgemeine Handlungsregeln aufgestellt und als Handlungsanweisung für die berufliche Praxis präsentiert, ohne die dazugehörige Wissensbasis zu benennen, geschweige denn, deren Angemessenheit kritisch zu diskutieren.

Gleichzeitig kann Wissenschaftsorientierung nicht bedeuten, dass nur noch Themen unterrichtet werden, die mit aussagekräftigen Forschungsergebnissen untermauert sind bzw. dass zu jeder Handlungsregel Forschungsergebnisse dargelegt werden müssen. Denn für viele Fragestellungen pflegerischen Handelns liegen derzeit kaum wissenschaftlich gesicherte Antworten vor (Balzer, 2012). Eine wissenschaftsorientierte Unterrichtskultur im Sinne einer Evidence-basierten Praxis verweist jedoch klar auf die Anforderung an Lehrende, den Forschungsstand zum eigenen Unterrichtsthema zu kennen und im Unterricht entsprechend auszuweisen. Das bedeutet zum einen, dass vorhandene aussagekräftige und bereits aufbereitete bzw. zusammengefasste Forschungsergebnisse (z.B. Evidence-basierte Leitlinien oder qualitätsgesicherte Evidence-Synthesen) in jedem Fall Eingang in den Unterricht finden müssen. Und zum anderen bedeutet es, Wissensquellen grundsätzlich offenzulegen und transparent zu machen. Das heisst, dass Handlungsregeln, welche nicht durch empirisches Wissen abgesichert sind, generell unter Verweis auf deren Begrenztheit bzw. Vorläufigkeit und, damit verbunden, die Notwendigkeit einer wissenschaftlichen Überprüfung thematisiert werden sollten (Darmann, 2005, 2006) - gleiches gilt im Übrigen auch für Forschungsergebnisse (Johann Behrens & Langer, 2010a).

In diesem Zusammenhang wird auch klar, dass der Versuch, Pflegeforschung bzw. Evidence-basiertes Handeln als bedeutsamen Unterrichtsinhalt zu vermitteln, nicht glücken kann, wenn gleichzeitig persönliche Erfahrungen oder Überzeugungen als einzig richtige und bindende Handlungsregeln dargestellt werden, mit der Erwartung, diese in jedem Fall zu befolgen. Unter der Prämisse des kritischen Umgangs mit Wissen erfordert Wissenschaftsorientierung von Lehrpersonen eine selbstkritische, infragestellende Haltung, mit der auch die Wissensbasis eigener Handlungsroutinen der konstruktiven Diskussion ausgesetzt werden.

Untersuchungsergebnisse zur Umsetzung des Anspruchs wissenschaftlich fundierten Unterrichts in der Pflegeausbildung (Glissmann, 2009) lassen erkennen, dass die Forderung nach einer wissenschaftsbasierten Unterrichtskultur derzeit kaum in vollem Umfang zu realisieren ist. Trotzdem müssen sich Schulen systematisch auf den Weg machen, ihrem Auftrag in der Implementierung einer Evidence-basierten Praxis nachzukommen. Für Schulleitungen bedeutet dies, die hierzu notwendige Kompetenzentwicklung aller Lehrenden einzuleiten und zu sichern. Angefangen von der „Sensibilisierung für eine Deutung des Anspruchs im wissenschaftlichen Sinne sowie für die unterschiedlichen Qualitäten pflegeberuflichen und -wissenschaftlichen Wissens" bis hin zur Befähigung zur „Literaturrecherche und zur kritischen Lektüre und Diskussion (pflege-)wissenschaftlicher Texte" (Glissmann, 2009) müssen auf das Ausbildungsniveau und den Lernbedarf sinnvoll abgestimmte Schulungen zum festen Bestandteil der Personalentwicklungsstrategie werden. Hierzu ist es zwingend notwendig, den an vielen Schulen immer noch nicht obligatorisch vorhandenen Zugang zu pflegewissenschaftlicher Literatur und entsprechenden Fachdatenbanken sicherzustellen. Da es im Rahmen der verfügbaren Vorbereitungszeit kaum darum gehen kann, systematisch zu recherchieren, die gefundenen Originalarbeiten kritisch zu bewerten und deren Ergebnisse entsprechend zusammenzufassen, spielt gerade der Zugang zu methodisch hochwertig aufbereiteten Forschungsergebnissen, wie zum Beispiel qualitätsgesicherten Evidence-Synthesen, Evidence-basierten Handbüchern und Leitlinien, eine entscheidende Rolle bei der Realisierung eines wissenschaftlich fundierten Unterrichts.

5.3.3.2.2 Kritisches Denken

Eine weitere wichtige Voraussetzung zur aktiven Mitwirkung in EBN-Prozessen besteht in der Fähigkeit zum Kritischen Denken. Im angloamerikanischen Sprachraum gilt kritisches Denken („*critical thinking*") als pflegerische Schlüsselkompetenz und nimmt dort eine zentrale Stellung in der Pflegebildung ein (B. Frank, 2000; Hoffman, 2008; Simpson & Courtney, 2002). So erfolgt dort auch in einer Vielzahl von Artikeln die Auseinandersetzung mit der effektiven Förderung kritischen Denkens. In der deutschen Pflegelandschaft wird diesem Konzept bisher wenig Aufmerksamkeit geschenkt. Exemplarisch soll eine jüngst mit den Suchbegriffen „nursing" AND „critical thinking" durchgeführte Recherche in der Datenbank Medline angeführt werden, die unter 1.029 Treffern lediglich zwei deutschsprachige Artikel ergab (Müller-Staub, 2006; Müller-Staub & Stuker-Struder, 2006).

Kritisches Denken bedeutet jedoch nicht Kritisieren im Sinne von abwertendem Beurteilen. Kritisch steht vielmehr für evaluativ, analytisch, interpretativ und erklärend (Müller-Staub, 2011). Es beruht auf komplexen Denkprozessen und erfordert sowohl Fähigkeiten als auch Haltungen und persönliche Eigenschaften, wie zum Beispiel (Müller-Staub, 2011; Schrems, 2013; Simpson & Courtney, 2002):

- Offenheit, Interesse an Neuem, Bereitschaft für Unkonventionelles, Flexibilität, Reflexionsfähigkeit, Beharrlichkeit, Kreativität, Selbstvertrauen
- Informationen suchen und unterscheiden
- Probleme erkennen und definieren
- Denkstrategien (divergentes, konvergentes Denken)
- Hypothesen bilden und überprüfen
- Informationen zusammenfassen und in neue Kontexte übertragen
- Schlussfolgerungen ableiten
- das eigene Denken korrigieren.

Kritisches Denken ist also nicht nur eine Methode des Hinterfragens oder Beurteilens (Schrems, 2013). Es kann auch nicht mit reiner Problemlösung oder Entscheidungsfindung gleichgesetzt warden (Simpson & Courtney, 2002). Beispielsweise wird bei der Problemlösung im engen Sinn das Ergebnis in den Vordergrund gestellt, nämlich die spezifische Lösung, mit der das Problem beseitigt wird. Kritisches Denken zielt hingegen darauf ab, den Kontext des Problems aus unterschiedlichen Perspektiven zu beleuchten und die gefundenen Lösungen daraufhin kritisch zu hinterfragen (Meyers, 1986). Annahmen über die beste Lösung bzw. die Erwartung, dass es am Ende (nur) eine richtige Lösung geben muss, werden bewusst ausgeblendet, um (Denk-)Grenzen überschreiten zu können. Schrems (2013, S. 44) bezeichnet diesen Vorgang als „Thinking outside the Box". So geht kritisches Denken über Problemlösung hinaus, stellt jedoch gleichzeitig eine wichtige Voraussetzung dar, um am Ende zu einer Lösung zu kommen bzw. eine Entscheidung zu treffen. Auch gilt es als grundlegend, um neues Wissen beurteilen und in andere Kontexte übertragen zu können (Simpson & Courtney, 2002). Kritisches Denken gilt ebenso als Voraussetzung, um angemessene klinische Entscheidungen innerhalb des gesamten Pflegeprozesses zu treffen (Rosalinda Alfaro-LeFevre, 2013; Schrems, 2013; Simpson & Courtney, 2002). So legen Studienergebnisse nahe, dass die Anwendung bzw. Nutzung von Forschungsergebnissen in Zusammenhang mit der Fähigkeit zum kritischen Denken steht (Profetto-McGrath, Hesketh, Lang, & Estabrooks, 2003; Wangensteen, Johansson, Bjorkstrom, & Nordstrom, 2011). Damit wird kritisches Denken zur zentralen Kategorie EBN-fördernder Bildungsprozesse (Rosalinda Alfaro-LeFevre, 2013; Bucknall & Hutchinson, 2006; Profetto-McGrath, 2005).

Auch wenn kritisches Denken in der Grundausbildung sicher nicht im erweiterten bzw. fortgeschrittenen Sinne erlernt werden kann, muss dort ganz klar der Grundstein gelegt werden (D. Gross, 2004).

Die Strategien zur Förderung kritischen Denkens im Unterricht sind vielfältig. Besonders hervorgehoben werden Fallstudien, Fragetechniken, Textarbeit bzw. Lesetechniken, Reflexionstechniken, Journal Clubs, problembasiertes Lernen und Lernen am Modell (R. Alfaro-LeFevre, 2003; Hoffman, 2008; Profetto-McGrath, 2005; Simpson & Courtney, 2002). Entscheidend ist jedoch, dass kritisches Denken zur tagtäglichen Erfahrung wird. Einzelerfahrungen bzw. -aktivitäten reichen nicht aus, um eine kritische Denkhaltung zu verinnerlichen und entsprechende Fähigkeiten auszubauen (Simpson & Courtney, 2002). Geeignete Konzepte zur Förderung kritischen Denkens müssen daher curricular verankert warden (Lemire, 2005).

In diesem Zusammenhang wird immer wieder auf die Funktion der Lehrperson als „Rollenmodell" verwiesen. Es wird davon ausgegangen, dass die persönliche Haltung und Denkstrategie des Lehrenden die Fähigkeit und Bereitschaft zum kritischen Denken der Lernenden maßgeblich beeinflusst (Simpson & Courtney, 2002). Dies macht die Anforderungen an Lehrende deutlich. Diese müssen zunächst selbst ausgeprägte und fortgeschrittene kritische Denker sein, um eine solche Haltung vorleben und entsprechende Kompetenzen bei Lernenden fördern zu können. Ein Fragebogen zur Selbsteinschätzung ist beispielsweise bei Müller-Staub (2011) zu finden. Hierzu gehört es auch, sich mit persönlichen Interaktionsmustern im Unterricht auseinanderzusetzen und kontraproduktives Lehrerhandeln zu verändern. Zu diesem Zweck kann beispielsweise die Auseinandersetzung mit der bereits erwähnten Studie von Darmann (2005, 2006) empfohlen werden, in der gegenwärtig existierende Interaktionsmuster von Pflegelehrenden beschrieben werden und deren Begrenztheit hinsichtlich der Förderung kritischen Denkens eindrücklich aufgezeigt wird. Da kritisches Denken in der gesamten Ausbildung mit spezifischen Methoden trainiert werden muss, stehen Lehrende zudem vor der Aufgabe, ihre Unterrichtskonzepte systematisch anzupassen und effektive Methoden zur Förderung kritischen Denkens einzuarbeiten. Eine weitere Herausforderung stellt auch die Entwicklung bzw. der Einsatz valider Methoden zur Überprüfung der Effektivität der gewählten Lehr- Lernstrategien dar (Simpson & Courtney, 2002).

5.3.3.2.3 Lesen von Fachtexten

Viel und kritisch zu lesen, gilt für Pflegepraktiker als wichtige Strategie zur erfolgreichen Übernahme ihrer Rolle innerhalb einer Evidence-basierten Praxis (Polit et al., 2004). Doch die systematische Beschäftigung mit Literatur hat bisher sowohl im Pflegealltag als auch in der Ausbildung einen zu geringen Stellenwert (Rohde, 2010; Selinger et al., 2009). Es kann beobachtet werden, dass die wenigsten Pflegenden Fachzeitschriften abonniert haben oder sich für die vom Arbeitgeber zur Verfügung gestellten Zeitschriften interessieren. Auch die bereits genannte Erhebung von Köpke et al. (2013) zeigt, dass Fachzeitschriften nur selten als Informationsquelle für die eigene pflegerische Arbeit genutzt werden. Erfahrungsgemäß benennen Praktiker nahezu immer folgende Gründe für die gering ausgeprägte Bereitschaft zur regelmäßigen Lektüre von Fachzeitschriften:

1) Die Artikel seien zu lang und schwer verständlich, was dazu führe, dass man diese nach einer halben Seite wieder aus der Hand lege oder sich gleich von vorneherein nicht „rantraue“.
2) Das Lesen von Fachzeitschriften sei aufgrund anderer Aufgaben innerhalb der Dienstzeit nicht möglich und privat wolle bzw. könne man die Zeit nicht aufwenden. Auch die Ergebnisse der bereits genannten Befragung von Köpke et al. (2013) lassen erahnen, dass es sich bei dieser Sichtweise nicht um Einzelbefunde handelt.

Zum einen scheint es ein Problem zu sein, dass Pflegende die kontinuierliche Aktualisierung des eigenen Wissens nicht zu den beruflichen Pflichten zählen, die in Eigenregie und -verantwortung wahrzunehmen sind. Und zum anderen scheinen ausgeprägte Defizite in der grundlegenden Fähigkeit, Fachtexte lesen und verstehen zu können, vorhanden zu sein.

Allein unterschiedliche Textarten (z.B. Position, Erfahrungsbericht, Studie, theoretischer Text) zu unterscheiden und Schlussfolgerungen für den Umgang mit diesen bzw. für deren Verwendung zu ziehen oder auch die Einschätzung der Wissenschaftlichkeit von Veröffentlichungen, bereitet vielen Pflegenden große Probleme.

Solange die selbstverständliche Lektüre von Fachzeitschriften nicht bei allen Pflegepraktikern zum professionellen Habitus gehört und derart gravierende Schwierigkeiten im souveränen Umgang mit gängigen Fachtexten bestehen, erscheint der Wunsch, dass Pflegende „später einmal selbstständig ihr Wissen auffrischen und sich evidence-basierte Informationen beschaffen können“ (Matheis et al., 2011, S. 494), illusorisch.

Als notwendigen Zwischenschritt dorthin sollte sich eine EBN-fördernde Ausbildung zum jetzigen Zeitpunkt verstärkt dem professionellen Umgang mit Fachzeitschriften widmen. An dieser Stelle sind alle Lehrenden gefordert – unabhängig davon, ob sie Pflegeforschung bzw. EBN selbst unterrichten oder nicht. Denn der entsprechende Habitus kann nur erreicht werden, wenn Lernende den Umgang mit Fachtexten als selbstverständlich und notwendig erleben. Mit anderen Worten: Das Lesen und Bearbeiten von Fachartikeln muss regelmäßiger Bestandteil von Unterrichten sein. Zudem müssen Lernende durch geeignete Arbeitsaufträge permanent gefordert sein, selbstständig aktuelle Fachartikel zu suchen und heranzuziehen, um Unterrichtsinhalte zu verstehen, zu vertiefen oder zu ergänzen. Gleichzeitig müssen die zur Textarbeit notwendigen Kompetenzen, wie zum Beispiel das schnelle Querlesen und Einordnen von Texten ebenso wie das systematische Lesen und Entnehmen relevanter Informationen (Klippert, 2002), ausgebaut und trainiert werden. In diesem Zusammenhang werden immer wieder sogenannte Journal-Clubs empfohlen (Köberich, 2008; Mattila, Rekola, Koponen, & Eriksson, 2013; Selinger et al., 2009), in denen Pflegende durch das gemeinsame Lesen und Beurteilen von Studien im kompetenten Umgang mit Forschungsliteratur gefördert werden sollen. Diese häufig im akademischen Setting eingesetzte Methode erscheint zwar auch auf der Ebene der Ausbildung geeignet, um Lernende an Fachtexte heranzuführen und deren Lesen und Bearbeiten zu trainieren.

Jedoch sollte die inhaltliche Ausgestaltung des Journal Clubs dem Niveau und der Zielsetzung der Ausbildung angepasst werden. Das bedeutet, dass es in einem Journal Club mit Auszubildenden wiederum nicht darum gehen kann, sich mit Forschungsmethoden oder der methodischen Güte von Forschungsarbeiten auseinanderzusetzen und Originalarbeiten zu beurteilen. Vielmehr könnte dieser genutzt werden, Lernenden erst einmal Sicherheit in der Einordnung unterschiedlicher Textarten und deren Wissensquellen sowie der effektiven Bearbeitung von Texten zu vermitteln, um dann später aufbauend auf diesen Kompetenzen mit aufbereiteten Forschungsergebnissen (Leitlinien, Synopsen, qualitätsgesicherte Evidence-Synthesen usw.) zu arbeiten und hierbei vorwiegend Fragen der Übertragbarkeit, der Machbarkeit und des Aufwand-Nutzen-Verhältnisses (Polit et al., 2004) zu beurteilen.

5.3.3.3 Fazit

Berufsfachschulen nehmen bei der Implementierung einer Evidence-basierten Praxis eine Schlüsselfunktion ein. Ihnen kommt die Aufgabe zu, Auszubildende zu einer EBN-fördernden Einstellung zu führen und auf ihre spezifische Rolle vorzubereiten. Obwohl das Thema in bestehende Ausbildungscurricula integriert ist, stellt dieses Ziel nach wie vor eine Herausforderung dar. Gesichertes Wissen darüber, welche Unterrichtsinhalte und -formate geeignet sind, Praktiker zur Umsetzung einer Evidence-basierten Praxis zu befähigen, liegt bisher nicht vor. Um die Bedeutung von Pflegeforschung bzw. EBN für die Praxis zu vermitteln und den Aufbau von Handlungskompetenzen zu fördern, scheint es jedoch sinnvoll, das für die Berufsbildung wegweisende Konzept der Handlungsorientierung auch für den Pflegeforschungsunterricht heranzuziehen. Inhaltlicher Ausgangspunkt für die Gestaltung des Unterrichts muss demnach das konkrete berufliche Handeln sein, welches dann in angemessene Lehr-Lernziele, Inhalte, Methoden und Aufgabenstellungen übersetzt wird. Trotz der gemeinsamen Auffassung, dass Pflegepraktiker keinesfalls selbst forschen, sondern Forschungsergebnisse anwenden sollen, scheinen unterschiedliche Erwartungen über Fähigkeiten und Leistungen zu bestehen. So erwecken viele Unterrichtskonzepte den Eindruck, dass Pflegepraktikern die Aufgabe der systematischen Umsetzung von Forschungsergebnissen zugeschrieben wird. Folglich übersteigen das Anforderungsniveau und die Vermittlungstiefe der Inhalte das Niveau der Berufsbildung. Auch wenn in diesem Zusammenhang immer wieder das Prinzip der Exemplarität betont wird, ist anzunehmen, dass der fehlende Bezug zur künftigen Arbeitsrealität und die zu hoch angesetzten Anforderungen nicht dazu beitragen, Pflegepraktikern eine klare Vorstellung von Wert und Bedeutung der Forschung für die Praxis zu vermitteln. Zwingend notwendig erscheint die Differenzierung des Begriffs Forschungsanwendung, da es – abhängig von der Qualifikation – unterschiedliche Möglichkeiten gibt, hierbei tätig zu werden. Zweifelsohne nehmen auch Pflegepraktiker ohne akademische Ausbildung eine wichtige Funktion bei der Umsetzung einer Evidence-basierten Praxis ein. Diese liegt jedoch keinesfalls in der Bereitstellung wissenschaftlicher Expertise, sondern darin, durch klinische Erfahrung und Fachkompetenz zu einer sinnvollen Anwendung von Forschungsergebnissen beizutragen. Die Übernahme dieser Rolle setzt spezifische Fähigkeiten und Leistungen voraus, welche man nach erfolgreicher Ausbildung erwarten können muss. Wir benötigen demnach Unterrichtskonzepte, die nicht darauf abzielen, exemplarischen Einblick in wissenschaftliche Methoden zu geben, sondern darauf, Auszubildende zu befähigen, ihr Fachwissen und ihren klinischen Blick bei der Suche nach Verbesserungsmöglichkeiten, bei der kritischen Beurteilung des Implementierungspotenzials von (an anderer Stelle zusammengefassten und aufbereiteten) Forschungsergebnissen sowie bei der Evaluation von Neuerungen einzusetzen. Die Vermittlung von Methodenwissen sollte in erster Linie darauf abzielen, Pflegepraktikern zu ermöglichen, Evidence-basierte Leitlinien bzw. Empfehlungen zu interpretieren und angemessen bei pflegepraktischen Entscheidungen zu berücksichtigen. Doch angesichts der hier angestellten Überlegungen zur Gestaltung des Pflegeforschungsunterrichts erweist sich die Frage, wie die in den letzten Jahren immer wieder geforderte Ausrichtung aller Ebenen der Ausbildung auf eine Evidence-basierte Praxis verbindlich realisiert werden kann, als mindestens genauso bedeutsam. Denn erst wenn die Ausbildungskultur gezielt verändert wird, kann das zum Thema Pflegeforschung bzw. EBN vermittelte Wissen seine Wirkung entfalten. Hiermit verbunden ist die Anforderung, Unterricht generell unter Einbezug der aktuellen Evidence-Lage zu erarbeiten und Wissensquellen ausnahmslos transparent zu machen. Zu weiteren Beispielen der Etablierung einer EBN-fördernden Lehr-Lernkultur gehören das gezielte Training kritischen Denkens, die Förderung der selbstständigen Lektüre von Fachzeitschriften sowie die Befähigung, entsprechend souverän mit gängigen Fachtexten umzugehen. Alleine diese Anforderungen dürften unter den gegebenen Rahmenbedingungen eine enorme Umstellung und Herausforderung für viele Schulen darstellen, setzen sie doch die Beteiligung aller Lehrenden und strategische Veränderungen auf curricularer Ebene voraus. Daher ist es nur zu verständlich, dass der notwendige Kulturwandel bestenfalls schrittweise erreicht werden kann. Gleichzeitig können wir es uns nicht leisten, diese wichtigen Vorbedingungen zur effektiven Vermittlung des Themas Pflegeforschung bzw. EBN und ihre Konsequenzen für die Schul- und Personalentwicklung auszublenden. Wie vielleicht schon zu erahnen ist, geht der Appell an dieser Stelle ganz klar an Schulleitungen, die in der Verantwortung stehen, Evidence-basierte Praxis als Strukturelement in die Ausbildung einzubinden, die damit verbundenen Anforderungen transparent im Team zu kommunizieren sowie die notwendigen Rahmenbedingungen, Schulungsmaßnahmen und unterstützende Begleitung sicherzustellen.

Somit bleibt festzuhalten, dass die Thematik der Kompetenzentwicklung von Pflegepraktikern zur aktiven Mitwirkung in einer Evidence-basierten Praxis noch nicht umfassend oder gar abschließend bearbeitet ist - wie sicherlich auch nicht in diesem Kapitel! Was in die vorangegangenen Überlegungen jedoch einfließt, sind jahrelange Vermittlungsbemühungen zum Thema Pflegeforschung bzw. EBN, aber auch die Sichtweise einer zukunftsorientierten, strategischen Praxisentwicklung in der Pflege. Da sich der Pflegeberuf im Wandel befindet und hinsichtlich der strukturierten Umsetzung einer Evidence-basierten Praxis allenfalls von ersten Anfängen gesprochen werden kann, ist anzunehmen, dass sich Sichtweisen und Konzepte zur spezifischen Ausbildung aller Akteure einer Evidence-basierten Praxis über die Zeit hinweg wandeln (müssen). Doch bereits zum jetzigen Zeitpunkt ist es unaufschiebbar, Konsens über die reale Rolle beruflich ausgebildeter Pflegepraktiker in der Forschungsanwendung zu erreichen. Erst dann können Vermittlungskonzepte und Bildungskontext stringent auf die Entwicklung notwendiger Handlungskompetenzen ausgerichtet werden.

5.3.4 Implementierungsprojekte im deutschsprachigen Raum

Im Folgenden möchten wir Ihnen exemplarisch einige ausgewählte Implementierungsprojekte aus dem deutschsprachigen Raum vorstellen. Sollten Ihnen weitere Projekte bekannt sein, würden wir uns über eine Rückmeldung sehr freuen.

5.3.4.1 EBN am Florence-Nightingale-Krankenhaus in Düsseldorf

Sibylle Reick

Das Florence-Nightingale-Krankenhaus (FNK) in Düsseldorf hat seit 2010 die Vision einer wissenschaftlich verankerten sowie wirksamen und nachhaltigen Pflege entwickelt (Reick, 2012). Somit ist Evidence-based Nursing ein Kernelement der strategischen Praxisentwicklung der Berufsgruppe Pflege.

Pflegerische Entscheidungen werden am Patientenbett getroffen, sodass die pflegerischen Interventionen auf tradiertes Pflegewissen oder aktuelles Forschungswissen gestützt sein können. Eine wirksame Pflegeintervention wird in der direkten Pflegepraxis ausgewählt und evaluiert, verlangt jedoch umfangreiches Pflegewissen, Methodenkompetenz und verfügbare Zeitressourcen. Dies erfordert eine ausdifferenzierte Kompetenzentwicklung auf allen Ebenen der Berufsgruppe Pflege in unterschiedlichem Ausmaß.

Die folgenden Entwicklungsprozesse zur Implementierung von EBN im Florence-Nightingale-Krankenhaus werden konzeptionell und strategisch in der Pflegedirektion und der Pflegeentwicklung geplant, verantwortet und weiterentwickelt (→ Abbildung 5-9).

Als Basis für EBN ist das Wissen um die Patientenexpertise mit Fokussierung auf Erleben, Erfahrung und Präferenzen der Patienten für die interne

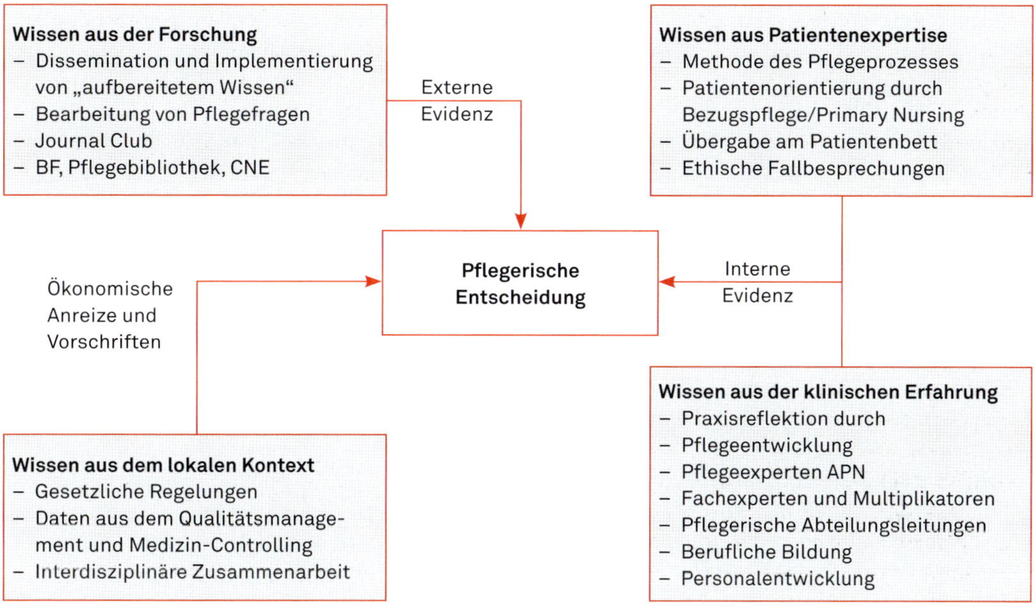

Abbildung 5-9: Praxisentwicklung zur Implementierung von EBN im Florence-Nightingale-Krankenhaus

Evidence Voraussetzung. Ein hohes Maß an Patientenorientierung ermöglicht die Pflegeorganisationsform der Bezugspflege, sodass im FNK eine Umstellung auf das Konzept des *Primary Nursing* (Manthey, Kelling, & Mischo-Kelling, 2011) erfolgt.

Die konsequente Umsetzung der Methode des Pflegeprozesses ist elementar für die Überprüfung der Wirksamkeit der pflegerischen Interventionen, sodass die Pflegefachkräfte intensiv durch die pflegerische Leitung und Mitarbeiter der Pflegeentwicklung, Beruflichen Bildung sowie Pflegexperten APN begleitet werden.

Weitere Instrumente, wie die Übergabe am Patientenbett, pflegerische Fallbesprechungen sowie interdisziplinäre ethische Fallbesprechung, sind Bausteine zur Förderung einer patientenorientierten pflegerischen Haltung – eine Voraussetzung, um Evidence-basiert pflegen zu können.

Das „Kompetenztraining zur Umsetzung von Bezugspflege im akutstationären Setting“ im FNK begleitet die Umsetzung der Kernelemente von Kontinuität, Verantwortungsübernahme und direkter Kommunikation, und Pflegeplanender ist gleich Pflegedurchführender. Erfolgt aus diesen Praxisveränderungen eine Verantwortungsübernahme des Pflegeprozess und, damit verbunden, eine Evaluation des professionell pflegerischen Handelns durch die Pflegefachkraft, werden dadurch wesentliche Komponenten der internen Evidence gefördert.

Für die Expertise der Pflegenden ist das Wissen aus der klinischen Erfahrung im Pflegealltag von Bedeutung. Die berufliche Ausbildung von dreijährigen Pflegefachpersonen und dualen Bachelorstudenten benötigt einen Praxisalltag, der von Beginn an ein reflektiertes und wissenschaftlich fundiertes Lernen voraussetzt. Hierfür stehen ein Team stationsbezogener Praxisanleiter, Fachbereichspraxisanleiter und eine Diplom-Pflegepädagogin zur Verfügung. Nach der Ausbildung erfolgt eine weitere Ausdifferenzierung des Skill- und Grade-Mix, um eigenständige Pflegeinterventionen voranzubringen und fachlich zu verantworten. In der direkten Patientenversorgung sind Pflegefachpersonen, Pflegefachpersonen mit Fachweiterbildung, Multiplikatoren zu Fachthemen, Bachelorabsolventen, Fachexperten und Pflegeexperten APN tätig.

Eine spezialisierte, erweiterte und vertiefte Pflegepraxis (*Advanced Nursing Practice*) unter anderem durch Assessment und Begleitung von komplexen Patientenfällen, formelle Beratung von Patienten, Reflektion des Pflegealltags und Aufbau von ANP-Teams ist Bestandteil einer Evidence-basierten Pflegepraxis. Die pflegerischen Abteilungsleitungen, Stabsstelle Pflegeentwicklung und Personalentwicklung begleiten hierbei unterschiedliche Prozesse der klinischen Kompetenzentwicklung und einer fachlichen Führung.

Parallel zur klinischen Kompetenzentwicklung erfolgt ein Veränderungsprozess von Leitungsrollen zu Führungspersonen mit zentralen Themen wie patientenorientierte Pflegeorganisation, Gewährleistung der fachlichen Weiterentwicklung sowie der Wirksamkeit von Pflege. Evidence-based Nursing muss von der Führung verstanden und getragen werden. Eine Implementierung kann nicht allein an einzelne Pflegefachpersonen delegiert werden.

Die Integration der derzeit besten wissenschaftlichen Belege, das Wissen aus Pflegeforschung und anderen Disziplinen stellt den klinischen Alltag und die Pflegende vor Herausforderungen. Im FNK erfolgt eine Priorisierung der Implementierung von bereits „aufbereitetem" Wissen auf der Markroebene des Gesundheitssystems (u.a. Evidence-basierte Leitlinien, Expertenstandards, Systematische Übersichtsarbeiten). Zusätzlich werden Pflegefragen aus der Praxis mit Hilfe des IOWA-Modells (Titler, 2010) durch Pflegefachpersonen, Pflegeexperten APN und die Stabsstelle Pflegeentwicklung beantwortet.

Ein Journal Club durch Pflegeentwicklung, Pflegeexperten APN, Fachexperten und Pflegende mit erweiterten EBN-Kompetenzen ermöglicht die kritische Beurteilung von aktuelle Studien und die Erweiterung der Methodenkompetenz. Eine Pflegebibliothek im Krankenhaus in Kooperation mit der Fachhochschule in direkter Nähe unter gleicher Trägerschaft (Fachbücher, Fachzeitschriften Druck/online) sowie *Certified Nursing Education* von Thieme (inkl. aller Fachbereiche) unterstützt bei der Verbreitung von aktuellem Pflegewissen. Der Zugang zu kostenpflichtigen relevanten Datenbanken ist in Deutschland für die Berufsgruppe Pflege noch nicht geglückt, eine zukünftige Ermöglichung durch Pflegekammern und berufliche Registrierung ist wünschenswert. Im Florence-Nightingale-Krankenhaus werden Kooperationen mit Hochschulen befürwortet.

Strukturiert gezielte innerbetriebliche und externe Fortbildung, gesteuert durch Personalentwicklung und Pflegemanagement, ist ein weiterer Bestandteil der Implementierungsstrategie.

Um Wissen aus dem lokalen Kontext zu nutzen, bedarf es der kontinuierlichen Erhebung und Reflektion von Daten sowie der Evaluierung von Praxisentwicklungsprojekten. Die formative und summative Evaluation erfolgen im Florence-Nightingale-Krankenhaus in unterschiedlichen Bezügen und Ausprägungen. Der Pflegeprozess wird qualitativ durch Pflegedokumentationsvisiten, aber auch quantitativ durch die Erhebung des Implementierungsgrades beurteilt. Für den Umsetzungsstand der Bezugspflege werden einerseits das „Instrument zur Erfassung von Pflegesystemen IzEP®"[4], als auch hausintern entwickelte Instrumente verwendet. Für das interdisziplinäre Projekt zum postoperativen Akutschmerz wurde zum Beispiel „QUIPS – Qualitätsverbesserung in der postoperativen Schmerztherapie"[5] genutzt. Auch die Ergebnisdaten des BQS-Instituts bieten eine gesetzlich vorgeschriebe Evaluation der Pflegequalität. Gemeinsam mit dem Qualitätsmanagement werden unter anderem Auditinstrumente der Expertenstandards des DNQP verwendet. Für die Evaluation von *Advanced Nursing Practice* wurde im Florence-Nightingale-Krankenhaus ein Konzept mit Evaluationsforschung und Aktionsforschung entwickelt.

Diese Praxisentwicklungskonzepte zeigen beispielhaft, dass der EBN-Implementierungsprozess zwar durch Einzelmaßnahmen angestoßen werden kann, jedoch die Umsetzung einer Evidence-basierten Pflegepraxis umfangreiche Struktur-, Prozess und Ergebniskriterien fordert.

5.3.4.2 EBN am Klinikum Neumarkt i.d.Opf.

Doris Eberhardt und Bernhard Krautz

5.3.4.2.1 Projekthintergrund und konzeptioneller Rahmen

Das Klinikum Neumarkt i.d.Opf. engagiert sich schon seit 2005 durch unterschiedliche Aktivitäten, um die akademische Qualifizierung von Pflegenden voranzutreiben. Die Motivation lag primär in der Ansicht, dass Pflege im Akutkrankenhaus

4 http://www.izep.info/
5 http://www.quips-projekt.de/

einen anderen Stellenwert erhalten muss, sowie im Aspekt der Nachwuchssicherung durch die Steigerung der Berufsattraktivität. Allerdings war die Frage nach künftigen Berufsrollen und Aufgabenfeldern akademisch ausgebildeter Pflegepraktiker zu diesem Zeitpunkt weitgehend unbeantwortet. Nach einem Führungswechsel Ende 2011 beschäftigte sich das Leitungsteam des Pflege- und Funktionsdienstes ab 2012 intensiv mit der Thematik einer langfristig angelegten, strategisch ausgerichteten Entwicklungsplanung für den Pflegedienst. Zwei Aspekte waren hierbei von maßgeblicher Bedeutung: Ein (1) *fachlich-inhaltlich orientiertes* und ein (2) *systemorientiertes* Verständnis von Pflegemanagement.

Der erste Punkt stellt die Grundlage für eine Rollenwahrnehmung dar, die nicht darauf fokussiert, Pflegemanagement auf der Basis ausgeprägter betriebswirtschaftlicher Kompetenzen als zentralen Organisator aller klinischen Prozesse zu etablieren. Diese Orientierung wird in der einschlägigen Literatur entweder offen oder implizit vermittelt (Bechtel & Winter, 2009), birgt allerdings immer deutlicher die Gefahr, dass sich das Pflegemanagement selbst überflüssig macht. Denn ohne fachlich-inhaltlichen Beitrag des Pflegemanagements zum Leistungsportfolio eines Krankenhauses geraten Führungspersonen dieser Berufsgruppe zunehmend unter einen (berechtigten) betrieblichen Legitimationsdruck (Elsbernd, 2011). Natürlich gehören das spezifische Personalmanagement, Betriebsorganisation, Qualitätsmanagement usw. ebenfalls zum Aufgabenspektrum des Pflegemanagements. Der Fokus muss aber auf der bedarfsgerechten Weiterentwicklung des pflegerischen Leistungsgeschehens und -vermögens der Klinik und Mitarbeiter liegen (Elsbernd, 2011). Aus diesem Selbstverständnis heraus erfolgte die Strategieentwicklung unter der Leitfrage, welche pflegefachlichen Kompetenzen und betrieblichen Prozessstrukturen zu entwickeln sind, um einerseits den im Wandel begriffenen Versorgungsanforderungen der Patienten gerecht zu werden (Sachverständigenrat (SVR), 2007; Wissenschaftsrat, 2012) und gleichzeitig fachliche Potenziale der Pflege langfristig zu einem unternehmerischen Erfolgsfaktor für das Klinikum Neumarkt i.d.Opf. zu machen. Die Umsetzung Evidence-basierter Pflege (EBN) kristallisierte sich dabei als zentrales Konzept der erforderlichen Fachentwicklung heraus.

Vor dem Hintergrund des zweiten oben genannten Faktors war gleichzeitig klar, dass herkömmliche Umsetzungsstrategien auf der Mikro- oder Mesoebene keinen nachhaltigen Erfolg erwarten lassen. Auch wenn die Qualifizierung und Professionalisierung von Einzelpersonen (z.B. als *Advanced Practice Nurse*) für einige Patienten sicherlich verbesserte Versorgungsqualität bringen (Barandun Schäfer et al., 2011), müssen sie in einen weitergehenden Organisationsentwicklungsprozess eingebunden sein, um unternehmensweite Relevanz zu erhalten (Dorgerloh, 2012). Strategien wie „die Anpassung eines nationalen Expertenstandards auf den Stationen im Rahmen von Projekten oder Qualitätszirkeln" (M. Schulz, 2009, S. 586) sind zwar beliebt, gleichwohl meist nicht nachhaltig erfolgreich, weil – wie Schulz richtig analysiert – Leistungs- und Innovationsprozesse voneinander getrennt werden und „die Umgebung veränderungsfeindlich" ist.

Aus einer systemorientierten Managementperspektive heraus sind diese Implementierungsprobleme leicht zu erklären und alternative Vorgehensweisen logisch abzuleiten. Im unserem Fall wurde das „Neue St. Galler Management-Modell" (Rüegg-Stürm, 2003) als analytischer und konzeptioneller Bezugsrahmen herangezogen. Die oben genannte Zielsetzung, das pflegerische Leistungsangebot an die sich verändernden Patientenanforderungen anzupassen, tangiert maßgeblich das Kerngeschäft eines Krankenhauses, stellt also den (traditionell medizinfokussierten) Unternehmenszweck in Frage und rüttelt damit an der kollektiven Identität des Systems Krankenhaus. Gleichzeitig werden alle anderen Ansatzpunkte einer Unternehmensentwicklung (Rüegg-Stürm, 2003) ebenfalls massiv beeinflusst: Um die Pflegepraxis und die Patientenversorgung zu verändern, müssen die gesamte Prozessarchitektur hinterfragt und viele Prozessmuster von Einzelprozessen neu gestaltet werden. Dafür sind wiederum neue Formen der Zusammenarbeit und Führung sowie neue Interaktionsformen mit Patienten erforderlich. Damit werden alle Fähigkeitsdimensionen eines Unternehmens, sich zu entwickeln, hochgradig gefordert. Nach Rüegg-Stürm handelt es sich somit um den Entwicklungsmodus einer (eher radikalen) Erneuerung des Unternehmens. Insofern lag es, nach dieser Betrachtung der Auswirkungen der beabsichtigten Veränderungen, auf der Hand, dass die Zielsetzungen mit einem einfachen Umsetzungskonzept nicht zu realisieren sein würden.

In einem etwa einjährigen Prozess entstand daher eine komplexe Strategie zur Weiterentwicklung der Pflege, in die eine Vielzahl weiterer Analysen einflossen, wie zum Beispiel hinsichtlich spezifischer Umweltsphären, relevanter Anspruchsgruppen und maßgeblicher Ordnungsmomente (Rüegg-Stürm, 2003). Auf dieser Grundlage wurden acht Zielbereiche für die Weiterentwicklung erarbeitet, die vor allem auf die gezielte Modifikation von Strukturen und unternehmenskulturellen Aspekte abzielen bzw. den pflegerischen Kernprozess und relevante Managementprozesse in der Pflege betreffen. Die Umsetzung einer Evidence-basierten Praxis stellt dabei – gemeinsam mit dem Konzept der pflegerischen Fallführung – das zentrale inhaltliche Element auf der Prozessebene und gleichzeitig einen obligatorischen Aufgabenschwerpunkt für akademisch qualifizierte Pflegende dar.

5.3.4.2.2 Schritte des Aktionsplans

Das gesamte Strategiekonzept wurde mit einem umfangreichen Aktionsplan für alle anvisierten Zielbereiche unterlegt. In Bezug auf die Umsetzung einer Evidence-basierten Praxis umfasst dieser folgende, systematisch aufeinander aufbauende Schritte:

1) Ein auf die Qualifikationsniveaus abgestimmtes Stufenmodell hinsichtlich Rolle und Aufgaben von Pflegenden bezüglich Pflegeforschung und Forschungsanwendung ist vorhanden und dient als Orientierungsrahmen für die hausinterne Verzahnung und Abstimmung von Bildung, Führung und Personalentwicklung.
2) Alle Leitungspersonen kennen die Bedeutung und Grundzüge von EBN und nehmen eine proaktive Haltung ein. Sie können die Wissensbasis gegenwärtiger Pflegemaßnahmen in ihrer Abteilung einschätzen und haben eine klare Vorstellung von Umsetzungsmöglichkeiten einer Evidence-basierten Praxis.
3) Alle Pflegenden kennen ihre Rolle bezüglich Forschungsanwendung bzw. EBN und verfügen über die dort definierten Kompetenzen.
4) Modelle und Instrumente zur Steuerung der Implementierung einer Evidence-basierten Praxis liegen vor und werden eingesetzt.
5) Die Bereitschaft und Kultur für die Umsetzung von EBN („*readiness*“) sind in den Stationen geschaffen.
6) Die wissens- oder problemgetriggerte Umsetzung von Forschungsergebnissen in die Praxis erfolgt nach einer klar definierten, einheitlichen Vorgehensweise.
7) Forschungsergebnisse gelangen systematisch in die Praxis und werden zu Evidence-informierten pflegerischen Entscheidungen herangezogen.

Die Realisierung des Aktionsplans ist auf mehrere Jahre angelegt. Nachfolgend wird mit der Skizzierung der ersten beiden Schritte ein Einblick in den derzeitigen Umsetzungsstand gegeben.

Umsetzung des ersten Schrittes: Entwicklung eines Stufenmodells

Nach Bryant-Lukosius, DiCenso, Browne und Pinelli (2004) wirkt sich eine fehlende Rollendefinition hemmend auf die Etablierung neuer pflegerischer Rollen aus. So ergab sich die Notwendigkeit, als ersten vorbereitenden Schritt eine klare Rollendefinition zu erstellen und die Aufgaben aller Akteure transparent zu beschreiben.

Für diesen Zweck wurde ein Stufenmodell erstellt, in dem die Rollen und Aufgaben, welche von Pflegenden innerhalb einer Forschungsanwendung bzw. EBN übernommen werden sollen, qualifikationsbezogen zugeordnet wurden (→ Abbildung 5-10 auf Seite 285). Das vorliegende Stufenmodell schließt ausschließlich Berufsrollen in der klinischen Pflege ein, die Entwicklung von Rollenprofilen im Bereich Pflegepädagogik und Pflegemanagement steht noch aus. Zur Erstellung des Modells wurde eine selektive Literaturrecherche durchgeführt. Hierbei wurden Fachbücher und Artikel zu den Themen Pflegewissenschaft, Pflegeforschung, Forschungsanwendung, EBN sowie Skill- und Grade-Mix einbezogen. Ebenfalls wurden der Deutsche Qualifikationsrahmen für lebenslanges Lernen und bereits vorliegende Stufen- bzw. Karrieremodelle in der Pflege auf Informationen zur Differenzierung von Rolle und Aufgaben der Pflegenden in der Entwicklung einer Evidence-basierten Praxis überprüft. Die richtungsweisende Frage hierbei lautete: Welche Rollen werden Pflegepraktiker abhängig vom Ausbildungsgrad und der damit verbundenen wissenschaftlichen Expertise innerhalb der Forschungsanwendung einnehmen und welche EBN-Kompetenzen müssen deshalb auf welchem Qualifikationsniveau vermittelt warden (Burns & Grove, 2005; Ciliska, 2005)? Die Ergebnisse der Literaturrecherche wurden zusammengefasst, strukturiert und im vorliegenden Stufenmodell verdichtet (American Nurses Association (ANA), 1989; Arbeitskreis Deutscher Qualifikationsrahmen (ADQR), 2011; Burns & Grove, 2005; Ciliska, 2005; Everett & Titler, 2006; Knoth, Allmen, & Radnic, 2012; Linseisen, 2013; LoBiondo-Wood et al., 2005; Matheis et al., 2011; Hanna Mayer, 2003; National League for Nursing (NLN), 2010; Schilder, 2010; Spirig et al., 2010). Hierbei gingen langjährige Erfahrungen aus der Vermittlung von EBN sowohl in der beruflichen Aus-, Fort- und Weiterbildung als auch in Pflegestudiengängen ein. Ebenfalls wurde das Stufenmodell auf die intern verfolgte Strategie zur Umsetzung einer Evidence-basierten Praxis ausgerichtet. Vor der endgültigen Verbreitung erfolgte die Konsentierung des Modells auf der Ebene der Führungs- und Lehrpersonen. Aufgaben und Kenntnisse, die bereits auf einer unteren Stufe beschrieben wurden, werden auf der höheren Stufe nicht noch einmal erwähnt, da sie automatisch inbegriffen sind. Die Ebene der Promotion wurde vorerst ausgeklammert, da sie in der aktuellen Umsetzung noch nicht zum Tragen kommt.

Qualifikation: **Beruflicher Abschluss**
Rolle: Wissen übernehmen, Forschungsergebnisse berücksichtigen
Kenntnisse: Verständnis für und Grundkenntnisse von Forschung und deren Anwendung
Aufgaben:
- Grundhaltung wissenschaftlichen Denkens einnehmen
- das eigene Wissen auf dem neuesten Stand halten
- Praxis reflektieren, Problembereiche und relevante Fragen identifizieren
- aufbereitete Forschungsergebnisse zur pflegerischen Entscheidungsfindung nutzen
- den Transfer von Forschungsergebnissen und Evaluationsprozesse unterstützen.

Qualifikation: **Bachelorabschluss**
Rolle: Wissen weiterentwickeln, Forschungsergebnisse systematisch anwenden
Kenntnisse: vertiefte Kenntnisse über Forschung und deren Anwendung
Aufgaben:
- wissensbasierte Auslöser für Forschungsanwendungsprozesse systematisch erfassen
- Problembereiche bzw. Fragen unter Einbezug wissenschaftlicher Prinzipien analysieren und spezifizieren
- theoretisches bzw. abstraktes Wissen zur Erarbeitung von Problemlösungen nutzen
- Forschungsergebnisse recherchieren, beurteilen, für die Praxis aufbereiten und kommunizieren
- bei Forschungsanwendungsprojekten mitarbeiten und/oder Teilbereiche selbstständig durchführen
- Pflegende mit beruflicher Ausbildung bei der Nutzung von Forschungsergebnissen unterstützen.

Qualifikation: **Masterabschluss**
Rolle: Wissen produzieren, die Implementierung einer Evidence-basierten Praxis strategisch steuern
Kenntnisse: umfassende Kenntnisse über Forschung und deren Anwendung
Aufgaben:
- wissenschaftliche Expertise für Forschungsanwendung bereitstellen
- Problembereiche so beschreiben und analysieren, dass bei deren Bearbeitung Forschungsmethoden angewendet werden können
- Forschungsanwendungsprojekte leiten
- klinische Forschungsprojekte weitgehend eigenverantwortlich durchführen
- Qualität vor Ort mittels wissenschaftlicher Methoden überwachen und sicherstellen
- Klima sicherstellen, in dem systematische Forschung bzw. Forschungsanwendung möglich wird
- Bachelorabsolventen bei der Implementierung von Forschungsergebnissen unterstützen.

Abbildung 5-10: Stufenmodell der Beteiligung an Forschungsanwendung bzw. EBN auf unterschiedlichen Qualifikationsniveaus (Eberhardt, 2014)

Das Einnehmen einer wissenschaftlichen Grundhaltung stellt keine Aufgabe im eigentlichen Sinn dar. Da dieser Aspekt sowohl handlungsleitenden Charakter für die Ausgestaltung der anderen Aufgaben sowie einschneidende didaktische Konsequenzen für die gesamte Aus- bzw. Weiterbildung hat, wurde er bewusst an dieser Stelle aufgenommen. Auch wenn das vorliegende Stufenmodell nicht die ganze Realität in ihrer Komplexität und mit allen Strukturen abbilden kann und eher richtungsweisend verstanden werden soll, übernimmt es folgende wichtige Funktionen für die Implementierung einer Evidence-basierten Praxis (Eberhardt, 2014):

- Es dient als Ausgangspunkt und Orientierungsrahmen für handlungsorientiertes Lehren und Lernen im Themenbereich Pflegeforschung bzw. EBN. Ausgehend davon können hausinterne Bildungsangebote zu diesem Themenbereich strukturiert, verzahnt und harmonisiert werden. Damit soll der systematische, auf das Qualifikationsniveau abgestimmte Erwerb nachhaltigen und anwendungsbereiten Wissens über Pflegeforschung bzw. Forschungsanwendung sowie die Bewertung von Lernleistungen ermöglicht werden.
- Des Weiteren kann allen Beteiligten mit Hilfe des Modells aufgezeigt werden, worin ihre Rolle in der Umsetzung einer Evidence-basierten Praxis besteht und dieses für Pflegepraktiker meist abstrakte Handlungsfeld greifbarer gemacht werden. Führungspersonen, Lehrende, Lernende und Pflegepraktiker können das Modell sowohl innerhalb der praktischen Tätigkeit als auch im Rahmen von Lernprozessen zur Orientierung und zum Abgleich gegenseitiger Erwartungen heranziehen.
- Gleichzeitig erkennen gegenwärtige Pflegepraktiker, welche Rollen und Aufgaben akademisch ausgebildete Pflegende übernehmen und können sich ein Bild von der künftigen Zusammenarbeit machen. Das Modell hat somit auch Aufklärungscharakter, soll für die Bedeutung der Akademisierung sensibilisieren und zur Akzeptanz der akademisch ausgebildeten Kolleginnen und Kollegen beitragen.
- Darüber hinaus unterstützt das Stufenmodell durch die qualifikationsbezogene Zuordnung von Rollen innerhalb einer Evidence-basierten Praxis auch die stringente Entwicklung der Aufgaben- und Anforderungsprofile des internen Karrieremodells für die klinische Pflege.

Umsetzung des zweiten Schrittes: Schulung der Führungspersonen

Führungskräfte nehmen beim Aufbau einer Evidence-basierten Praxis und bei der Unterstützung von Implementierungsaktivitäten eine zentrale Rolle ein (Caramanica & Roy, 2006; Everett & Titler, 2006; W. Gifford, Davies, Edwards, Griffin & Lybanon, 2007; W.A. Gifford, Davies, Edwards & Graham, 2006; McCormack et al., 2002; Melnyk et al., 2004; Polit et al., 2004). Die erforderliche Wissens- und Kompetenzerweiterung der Führenden wird am Klinikum Neumarkt durch ein spezifisch auf Führungskräfte abgestimmtes Bildungsangebot sichergestellt. Kennzeichen dieser „EBN-Basisschulung Führung" ist die klare inhaltliche Ausrichtung auf den Führungsauftrag in Zusammenhang mit der Umsetzung einer Evidence-basierten Praxis. Hierzu gehören beispielsweise folgende Aufgaben (modifiziert nach Everett & Titler, 2006):

- EBN als Strukturelement in die Abteilung einbinden und die konkrete Vorgehensweise bei der Umsetzung festlegen
- Aufgaben und Ressourcen zur Evidence-basierten Bearbeitung von Themen im Team verteilen
- Aktivitäten im Zusammenhang mit EBN unterstützen und im Team transparent kommunizieren
- systematische Methoden etablieren, um kritisches Denken und Veränderungsbereitschaft zu fördern
- ein lernförderndes Klima für die Umsetzung von EBN sicherstellen
- Vorbild sein und EBN als Standard professioneller Pflegepraxis vertreten und einfordern
- Das Stufenmodell der Beteiligung an Forschungsanwendung bzw. EBN nutzen, um dem Team Rückmeldung zu geben und Arbeitsleistungen von Mitarbeitern zu bewerten
- Evaluationskriterien (mit-)entwickeln und die Evaluation der Umsetzung sicherstellen
- Personal mit wissenschaftlicher Expertise gewinnen bzw. entwickeln und binden

Diese Auflistung soll Aufgaben der Führungsperson im EBN-Prozess exemplarisch verdeutlichen. In Abhängigkeit von der Führungsstruktur und den dazugehörigen Hierarchieebenen können diese Aufgaben unterschiedlich gewichtet und aufgeteilt sein. Im Vordergrund der Schulung steht somit nicht der Aufbau von Methodenkompetenz. Vielmehr werden die Auseinandersetzung mit der Führungsrolle in der Umsetzung einer EBP sowie die Entwicklung erforderlicher Führungskompetenzen angestrebt. Methodenwissen wird jedoch in der Tiefe vermittelt, die notwendig ist, um Leitungspersonen das gedankliche Nachvollziehen der prinzipiellen Vorgehensweise von EBN zu ermöglichen. Dadurch können sie erkennen, welche Voraussetzungen bzw. Strukturen hierfür gegeben sein müssen und wie sie die nachhaltige Umsetzung einer EBP strategisch steuern und begleiten können. Die konsequente Ausrichtung der Schulungsinhalte auf das berufliche Handeln der Zielgruppe fördert den Praxisbezug und steigert erfahrungsgemäß die Akzeptanz und Lernmotivation. Im Rahmen eines innerbetrieblichen Leadership-Programms wird das in der Basisschulung erworbene Wissen vertieft und erweitert sowie das erreichte Kompetenzniveau der Führungspersonen evaluiert.

5.3.4.2.3 Flankierende Maßnahmen

Damit die Implementierung von EBN gelingen kann, ist ein Organisationsentwicklungsprozess erforderlich, der letztlich das gesamte Krankenhaus umfasst. Neben der Durchführung des Leadership-Programms wird ein auf die Gesamtzielsetzung ausgerichtetes Führungskonzept erstellt. Daraus ergeben sich neue Aufgabenfelder bzw. -schwerpunkte für pflegerische Führungskräfte, welche weiteren Entwicklungsbedarf nach sich ziehen. Gleichzeitig muss eine Neujustierung der gesamten Führungsstruktur im Pflegedienst in Betracht gezogen werden.

Ein weiterer wesentlicher Baustein für den Veränderungsprozess ist die Fach- und Rollenentwicklung der Pflegenden. Gerade wenn wesentliche Veränderungen in der Ausführung bzw. im Kontext von Pflege vorgenommen werden, wenn es große Unterschiede in den vertretenen Ansichten über pflegerische Werte und Aufgaben gibt oder verschiedene Instrumente erarbeitet und aufeinander abgestimmt werden sollen, ist die Entwicklung von Konzepten hilfreich, da diese klärend und identitätsstiftend wirken (Elsbernd, 2011; Marit Kirkevold, 2002). Daher wird derzeit ein Pflegekonzept erstellt, in dem neben einem personenzentrierten und partizipativen Pflegeverständnis auch die Notwendigkeit forschungs- und theoriegeleiteten Handelns hinterlegt ist. Mit dieser Maßnahme werden gezielt Aspekte der gesellschaftlichen und fachlichen Entwicklung im Sinne relevanter Umweltsphären aufgegriffen (Rüegg-Stürm, 2003) und mit Blick auf die Interessen der primären Anspruchsgruppe der Patienten (und Angehörigen) als grundlegende, handlungsleitende Normen und Werte für pflegerisches Handeln festgeschrieben. Somit entsteht ein die geplanten Entwicklungen gezielt fördernder, gemeinsamer, normativer Orientierungsrahmen, der mit geeigneten Methoden in die Mitarbeiterschaft getragen wird.

Angedeutet wurde bereits die Notwendigkeit zur Veränderung pflegerischer Prozessstrukturen. Das Treffen Evidence-informierter Entscheidungen muss in dafür dienliche Verantwortlichkeiten und Arbeitsweisen eingebettet sein. So wird derzeit ein Fallführungskonzept entwickelt, das die Übernahme der Verantwortung für alle Entscheidungen innerhalb der pflegerischen Behandlungsstrategie durch eine fest zugeordnete Pflegeperson mit entsprechenden Kompetenzen vorsieht. Die sich daraus ergebenden Veränderungen im Kernprozess der Pflege machen wiederum weitere vorbereitende bzw. begleitende Maßnahmen erforderlich. Exemplarische Stichworte hierzu sind die Etablierung eines Skill- und Grade-Mix, die Rollendefinition akademisch qualifizierter Pflegkräfte, die Klärung fachlicher Weisungsbefugnisse in der Pflege, die Gestaltung interprofessioneller Kooperation, die Etablierung angemessener Vergütungssysteme und die Unterstützung der Kompetenzentwicklung und kritischen Reflexion der Pflegeteams durch systematische befähigende Begleitung (Facilitation).

5.3.4.2.4 Fazit

Auch wenn das Klinikum Neumarkt i.d.Opf. erst am Anfang der Implementierung einer EBP steht und im Rahmen dieses kurzen Beitrags lediglich ein Einblick in die verfolgte Strategie gegeben wurde – die Ausführungen zeigen, dass die Realisierung einer EBP von Anfang an in Verbindung mit einer umfassenden strategischen Praxisentwicklung stehen sollte. Als isoliertes Einzelelement ohne die erforderliche Organisationsentwicklung bzw. -erneuerung scheinen Implementierungsbemühungen wenig erfolgversprechend. Denn erst wenn die Unternehmenskultur auf der Ebene der unternehmerischen Ordnungsmomente (Rüegg-Stürm, 2003) gezielt proaktiv verändert wird, können die angestrebten Veränderungen förderliche Wirkung entfalten – und werden nicht zum Hemmschuh, wie in Eingangs zitierter Feststellung von Schulz deutlich wurde. Der Schlüssel hierzu liegt in der engen Verzahnung von fundierten Management- und pflegewissenschaftlichen Kompetenzen.

5.3.4.3 EBN am LKH-Universitätsklinikum Graz/Österreich

Am LKH-Universitätsklinikum Graz wurde ein EBN-Projekt ins Leben gerufen, um die Pflegequalität durch die Implementierung von Forschungsergebnissen in die Pflegepraxis kontinuierlich zu verbessern (→ Abbildung 5-11). Hierbei wird das Projekt durch Kooperationen mit der Medizinischen Universität Graz im Rahmen des Studiums der Pflegewissenschaft und mit verschiedenen Gesundheitseinrichtungen unterstützt.

Durch die *Integration in die Ausbildung* soll vor allem die Nachhaltigkeit der Einführung Evidence-basierter Pflege gesichert werden.

Um einen möglichst großen Kreis an Interessierten zu erreichen, wurden in Informationsveranstaltungen Projektergebnisse vorgestellt und Maßnahmen konzipiert, welche die Akzeptanz von EBN erhöhen und die organisationsübergreifende Verteilung der gewonnenen Erkenntnisse gewährleisten. Ein *Journal Club* dient der konkreten Beantwortung von Pflegefragen: Probleme aus der Pflegepraxis werden anhand beantwortbarer Fragestellungen mit Hilfe der EBN-Methode bearbeitet und die Ergebnisse wieder in die Praxis zurückgeführt. EBN stellt damit eine konkrete Möglichkeit dar, eine Brücke zwischen Pflegepraktikern und Pflegewissenschaftlern herzustellen (Uhl, 2004).

Im Rahmen des Projektes wurde die *Internetseite http://www.ebn.at/* ins Leben gerufen, um EBN bekannter zu machen, Kooperationen mit Gesundheitseinrichtungen zu bilden und vor allem Evidence-gestützte Pflegeergebnisse zur Verfügung zu stellen (Weiß et al., 2005).

Hierbei ist es aus naheliegenden Gründen nicht möglich, Pflegeprobleme von Besuchern der Homepage zu bearbeiten, sondern der Öffentlichkeit werden bearbeitete Themen aus den Einrichtungen, die an dem Projekt beteiligt sind,

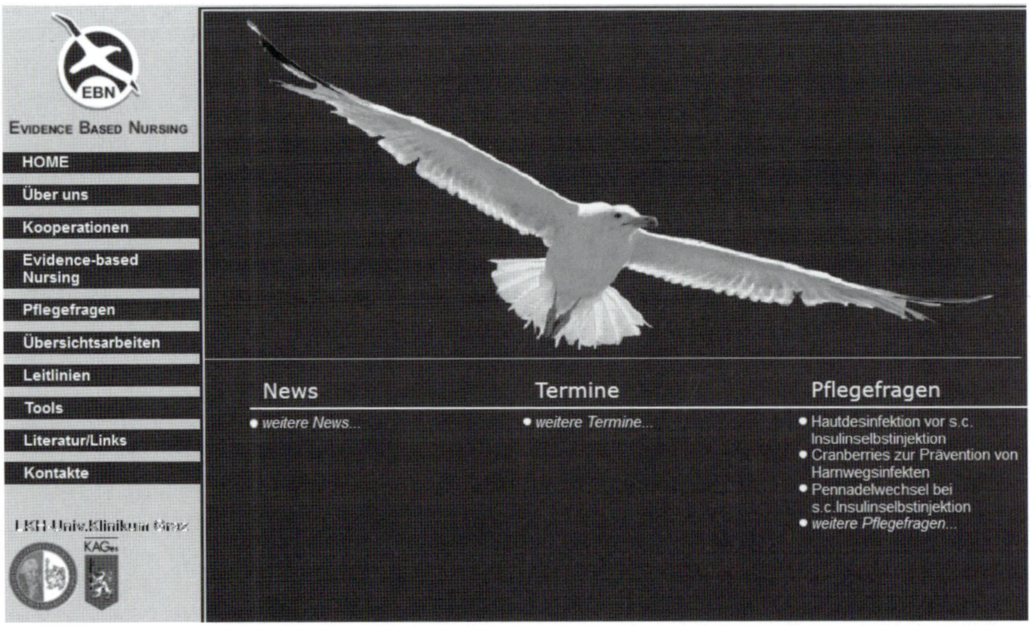

Abbildung 5-11: Umsetzungsprojekt „www.ebn.at" in Graz

in Form einer standardisierten Zusammenfassung zur Verfügung gestellt. Der Internetauftritt wird abgerundet durch Literaturhinweise und einen Literaturclub, in dem Studien kritisch beurteilt werden.

5.3.4.4 Projekt „Evidence-based Nursing" in Südtirol

Zunächst wurde am Sanitätsbetrieb Brixen in Südtirol (Italien) eine „AG Evidence-based Nursing" gegründet, in der Pflegende aus unterschiedlichen Disziplinen (Intensivpflege, Anästhesie, Pflegedienstleitung, Klinikhygiene, Ausbildung, Psychosomatik und Dialyse) betriebsinterne Pflegestandards erstellen. Der Schwerpunkt der Arbeit lag zum einen auf der methodisch hochwertigen Erarbeitung von im Idealfall interdisziplinären Behandlungsstandards, zum anderen aber auf der Akzeptanz und Umsetzung der erstellten Standards durch Pflegende.

Methodisch wurde nach einer sensitiven Recherche Primär- und Sekundärliteratur – bei einem Pflegestandard testweise auch ausschließlich Primärliteratur – kritisch beurteilt und in Empfehlungen umgesetzt, wobei das Vorgehen in einem begleitenden Handbuch zu den jeweiligen Standards transparent beschrieben wurde. Alle Mitarbeiter des Sanitätsbetriebs erhielten die Möglichkeit, an einer Schulung teilzunehmen, auf der der neu erarbeitete Standard vorgestellt wurde und einzelne Techniken geübt werden konnten. Die Evaluation erfolgte in Form einer schriftlichen Prä-post-Befragung aller Pflegenden (Langer & Pflanzer, 2005).

Nach den positiven Erfahrungen am Sanitätsbetrieb Brixen wurde das Projekt auf ganz Südtirol ausgeweitet. Es wurde eine Landesgruppe EBN gegründet, in der Pflegende aus ganz Südtirol und aus unterschiedlichen Fachrichtungen Pflegeleitlinien auf methodisch sehr hohem Niveau erstellen (Langer & Tappeiner, 2008). Die Teilnehmer sind zu 25 % von ihrer Arbeit für das Projekt freigestellt und haben bisher eine Leitlinie zur Mundpflege erarbeitet (Langer & Tappeiner, 2009); aktuell arbeitet die Landesgruppe an einer Leitlinie zur pflegerischen Thromboseprophylaxe.

Eine Besonderheit Südtirols ist – neben kulinarischen Köstlichkeiten und anderen Dingen, die das Leben lebenswert machen – eine zentrale Pflegedirektion, der nahezu alle Pflegenden in Südtirols Krankenhäusern, Pflegeheimen und ambulanten Pflegediensten zugeordnet sind, wodurch nicht nur Ressourcen unter einem Dach gebündelt werden können, sondern die Implementierung der erstellten Leitlinie enorm erleichtert wird (Langer, Siller, & Tappeiner, 2013).

5.3.4.5 EBN am Inselspital Bern/Schweiz

Am Inselspital in Bern wurde eine Strategie entwickelt, mit der eine Evidence-basierte Praxis in Pflege und Therapie in den nächsten Jahren eingeführt werden soll. Diese Strategie basiert auf der Zusammenarbeit von Pflegedienstleitungen, Pflegeexperten, Klinikvorsitzenden und Fachbereichsverantwortlichen und bereitet somit eine multiprofessionelle und interdisziplinäre Zusammenarbeit vor.

In den Jahren 2005 bis 2009 wurde diese Strategie in den Kliniken mit der Unterstützung des Bereichs Pflegeentwicklung und Forschung und Expertenteams aus der Pflege innerhalb von sechs Teilprojekten (Positionierung und Kooperation, Kompetenzförderung, Aufbau Infrastruktur, Entwicklung klinischer Praxis, Aufbau Forschung und akademische Nachwuchsförderung, Evaluation) umgesetzt.

So haben die Kliniken bereits eigene Aufgaben- und Leistungsportfolios erarbeitet. Die Kompetenzförderung erfolgte über EBP-Informationsveranstaltungen für Pflegende, Intensivschulungen sowie einen *Journal Club*. Weiterhin wurde die EBP-Intranetseite ausgebaut, um den Weg zu Fachliteratur und der Umsetzung von Forschungswissen zu ebnen und Orientierung zu geben, wie eine klinische Fragestellung beantwortet und Patientenprobleme mit neuestem Wissen gelöst werden können. An Leitlinien für Evidence-basierte Pflege- und Therapiestandards wird gearbeitet. Ferner wurde eine Forschungsagenda für das Inselspital erarbeitet, um alle Aktivitäten im Bereich Pflege- und Therapieforschung zu steuern und Forschungsprioritäten festzulegen. Auch ein Evaluationskonzept wurde erstellt, in das alle Zielgruppen einbezogen wurden (Hantikainen, 2005).

6. Schritt: Evaluation von Wirkungsketten – Qualitätsmanagement und Evidence-based Practice

6.1 Drei Ebenen der Evaluation

Der 6. Schritt der Evidence-basierten Praxis, die Evaluation, ist vielleicht der wichtigste Schritt. Zumindest ist es, wie wir in Kapitel G.1.3 auf Seite 34 sahen, der Schritt, der den Pflegeprozess dynamisch erhält (→ Abbildung 6-1).

In diesem 6. Schritt erweist sich, ob die ersten fünf Schritte wirklich an den Bedürfnissen der Pflegebedürftigen orientiert sind. Wir könnten also unter dem „6. Schritt" dieses ganze Buch noch einmal ausbreiten. Lesen Sie lieber noch einmal vom Ergebnis her das einleitende Kapitel G.

Evaluation führt zu Ergebnissen auf drei Ebenen:

- Ebene 1: Das Ergebnis ist (nicht) wie erwartet.
- Ebene 2: Das Ergebnis ist wie erwartet, aber es entspricht inzwischen *nicht* mehr meinen Bedürfnissen.
- Ebene 3: Das Ergebnis ist wie erwartet, aber es wäre etwas Besseres möglich gewesen.

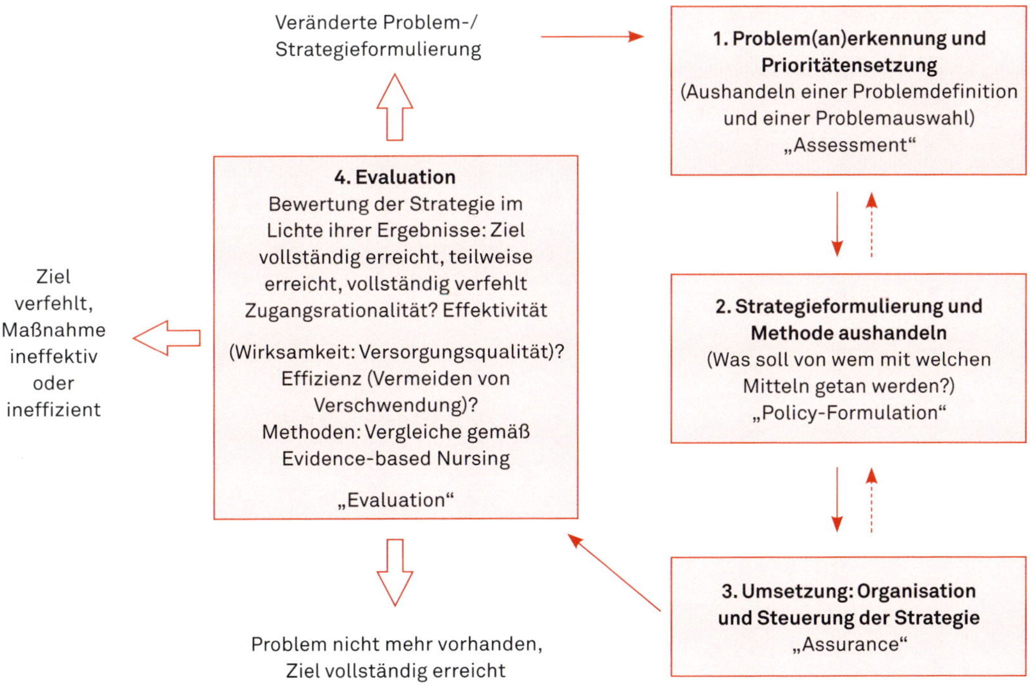

Abbildung 6-1: Problem(an)erkennung und Evaluationsspirale

6.1.1 Ebene 1: Das Ergebnis ist (nicht) wie erwartet

Das ist die einfachste Art der Evaluation. Jede Maßnahme beinhaltet ein gedanklich vorweggenommenes, erwartetes Ergebnis. Zum Beispiel erwarte ich bei einer fiebrigen Erkältung, dass nach drei Tagen das Fieber heruntergeht. Wenn es nach drei Tagen nicht heruntergegangen ist, frage ich mich, ob die Problemdiagnose nicht falsch war und es sich vielleicht um mehr als um eine fiebrige Erkältung handelt (→ Kasten 1 in Abbildung 6-1 auf Seite 291). Oder die Maßnahme war bei mir nicht die richtige (Kasten 2). Oder ich habe mich gar nicht an die Maßnahme gehalten (Kasten 3). Solche Vergleiche zwischen antizipiertem Ergebnis und eingetretenem Ergebnis führen wir laufend durch. Es handelt sich um „Critical Pathways", wie wir sie in Kapitel G.1.3 auf Seite 34 darstellten. Auf jeder Stufe wählen wir zwischen einer begrenzten Zahl von Alternativen: alternative Problemanerkennungen, alternative Maßnahmen, alternative Umsetzungen. Informationstechnik kann uns helfen, bekannte relevante Alternativen wahrzunehmen und nicht zu vergessen. Es handelt sich im Kern um Checklisten bekannter Problemlösungswege.

6.1.2 Ebene 2: Das Ergebnis ist wie erwartet, aber es entspricht inzwischen nicht mehr meinen Bedürfnissen

Dieser Fall ist gar nicht so selten. Denn nicht nur eine Maßnahme braucht Zeit, um zu wirken. In dieser Zeit können sich auch die Pflegebedürftigen in ihren Vorstellungen, in ihren Leidensbereitschaften und ihren Zielen ändern. Nichts kann sie dazu zwingen, bei den Vorstellungen zu verharren, die sie bei der Entscheidung für eine Maßnahme hatten. Ebene 1 ist, was die Bedürfnisse und Vorstellungen der Pflegebedürftigen angeht, statisch: Zwar brauchen die Maßnahmen Zeit, aber die Pflegebedürftigen sollen ihre Vorstellungen und Ziele nicht ändern. Das ist unrealistisch. Eine gute Evaluation fragt nach diesen Änderungen, aber vermischt nicht die Evaluation der Ebene 2 mit der Evaluation der Ebene 1.

6.1.3 Ebene 3: Das Ergebnis ist wie erwartet, aber es wäre etwas Besseres möglich gewesen

Dieser Fall ist hochrelevant. Stellen Sie sich vor, wie Ihre engagierten, wohlmeinenden und liebevollen Vorgänger im Pflegeberuf täglich die Ergebnisse von Fönen und Eisen bei Dekubitus evaluierten. Die furchtbaren Ergebnisse dieser brutalen Körperverletzung verunsicherten sie nicht, weil sie diese Ergebnisse aus jahrzehntelanger Erfahrung so erwarteten. Ihre Praxis wurde ihnen nicht problematisch. Die Ergebnisse des Föhnens und Eisens stürzten sie nicht in eine Krise, weil sie die Ergebnisse nicht anders erwarteten.

Allgemeiner gesagt: Wir können uns nicht darauf verlassen, dass unerwartete Ergebnisse uns schon rechtzeitig in Krisen stürzen. Es bedarf der außeralltäglichen Anstrengung, jedes bewährte Verfahren so anzusehen, als wäre es in einer Krise.

Trotz Erfüllung der Erwartungen müssen wir es in eine Krise stürzen, um das Neue entdecken zu können.

Im Alltag kann man nicht permanent alles in eine Krise stürzen. Man würde sich handlungsunfähig machen (→ Kapitel G.2 auf Seite 47). Aber es gibt eine Tätigkeit, für die die Krise der Normalfall ist. In ihr wird, um Neues zu entdecken, jedes Vorgehen so angesehen, als sei noch etwas Besseres möglich. Diese Tätigkeit ist Wissenschaft, wie wir sie im Kapitel G.2 ab Seite 47 erörterten. Als Pflegewissenschaftler evaluieren wir jeden Einzelfall unter der Frage, ob er zur externen Evidence für bessere pflegerische Handlungen beitragen kann.

6.2 Die Evaluation von Struktur-, Prozess-, Prozessergebnis- und Zielerreichungsqualität

In Abbildung 6-2 finden Sie vier Ebenen aufgeführt. Sie können Sie in zwei Richtungen lesen: Von unten nach oben, also vom Struktur-Input bis zum letztlich angestrebten Ziel, verläuft die Wirkungsrichtung (Wirkungskette). Von oben nach unten, also vom Ziel zum notwendigen Struktur-Input, bildet sich unser Wissen über notwendige Strukturen und Prozesse und damit erst die Möglichkeit, eine Struktur und einen Prozess zu begründen (Begründungskette).

Ein triviales Beispiel für die Begründungskette: Woher wissen wir, dass in einer Einrichtung mindestens 50 % der Schwestern und Pfleger eine dreijährige Ausbildung absolviert haben müssen statt nur zum Beispiel 30 % und so viele Föhne wie anwesende ausgebildete Pfleger vorhanden sein müssen (also Merkmale der Strukturqualität)? Wir meinen es, weil zum Beispiel der Prozess „Fönen und Eisen bei Dekubitus" eben nicht von Hilfsschwestern durchgeführt werden könne und weil wegen der Häufigkeit des Föhnens jede anwesende ausgebildete Pflegerin immer einen Fön haben müsse. Woher wissen wir, dass der Prozess „Fönen und Eisen" nötig ist? Wir denken es, weil wir zu wissen meinen, dass Fönen und Eisen Dekubitus lindert oder wenigstens seiner Verschlimmerung vorbeugt. Sobald wir erkennen, dass Fönen und Eisen im Ergebnis schadet statt nützt, bricht die Begründungskette zusammen: Weder der Prozess „Fönen und Eisen" ist mehr zu rechtfertigen noch die für ihn notwendige Struktur.

Allgemein gesprochen: Ich kann nichts über die notwendige Strukturqualität sagen, wenn ich nicht verlässlich weiß, welche Strukturen für welche Prozesse nötig sind, und ich kann nichts über Prozessqualität sagen, wenn ich nicht weiß, welche Prozesse für welche Ergebnisse nötig sind.

Ohne Evidence über die Wirkungen von Prozessen sind keine Aussagen über die Strukturqualität möglich. Das ist leichter gesagt als getan. Im Gesundheitswesen sind Strukturmerkmale fast immer leichter festzustellen als Prozessmerkmale und Prozessmerkmale leichter als Ergebnisse. Welche Ausbildungen das Personal hat und wie viele Föne inventarisiert sind, können Sie vergleichsweise leicht feststellen. Festzustellen, wie die Kollegen tatsächlich arbeiten, das ist schon schwieriger. Und festzustellen, welche Wirkungen ihre Handlungen haben, das ist am schwierigsten.

Deswegen finden wir im Gesundheitswesen häufig Versuche, Strukturqualitäten zu definieren, obwohl man über die Wirkungen der Prozesshandlungen sehr wenig weiß. Möglicherweise ist die Unterscheidung von Struktur-, Prozess- und Ergebnisqualität deshalb so beliebt, weil sie das Missverständnis erleichtert, ohne Kenntnis der Ergebnisqualität könne man etwas über die Struktur- und Prozessqualität sagen. Tatsächlich geht das nicht. Jeder Aussage über einen notwendigen Prozess und die von diesem Prozess benötigte Struktur liegt tatsächlich ausgesprochen oder unausgesprochen eine Wirkungshypothese zugrunde, die der Prüfung bedarf. Die Begründungskette ist nicht umkehrbar.

Und – allerdings selten durchgeführte – empirische Untersuchungen zum Zusammenhang von Ausbildung und tatsächlichen Handlungen im Gesundheitswesen haben schon manches Mal ge-

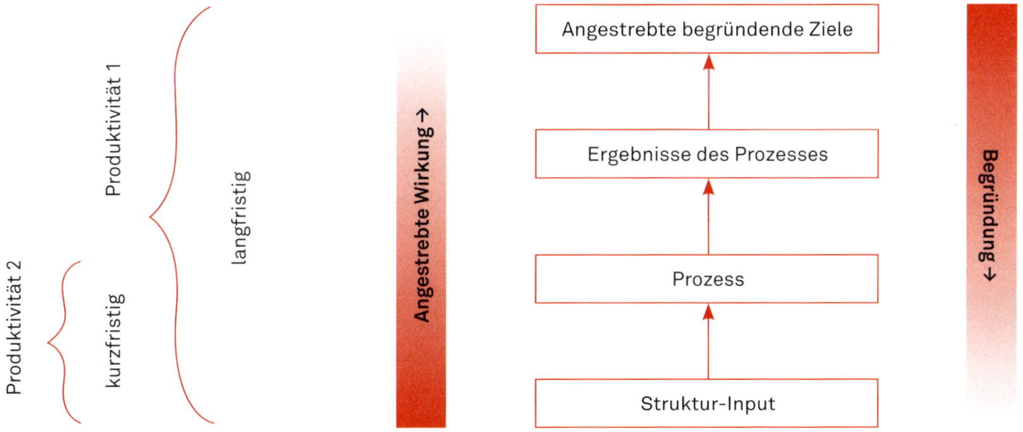

Abbildung 6-2: Ebenen der Qualität

zeigt, dass die gründlichere Ausbildung nicht mit selbst berichteter besserer Prozessqualität zusammenhängt (J. Behrens & Muller, 1993). Daher bezeichnen wir hier als Produktivität 2 das Verhältnis von Strukturkosten (z.B. Personal, Ausbildung, Gebäude, Geräte) zum durchgeführten Prozess (z.B. Zahl und Ausmaß pflegerischer Handlungen): Je weniger Strukturmittel für die Durchführung bestimmter pflegerischer Handlungen aufgewendet werden mussten, umso produktiver wurden diese Strukturmittel eingesetzt.

Als Produktivität 1 bezeichnen wir in Abbildung 6-2 auf Seite 293 das Verhältnis von eingesetzten Mitteln zu bewirkten Ergebnissen. Es liegt auf der Hand, dass die Produktivität 1 weitaus wichtiger ist als die Produktivität 2 und die einzige, die unsere pflegebedürftigen Klienten und die Kostenträger interessiert. Streng genommen muss ich etwas über die Produktivität 1 wissen, um die Produktivität 2 ermitteln zu können. Aber die Produktivität 2 wird viel öfter erhoben und ist für die interne Planung der Pflege durch die Pflegenden und ihre Leitungen auch unverzichtbar (→ Kapitel 4.9 auf Seite 210).

6.3 Ergebnisse treten schon während, nicht erst nach einem Prozess auf

Sind Ergebnisse erst nach einem Prozess feststellbar? Wenn wir Sie davon überzeugen konnten, dass Sie erst die Ergebnisse kennen müssen, bevor Sie letztlich über die Qualität eines Prozesses und die Qualität einer Struktur etwas sagen können, haben Sie ein entscheidendes Kriterium der Studienbeurteilung für sich bereits gewonnen. Studien über pflegerische und andere therapeutische Interventionen sind in der Regel so aufgebaut, dass sie die Wirkungen einer pflegerischen Intervention durch den Vergleich messen, wie sich zwei Gruppen gleich Pflegebedürftiger mit und ohne diese Intervention entwickeln.

Darin lauert die Gefahr eines häufigen Missverständnisses, auf das wir Sie gleich zu Anfang hinweisen möchten. Es handelt sich um das Missverständnis, dass Ergebnisse in der Regel erst nach dem Prozess anfallen. Diese deutliche zeitliche Trennung kann vorkommen, muss es aber nicht. So messen Sie zum Beispiel die Wirkung von Wadenwickeln oder Medikamenten auf das Fieber erst einige Zeit nach Beginn dieser Maßnahme, und ob Sie Ihr Ziel, beim Katheter-Setzen eine Infektion zu vermeiden, erreicht haben, können Sie erst Stunden oder Tage nach dem Katheter-Setzen eindeutig feststellen. Noch länger werden die Zeiten, nach denen ein Schlaganfallpatient seine „schlechte Seite" nach rehabilitativer Pflege wieder bewegen kann oder sich im FIM-, im Barthel- oder im RAP-Index Verbesserungen zeigen. Daher sind viele Untersuchungen zur Zielerreichung so aufgebaut, dass während des Pflegeprozesses nur gemessen wird, ob der Pflegeprozess vorschriftsmäßig durchgeführt wurde, und erst am nächsten Tag oder später die Ergebnisse aufgenommen werden. Üblich ist eine Trennung zwischen drei Zeitpunkten: t_1 (vor der Maßnahme), t_2 (Maßnahme) und t_3 (Ergebnis nach der Maßnahme).

Aber das ist unbegründet und missverständlich. Wichtige Ergebnisse treten zeitgleich mit dem Prozess auf. Bleiben wir beim Beispiel Katheter-Setzen. Der Schmerz und die Scham beim ungeschickten und indiskreten Katheter-Setzen schießen Ihnen als Pflegebedürftige sofort durch den Leib, nur die Vermeidung der Infektion ist erst später feststellbar. Wenn Sie jetzt nur Langzeitergebnisse für die Ergebnisqualität heranziehen, haben Sie sich – ohne sich darüber Rechenschaft abzulegen – für eine Rangfolge entschieden: Die Vermeidung einer Infektion sei relevant, Schmerz und Scham seien nicht so relevante Ergebnisse. Oder bei einer Geburt: Das abgenabelte Kind in seinem Bett wäre das relevante Ergebnis – wie es der Mutter und ihrem Kind bei der Geburt ginge, wäre als Ergebnis irrelevant.

Allgemein gesprochen: Prozesse haben viele Ergebnisse, gleichzeitige und spätere. Nur unsere Klienten können entscheiden, welche dieser Ergebnisse ihnen wichtiger, welche nicht so wichtig sind. Keinesfalls dürfen wir uns als Pflegende anmaßen, diese Entscheidung dauernd unseren Klienten abzunehmen.

Das ist in der Praxis der Qualitätssicherung oft nicht leicht. Die Hauptschwierigkeit dabei ist nicht, dass manche Klienten Entscheidungen gerne aus dem Wege gehen und lieber jemanden hätten, der für sie die Verantwortung übernimmt. Die Hauptschwierigkeit ist, dass wir, um die Qualität einer Einrichtung zu beurteilen und zu entwickeln, zusammenfassender Dokumente und Kenngrößen bedürfen. Zum Beispiel wollen wir vorher wissen, bevor wir uns für eine Einrichtung entscheiden, wie dort die Qualität des Katheter-Setzens ist – nicht erst, wenn wir dort schon liegen. Dazu werden Dokumentationen und Statistiken entwickelt. Nun sind die einzelnen Ergebnisdimensionen unterschiedlich einfach festzustellen und zu dokumentieren. Infektionen sind einfacher zu dokumentieren als Schmerzen und Verletzungen der Scham. Das kann dazu führen, dass Infektionsvermeidungen eine größere Bedeutung für die zusammenfassende Beurteilung einer Einrichtung gewinnen als die Vermeidung von Schmerzen und Schamverletzungen – obwohl das die Pflegebedürftigen gar nicht so entschieden haben. Insofern kann allein vom Dokumentationssystem ein verfälschender Einfluss ausgehen. In neueren QM-Systemen ist das zu berücksichtigen.

Damit sind wir in der Abbildung 6-2 auf Seite 293 bei der Unterscheidung von Prozessergebnissen und letztlich angestrebten Zielen, also bei der dritten und vierten Ebene. Diese Unterscheidung wird in der Literatur in der Regel nicht gemacht, auch nicht von Donabedian. Sie ist aber für die Praxis von großer Bedeutung. Prozessergebnisse sind die Ergebnisse, die wir mit pflegerischen oder anderen therapeutischen Handlungen regelmäßig erreichen können. Letztlich angestrebte Ziele dagegen sind die biographisch relevanten Teilhabeziele, derentwegen Pflegebedürftige überhaupt an den Prozessergebnissen interessiert sind, die aber allein durch den Prozess nicht verwirklicht, sondern nur unterstützt werden können.

Solch ein Ziel ist zum Beispiel, wieder mit einer geliebten Person in der vertrauten Wohnung leben zu können. Ein solches Ziel kann Pflege offenbar nicht direkt verwirklichen. Pflege kann die Rückgewinnung körperlicher, seelischer und geistiger Fähigkeiten unterstützen, die Wohnung anpassen, die Angehörigen und die Pflegebedürftigen beraten, ausgefallene Fähigkeiten ambulant kompensieren – und damit einen Beitrag zum eigentlich angestrebten biographisch relevanten Ziel leisten.

Das ist keineswegs ein Spezialproblem der Pflege, sondern gilt in vielen Bereichen des Gesundheitswesens. So ist zum Beispiel das letztlich angestrebte Ziel der meisten medizinischen Rehabilitationen die Rückkehr in die Erwerbstätigkeit. Das können eine Rehabilitationsklinik oder eine ambulante Einrichtung aber gar nicht direkt leisten, weil sie keine Arbeitsplätze ausschreiben und auch nicht über Stellenbesetzungen entscheiden können. Was diese Einrichtungen als Prozessergebnisse erreichen können, sind die Motivation und die Leistungsfähigkeit der Rehabilitanden sowie die rechtzeitige Beratung mit Arbeitgebern und andere Maßnahmen.

Sollten wir nur die gut beeinflussbaren Prozessergebnisse als Ziele nennen und die letztlich angestrebten Ziele wie bisher im Dunkeln lassen? Oder sollten wir umgekehrt nur die letztlich angestrebten Ziele als relevante Ergebnisse gelten lassen und den Prozessergebnissen keine besondere Beachtung schenken? Unserer Meinung nach wäre beides falsch. Wenn wir nur die beeinflussbaren Prozessergebnisse als Ziele gelten lassen, drängt es uns zu pflegerischen und gesundheitlichen Maßnahmen, die den Teilhabezielen der Klienten gar nicht entsprechen. Durch die Amputation eines „Raucherbeins" können eine Vergiftung verhindert und der Stoffwechselprozess stabilisiert werden. Ob die Amputation mit den letztlich angestrebten Zielen des Pflegebedürftigen vereinbar ist, kann nur entscheiden, wer diese Ziele kennt. Dasselbe gilt für die oft schmerzhaften rehabilitativen Maßnahmen der Pflege. Für die Pflege, die es sehr häufig mit pflegebedürftigen Menschen mit chronischen Einschränkungen zu tun hat, ist die Unterscheidung zwischen beeinflussbaren Prozessergebnissen und angestrebten Zielen so unverzichtbar wie für die Rehabilitation.

Wenn wir dagegen nur die letztlich angestrebten Ziele und nicht auch die Prozessergebnisse als „Zwischenziele" gelten lassen, machen wir den umgekehrten Fehler. Wir können nämlich unser eigenes pflegerisches oder therapeutisches Zutun nicht mehr beurteilen. Wenn ganz ohne unser Zutun das familiäre Umfeld allein das Ziel der familiären Integration erreicht, stünden wir zu Unrecht sehr gut da. Wenn trotz aller unserer Bemühungen dieses letztlich angestrebte Ziel nicht erreicht wird, stünden wir ebenfalls zu Unrecht ganz schlecht da. Dasselbe lässt sich am Reha-Ziel „Wiederaufnahme der Erwerbstätigkeit" zeigen. Würden Rehabilitationseinrichtungen nur danach beurteilt, wie viele ihrer Klienten nach der Reha die Erwerbstätigkeit wieder aufnehmen, stünden sie je nach Arbeitsmarktlage sehr gut oder sehr schlecht da. Die Folge nur dieses einen Erfolgskriteriums wäre, dass gut Qualifizierte mit einer sicheren Tätigkeit in Einrichtungen bevorzugt aufgenommen würden, Arbeitslose hingegen weiterverwiesen würden. Daher ersetzt die Dokumentation, wieweit die letztlich angestrebten Ziele erreicht wurden, nicht die Messung, wieweit die direkt beeinflussbaren Prozessergebnisse erzielt wurden (J. Behrens, 1999).

In diesem Abschnitt wollten wir Sie in Wirkungsketten und Begründungsketten einführen, auf denen die Praxis des Evidence-based Nursing wie des Qualitätsmanagements beruht. Diese Ketten sind die Grundlage sowohl für die Methode der Verlaufsanalysen und ihrer kritischen Beurteilung als auch der Implementierung und Adaptation des Evidence-based Nursing in real existierenden Organisationen (Schritt 5 der EBN-Methode). Qualitätsmanagement ist ein wichtiges Einfallstor für externe Evidence in hierarchische Organisationen (→ Abbildung G2 auf Seite 29).

Aber Qualitätsmanagement mit seinen im besten Fall auf externer Evidence basierenden Leitlinien und Standards darf nie vergessen, dass pflegerische Problem(an)erkennungen und Entscheidungen nur im Arbeitsbündnis mit dem individuellen Pflegebedürftigen – im Respekt vor der Autonomie seiner Lebenspraxis – zu erarbeiten sind. Sonst werden Qualitätsmanagement und Qualitätsevaluation zur Gefahr für Qualität.

Literaturverzeichnis

AGREE. (2001). *AGREE. Checkliste zur Qualitätsbeurteilung von Leitlinien*: AGREE Collaboration.

Albertus Magnus. (1981). *De vegetabilibus - Physica - Ethica.* Zitiert nach Ausstellungskatalog des Historischen Archivs Köln.

Alfaro-LeFevre, R. (2003). Strategies promoting critical thinking. Workshop Handouts. Retrieved 19.10.2015, from http://www.alfaroteachsmart.com/

Alfaro-LeFevre, R. (2013). *Critical thinking, clinical reasoning, and clinical judgment a practical approach (5th ed ed.). St. Louis, MO: Saunders/Elsevier.*

Allen, C., Glasziou, P., & Del Mar, C. (1999). Bed rest: a potentially harmful treatment needing more careful evaluation. Lancet, 354(9186), 1229–1233.

Allerbeck, K., & Hoag, W.J. (1981). Interviewer- und Situationseffekte in Umfragen – eine log-lineare Analyse. *Zeitschrift für Soziologie, X(4), 413–426.*

Altman, D.G. (1985). Comparability of randomised groups. The Statistician, 34(1), 125–136.

American Nurses Association (ANA). (1989). Commission on nursing research: education for participation in nursing research. Kansas City: The Association.

Antman, E.M., Lau, J., Kupelnick, B., Mosteller, F., & Chalmers, T.C. (1992). A comparison of results of meta-analyses of randomized control trials and recommendations of clinical experts. Treatments for myocardial infarction. *JAMA, 268*(2), 240–248.

Arbeitskreis Deutscher Qualifikationsrahmen (ADQR). (2011). Deutscher Qualifikationsrahmen für lebenslanges Lernen. Verabschiedet am 22. März 2011. from http://www.deutscherqualifikationsrahmen.de

Aristoteles. (1995). *Philosophische Schriften Band 3: Nikomachische Ethik.* Hamburg: Verlag Felix Meiner.

AWMF, & äzq. (2011). Leitlinien-Glossar. Retrieved Juni 2015, from http://www.leitlinien.de/leitlinienmethodik/leitlinien-glossar/

Baker, A., Young, K., Potter, J., & Madan, I. (2009). *A review of grading systems and critical appraisal tools: For use by specialist medical societies developing evidence-based guidelines.* London: The Royal College of Physicians.

Balint, M. (1957). *Der Arzt, sein Patient und die Krankheit*: Klett.

Baluyot, C. (2014). Integration von ausländischen Pflegefachkräften in die stationäre Altenpflege Norwegens. In R. Tewes & A. Stockinger (Eds.), *Personalentwicklung in Pflege- und Gesundheitseinrichtungen: Erfolgreiche Konzepte und Praxisbeispiele aus dem In-und Ausland* (pp. 151–163).

Balzer, K. (2012). Theorieferne Evidenzbasierung? Replik zum Beitrag von Moers et al., Pflege, Dezember 2011, Heft 6, Themenschwerpunktheft Theorieentwicklung in der Pflege im 21. Jahrhundert. *Pflege, 25*(2), 137–141.

Barandun Schäfer, U., Hirsbrunner, T., Jäger, S., Näf, E., Römmich, S., & Horlacher, K. (2011). Pflegeentwicklung der Solothurner Spitäler. Unterwegs zu klinisch orientierter Pflegeexpertise und Praxisentwicklung. *Pflege, 24(1), 7–14.*

Baransky, B., & Behrens, J. (Eds.). (1997). Occupational Health Policy, Practice and Evaluation. Genf und Kopenhagen: WHO-Verlag.

Barley, E.A., Haddad, M., Simmonds, R., Fortune, Z., Walters, P., Murray, J., et al. (2012). The UPBEAT depression and coronary heart disease programme: using the UK Medical Research Council framework to design a nurse-led complex intervention for use in primary care. BMC Fam Pract, 13, 119.

Barre, K. (2014). *Evidence-based nursing in der pflegedidaktischen Vermittlung.* Frankfurt am Main: Mabuse-Verl.

Bartholomeyczik, S., Müller, E., & Beier, J. (1997). *Pflegeforschung verstehen mit 15 Tabellen.* München [u.a.]: Urban & Schwarzenberg.

Bechtel, P., & Winter, M.H.J. (2009). *Erfolgreiches Pflegemanagement im Krankenhaus Antworten auf Führungsfragen von morgen* (1. Aufl. ed.). Köln: Haarfeld.

Behrens, J. (1980). Nicht nur Katzen haben viele Leben. Arbeitsmarktstruktur, Habitus und biographische Thematisierung. In W. Schulte (Ed.), *Soziologie in der Gesellschaft. Aus den Veranstaltungen der Sektionen der Deutschen Gesellschaft für Soziologie beim 20. Deutschen Soziologentag in Bremen 1980, Bremen 1981* (pp. 640–644).

Behrens, J. (1982). Die Ausdifferenzierung der Arbeit. In K.O. Hondrich (Ed.), *Soziale Differenzierung* (pp. 129–209). Frankfurt am Main, New York: Campus-Verlag.

Behrens, J. (1983). Bedürfnisse und Zufriedenheiten als Statussysmbole und Anrechte. Lehren aus einem Panel für Bedürfnistheorie und Planung. In K.O. Hondrich & R. Vollmer (Eds.), *Bedürfnisse im Wandel. Theorie, Zeitdiagnose, Forschungsergebnisse* (pp. 193–244): Westdeutscher Verlag.

Behrens, J. (1984). Die Reservearmee im Betrieb. Machttheoretische Überlegungen zu den Konzepten der „Kontrolle", der „Eigentumsrechte" und der „Sozialen Schließung". In U. Jürgens & F. Naschold (Eds.), *Arbeitspolitik. Materialien zum Zusammenhang von politischer Macht, Kontrolle und betrieblicher Organisation der Arbeit* (pp. 133–155). Opladen: Leviathan.

Behrens, J. (1994). *Anvertraute Unversehrtheit.* Habilitationsschrift, Bochum und Bremen.

Behrens, J. (1996). Die Freiheit der Wahl und die Sicherung der Qualität. In J. Behrens, B. Braun, J. Morone & D. Stone (Eds.), *Gesundheitssystementwicklung in den USA und Deutschland: Wettbewerb und Markt als Ordnungselemente im Gesundheitswesen auf dem Prüfstand des Systemvergleichs* (pp. 197–214): Nomos.

Behrens, J. (1998). Evidence-Based Nursing in Rehabilitation. *DRV-Schriften, 10, 394–395.*

Behrens, J. (1999). Evaluation of OHS as a system of incentives – a German example. In E. Menckel & P. Westerholm (Eds.), Evaluation in Occupational Health Practice. Oxford: Butterworth-Heinemann.

Behrens, J. (2000). Ärztliche Angst und ärztliche Eleganz. Handlungsprobleme der Kostenreduktion, der Herausbildung von Hausärzten und der optimalen Größe von Praxisnetzen im Ländervergleich. *Das Gesundheitswesen, 62*(3), 130–137.

Behrens, J. (2001a). Evidence Based Nursing: pflegerische Entscheidungen in bestverfügbarer Kenntnis ihrer Wirkungen. In M. Landenberger & et al. (Eds.), *Pflegepfade in Europa. Neue Forschungsergebnisse und Praxisprojekte aus Pflege, Management und Gesundheitspolitik in Europa* (pp. 92–110): Mabuse.

Behrens, J. (2001b). Rationierung als Ausflucht vor rationaler Allokation. Die Umdeutung von Rationierung in mangelnden Bedarf. *Zeitschrift für Sozialreform, 47*(6), 669–699.

Behrens, J. (2002a). Einziger Goldstandard RCT? Gleiche Gütekriterien, unterschiedliche Validierungstechniken in qualitativen und quantitativen Interventions- und Evaluationsstudien. *Gesundheitswesen, 64*, A88-A88.

Behrens, J. (2002b). Glaubwürdigkeit versus Validität, falsifikationistisch versus nicht falsifikationsorientiert, sequenzanalytisch versus querschnittsanalytisch – unterscheidet das qualitative und quantitative Ansätze in der Gesundheitsforschung? *Gesundheitswesen, 64*, A88-A88.

Behrens, J. (2002c). Inklusion durch Anerkennung. Chronische Krankheit, das Veralten der Indikatoren sozialer Ungleichheit und die Herausforderungen an die Pflege und anderer Gesundheitsberufe. Österreichische Zeitschrift für Soziologie, 27(4), 23–41.

Behrens, J. (2002d). Sinn machen „quantitative" Untersuchungen nur als Teile „qualitativer" Studien. Zur Indikation von Interviews zur Erzeugung externer Evidence. *Hallesche Beiträge zu den Gesundheits- und Pflegewissenschaften, 1*(1).

Behrens, J. (2003). Medizin- und Gesundheitssoziologie. In B. Orth, T. Schwietring & J. Weiß (Eds.), *Soziologische Forschung. Stand und Perspektiven* (pp. 277–298). Opladen: Leske + Budrich.

Behrens, J. (2003). Vertrauensbildende Entzauberung: Evidence- und Eminenz-basierte professionelle Praxis. Eine Entgegnung auf den Beitrag von Werner Vogd Professionalisierungsschub oder Auflösung ärztlicher Autonomie. *Zeitschrift für Soziologie, 32*(3), 262–269.

Behrens, J. (2004). Die Verwechslung von Zielen und Mitteln und von interner und externer Evidence. *Forum Deutsche Krebsgesellschaft, 4*(4), 39–42.

Behrens, J. (2005a). Abhören ersetzt nicht Zuhören, Fürsorge nicht Respekt. In H. Bollinger, A. Gerlach & M. Pfadenhauer (Eds.), *Gesundheitsberufe im Wandel* (pp. 103–145): Mabuse.

Behrens, J. (2005b). Soziologie der Pflege und Soziologie der Pflege als Profession: die Unterscheidung von interner und externer Evidence. In K.R. Schroeter & T. Rosenthal (Eds.), *Soziologie der Pflege* (pp. 51–70): Juventa.

Behrens, J. (2006a). Langzeitperspektiven und Outcomes aus pflegewissenschaftlicher Sicht. In C. Schweizer, M. Schmidt-Ohlemann & P. Schönle (Eds.), *Nachhaltigkeit der (Mobilen) Geriatrischen Rehabilitation: Definition und Messung von Outcomes in langfristiger Perspektive. Dokumentation der gemeinsamen Fachtagung in Berlin* (pp. 51–60): Institut für Sozialforschung und Sozialwirtschaft (iso).

Behrens, J. (2006b). Meso-soziologische Ansätze und die Bedeutung gesundheitlicher Unterschiede für die allgemeine Soziologie sozialer Ungleichheit. In M. Richter & K. Hurrelmann (Eds.), *Gesundheitliche Ungleichheit* (pp. 53–72): VS Verlag für Sozialwissenschaften.

Behrens, J. (2007). Anerkennung als Person und die Liebe der Caritas. Die Kreuzritterorden und die Ausdifferenzierung von Medizin und Pflege. In A. Lipp & J. Lasch (Eds.), *Einer kam durch. Zur Lebenswirklichhkeit im Zeitalter der Kreuzzüge* (pp. 80–91). Dössel: Verlag Janos Stekovics.

Behrens, J. (2009). Rehabilitierende Pflege – in Verantwortung für ihre Wirkungen. In W. Blumenthal & F. Schliehe (Eds.), *Teilhabe als Ziel der Rehabilitation. 100 Jahre Zusammenwirken in der Deutschen Vereinigung für Rehabilitation e. V.* (pp. 287–296). Ulm: Universitätsverlag.

Behrens, J. (2010). Biologie in soziologischen Analysen sozialer Ungleichheit: natürliche Unterschiede und soziale Ungleichheit in<p>Gesundheit und Altern. In H.G. Soeffner (Ed.), *Unsichere Zeiten. Herausforderungen gesellschaftlicher Transformationen. Verhandlungen des 34. Kongresses der Deutschen Gesellschaft für Soziologie in Jena 2008*: VS Verlag.

Behrens, J. (2010). EbM ist die aktuelle Selbstreflexion der individualisierten Medizin als Handlungswissenschaft. Zum wissenschaftstheoretischen Verständnis von EbM. *Z Evid Fortbild Qual Gesundhwes, 104*(9), 617–624.

Behrens, J., Arrow, J.O., Dorenburg, U., & Dreyer-Tümmel, A. (1992). Gesundheitsberichterstattung und Belegschaftsmobilität. Welchen Beitrag kann die multivariate Analyse von GKV-Daten zur Identifizierung der Bedingungen beruflicher Labilisierung leisten? In U. Laaser & F.W. Schwartz (Eds.), *Gesundheitsberichterstattung und Public Health in Deutschland* (pp. 379–392). New York: Springer-Verlag.

Behrens, J., Braun, B., Morone, J., & Stone, D. (1996). Die Hoffnung auf Wettbewerb im Gesundheitswesen. In J. Behrens, B. Braun, J. Morone & D. Stone (Eds.), *Gesundheitssystementwicklung in den USA und Deutschland: Wettbewerb und Markt als Ordnungselemente im Gesundheitswesen auf dem Prüfstand des Systemvergleichs* (pp. 11–20): Nomos.

Behrens, J., & Dreyer-Tümmel, A. (1996). Abstiegskarrieren und Auffangpositionen. Zur Abbildung des sozialen Schicksals von vorübergehend Arbeitsunfähigen in GKV-Daten. In J. Behrens & W. Voges (Eds.), *Kritische Übergänge. Statuspassagen und sozialpolitische Institutionalisierung* (pp. 188–226). Frankfurt am Main: Campus.

Behrens, J., & Frentzel-Beyme, R. (1997). Berufsrisikoforschung mit Daten der Gesetzlichen Krankenversicherung unter besonderer Berücksichtigung der Mißklassifikation. In L. von Ferber & J. Behrens (Eds.), *Public Health Forschung mit Gesundheits- und Sozialdaten – Stand und Perspektiven* (pp. 113–118). St. Augustin: Asgard Verlag.

Behrens, J., Görres, S., & Schaeffer, D. (2012). Agenda Pflegeforschung für Deutschland. Retrieved 04.10.2015, from http://www.agenda-pflegeforschung.de/

Behrens, J., Güth, W., Kliemt, H., & Levati, M.V. (2006). Games that Doctor Play. Two-layered agency problems in a medical system. In M.-P.-I. für Ökonomik Jena (Ed.), *Discussion Papers on Strategic Interaction.*

Behrens, J., & Heinz, W. (1991). Statuspassagen und soziale Risiken im Lebensverlauf. *BIOS, Zeitschrift für Biographieforschung und Oral History, 4*(1), 121-140.

Behrens, J., & Langer, G. (2004). *Evidence-based nursing: vertrauensbildende Entzauberung der „Wissenschaft"; qualitative und quantitative Methoden bei täglichen Pflegeentscheidungen* (1. Aufl ed.). Bern [u.a.]: Huber.

Behrens, J., & Langer, G. (2010a). *Evidence-based Nursing and Caring : Methoden und Ethik der Pflegepraxis und Versorgungsforschung* (3. Aufl. ed.). Bern: Verlag Hans Huber.

Behrens, J., & Langer, G. (Eds.). (2010b). *Handbuch Evidence-based Nursing : Externe Evidence für die Pflegepraxis* (1. Aufl. ed.). Bern: Huber.

Behrens, J., Langer, G., Hanns, S., & Zimmermann, M. (2005). Der Pflegeforschungsverbund Mitte-Süd. Evidence-basierte Pflege chronisch Pflegebedürftiger in kommunikativ schwierigen Situationen. *Pflege & Gesellschaft, 10*(1), 17-20.

Behrens, J., & Leibfried, S. (1987). Sozialpolitische Forschung. Eine Übersicht zu universitären und universitätsnahen Arbeiten. *Zeitschrift für Sozialreform, 33(1), 1-19.*

Behrens, J., & Muller, R. (1993). Supply and demand factors in occupational health; determinants of self-reported compliance with the work place related requirements of the German Work Safety Law. Occup Med (Lond), 43 Suppl 1(1), S47-49.

Behrens, J., & Müller, R. (1989). Krankenhausarbeit als Gegenstand von Medizin, Soziologie und Arbeitswissenschaft. In H.U. Deppe, H. Friedrich & R. Müller (Eds.), *Jahrbuch Medizin und Gesellschaft 2* (pp. 82-98). Frankfurt am Main: Campus.

Behrens, J., & Rabe-Kleberg, U. (1993). Institutions and Gatekeeping in the Life Course. In W.R. Heinz (Ed.), *Gatekeeping in Life Course: A Pragmatic Proposal for Interrelating Four Gatekeeper Types (pp. 237-260).* Frankfurt am Main: Campus.

Behrens, J., & Rothgang, H. (2000). Hallesches Memorandum zur weitgehend ausgabenneutralen Reform der Pflegeversicherung. *Zeitschrift für Sozialreform, 46*(12).

Behrens, J., & von Ferber, L. (1997). Warum ein Memorandum zur Forschung mit Gesundheits- und Sozialdaten, den Routinedaten der Sozialleistungsträger? In L. von Ferber & J. Behrens (Eds.), *Public Health Forschung mit Gesundheits- und Sozialdaten - Stand und Perspektiven* (pp. 17-25). St. Augustin: Asgard-Verlag.

Behrens, J., Weber, A., & Schubert, M. (Eds.). (2012). *Von der fürsorglichen Bevormundung über die organisierte Unverantwortlichkeit zur professionsgestützten selbstbestimmten Teilhabe? Beiträge zur Transformation des Gesundheits- und Sozialsystems nach 1989.* Opladen, Berlin & Toronto: Verlag Barbara Budrich.

Behrens, J., & Zimmermann, M. (2004). Evidence für komplexe pflegerische Interventionen zugunsten chronisch kranker und Pflegebedürftiger in kommunikativ schwierigen Situationen. In A. Thoke-Colberg (Ed.), *Anwendungsorientierte Pflegeforschung. Ethik in der Pflege*: Zuckschwerdt.

Behrens, J., & Zimmermann, M. (2006). Das Bedürfnis nach Selbstbestimmung bei Pflegebedürftigkeit. *Zeitschrift für Gerontologie und Geriatrie, 39(7), 165-172.*

Benner, P. (1984). From Novice to Expert: Excellence and power in clinical nursing practice. Menlo Park, CA: Addison-Wesley.

Berg, A., & Fleischer, S. (2003). *Pflegediagnosen im Kontext einer Evidence-based Practise. Entwicklung und Umsetzung einer konzeptionellen Synthese durch die Konstruktion von datenbankspezifischen Suchstrategien.* Unpublished Diplomarbeit, Martin-Luther-Universität Halle-Wittenberg.

Bergdolt, K. (2004). *Das Gewissen der Medizin. Ärztliche Moral von der Antike bis heute*: Beck.

Bergmann, J.R. (1991). Studies of Work - Ethnomethodologie. In U. Flick, E. von Kardorff, H. Keupp, L. von Rosenstiel & S. Wolff (Eds.), *Handbuch qualitative Sozialforschung* (pp. 269-272). Weinheim: Psychologie Verlags Union.

Beyer, M., Geraedts, M., Gerlach, F.M., Gülich, M., Jäckel, W.H., Kopp, I., et al. (2008). Deutsches Instrument zur methodischen Leitlinien-Bewertung (DELBI). Retrieved 16.09.2015, from http://www.delbi.de/

Bochnik, H.J. (1987). Der einzelne Patient und die Regel - ein Grundproblem in der Medizin. *Der medizinische Sachverständige, 83*, 5-11.

Bollinger, H., & Grewe, A. (2002). Die akademisierte Pflege in Deutschland zu Beginn des 21. Jahrhunderts - Entwicklungsbarrieren und Entwicklungspfade *Jahrbuch für Kritische Medizin, Bd. 37: Qualifizierung und Professionalisierung* (pp. 43-59). Hamburg: Argument Verlag.

Bossuyt, P.M., Reitsma, J.B., Bruns, D.E., Gatsonis, C.A., Glasziou, P.P., Irwig, L.M., et al. (2003). Towards complete and accurate reporting of studies of diagnostic accuracy: the STARD initiative. *Clinical chemistry and laboratory medicine: CCLM/FESCC, 41(1), 68-73.*

Boyd, E.A., & Bero, L.A. (2006). Improving the use of research evidence in guideline development: 4. Managing conflicts of interests. Health Res Policy Syst, 4, 16.

Brandenburg, H., & Dorschner, S. (2008). Pflegewissenschaft 1. Bern: Hans Huber.

Brockliss, L.W.B. (1995). Medical Reform, the Enlightenmant and Physician-Power in Late-Eighteenth-Century France. In R. Potter (Ed.), *Medicine in the Enlightenment (pp. 64-112). Amsterdam/Atlanta The Welcome Institute.*

Brown, S.J. (1999). Knowledge for health care practice : a guide to using research evidence. Philadelphia: W.B. Saunders.

Brozek, J.L., Akl, E.A., Alonso-Coello, P., Lang, D., Jaeschke, R., Williams, J.W., et al. (2009). Grading quality of evidence and strength of recommendations in clinical practice guidelines. Part 1 of 3. An overview of the GRADE approach and grading quality of evidence about interventions. Allergy, 64(5), 669-677.

Bryant-Lukosius, D., Dicenso, A., Browne, G., & Pinelli, J. (2004). Advanced practice nursing roles: development, implementation and evaluation. J Adv Nurs, 48(5), 519-529.

Bucknall, T., & Hutchinson, A.M. (2006). Is using an evidence-based clinical management tool sufficient for implementing evidence-based practice? Worldviews Evid Based Nurs, 3(4), 137-138.

Burns, N., & Grove, S.K. (2005). *Pflegeforschung verstehen und anwenden* (1. Aufl. ed.). München: Elsevier.

Busch, A.-K. (2004). Pflegeforschung in der Ausbildung zur diplomierten Pflegefachperson - Vom Grundlagen- zum Kontextwissen. *Pflegewissenschaft, 6*(1), 22-26.

Büscher, C. (2006). Pflege be-greifen. Handlungsorientierung - ein Schlagwort unter der Lupe. *Padua, 1*(3), 37-44.

Büssing, A., & May, S. (1995). Krankenpflegeausbildung im internationalen Vergleich. Das deutsche und US-Ausbildungssystem im Vergleich der Ausbildungserfahrungen deutscher und amerikanischer Pflegeschülerlnnen. *Zeitschrift für Gesundheitswissenschaften, 3(3), 264-275.*

Campbell, R., Quilty, B., & Dieppe, P. (2003). Discrepancies between patients' assessments of outcome: qualitative study nested within a randomised controlled trial. BMJ, 326(7383), 252-253.

Caramanica, L., & Roy, J. (2006). Evidence-Based Practice: Creating the environment for practice excellence. Nurse Leader, 4(6), 38–41.

Carley, S., Dosman, S., Jones, S.R., & Harrison, M. (2005). Simple nomograms to calculate sample size in diagnostic studies. Emergency medicine journal : EMJ, 22(3), 180–181.

Ciliska, D. (2005). Educating for evidence-based practice. J Prof Nurs, 21(6), 345–350.

Clark, M.P., & Westerberg, B.D. (2009). Holiday review. How random is the toss of a coin? CMAJ, 181(12), E306–308.

Corbin, J.M., & Hildenbrand, B. (2000). Qualitative Forschung. In B. Rennen-Allhoff & D. Schaeffer (Eds.), *Handbuch Pflegewissenschaft* (pp. 159–184). Weinheim, München: Juventa Verlag.

Corry, M., Clarke, M., While, A.E., & Lalor, J. (2013). Developing complex interventions for nursing: a critical review of key guidelines. *J Clin Nurs, 22(17–18), 2366–2386.*

Craig, P., Dieppe, P., Macintyre, S., Michie, S., Nazareth, I., Petticrew, M., et al. (2008). Developing and evaluating complex interventions: the new Medical Research Council guidance. BMJ, 337, a1655.

Craig, P., & Petticrew, M. (2013). Developing and evaluating complex interventions: reflections on the 2008 MRC guidance. Int J Nurs Stud, 50(5), 585–587.

Cronbach, L.J. (1982). Designing Evaluations of Educational and Social Programs. San Francisco: Jossey-Bass.

Crosby, O. (2002). Associate Degree: Two years to a career or a jump start to a bachelor's degree. Occupational Outlook Quarterly, 46(4), 2–13.

Cullum, N. (2000). EBN users' guide. Evaluation of studies of treatment or prevention intervention. Evidence-based Nursing, 3(4), 100–102.

Darmann, I. (2005). Professioneller Pflegeunterricht. *Pflegewissenschaft*, 7(5), 655–663.

Darmann, I. (2006). „Und es wird immer so empfohlen" – Bildungskonzepte und Pflegekompetenz. *Pflege, 19(3), 188–196.*

Davis, R., & Magilvy, J.K. (2000). Quiet pride: the experience of chronic illness by rural older adults. J Nurs Scholarsh, 32(4), 385–390.

DBfK, ÖKVB, & SBK. (2013). Advanced Nursing Practice in Deutschland, Österreich und der Schweiz. Eine Positionierung von DBfK, ÖGKV und SBK. Retrieved 27.06.2014, from http://www.dbfk.de/download/index.php

Delgado-Rodriguez, M., & Llorca, J. (2004). Bias. *J Epidemiol Community Health, 58(8), 635–641.*

Dewey, J. (1988). *Kunst als Erfahrung.* Frankfurt/M.: Suhrkamp.

DiCenso, A., Bayley, L., & Haynes, R.B. (2009). Accessing pre-appraised evidence: fine-tuning the 5S model into a 6S model. *Evid Based Nurs, 12(4), 99–101.*

DiCenso, A., Cullum, N., & Ciliska, D. (1998). Purpose and Procedure. Evidence-Based Nursing, 1(1), 2–3.

DiCenso, A., Guyatt, G., & Ciliska, D. (2005). Evidence-Based Nursing : A Guide to Clinical Practice. St. Louis, MO: Elsevier Mosby.

Diggle, L., & Deeks, J. (2000). Effect of needle length on incidence of local reactions to routine immunisation in infants aged 4 months: randomised controlled trial. BMJ, 321(7266), 931–933.

Dorgerloh, S. (2012). Implementierung von ANP. Advanced Nursing Practice – Praxisfelder fortgeschrittener Pflege: Positionen, Projekte, Diskussion. Düsseldorf: Vortrag am 10.05.2012.

Dorn, M. (2000). [Efficacy and tolerability of Baldrian versus oxazepam in non-organic and non-psychiatric insomniacs: a randomised, double-blind, clinical, comparative study]. *Forsch Komplementarmed Klass Naturheilkd*, 7(2), 79–84.

Dörr, J., Valipour, A., R., S., Meyer, G., Lühmann, D., Steurer, J., et al. (2013). Survey zu Aus-, Weiter- und Fortbildungsangeboten in Evidenzbasierter Medizin – eine zielgruppenspezifische Auswertung. Retrieved 23.05.2014, from http://www.egms.de/static/en/meetings/ebm2013/13ebm078.shtml

Döschel, M. (1995). Franzbranntwein – ein Gußritual? *Pflege aktuell, 49*(10), 677–679.

Drummond, M.F., Richardson, W.S., O'Brien, B.J., Levine, M., & Heyland, D. (1997). Users' Guides to the Medical Literature. XIII. How to Use an Article on Economic Analysis of Clinical Practice. A. Are the Results of the Study Valid? Evidence-Based Medicine Working Group. *JAMA, 277*(19), 1552–1557.

Duden. (1999). *Großwörterbuch Englisch [CD-ROM] (2. Aufl.)*: Duden.

Duden. (2001). *Das Fremdwörterbuch [CD-ROM] (7. Aufl.)*: Duden.

Eberhardt, D. (2014). Der Blick für das Wesentliche. Pflegepraktiker zu Akteuren einer Evidence-basierten Praxis ausbilden. *Padua, 9(4), 1–9.*

Edejer, T.T. (2006). Improving the use of research evidence in guideline development: 11. Incorporating considerations of cost-effectiveness, affordability and resource implications. Health Res Policy Syst, 4, 23.

Egger, M., Davey Smith, G., Schneider, M., & Minder, C. (1997). Bias in meta-analysis detected by a simple, graphical test. *BMJ, 315(7109), 629–634.*

Egger, M., Smith, G.D., & Altman, D.G. (2003). Systematic Reviews in Health Care. Meta-Analysis in Context. London: BMJ Books.

Elsbernd, A. (2011). Strategische Ausrichtung und Aufgaben eines innovativen Pflegemanagements. In S. Käppeli (Ed.), *Pflegewissenschaft in der Praxis. Eine kritische Reflexion* (pp. 166–186). Bern: Hans Huber.

Elzer, M. (1997). Balint-Seminare im Pflegestudium. *Pflege, 10*(4), 229–233.

Europarat. (2002). Entwicklung einer Methodik für die Ausarbeitung von Leitlinien für optimale medizinische Praxis. *Zeitschrift für ärztliche Fortbildung und Qualitätssicherung, 96*(Suppl. III), 1–60.

European Coronary Surgery Group. (1979). Coronary-artery bypass surgery in stable angina pectoris: Survival at two years. *Lancet, 1(8122), 889–893.*

Evans, D. (2003). Hierarchy of evidence: a framework for ranking evidence evaluating healthcare interventions. J Clin Nurs, 12(1), 77–84.

Everett, L.Q., & Titler, M.G. (2006). Making EBP Part of Clinical Practice: The Iowa Modell. In R.F. Levin & H.R. Feldmann (Eds.), Teaching Evidence Based Practice in Nursing (pp. 295–324). New York: Springer.

Feinstein, A.R., & Horwitz, R.I. (1997). Problems in the „evidence" of „evidence-based medicine". Am J Med, 103(6), 529–535.

Fengler, C., & Fengler, T. (1980). *Alltag in der Anstalt: Wenn Sozialpsychiatrie praktisch wird.* Köln: Psychiatrie-Verlag.

Ferber, L.v., & Behrens, J. (1997). *Public Health Forschung mit Gesundheits- und Sozialdaten – Stand und Perspektiven.* St. Augustin: Asgard Verlag.

Fineout-Overholt, E., & Johnston, L. (2005). Teaching EBP: a challenge for educators in the 21st century. *Worldviews Evid Based Nurs, 2*(1), 37–39.

Fischer-Rosenthal, W. (1991). Biographische Methoden in der Soziologie. In U. Flick, E. von Kardorff, H. Keupp, L. von Rosenstiel & S. Wolff (Eds.), *Handbuch qualitative Sozialforschung* (pp. 253–256). Weinheim: Psychologie Verlags Union.

Fischer, W. (1982). Alltagszeit und Lebenszeit in Lebensgeschichten von chronisch Kranken. *Zeitschrift für Sozialisationsforschung und Erziehungssoziologie, 2*(2), 5–19.

Fisher, R.A. (1926). The Arrangement of Field Experiments. *J Ministry Ag, 33*, 503–513.

Fleischmann, N. (2013). Arbeitsmarktperspektiven für Absolventen pflegebezogener Studiengänge. In P. Zängl (Ed.), *Pflegeforschung trifft Pflegepraxis* (pp. 92–109). Wiesbaden: Springer.

Fletcher, A., Cullum, N., & Sheldon, T.A. (1997). A systematic review of compression treatment for venous leg ulcers. *BMJ, 315*(7108), 576–580.

Fletcher, R.H., Fletcher, S.W., & Wagner, E.H. (1999). *Klinische Epidemiologie : Grundlagen und Anwendung* (J. Haerting & C. Rink, Trans.). Wiesbaden: Ullstein Medical.

Frake, C.O. (1980). *Language and cultural description: Stanford University Press.*

Frank, B. (2000). Critical Thinking Skills. In D.L. Huber (Ed.), Leadership and Nursing Care Management (pp. 131–147). Philadelphia: Saunders Elsevier.

Frank, J.P. (1779). *Johann Peter Frank's System einer vollständigen medicinischen Polizey*. Mannheim: Schwan.

Frentzel-Beyme, R., & Helmert, U. (2000). Association between malignant tumors of the thyroid gland and exposure to environmental protective and risk factors. *Reviews on Environmental Health, 15(3), 337–358.*

Fretheim, A., Schünemann, H.J., & Oxman, A.D. (2006a). Improving the use of research evidence in guideline development: 3. Group composition and consultation process. Health Res Policy Syst, 4, 15.

Fretheim, A., Schünemann, H.J., & Oxman, A.D. (2006b). Improving the use of research evidence in guideline development: 5. Group processes. Health Res Policy Syst, 4, 17.

Fretheim, A., Schünemann, H.J., & Oxman, A.D. (2006c). Improving the use of research evidence in guideline development: 15. Disseminating and implementing guidelines. Health Res Policy Syst, 4, 27.

Gadamer, H.G. (1986). Wahrheit und Methode. Grundzüge einer philosophischen Hermeneutik. Tübingen: Mohr.

Garfinkel, H. (1967). *Studies in Ethnomethodology*: Prentice Hall.

Garfinkel, H., & Sacks, H. (1976). Über formale Strukturen praktischer Handlungen. In E. Weingarten, F. Sack & J. Schenkein (Eds.), *Ethnomethodologie. Beiträge zu einer Soziologie des Alltagshandelns* (pp. 130–176). Frankfurt/M.: Suhrkamp.

Geertz, C. (1983). *Dichte Beschreibung. Beiträge zum Verstehen kultureller Systeme*. Frankfurt/M.: Suhrkamp.

Gerber, A.S., & Green, D.P. (2012). *Field Experiments. Design, Analysis, and Interpretation. New York, London: W.W. Norton.*

Gerlach, A., Köpke, S., Haut, A., & Meyer, G. (2012). *Prozessevaluation der Implementierung einer Leitlinien-gestützten komplexen Intervention in Alten- und Pflegeheimen.* Paper presented at the 13. Jahrestagung des Deutschen Netzwerks Evidenzbasierte Medizin, Hamburg.

Gieseke, M. (2006). Pflegeforschung als Lern-/Lehr-projekt in der onkologischen Fachweiterbildung. *Pflegewissenschaft, 8*, 329–334.

Gifford, W., Davies, B., Edwards, N., Griffin, P., & Lybanon, V. (2007). Managerial leadership for nurses' use of research evidence: an integrative review of the literature. *Worldviews Evid Based Nurs, 4(3), 126–145.*

Gifford, W.A., Davies, B., Edwards, N., & Graham, I.D. (2006). Leadership strategies to influence the use of clinical practice guidelines. Nurs Leadersh (Tor Ont), 19(4), 72–88.

Glissmann, G. (2009). Wissenschaftlich fundierte Pflegeausbildung zwischen Anspruch und Wirklichkeit. Eine qualitative Studie. *Pflegewissenschaft, 11(2), 69–80.*

Godlee, F. (2009). Clinical Evidence Handbook: The International Source of the Best Available Evidence for Effective Health Care. London: BMJ Books.

Grathoff, R. (1989). *Milieu und Lebenswelt*. Frankfurt/M.: Suhrkamp.

Greenhalgh, T. (2000). *Einführung in die Evidence-based Medicine. Kritische Beurteilung klinischer Studien als Basis einer rationalen Medizin* (W. Bartens, Trans.). Bern: Verlag Hans Huber.

Grol, R., Wensing, M., & Eccles, M. (2010). *Improving patient care the implementation of change in clinical practice (Transferred to digital printing ed.)*. Edinburgh [u.a.]: Elsevier.

Gross, D. (2004). Evidence Based Nursing – der umfassende Begriff. *Pflege, 17*(3), 196–207.

Gross, R., Löffler, M., & Gontard, S. (1997). *Prinzipien der Medizin*. Heidelberg: Springer Verlag.

Gurwitsch, A. (1976). *Die mitmenschlichen Begegnungen in der Milieuwelt*. Berlin, New York: De Gruyter.

Guyatt, G.H., Meade, M.O., Jaeschke, R.Z., Cook, D.J., & Haynes, R.B. (2000). Practitioners of evidence based care. Not all clinicians need to appraise evidence from scratch but all need some skills. *BMJ, 320*(7240), 954–955.

Guyatt, G.H., Oxman, A.D., Kunz, R., Falck-Ytter, Y., Vist, G.E., Liberati, A., et al. (2008). Going from evidence to recommendations. *BMJ, 336(7652), 1049–1051.*

Guyatt, G.H., Sackett, D.L., & Cook, D.J. (1993). Users' Guides to the Medical Literature. II. How to use an article about therapy or prevention. A. Are the results of the study valid? Evidence-Based Medicine Working Group. JAMA, 270(21), 2598–2601.

Guyatt, G.H., Sackett, D.L., & Cook, D.J. (1994). Users' Guides to the Medical Literature. II. How to use an article about therapy or prevention. B. What Were the Results and Will They Help Me in Caring for My Patients? Evidence-Based Medicine Working Group. JAMA, 271(1), 59–63.

Haines, A., & Jones, R. (1994). Implementing findings of research. BMJ, 308(6942), 1488–1492.

Hamers, J.P., Meyer, G., Köpke, S., Lindenmann, R., Groven, R., & Huizing, A.R. (2009). Attitudes of Dutch, German and Swiss nursing staff towards physical restraint use in nursing home residents, a cross-sectional study. Int J Nurs Stud, 46(2), 248–255.

Hamric, A.B., Spross, J.A., & Hanson, C.M. (2009). Advanced practice nursing an integrative approach (4th ed ed.). St. Louis: Saunders/Elsevier.

Hanns, S., Luck, T., Kuske, B., Riedel-Heller, S.G., Angermeyer, M.C., & Behrens, J. (2008). Entwicklung und Evaluation eines Trainingsprogramms für das Pflegepersonal in Altenpflegeheimen zum Umgang mit Demenzkranken. In D. Schaeffer, J. Behrens & S. Görres (Eds.),

Optimierung und Evidencebasierung pflegerischen Handelns (pp. 167–188). Weinheim: Juventa.

Hantikainen, V. (2005). Strategie für die Evidence-based Practice und Forschung in der Pflege und Therapieberufe am Inselspital Bern 2005–2009. Was, Weshalb und Wie? *PrInterNet, 6*(9), 36–39.

Hart, D. (1998). Ärztliche Leitlinien – Definitionen, Funktionen, rechtliche Bewertungen. *Medizinrecht, 16*(1), 8–16.

Haut, A., Gerlach, A., Köpke, S., & Meyer, G. (2012). Leitlinienreport zur Evidenzbasierten Praxisleitlinie – Vermeidung von freiheitseinschränkenden Maßnahmen in der beruflichen Altenpflege. Retrieved 12.06.2015, from http://www.leitlinie-fem.de/download/LL-Report_Mai2012.pdf

Haut, A., Kolbe, N., Strupeit, S., Mayer, H., & Meyer, G. (2010). Attitudes of relatives of nursing home residents toward physical restraints. *J Nurs Scholarsh, 42*(4), 448–456.

Haut, A., Köpke, S., Gerlach, A., Mühlhauser, I., Haastert, B., & Meyer, G. (2009). Evaluation of an evidence-based guidance on the reduction of physical restraints in nursing homes: a cluster-randomised controlled trial [ISRCTN34974819]. *BMC Geriatr, 9, 42.*

Haynes, B. (2007). Of studies, syntheses, synopses, summaries, and systems: the „5S" evolution of information services for evidence-based healthcare decisions. Evid Based Nurs, 10(1), 6–7.

Haynes, R.B. (2005). Of studies, summaries, synopses, and systems: the „4S" evolution of services for finding current best evidence. Evid Based Nurs, 8(1), 4–6.

Haynes, R.B., Wilczynski, N., McKibbon, K.A., Walker, C.J., & Sinclair, J.C. (1994). Developing optimal search strategies for detecting clinically sound studies in MEDLINE. J Am Med Inform Assoc, 1(6), 447–458.

Hayward, R.S.A., Wilson, M.C., Tunis, S.R., Bass, E.B., & Guyatt, G.H. (1995). Users' Guides to the Medical Literature. VIII. How to Use Clinical Practice Guidelines. A. Are the Recommendations Valid? Evidence-Based Medicine Working Group. JAMA, 274(7), 570–574.

Heidegger, M. (1995). *Ontologie (Hermeneutik der Faktizität). Gesamtausgabe, II. Abteilung: Vorlesungen, Band 63.* Frankfurt: Vittorio Klostermann.

Heinz, W., & Behrens, J. (1991). Statuspassagen und soziale Risiken im Lebensverlauf. *BIOS – Zeitschrift für Biographieforschung und Oral History, 4*(1), 121–140.

Higgins, J.P.T., & Green, S. (Eds.). (2011). *Cochrane Handbook for Systematic Reviews of Interventions Version 5.1.0. Chichester, UK: The Cochrane Collaboration.*

Higgins, J.P.T., & Thompson, S.G. (2002). Quantifying heterogeneity in a meta-analysis. Stat Med, 21(11), 1539–1558.

Higgins, J.P.T., Thompson, S.G., Deeks, J.J., & Altman, D.G. (2003). Measuring inconsistency in meta-analyses. *BMJ, 327*(7414), 557–560.

Hildenbrand, B. (1991). *Alltag als Therapie. Ablöseprozesse in der psychiatrischen Übergangseinrichtung*: Verlag Hans Huber.

Hildenbrand, B. (1999). *Fallrekonstruktive Familienforschung – Anleitungen für die Praxis.* Leverkusen: Leske und Budrich.

Hoffman, J. (2008). Teaching Strategies to Facilitate Nursing Students' Critical Thinking. In M.H. Oermann (Ed.), *Clinical Nursing Education (pp. 225–236). New York: Springer.*

Hontschik, B. (1987). *Theorie und Praxis der Appendektomie. Eine historische, psychosoziale und klinische Studie.* Bonn: Pahl-Rugenstein.

Husserl, E. (1962). *Die Krisis der europäischen Wissenschaften und die transzendentale Phänomenologie.* Leiden: Martinus Nijhoff.

Hwang, L.Y., Ross, M.W., Zack, C., Bull, L., Rickman, K., & Holleman, M. (2000). Prevalence of Sexually Transmitted Infections and Associated Risk Factor among Populations of Drug Abusers. *Clinical Infectious Diseases, 31(4), 920–926.*

Isaacs, D., & Fitzgerald, D. (1999). Seven alternatives to evidence based medicine. BMJ, 319(7225), 1618.

Jadad, A. (1998). Randomised Controlled Trials. London: BMJ.

Jadad, A.R., Haynes, R.B., Hunt, D., & Browman, G.P. (2000). The Internet and evidence-based decision-making: a needed synergy for efficient knowledge management in health care. CMAJ, 162(3), 362–365.

Jones, S.R., Carley, S., & Harrison, M. (2003). An introduction to power and sample size estimation. Emergency medicine journal : EMJ, 20(5), 453–458.

Kaap-Fröhlich, S. (2013). Notwendigkeit, Rahmenbedingungen und Definition evidence-basierten Handelns – Handlungsfeld für Biomedizinische AnalytikerInnen. *Biomed-Austria, 4*(1), 12–14.

Kachler, M., & Behrens, J. (2005). Professionalisierung oder Expertisierung der diagnostisch-technischen Gesundheitsberufe – Mythos oder realistische Perspektive? In K. et. al (Ed.), *Quo vadis, MTA? – Ein Beruf auf dem Prüfstand* (pp. 1–45). Berlin: Mensch & Buch.

Kälble, K. (2013). Durchlässigkeit zwischen beruflicher Bildung und Hochschulbildung im Kontext sich verändernder Rahmenbedingungen. Chancen und Risiken für eine weitergehende Professionalisierung der Gesundheitsberufe in Pflege und Therapie in Deutschland. In J. Estermann, J. Page & U. Streckeisen (Eds.), *Alte und neue Gesundheitsberufe* (pp. 161–184). Zürich: LIT-Verlag.

Katrak, P., Bialocerkowski, A.E., Massy-Westropp, N., Kumar, S., & Grimmer, K.A. (2004). A systematic review of the content of critical appraisal tools. *BMC Med Res Methodol, 4*, 22.

Kelle, U., & Kluge, S. (2001). Methodeninnovation in der Lebenslaufforschung. In U. Kelle & S. Kluge (Eds.), *Validitätskonzepte und Validierungsstrategien bei der Integration qualitativer und quantitativer Forschungsmethoden*: Juventa.

Kelly, K.G., Zisselman, M., Cutillo-Schmitter, T., Reichard, R., Payne, D., & Denman, S.J. (2001). Severity and course of delirium in medically hospitalized nursing facility residents. *Am J Geriatr Psychiatry, 9*(1), 72–77.

Kirkevold, M. (2002). *Pflegewissenschaft als Praxisdisziplin* (1. Aufl ed.). Bern [u.a.]: Huber.

Kirkevold, M., Bronken, B.A., Martinsen, R., & Kvigne, K. (2012). Promoting psychosocial well-being following a stroke: developing a theoretically and empirically sound complex intervention. *Int J Nurs Stud, 49(4), 386–397.*

Kitson, A., Harvey, G., & McCormack, B. (1998). Enabling the implementation of evidence based practice: a conceptual framework. Qual Health Care, 7(3), 149–158.

Klippert, H. (2002). *Methoden-Training Übungsbausteine für den Unterricht* (13., unveränd. Aufl ed.). Weinheim [u.a.]: Beltz.

KMK. (2011). Handreichung für die Erarbeitung von Rahmenlehrplänen der Kultusministerkonferenz (KMK) für den berufsbezogenen Unterricht in der Berufsschule und ihre Abstimmung mit Ausbildungsordnungen des Bundes für anerkannte Ausbildungsberufe. Retrieved 26.05.2014, from http://www.kmk.org/fileadmin/veroeffentlichungen_beschluesse/2011/2011_09_23_GEP-Handreichung.pdf

Knoth, S., Allmen, U. v., & Radnic, S. (2012). *Exzellenzmanagement Bausteine eines strategischen und operativen Managements im Krankenhaus*. Bern: Huber.

Köberich, S. (2008). Keine Angst vor Studien. Der Journal-Club: wissenschaftliches Arbeiten lernen. *Padua, 3*(1), 30–32.

Konrad, M. (1985). *Bändigen, Pflegen, Therapieren: die psychiatrische Krankenpflege seit 1945 anhand berufsbiographischer Interviews*. Frankfurt: Campus.

Köpke, S., Gerlach, A., Möhler, R., Haut, A., & Meyer, G. (2009). Leitlinie FEM – Evidenzbasierte Praxisleitlinie. Vermeidung von freiheitseinschränkenden Maßnahmen in der beruflichen Altenpflege. Retrieved 08.06.2015, from http://leitlinie-fem.de/downloads/LeitlinieFEM.pdf

Köpke, S., Koch, F., Behncke, A., & Balzer, K. (2013). Einstellungen Pflegender in deutschen Krankenhäusern zu einer evidenzbasierten Pflegepraxis. *Pflege, 26*(3), 163–175.

Köpke, S., & Meyer, G. (2013). Aktuelle Entwicklungen in der Pflegeforschung. In P. Zängl (Ed.), *Pflegeforschung trifft Pflegepraxis* (pp. 51–64). Wiesbaden: Springer.

Köpke, S., Meyer, G., Haut, A., & Gerlach, A. (2008). Methodenpapier zur Entwicklung einer Praxisleitlinie zur Vermeidung von freiheitseinschränkenden Maßnahmen in der beruflichen Altenpflege. *Z Evid Fortbild Qual Gesundhwes, 102*(1), 45–53.

Köpke, S., Mühlhauser, I., Gerlach, A., Haut, A., Haastert, B., Möhler, R., et al. (2012). Effect of a guideline-based multicomponent intervention on use of physical restraints in nursing homes: a randomized controlled trial. *JAMA, 307*(20), 2177–2184.

Ausbildungs- und Prüfungsverordnung für die Berufe in der Krankenpflege (KrPflAPrV) (2003).

Kuckeland, H., & Schneider, K. (2009). Forschendes Lernen curricular einbinden. *Unterricht Pflege, 14*(3), 7–13.

Kunz, R., Lelgemann, M., Guyatt, G.H., Antes, G., Falck-Ytter, Y., & Schünemann, H.J. (2007). Von der Evidence zur Empfehlung. In R. Kunz, G. Ollenschläger, H. Raspe, G. Jonitz & N. Donner-Banzhoff (Eds.), *Lehrbuch Evidenz-basierte Medizin in Klinik und Praxis* (Vol. 2., überarb. u. erw. Aufl. , pp. 231–247). Köln: Deutscher Ärzte-Verlag.

Kunz, R., Ollenschläger, G., Raspe, H., Jonitz, G., & Donner-Banzhoff, N. (Eds.). (2007). *Lehrbuch evidenzbasierte Medizin in Klinik und Praxis* (2., überarb. und erw. Aufl. ed.). Köln: Dt. Ärzte-Verl.

Lachin, J.M. (1988). Properties of simple randomization in clinical trials. *Control Clin Trials, 9*(4), 312–326.

Lakatos, I. (1982). *Die Methodologie der wissenschaftlichen Forschungsprogramme*. Wiesbaden: Vieweg.

Langer, G., & Pflanzer, M. (2005). AG „Evidence-based Nursing" – sinnvolles Konzept der Implementierung von EBN an einem Krankenhaus? *PrInterNet, 7*(9), 62–64.

Langer, G., Siller, M., & Tappeiner, W. (2013). Vom Bett zur Evidenz – und wieder zuruck. 5 Jahre evidenzbasierte Leitlinien in Sudtirol: Vorgehen und Erfahrungen. *Pflege, 26*(3), 177–190.

Langer, G., & Tappeiner, W. (2008). *Projekt „Evidence-based Nursing Südtirol"*. Paper presented at the Evidenzbasierte Primärversorgung und Pflege. 9. Jahrestagung Deutsches Netzwerk Evidenzbasierte Medizin und Kongress der Deutschen Gesellschaft für Pflegewissenschaft. Retrieved from http://www.egms.de/en/meetings/ebm2008/08ebm07.shtml

Langer, G., & Tappeiner, W. (2009). *Evidence-basierte Leitlinie zur Mundpflege*. Paper presented at the Kongress Evidenz und Entscheidung: System unter Druck. 10. Jahrestagung des Deutschen Netzwerks Evidenzbasierte Medizin.

Langer, G., Zimmermann, M., Behrens, J., & Dreyer-Tümmel, A. (2004). Motive und Gründe für die (Nicht-)Inanspruchnahme von Reha-Maßnahmen vor der Frühberentung. *Das Gesundheitswesen, 66*(8/9), 600.

Laupacis, A., Wells, G., Richardson, W.S., & Tugwell, P. (1994). Users' Guides to the Medical Literature. V. How to Use an Article About Prognosis. Evidence-Based Medicine Working Group. *JAMA, 272(3), 234–237.*

Lemire, J.A. (2005). Leader as a critical thinker. In H.R. Feldman & M.J. Greenberg (Eds.), Educating Nurses for Leadership (pp. 51–66). New York: Springer.

Levin, R.F., & Feldman, H.R. (Eds.). (2006). Teaching evidence-based practice in nursing : a guide for academic and clinical settings. New York: Springer Pub. Co.

Levine, M., Walter, S., Lee, H., Haines, T., Holbrook, A., & Moyer, V. (1994). Users' Guides to the Medical Literature. IV. How to Use An Article About Harm. Evidence-Based Medicine Working Group. JAMA, 271(20), 1615–1619.

Lincoln, Y.S., & Guba, E.G. (1985). Naturalistic Inquiry: Sage.

Linseisen, E. (2013). Der Umgang mit Wissen-schaffen – was kann das in der Pflege(ausbildung) bedeuten? In E. Linseisen & C. Uzarewicz (Eds.), *Aktuelle Pflegethemen lehren. Wissenschaftliche Praxis in der Pflegeausbildung* (pp. 5–26). Stuttgart: Lucius & Lucius.

LoBiondo-Wood, G., & Haber, J. (1996). *Pflegeforschung*: Ullstein Mosby.

LoBiondo-Wood, G., & Haber, J. (1996). *Pflegeforschung : Methoden, kritische Einschätzung und Anwendung*. Berlin [u.a.]: Ullstein Mosby.

LoBiondo-Wood, G., Haber, J., & Nohl, A. (2005). *Pflegeforschung Methoden, Bewertung, Anwendung* (2. Aufl. ed.). München [u.a.]: Elsevier.

Lomas, J. (1994). Teaching old (and not so old) docs new tricks: effective ways to implement research findings. In E.V. Dunn, P.G. Norton & M. Stewart (Eds.), *Disseminating research/changing practice: Sage.*

Luderer, C., & Behrens, J. (2005). Aufklärungs- und Informationsgespräche im Krankenhaus. *Pflege, 1*(18), 15–23.

Ludvigsen, M.S., Meyer, G., Hall, E., Fegran, L., Aagaard, H., & Uhrenfeldt, L. (2013). Development of clinically meaningful complex interventions – the contribution of qualitative research. *Pflege, 26(3), 207–214.*

MacFarlane, A. (1978). Variations in number of births and perinatal mortality by day of week in England and Wales. Br Med J, 2(6153), 1670–1673.

Maclean, N., Pound, P., Wolfe, C., & Rudd, A. (2000). Qualitative analysis of stroke patients' motivation for rehabilitation. BMJ, 321(7268), 1051–1054.

Manthey, M., Kelling, G., & Mischo-Kelling, M. (2011). *Primary nursing ein personenbezogenes Pflegesystem* (3., überarb. und erg. Aufl. ed.). Bern: Huber.

Matheis, A. (2013). Pflegeforschung in der Pflegeausbildung. Kompetenzen, Ziele, Inhalte und didaktisch-methodische Vorgehensweisen. In P. Zängl (Ed.), *Pflegeforschung trifft Pflegepraxis* (pp. 73–87). Wiesbaden: Springer.

Matheis, A., Tannen, A., & Nau, J. (2011). Die Rolle der Pflegewissenschaft und -forschung in der Ausbildung – Ein Newsblog erleichtert es Interessierten, Informationen zu gewinnen. „Soll ich jetzt auch noch forschen?!". *Pflege Z, 64*(8), 494–499.

Mattila, L.R., Rekola, L., Koponen, L., & Eriksson, E. (2013). Journal club intervention in promoting evidence-based nursing: perceptions of nursing students. *Nurse Educ Pract, 13*(5), 423–428.

Maturana, H., & Varela, F. (1987). *Der Baum der Erkenntnis. Die biologischen Wurzeln der menschlichen Erkenntnis*: Scherz.

Mayer, H. (2002). *Einführung in die Pflegeforschung* (1. Aufl. ed.). Wien: Facultas.

Mayer, H. (2003). *Pflegeforschung Elemente und Basiswissen* (3., verb. Aufl. ed.). Wien: Facultas.

Mayer, H. (2004). Übungsheft Pflegeforschung (1. Aufl. ed.). Wien: Facultas Verlags- u. Buchhandels AG.

Mayer, H., & Sommer, E. (2006). Pflegehandeln an pflegewissenschaftlichen Erkenntnissen ausrichten – Pflegeforschung unterrichten. In A. Warmbrunn (Ed.), *Werkstattbücher zu Pflege heute*. München: Elsevier.

McCormack, B., Kitson, A., Harvey, G., Rycroft-Malone, J., Titchen, A., & Seers, K. (2002). Getting evidence into practice: the meaning of ‚context'. *J Adv Nurs, 38(1), 94–104.*

McCormack, B., & McCance, T. (2012). Person-Centred Nursing – Theory and Practice. New York: Wiley-Blackwell.

McDonald, L. (2001). Florence Nightingale and the early origins of evidence-based nursing. Evid Based Nurs, 4(3), 68–69.

McKibbon, A., Eady, A., & Marks, S. (1999). Evidence-Based Principles and Practice. Hamilton, London, Saint Louis: B.C. Decker.

Meijers, J.M., Janssen, M.A., Cummings, G.G., Wallin, L., Estabrooks, C.A., & R, Y.G.H. (2006). Assessing the relationships between contextual factors and research utilization in nursing: systematic literature review. J Adv Nurs, 55(5), 622–635.

Melnyk, B.M., Fineout-Overholt, E., Fischbeck Feinstein, N., Li, H., Small, L., Wilcox, L., et al. (2004). Nurses' perceived knowledge, beliefs, skills, and needs regarding evidence-based practice: implications for accelerating the paradigm shift. Worldviews Evid Based Nurs, 1(3), 185–193.

Menckel, E., & Westerholm, P. (1999). Evaluation in Occupational Health Practice. Oxford: Butterworth Heinemann.

Merleau-Ponty, M. (1966). *Phänomenologie der Wahrnehmung*. Berlin: De Gruyter.

Merton, R.K. (1967). On sociological theories of the middle range. In R.K. Merton (Ed.), *On theoretical sociology (pp. 39–72). New York: The Free Press.*

Meyer, G., Balzer, K., & Köpke, S. (2013). Evidenzbasierte Pflegepraxis – Diskussionsbeitrag zum Status quo. *Z Evid Fortbild Qual Gesundhwes, 107*(1), 30–35.

Meyer, G., Berg, A., Köpke, S., Fleischer, S., Langer, G., Reif, K., et al. (2006). Kritische Stellungnahme zu den Expertenstandards in der Pflege: Chancen für die Qualitätsentwicklung nutzen. *Pflegezeitschrift, 59*, 34–38.

Meyer, G., & Köpke, S. (2012). Wie kann der beste pflegewissenschaftliche Kenntnisstand in die Pflegepraxis gelangen? *Pflege & Gesellschaft, 17(1), 36–44.*

Meyers, C. (1986). Teaching students to think critically (1st ed.). San Francisco: Jossey-Bass.

Ministerkomitee des Europarates. (2002). Entwicklung einer Methodik für die Ausarbeitung von Leitlinien für optimale medizinische Praxis: Empfehlung Rec(2001)13 des Europarates und Erläuterndes Memorandum. Retrieved 13.08.2004, from http://www.leitlinien.de/

Moers, M., Schaeffer, D., & Schnepp, W. (2011). Essay über die spärliche Theoriebildung der deutschen Pflegewissenschaft. *Pflege, 24(6), 349–360.*

Möhler, R., Bartoszek, G., Köpke, S., & Meyer, G. (2012). Proposed criteria for reporting the development and evaluation of complex interventions in healthcare (CReDECI): guideline development. Int J Nurs Stud, 49(1), 40–46.

Möhler, R., Bartoszek, G., & Meyer, G. (2013). Quality of reporting of complex healthcare interventions and applicability of the CReDECI list – a survey of publications indexed in PubMed. BMC Med Res Methodol, 13, 125.

Möhler, R., Köpke, S., & Meyer, G. (2015). Criteria for Reporting the Development and Evaluation of Complex Interventions in healthcare: revised guideline (CReDECI 2). Trials, 16, 204.

Möhler, R., Richter, T., Köpke, S., & Meyer, G. (2011). Interventions for preventing and reducing the use of physical restraints in long-term geriatric care. Cochrane Database of Systematic Reviews(2).

Möhler, R., Richter, T., Köpke, S., & Meyer, G. (2012). Interventions for preventing and reducing the use of physical restraints in long-term geriatric care – a Cochrane review. J Clin Nurs, 21(21–22), 3070–3081.

Moller, A.M., Villebro, N., Pedersen, T., & Tonnesen, H. (2002). Effect of preoperative smoking intervention on postoperative complications: a randomised clinical trial. Lancet, 359(9301), 114–117.

Müller-Staub, M. (2006). Klinische Entscheidungsfindung und kritisches Denken im pflegediagnostischen Prozess. *Pflege, 19*(5), 275–279.

Müller-Staub, M. (2011). Kritisches Denken. Sich kein X für ein U vormachen lassen. In E.M. Panfil (Ed.), *Wissenschaftliches Arbeiten in der Pflege. Lehr- und Arbeitsbuch für Pflegende* (pp. 63–78). Bern: Hans Huber.

Müller-Staub, M., & Stuker-Struder, U. (2006). Klinische Entscheidungsfindung: Förderung des kritischen Denkens im pflegediagnostischen Prozess durch Fallbesprechungen. *Pflege, 19*(5), 281–286.

Müller, E., Drerup, E., & Deutscher Berufsverband für Krankenpflege. (1996). *Leitfaden Pflegeforschung für den Unterricht*. Eschborn: DBfK-Verl.

Muthesius, D., & Schaeffer, D. (1997). *Versorgungsverläufe aidserkrankter Frauen. Biographische und soziale Aspekte der Versorgungsnutzung*. Berlin: WZB.

National League for Nursing (NLN). (2010). *Outcomes and competencies for graduates of practical/vocational, diploma, associate degree, baccalaureate, master's, practice doctorate, and research doctorate programs in nursing. New York: Autor.*

National Library of Medicine. (2014). Fact Sheet: Medline. Retrieved 14.07.2014, from http://www.nlm.nih.gov/pubs/factsheets/medline.html

Nieswiadomy, R.M. (2008). Foundations of nursing research (5th ed.). Upper Saddle River, N.J.: Pearson/Prentice Hall.

O'Brien, B.J., Heyland, D., Richardson, W.S., Levine, M., & Drummond, M.F. (1997). Users' Guides to the Medical Literature. XIII. How to Use an Article on Economic Analysis of Clinical Practice. B. What are the Results and Will They Help Me in Caring for My Patients? Evidence-Based Medicine Working Group. JAMA, 277(22), 1802–1806.

O'Connor, A., Stacey, D., Tugwell, P., & Guyatt, G. (2005). Incorporating Patient Values. In A. DiCenso, G. Guyatt & D. Ciliska (Eds.), Evidence-Based Nursing. A Guide to Clinical Practice (pp. 490–507). St. Louis, MO: Elsevier Mosby.

Oettinger-Roß, C. (2009). Klausur zum Inhalt Pflegeforschung. *Unterricht Pflege, 14*(3), 41–45.

Oevermann, U. (1981). *Fallrekonstruktion und Strukturgeneralisierung.*

Oevermann, U. (1991). Genetischer Strukturalismus und das sozialwissenschaftliche Problem der Erklärung der Entstehung des Neuen. In S. Müller-Doohm (Ed.), *Jenseits der Utopie* (pp. 267–336). Frankfurt/M.: Suhrkamp.

Oevermann, U. (1996). Gebildeter Fundamentalismus oder pragmatische Krisenbewältigung.

Osterhausen, J.K. (1798). *Ueber medicinische Aufklärung*. Zürich: Geßner.

Oxman, A.D., Cook, D.J., & Guyatt, G.H. (1994). Users' Guides to the Medical Literature. VI. How to Use an Overview. Evidence-Based Medicine Working Group. *JAMA, 272(17), 1367–1371.*

Oxman, A.D., Schünemann, H.J., & Fretheim, A. (2006a). Improving the use of research evidence in guideline development: 2. Priority setting. Health Res Policy Syst, 4, 14.

Oxman, A.D., Schünemann, H.J., & Fretheim, A. (2006b). Improving the use of research evidence in guideline development: 7. Deciding what evidence to include. Health Res Policy Syst, 4, 19.

Oxman, A.D., Schünemann, H.J., & Fretheim, A. (2006c). Improving the use of research evidence in guideline development: 8. Synthesis and presentation of evidence. Health Res Policy Syst, 4, 20.

Oxman, A.D., Schünemann, H.J., & Fretheim, A. (2006d). Improving the use of research evidence in guideline development: 12. Incorporating considerations of equity. Health Res Policy Syst, 4, 24.

Oxman, A.D., Schünemann, H.J., & Fretheim, A. (2006e). Improving the use of research evidence in guideline development: 14. Reporting guidelines. Health Res Policy Syst, 4, 26.

Oxman, A.D., Schünemann, H.J., & Fretheim, A. (2006f). Improving the use of research evidence in guideline development: 16. Evaluation. *Health Res Policy Syst, 4*, 28.

Patry, J.-L. (1982). Laborforschung – Feldforschung. In J.-L. Patry (Ed.), *Feldforschung. Methoden und Probleme sozialwissenschaftlicher Forschung unter natürlichen Bedingungen* (pp. 17–42). Bern, Stuttgart, Wien: Hans Huber.

Peirce, C.S. (1976). *Schriften zum Pragmatismus und Pragmatizismus*. Frankfurt: Suhrkamp.

Perucchini, D., Fischer, U., Spinas, G.A., Huch, R., Huch, A., & Lehmann, R. (1999). Using fasting plasma glucose concentrations to screen for gestational diabetes mellitus: prospective population based study. *BMJ, 319(7213), 812–815.*

Peters, J.L., Sutton, A.J., Jones, D.R., Abrams, K.R., & Rushton, L. (2006). Comparison of two methods to detect publication bias in meta-analysis. JAMA, 295(6), 676–680.

Ploeg, J. (1999). Identifying the best research design to fit the question. Part 2: qualitative designs. Evidence-Based Nursing, 2(2), 36–37.

Polit, D.F., Beck, C.T., & Hungler, B.P. (2004). Lehrbuch Pflegeforschung Methodik, Beurteilung und Anwendung (1. Aufl ed.). Bern [u.a.]: Huber.

Popper, K.R. (1973). *Objektive Erkenntnis*. Hamburg: Hoffmann & Campe.

Price, B. (2003). *Studying Nursing Using Problem-Based and Enquiry-Based Learning: Palgrave Macmillan.*

Price, B. (2005). *Problem- und forschungsorientiertes Lernen*. Bern: Huber.

Profetto-McGrath, J. (2005). Critical thinking and evidence-based practice. *J Prof Nurs, 21(6), 364–371.*

Profetto-McGrath, J., Hesketh, K.L., Lang, S., & Estabrooks, C.A. (2003). A study of critical thinking and research utilization among nurses. West J Nurs Res, 25(3), 322–337.

Raspe, H. (2001). Grundlagen und Theorie der evidenzbasierten Medizin (EbM). In R. Kunz, G. Ollenschläger, H. Raspe, G. Jonitz & F.W. Kolkmann (Eds.), *Lehrbuch Evidenzbasierte Medizin in Klinik und Praxis* (pp. 38–49): Deutscher Ärzte-Verlag.

Raspe, H. (2005). Konzept und Methoden der Evidenz-basierten Medizin: Besonderheiten, Stärken, Grenzen, Schwächen und Kritik. In M. Kolmar, U. Freudenberg & G. Marckmann (Eds.), *Effizienzdenken und moralische Verpflichtung im Gesundheitswesen. Studienbrief der FernUniversität Hagen* (pp. 198–246).

Raspe, H. (2015). Standpunkt: „Der Nachste bitte" – Anmerkungen zur Indikationsstellung in der klinischen Medizin. *Z Evid Fortbild Qual Gesundhwes, 109(1), 46–50.*

Rawls, J. (1971). A Theory of Justice. Cambridge: Belknap.

Reick, S. (2012). Vision und Strategie zur Umsetzung Evidenz-basierter Pflege im Krankenhaus. Ab wann pflege ich evidence-basiert? *Psych Pflege, 18*(2), 69–73.

Reuschenbach, B., & Lau, D. (2005). Pflegeforschung in der Pflegeausbildung – Ein Erfahrungsbericht und Anregungen zur Umsetzung. *Pflegewissenschaft, 6*(2), 76–85.

Riemann, G. (1987). *Das Fremdwerden der eigenen Biographie. Narrative Interviews mit psychiatrischen Patienten*. München: Wilhelm Fink.

Roberts, J., Barnes, W., Pennock, M., & Browne, G. (1988). Diagnostic accuracy of fever as a measure of postoperative pulmonary complications. *Heart & Lung, 17*(2), 166–169.

Rohde, K. (2007). Von Anfang an Interesse wecken. Evidence-based Nursing als Ausbildungsthema. *Padua, 2*(1), 35–40.

Rohde, K. (2010). EBN vermitteln – aber wie? Über die Kunst, Fragen zu stellen und sie zu beantworten. *Padua, 5*(1), 25–31.

Rohwer, G., & Pötter, U. (2001). *Grundzüge der sozialwissenschaftlichen Statistik*: Juventa.

Rüegg-Stürm, J. (2003). *Das neue St. Galler Management-Modell Grundkategorien einer integrierten Managementlehre ; der HSG-Ansatz* (2., durchges. Aufl. ed.). Bern [u.a.]: Haupt.

Rycroft-Malone, J. (2006). The politics of evidence-based practice movements. *Journal of Research in Nursing, 11(2), 95–108.*

Rycroft-Malone, J., Harvey, G., Kitson, A., McCormack, B., Seers, K., & Titchen, A. (2002). Getting evidence into practice: ingredients for change. Nurs Stand, 16(37), 38–43.

Rycroft-Malone, J., Kitson, A., Harvey, G., McCormack, B., Seers, K., Titchen, A., et al. (2002). Ingredients for change: revisiting a conceptual framework. Qual Saf Health Care, 11(2), 174–180.

Sachs, M. (2006). Erfolgreiche Strategien und Methoden der Implementierung von Pflegestandards. Eine systematische Übersichtsarbeit. *Pflege, 19*(1), 33–44.

Sachverständigenrat (SVR). (2007). *Gutachten des Sachverständigenrates zur Begutachtung des Gesundheitswesens. Kooperation und Verantwortung – Voraussetzungen einer zielorientierten Gesundheitsversorgung.* Drucksache 16/6339: Deutscher Bundestag.

Sackett, D.L. (1979). Bias in analytic research. *J Chronic Dis, 32(1–2), 51–63.*

Sackett, D.L., Richardson, W.S., Rosenberg, W., & Haynes, R.B. (1999). Evidenzbasierte Medizin : EBM-Umsetzung und -Vermittlung. München [u.a.]: Zuckschwerdt.

Sackett, D.L., Straus, S.E., Richardson, W.S., Rosenberg, W., & Haynes, R.B. (2000). *Evidence-based medicine : how to practice and teach EBM (2nd ed.). Edinburgh ; New York: Churchill Livingstone.*

Schaeffer, D., Behrens, J., & Görres, S. (Eds.). (2008). *Optimierung und Evidenzbasierung pflegerischen Handelns : Ergebnisse und Herausforderungen der Pflegeforschung.* Weinheim [u.a.]: Juventa-Verl.

Schewior-Popp, S. (2005). *Lernsituationen planen und gestalten handlungsorientierter Unterricht im Lernfeldkontext ; 5 Tabellen.* Stuttgart [u.a.]: Thieme.

Schilder, M. (2010). Zur Bedeutung der klinischen Pflegewissenschaft für eine forschungsbasierte Praxisentwicklung. *Pflege & Gesellschaft, 15*(1), 48–64.

Schipperges, H., & Goethe, J.W.v. (1996). *Goethe – seine Kunst zu leben. Betrachtungen aus der Sicht eines Arztes.* Frankfurt am Main: Knecht.

Schlömer, G. (1999). RCTs und Systematic Reviews in der Pflegeliteratur: ein Vergleich zwischen deutscher und internationaler Pflegeforschung. *Pflege, 12*(4), 250–258.

Schlömer, G. (2000). Evidence-based Nursing. Eine Methode für die Pflege? *Pflege, 13*(1), 47–52.

Schmidt-Ohlemann, M., & Behrens, J. (1987). Verläufe von Erkrankungen des Bewegungsapparates und berufliche Mobilitätsprozesse. In E.O. Krasemann, U. Laaser & E. Schach (Eds.), *Sozialmedizin. Schwerpunkte: Rheuma und Krebs* (pp. 163–176). New York: Springer.

Schnittger, T., Hilgefort, M., & Hauken, T. (2012). Status quo des Evidence based Nursing. *Pflegewissenschaft, 13*, 140–150.

Schrems, B. (2013). *Fallarbeit in der Pflege Grundlagen, Formen und Anwendungsbereiche.* Wien: Facultas.

Schubert, B., & Wrobel, M. (2009). Identifizierung von Hindernissen, die die Implementierung von Forschungswissen in die Pflegepraxis hemmen. *Pflegewissenschaft, 11*(6), 343–351.

Schulz, K.F., Chalmers, I., & Altman, D.G. (2002). The landscape and lexicon of blinding in randomized trials. *Ann Intern Med, 136*(3), 254–259.

Schulz, K.F., Chalmers, I., Hayes, R.J., & Altman, D.G. (1995). Empirical evidence of bias. Dimensions of methodological quality associated with estimates of treatment effects in controlled trials. *JAMA, 273(5), 408–412.*

Schulz, K.F., & Grimes, D.A. (2006). The Lancet handbook of essential concepts in clinical research. Edinburgh: Elsevier.

Schulz, M. (2009). Evidence-based Nursing – Grundlagen und Anwendungsbeispiele. In P. Bechtel (Ed.), *Erfolgreiches Pflegemanagement im Krankenhaus. Antworten auf Führungsfragen von morgen* (pp. 563–590). Köln: CW Haarfeld.

Schünemann, H.J. (2009a). GRADE: Von der Evidenz zur Empfehlung. Beschreibung des Systems und Lösungsbeitrag zur Übertragbarkeit von Studienergebnissen. *ZEFQ, 103*(6), 391–400.

Schünemann, H.J. (2009b). Integrative Beurteilung der Evidenz im Gesundheitswesen: das GRADE System. *ZEFQ, 103(5), 261–268.*

Schünemann, H.J., Fretheim, A., & Oxman, A.D. (2006a). Improving the use of research evidence in guideline development: 9. Grading evidence and recommendations. Health Res Policy Syst, 4, 21.

Schünemann, H.J., Fretheim, A., & Oxman, A.D. (2006b). Improving the use of research evidence in guideline development: 10. Integrating values and consumer involvement. Health Res Policy Syst, 4, 22.

Schünemann, H.J., Fretheim, A., & Oxman, A.D. (2006c). Improving the use of research evidence in guideline development: 13. Applicability, transferability and adaptation. Health Res Policy Syst, 4, 25.

Schünemann, H.J., Fretheim, A., & Oxman, A.D. (2006d). Improving the use of research evidence in guideline development:: 1. Guidelines for guidelines. Health Res Policy Syst, 4, 13.

Schünemann, H.J., Fretheim, A., Oxman, A.D., & WHO Advisory Committee on Health Research. (2006). Improving the use of research evidence in guideline development: 1. Guidelines for guidelines. Health Res Policy Syst, 4, 13.

Schupp, J., & Wagner, G.G. (2010). Zum Warum und Wie der Erhebung von (genetischen) Biomarkern in sozialwissenschaftlichen Surveys. In H.G. Soeffner (Ed.), *Unsichere Zeiten. Herausforderungen gesellschaftlicher Transformationen. Verhandlungen des 34. Kongresses der Deutschen Gesellschaft für Soziologie in Jena 2008*: VS Verlag.

Schütz, A. (1971). *Gesammelte Aufsätze 1: Das Problem der sozialen Wirklichkeit*: Martinus Nijhoff.

Schütz, A. (1974). *Der sinnhafte Aufbau der sozialen Welt.* Frankfurt/M.: Suhrkamp.

Schütz, A., & Luckmann, T. (1979). *Strukturen der Lebenswelt.* Frankfurt (M.): Suhrkamp.

Schütze, F. (1984). Kognitive Figuren des autobiographischen Stegreiferzählens. In M. Kohli & G. Robert (Eds.), *Biographie und soziale Wirklichkeit* (pp. 78–117). Stuttgart [u.a.]: Metzler.

Schütze, F. (1991). Biographieanalyse eines Müllerlebens. In H.D. Scholz (Ed.), *Wasser- und Windmühlen in Kurhessen und Waldeck-Pyrmont* (pp. 206–227). Kassel: Eiling.

Selinger, Y. (2009a). Aufgaben zum Thema Pflegeforschung – Vorschläge und Kommentare. *Unterricht Pflege, 14*(3), 26–40.

Selinger, Y. (2009b). Pflegeforschung und „Forschungsorientiertes Lernen". *Unterricht Pflege, 14*(3), 2–6.

Selinger, Y., Rohde, K., Langer, G., & Behrens, J. (2009). Evidence-based Nursing im Unterricht der Pflegeausbildung – Möglichkeiten und Grenzen. *Unterricht Pflege, 14*(3), 14–19.

Seyfarth, C. (1973). Protestantismus und gesellschaftliche Entwicklung: Zur Reformulierung eines Problems. In C. Seyfarth & W.M. Sprondel (Eds.), *Religion und gesellschaftliche Entwicklung. Studien zur Protestantismus-Kapitalismus-These Max Webers.* Frankfurt/M.: Suhrkamp.

Simon, H.A. (1960). *The new science of management decision. Oxford, Cambridge, San Francisco: Harper.*

Simpson, E., & Courtney, M. (2002). Critical thinking in nursing education: literature review. Int J Nurs Pract, 8(2), 89–98.

Singer, W. (2002). *Der Beobachter im Gehirn. Essays zur Hirnforschung.* Frankfurt (M.): Suhrkamp.

Soeffner, H.G. (1989). *Auslegung des Alltags – Der Alltag der Auslegung.* Frankfurt/M.: Suhrkamp.

Spirig, R., Eze, G., Wehrli, M., Rageth, E.S., Zogg, K., Frei, I.A., et al. (2010). Karrieremodell für die Pflege: Von der Fachperson zur Expertin. *Krankenpflege Soins infirmiers, 103*(1), 22–24.

Squires, J.E., Estabrooks, C.A., Gustavsson, P., & Wallin, L. (2011). Individual determinants of research utilization by nurses: a systematic review update. *Implement Sci, 6, 1.*

Stewart, A. (1999). Creating your own medical Internet library. CMAJ, 161(9), 1155–1160.

Strauss, A., & Corbin, J. (2004). *Weiterleben lernen: Verlauf und Bewältigung chronischer Krankheit*: Verlag Hans Huber.

Them, C., Schulc, E., Roner, A., & Behrens, J. (2003). Comparison of frontal teaching versus problem-oriented learning at the school of healthcare and nursing: nursing neurological patients. *Int J Med Inform, 71*(2-3), 117-124.

Thiel, V., Steger, K. U., Josten, C., & Schemmer, E. (2001). Evidence-based Nursing – missing link zwischen Forschung und Praxis. *Pflege, 14*(4), 267-276.

Thomas, W. I., & Znaniecki, F. (1918). *The Polish Peasant. Chicago, London: University of Chicago Press.*

Thomas, W. I., & Znaniecki, F. (1927). The polish peasant in Europe and America. Chicago: Knopf.

Thompson, M. J., & Van den Bruel, A. (2011). Diagnostic tests toolkit. Chichester, West Sussex, UK: Wiley-Blackwell.

Titler, M. (2010). Iowa model of evidence-based practice. In J. Rycroft-Malone & T. Bucknall (Eds.), Models and Frameworks for Implementing Evidence-Bases Practice. Linking Evidence to Action. Indianapolis: Sigma Theta Tau International.

Tseng, W. S., Tao, K. T., Hsu, J., Qiu, J. H., Li, B., & Goebert, D. (2000). Longitudinal analysis of development among single and nonsingle childre in Nanjing, China: ten-year follow-up study. Journal of Nervous and Mental Disease, 188(10), 701-707.

Uhl, C. (2004). EBN: Ein Weg zur Sicherung der Pflegequalität. Österreichische Pflegezeitschrift, 3(4), 32-33.

Vogd, W. (2002). Professionalisierungsschub oder Auflösung ärztlicher Autonomie. Die Bedeutung von Evidence Based Medicine und der neuen funktionalen Eliten in der Medizin aus system- und interaktionstheoretischer Perspektive. *Zeitschrift für Soziologie, 31*(4), 294-315.

Voigt-Radloff, S., Stemmer, R., Behrens, J., Horbach, A., Ayerle, G., Schäfers, R., et al. (2013). Forschung zu komplexen Interventionen in der Pflege- und Hebammenwissenschaft und in den Wissenschaften der Physiotherapie, Ergotherapie und Logopädie. Retrieved 14.08.2014, from http://www.cochrane.de/sites/cochrane.de/files/uploads/GFB_Leitfaden.pdf

Waldron, D., O'Boyle, C. A., Kearney, M., Moriarty, M., & Carney, D. (1999). Quality-of-life measurement in advanced cancer: assessing the individual. *J Clin Oncol, 17(11), 3603-3611.*

Walshe, K., & Rundall, T. G. (2001). Evidence-based management: from theory to practice in health care. Milbank Q, 79(3), 429-457, IV-V.

Wangensteen, S., Johansson, I. S., Bjorkstrom, M. E., & Nordstrom, G. (2011). Research utilisation and critical thinking among newly graduated nurses: predictors for research use. A quantitative cross-sectional study. J Clin Nurs, 20(17-18), 2436-2447.

Wasem, J., Hessel, F., & Kerim-Sade, C. (2001). Methoden zur vergleichenden ökonomischen Evaluation von Therapien und zur rationalen Ressourcenallokation über Bereiche des Gesundheitswesens hinweg. *Psychiatrische Praxis, 28*(1), 12-20.

Watzlawick, P., Beavin, J. H., & Jackson, D. D. (2007). *Menschliche Kommunikation: Formen, Störungen, Paradoxien*: Verlag Hans Huber.

Weber, M. (1976). *Wirtschaft und Gesellschaft. Grundriß der verstehenden Soziologie.* Tübingen: Mohr.

Weirauch, U. (2001). *Distanz und Nähe in der pflegerischen Beziehung – eine Fotoanalyse.*

Weiß, R., Schaffer, S., Semlitsch, B., Sohnegg, G., Uhl, C., & Widhalm, G. (2005). www.ebn.at – Evidence-based Nursing. Ein Weg zur Vernetzung der Pflege in Österreich. *PrInterNet, 6*(9), 104-109.

Welter-Enderlin, R., & Hildenbrand, B. (2004). *Systemische Therapie als Begegnung*: Klett-Cotta.

West, S., King, V., Carey, T. S., Lohr, K. N., McKoy, N., Sutton, S. F., et al. (2002). Systems to rate the strength of scientific evidence. *Evid Rep Technol Assess (Summ)(47), 1-11.*

Whiting, P., Rutjes, A. W. S., Reitsma, J. B., Bossuyt, P. M. M., & Kleijnen, J. (2003). The development of QUADAS: a tool for the quality assessment of studies of diagnostic accuracy included in systematic reviews. BMC medical research methodology, 3, 25.

Whiting, P. F., Rutjes, A. W. S., Westwood, M. E., Mallett, S., Deeks, J. J., Reitsma, J. B., et al. (2011). QUADAS-2: a revised tool for the quality assessment of diagnostic accuracy studies. Annals of internal medicine, 155(8), 529-536.

Wilson, M. C., Hayward, R. S. A., Tunis, S. R., Bass, E. B., & Guyatt, G. H. (1995). Users' Guides to the Medical Literature. VIII. How to Use Clinical Practice Guidelines. B. What Are the Recommendations and Will They Help You in Caring for Your Patients? Evidence-Based Medicine Working Group. *JAMA, 274*(20), 1630-1632.

Wissenschaftsrat. (2012). Empfehlungen zu hochschulischen Qualifikationen für das Gesundheitswesen. Retrieved 14.08.2014, from http://www.wissenschaftsrat.de/download/archiv/2411-12.pdf

Wolbring, T., & Keuschnigg, M. (2015). Feldexperimente in den Sozialwissenschaften. Grundlagen, Herausforderungen, Beispiele. In M. Keuschnigg & T. Wolbring (Eds.), *Experimente in den Sozialwissenschaften* (pp. 219-245). Baden-Baden: Nomos.

Wolff, C. v. (1721). Über die Sittenlehre der Sinesier. Halle, Saale: Universitätsschriften der Universität Halle.

Zegelin, A. (2005). Pflege studieren – von der Notwendigkeit einer akademischen Pflege „am Bett"? Vortrag auf dem Hauptstadtkongress Berlin am 16.6.2005. Retrieved 22.03.2015, from http://www.careum-explorer.ch/careum/pub/zegelin_pflege_studieren_972_1.pdf

Zeng, X., Liu, M., Yang, Y., Li, Y., & Asplund, K. (2005). Ginkgo biloba for acute ischaemic stroke. *Cochrane Database Syst Rev*(4), CD003691.

Zimmermann, D. H., & Pollner, M. (1976). Die Alltagswelt als Phänomen. In E. Weingarten, F. Sack & J. Schenkein (Eds.), *Ethnomethodologie. Beiträge zu einer Soziologie des Alltagshandelns* (pp. 64-104). Frankfurt (M.): Suhrkamp.

Zimmermann, J. G. (1763). *Von der Erfahrung in der Arzneikunst.* Göttingen, Zürich: Orell Füssli.

Glossar

Absolute Risiko-Reduktion (ARR) (engl. *Absolute Risk Reduction*) (Syn. Absolute Risikodifferenz) Die Risikodifferenz zwischen den Ereignisraten in der Kontrollgruppe (→ CER) und der Therapiegruppe (→ EER). Berechnung: ARR = CER – EER

Abstract Kurze Zusammenfassung einer Studie, die der Studie als Übersicht meist vorangestellt wird. Enthält zum Beispiel Angaben über Fragestellung, Design, Setting, Pflegebedürftige, Intervention, Ergebnisse und Schlussfolgerung.

AGREE (*Appraisal of Guidelines for Research and Evaluation*); Instrument zur Qualitätsbewertung medizinischer Leitlinien; angepasste und übersetzte Version: → DELBI

Allocation Concealment → Zuteilung, verdeckte

alpha (α) (Syn. → p-Wert) Die Wahrscheinlichkeit, einen → Typ-I-Fehler zu begehen

Alternativhypothese (H_A) (Syn. Arbeitshypothese) Die Behauptung, dass eine Beziehung zwischen zwei oder mehr Merkmalen besteht bzw. zwei oder mehr Interventionen unterschiedlich wirksam sind. Die Alternativhypothese ist komplementär zur → Nullhypothese.

Äquivalenzstudie (Syn. Nicht-Unterlegenheits-Studie) Studie, bei der von einer vergleichbaren Wirksamkeit einer oder mehrerer Interventionen ausgegangen wird; die meisten klinischen Studien sind allerdings Überlegenheitsstudien

Attrition Bias Ungleicher oder sehr hoher Verlust in einer Untersuchungsgruppe, zum Beispiel auffallend mehr Drop-outs oder andere Protokollverletzungen

Basischarakteristika Merkmale der Studienteilnehmer zu Beginn der Studie, zum Beispiel Alter, Begleiterkrankungen

beta (β) Die Wahrscheinlichkeit, einen → Typ-II-Fehler zu begehen

Bias Systematischer Fehler im Studiendesign, der die Ergebnisse der Studie in eine falsche Richtung beeinflussen kann, sodass die Ergebnisse der Untersuchung stark vom wahren Wert abweichen können. Zum Beispiel *Selektions-Bias:* Kontroll- und Fallgruppe haben mehr Unterschiede als nur die Intervention; *Interviewer-Bias:* Ergebnisse eines Interviews werden durch bewusste oder unbewusste Annahmen des Interviewers verfälscht. Einen Bias kann man nicht völlig vermeiden, man sollte ihn aber so weit wie möglich reduzieren.

blind → Verblindung

Blockrandomisierung Bildung von Blöcken aus zum Beispiel sechs Teilnehmern, wobei innerhalb der Blöcke randomisiert wird; bewirkt ausbalancierte Gruppen

CBA (engl. *Cost Benefit Analysis*) → Kosten-Nutzen-Analyse

CCT (engl. *Controlled Clinical Trial*) → Kontrollierte klinische Studie

CEA (engl. *Cost Effectiveness Analysis*) → Kosten-Effektivitäts-Analyse

Case-Control Study (engl.) → Fall-Kontroll-Studie

CER (engl. *Control Event Rate*) → Control Event Rate

Chi-Quadrat-Test (engl. *Chi-Square Test*) (Syn. χ^2-Test) Statistischer Test, mit dem sich die Signifikanz der Ergebnisse einer Untersuchung bestimmen lässt, also der Vergleich zwischen beobachteten und erwarteten Werten. Die einzelnen Werte für χ^2, ab denen Unterschiede als zufällig betrachtet werden müssen, schwanken stark je nach → Freiheitsgrad und → α, sodass man immer in einem geeigneten Tafelwerk nachschlagen muss, ab welchem χ^2-Wert die Unterschiede in den Merkmalen auf Zufall beruhen. Grob kann man die Faustregel anwenden, dass ein χ^2-Test für zufällige Unterschiede spricht, wenn χ^2 einen ähnlichen oder kleineren Wert als die vorliegenden 4 Freiheitsgrade hat.

Cluster Untersuchungseinheiten; definierte Gruppen von Individuen (z. B. Heime oder Stationen, nicht einzelne Patienten), die beispielsweise bei der Cluster-Randomisierung als Randomisierungseinheit genommen oder bei der Cluster-Analyse als Gruppe ausgewertet werden

Cochrane Collaboration Internationale Organisation, die gemeinnützig ist und Menschen bei gesundheitsbezogenen Entscheidungen durch externe Evidence unterstützen möchte, beispielsweise durch Systematische Übersichtsarbeiten, die nach vorab festgelegten Qualitätskriterien erstellt werden („Cochrane Reviews") (→ *http://www.cochrane.org/*)

Cohort Study (engl.) → Kohortenstudie

Confidence Interval (engl.) → Konfidenzintervall

Confounder Ein Confounder ist ein das Ergebnis einer Studie beeinflussender Risikofaktor, der mit der interessierenden Größe assoziiert ist. Confounder sind meist ungleichmäßig auf die Studienpopulation verteilt, sodass ihr Einfluss durch eine → Randomisierung gering gehalten werden kann. Im Gegensatz zu einem Confounder, der meist beim Pflegebedürftigen zu finden ist, bezieht sich der → Bias mehr auf das Konzept des Studiendesigns.

CONSORT-Statement Empfehlungen zur Berichterstattung von Studien, die mit Hilfe von Checklisten und Flussdiagrammen die Publikation von RCTs standardisieren und somit die Qualität der Veröffentlichung verbessern wollen (→ *http://www.consort-statement.org/*). Für viele Studienarten wurden Empfehlungen zur Berichterstattung vom → *Equator Network* zusammengetragen

Control Event Rate (CER) (engl.) Ereignisrate in der Kontrollgruppe. Vorkommen des zu beobachtenden Merkmals in der Kontrollgruppe, bezogen auf die Gesamtpopulation in der Kontrollgruppe. Berechnung: CER = (Anzahl der Individuen aus der Kontrollgruppe mit Merkmal) ÷ (Gesamtzahl der Individuen aus der Kontrollgruppe)

Controlled Clinical Trial (CCT) (engl.) → Kontrollierte klinische Studie

Cost Benefit Analysis (CBA) (engl.) → Kosten-Nutzen-Analyse

Cost Effectiveness Analysis (CEA) (engl.) → Kosten-Effektivitäts-Analyse

Cost Utility Analysis (CUA) (engl.) → Kosten-Nutzwert-Analyse

Cross-over-Design Alle Patienten tauschen die Interventionsgruppen nach einer festgelegten Behandlungsdauer

CUA (engl. *Cost Utility Analysis*) → Kosten-Nutzwert-Analyse

DELBI (Deutsches Instrument zur methodischen Leitlinien-Bewertung), deutschsprachige Checkliste zur Beurteilung der Qualität von Leitlinien, aufbauend auf → AGREE

Delphi-Verfahren Formales Konsensverfahren, bei dem die Teilnehmer mehrfach schriftlich befragt werden, wobei die Antworten in jeder Befragungsrunde zusammengefasst und den Teilnehmern erneut zugesandt werden

Design → Studiendesign

Detection Bias Systematische Unterschiede bei der Auswertung der Untersuchungsergebnisse

dichotom Variable, die zwei Ausprägungen annehmen kann (und nicht mehr), zum Beispiel Geschlecht (Mann/Frau), krank (ja/nein), schwanger oder nicht

Drop-outs Stichprobenausfälle; Personen, die anfangs in die Studie aufgenommen, aber dann die Studie verlassen haben. Drop-out-Rate = 100 % – → Follow-up

EER (engl. *Experimental Event Rate*) → Experimental Event Rate

Effektivität (engl. *Effectiveness*) Unter Praxisbedingungen gemessene Wirksamkeit einer Intervention. Die Effektivität gibt Antwort auf die Frage: „Hat die Intervention mehr Vor- als Nachteile für die Pflegebedürftigen, an denen sie durchgeführt werden soll?“

Effektmaß Errechneter Wert, mit dem ein Therapieeffekt beschrieben werden kann; bei → dichotomen Merkmalen zum Beispiel RR, ARR, RRR oder NNT, bei kontinuierlichen Merkmalen Mittelwert oder Median

Effektstärke (ε) (engl. *Effect Size*) Maß für die Stärke von Ergebnissen, zum Beispiel die Beziehung zwischen zwei Merkmalen oder die Unterschiede zwischen zwei Gruppen. Die Effektstärke kann klein, mittel oder groß sein; grob kann man sagen, dass bei ε ~0,2 ein schwacher Effekt, ε ~0,5 ein mittlerer Effekt und bei ε ~0,8 meist ein starker Effekt vorliegt

Efficacy (engl.) → Wirksamkeit unter Alltagsbedingungen

Effizienz (engl. *Efficiency*) Maß für die Zunahme an Nutzen für den Pflegebedürftigen bei gleichzeitig konstanter Menge an Ressourcen. Die Effizienz gibt Antwort auf die Frage: „Ist es die Intervention wert, durchgeführt zu werden, verglichen mit anderen Maßnahmen, die ich mit den gleichen Ressourcen durchführen kann?“ Die Effizienz einer Maßnahme kann man mit wirtschaftlichen Analysen berechnen (z. B. → CEA, → CBA und → CUA)

Equator Network „Equator“ steht als Akronym für *Enhancing the QUAlity and Transparency Of health Research* und ist eine internationale Initiative, in deren Rahmen unter anderem Leitlinien zur Publikation verschiedener Studienarten vorgestellt werden (→ *http://www.equator-network.org/*)

Ereignisrate Anteil der Personen mit Ereignis an allen Personen in einer Gruppe. Beispiel: 14 von 100 Personen in einer Gruppe haben einen Dekubitus, also beträgt die Ereignisrate 14 %

Evidence, externe Wissen aus Studien, die man nicht selbst durchgeführt hat

Evidence, interne Wissen aus eigenen Erfahrungen

Experimental Event Rate (EER) (engl.) Ereignisrate in der Fallgruppe. Vorkommen des zu beobachtenden Merkmals in der Fallgruppe, bezogen auf die Gesamtpopulation in der Fallgruppe

Berechnung: EER = (Anzahl der Individuen aus der Fallgruppe mit Merkmal) ÷ (Gesamtzahl der Individuen aus der Fallgruppe) → EER

Exposition Faktor, dem man ausgesetzt war; meist im Kontext von → Kohortenstudien oder → Fall-Kontroll-Studien verwendet

Fall-Kontroll-Studie (engl. *Case-Control Study*) Bei einer Fall-Kontroll-Studie werden Pflegebedürftige mit einem interessierenden Ergebnis (Fälle) genommen und mit einer ähnlichen Population ohne dieses Ergebnis (Kontrollen) verglichen. Dann wird untersucht, ob die Fallgruppe oder die Kontrollgruppe einer bestimmten Exposition ausgesetzt waren, die von Interesse ist.

Fallserie Bericht über mehrere Patienten mit einer Erkrankung; keine Studie

Fallzahlberechnung (engl. *Power Calculation* oder genauer *Sample Size Calculation*) Vor der Rekrutierung wird bei einer Studie die Zahl der benötigten Fälle berechnet, um die Stichprobe und die Dauer der Untersuchung ausreichend gestalten zu können. Dabei fließen das gewählte Signifikanzniveau (α, meist 0,05), die gewünschte Power ($1 - \beta$, meist 80 %) sowie der erwartete Therapieeffekt in die Fallzahlberechnung ein

Fehler 1. Art → Typ-I-Fehler

Fehler 2. Art → Typ-II-Fehler

Follow-up Rate an Personen, die anfangs in die Studie aufgenommen wurden und am Ende noch dabei waren. Follow-up – 100 % – → Drop-outs

Forest Plot (engl.) Graphische Art der Darstellung von Ergebnissen einer Meta-Analyse

Freiheitsgrad (df) (engl. *Degrees of Freedom*) Anzahl der (veränderlichen) Werte abzüglich 1. Werden zum Beispiel in einer → Meta-Analyse Werte von acht Studien gepoolt, so ist df = 7

Funnel Plot (engl.) Graphisches Verfahren zur Kontrolle eines → Publikations-Bias bei Meta-Analysen

GCP → Good Clinical Practice

Goldstandard *(Syn. Referenzstandard)* Eine anerkannte Methode oder ein Messinstrument, das die „Methode der Wahl" darstellt und mit dem neue Methoden verglichen werden. Hierbei kann es sich um einen Standardtest handeln, mit dem ein neuer Test verglichen wird, oder zum Beispiel um die → RCT als bestes Design bei Interventionsstudien

Good Clinical Practice (GCP) (engl.) international anerkannter Standard für das Design, die Überwachung und die Publikation klinischer Studien; hierbei stehen der Schutz der Teilnehmer und die Qualität der gesamten Studie im Vordergrund (→ *http://www.ich.org/cache/compo/475-272-1.html#E6*)

Health Technology Assessment (HTA) Systematische Bewertung von Technologien, wobei nicht nur die medizinischen, sondern auch die sozialen, ethischen und finanziellen Aspekte berücksichtigt werden

Heterogenität (engl. *Heterogeneity*) In → Systematischen Übersichtsarbeiten und → Meta-Analysen ist es wichtig, die Unterschiede zwischen den verwerteten Studien einzuschätzen, zum Beispiel in Bezug auf das Studiendesign, die Pflegebedürftigen oder die Interventionen. Zur Einschätzung der Heterogenität verwendet man einen Test, der misst, ob die Unterschiede in den Studien einen größeren Einfluss als den bloßen Zufall auf die Ergebnisse gehabt haben könnten – meist der → Chi-Quadrat-Test, immer häufiger auch der → I^2-Wert

HTA → Health Technology Assessment

Hypothese Annahme, die zum Beispiel in einer Studie überprüft wird; einseitige Hypothesen gehen davon aus, daß eine Intervention einer anderen Intervention überlegen ist, während zweiseitige Hypothesen von einer Über- *oder* Unterlegenheit einer Intervention gegenüber einer anderen Intervention ausgehen. Siehe auch → Nullhypothese

I^2-Wert Der I^2-Wert gibt die Variationen zwischen den Studien als Prozentsatz an und kann ausgehend von einem angegebenen χ^2-Wert mit seinen Freiheitsgraden (df) wie folgt berechnet werden: $I^2 = 100\,\% \times (\chi^2 - df) \div \chi^2$. Negative I^2-Werte werden als „0 %" behandelt, was keiner Heterogenität entspricht. I^2-Werte über 25 % werden als niedrige, über 50 % als mittlere und über 75 % als hohe Inkonsistenz interpretiert

Informed Consent (engl.) Informierte Zustimmung; Entscheidung des Patienten, an der Studie teilzunehmen, nachdem er über eventuelle Vor- und Nachteile aufgeklärt wurde

Intention-to-Treat-Analyse Art der Auswertung von Studienergebnissen, bei der die Teilnehmer in der Gruppe ausgewertet werden, in die sie per Randomisierung zugeteilt wurden, unabhängig davon, ob die Gruppe gewechselt wurde. Vgl. → Per-Protocol-Auswertung

Intervention, komplexe Interventionen, die aus mehreren und interagierenden Teilkomponenten bestehen. Bei der Entwicklung und Evaluation komplexer Interventionen sind besondere methodische Herausforderungen zu beachten

Inzidenz (engl. *Incidence*) Anzahl neuer Erkrankungen innerhalb einer festgelegten Zeitspanne, zum Beispiel innerhalb eines Jahres

Kaplan-Meier-Schätzung Darstellung, wie viele Patienten zu einem bestimmten Zeitpunkt noch am Leben sein werden (oder ein bestimmtes Outcome noch nicht vorweisen); die Überlebenszeitkurve beginnt bei 100 % und nimmt charakteristisch treppenförmig ab

Kappa (k) Eine statistische Kenngröße, die den Grad der Übereinstimmung mehrerer auswertender Personen gegenüber einer zufälligen Übereinstimmung misst. Dies ist zum Beispiel bei einer → Systematischen Übersichtsarbeit von Bedeutung, wo mehrere Personen die ausgewählten Studien beurteilen müssen. κ kann zwischen 0 und 1 liegen, wobei 1 eine 100-prozentige Übereinstimmung beschreibt; bei der Beurteilung von Studien betrachtet man $\kappa > 0{,}7$ im Allgemeinen als ausreichend hohe Übereinstimmung.

Kohortenstudie (engl. *Cohort Study*) Studiendesign, bei dem zwei Gruppen von Pflegebedürftigen (Kohorten), von denen eine der interessierenden Intervention oder Exposition ausgesetzt war und die andere nicht, über einen bestimmten Zeitraum beobachtet werden, um herauszufinden, ob und in welcher Gruppe interessierende Ereignisse eintreten.

Komplexe Intervention → Intervention, komplexe

Konfidenzintervall ($CI_{95\%}$) (engl. *Confidence Interval*; Syn. Vertrauensbereich) Ein Intervall, in dem mit einer bestimmten Wahrscheinlichkeit (meist 95 %) der gesuchte wahre Wert liegt. Ein $CI_{95\%}$ von 32–45 bedeutet, dass der gesuchte Wert für die Studienpopulation mit einer 95-prozentigen Wahrscheinlichkeit zwischen 32 und 45 liegen wird, sich also bei 100-facher Wiederholung der Studie 95-mal in diesem Bereich befindet. Da die Breite des Konfidenzintervalls stark von der Anzahl der Studienpopulation abhängt, kann man mit zunehmender Stichprobengröße ein kleineres Konfidenzintervall und damit eine bessere Eingrenzung des gesuchten wahren Wertes erreichen

Kontrollierte klinische Studie (CCT) (engl. *Controlled Clinical Trial*) Prospektives Studiendesign, bei dem geeignete Patienten *nicht* randomisiert, sondern anhand bestimmter Kriterien in verschiedene Behandlungsgruppen aufgeteilt werden. Nach einer bestimmten Zeit werden in allen Gruppen Outcomes erhoben

Korrelationskoeffizient (engl. *Correlation Coefficient*) Eine statistische Kenngröße, die die Stärke und die Richtung des Zusammenhangs zweier Variablen ausdrückt. Ein Korrelationskoeffizient von +1 drückt eine vollständige direkte Beziehung aus, bei -1 ist die Richtung entgegengesetzt und bei 0 besteht keinerlei Beziehung

Kosten-Effektivitäts-Analyse (CEA) (engl. *Cost Effectiveness Analysis*) Eine wirtschaftliche Bewertung, in der zwei sich gegenseitig ausschließende Interventionen in „Kosten pro Einheit" verglichen werden. Hierbei kann es sich zum Beispiel um Kosten pro gerettetes Leben oder Kosten pro 1 mmHg gesenktem Blutdruck handeln. Die CEA ist sinnvoll, wenn ein festes Budget besteht und zwischen alternierenden Maßnahmen, die eine ähnliche Wirkung haben, entschieden werden muss. Berechnung: CEA = Kosten[*e*] ÷ Ertrag

Kosten-Nutzen-Analyse (CBA) (engl. *Cost Benefit Analysis*) Eine wirtschaftliche Bewertung, bei der die Kosten für eine Intervention mit den wirtschaftlichen Vorteilen der Intervention verglichen werden, und zwar jeweils in Geldwerten. Dabei wird jeder Verlängerung des Lebens und jeder Änderung des Gesundheitszustands ein Geldwert zugeordnet, wodurch der monetäre Wert einer Intervention ausgedrückt werden kann. Berechnung: CBA = Nutzen[*e*] ÷ Kosten[*e*]

Kosten-Nutzwert-Analyse (CUA) (engl. *Cost Utility Analysis*) Eine wirtschaftliche Bewertung, in der die Ergebnisse nach sozialen Faktoren berechnet werden, und zwar in → Quality Adjusted Life Years. Hierfür werden alle Wirkungen einer Maßnahme, wie Lebensverlängerung oder Änderung des Gesundheitszustands, gewichtet und in einem Index zusammengefasst. Berechnung: CUA = Kosten[*e*] ÷ Ertrag[QALY]

Latin Square Design Methode zur Vorgabe der Reihenfolge von Interventionen; man erstellt so viele Reihenfolgen wie Interventionen, wobei jede Intervention an jeder Position gleich oft vorkommt. Die Interventionen A, B, C und D werden wie folgt gewechselt: Patient 1 erhält A–B–C–D, Patient 2 B–C–D–A, Patient 3 C–D–A–B, Patient 4 D–A–B–C, Patient 5 wieder A–B–C–D usw. Wird häufig bei → Cross-over-Designs angewendet, um einen Bias durch die Reihenfolge der Behandlungen zu minimieren.

Letalität Verhältnis der an einer Krankheit Verstorbenen zu den an dieser Krankheit leidenden Lebenden

Likelihood Ratio (engl.) → Wahrscheinlichkeitsverhältnis

Matching Versuch, die Interventions- und Kontrollgruppe bei nicht randomisierten Studien in möglichst vielen Merkmalen ähnlich zu gestalten

Median (engl. Median) Der mittlere Wert in der geordneten Reihe der Messwerte; berechnet wird die Rangzahl in der geordneten Reihe. Berechnung:

$$(z) - \frac{n+1}{2}$$

MeSH-Term (MeSH = *Medical Subject Heading*) Schlagwortsystem von Medline, das auch hierarchisch geordnet und über den *MeSH-Browser* zu erreichen ist

Meta-Analyse (engl. *Meta-Analysis*) Eine → Systematische Übersichtsarbeit, in der mit statistischen Methoden die Ergebnisse zusammengefasst (= gepoolt) wurden

Meta-Regression Eine → Systematische Übersichtsarbeit, in der mit statistischen Methoden der Zusammenhang zwischen Merkmalen einer Studie oder der Teilnehmer und den Ergebnissen dieser Studie untersucht wird

Metaview (Syn: *Forest Plot*) Graphische Darstellung der Ergebnisse einer → Meta-Analyse, wie sie vor allem bei systematischen Übersichtsarbeiten der Cochrane Collaboration verwendet wird (→ Abbildung 4-30 auf Seite 230)

Mittelwert, arithmetischer (engl. Mean) Die Summe der einzelnen Messwerte geteilt durch ihre Anzahl. Berechnung:

$$x = \frac{x_1 + x_2 + \ldots + x_n}{n}$$

Mortalität Verhältnis zwischen den Verstorbenen pro Jahr zur Gesamtbevölkerung

Nullhypothese (H_0) (engl. *Null Hypothesis*) Die Annahme, dass statistisch kein Unterschied zwischen der Wirkung zweier Maßnahmen liegt. Man stellt zum Beweis einer statistisch signifikanten Wirkung (→ Signifikanz) die Nullhypothese auf und versucht, diese zu widerlegen. Gelingt dies, indem zum Beispiel der → p-Wert < 0,05 ist, so ist die Nullhypothese widerlegt und die signifikante Wirkung einer Maßnahme bewiesen

Number Needed to Harm (NNH) (engl.) Anzahl an Pflegebedürftigen, die über einen bestimmten Zeitraum hinweg behandelt werden müssen, um eine zusätzliche schädliche Nebenwirkung zu beobachten. Die NNH ist der Kehrwert des Absoluten Risiko-Anstiegs (ARI, Absolute Risk Increase). Berechnung: NNH = 1 ÷ ARI

Number Needed to Treat (NNT) (engl.) Anzahl an Pflegebedürftigen, die über einen Zeitraum hinweg behandelt werden müssen, um ein zusätzliches schädliches Ereignis zu vermeiden. Hierbei sind die Behandlung, die Dauer und das schädliche Ereignis von Bedeutung. Die NNT ist der Kehrwert der → Absoluten Risikoreduktion, auf die nächsthöhere ganze Zahl aufgerundet. Berechnung: NNT = 1 ÷ ARR

Odds (engl.; Syn. Chance, Wettquotient) Als *Odds* bezeichnet man die Wahrscheinlichkeit, dass ein Ereignis eintritt, geteilt durch die Wahrscheinlichkeit, dass das Ereignis nicht eintritt. Berechnung: Odds = Wahrscheinlichkeit ÷ (1 – Wahrscheinlichkeit)

Odds Ratio (OR) (engl.; Syn. Chancenverhältnis) Die Odds Ratio beschreibt die Chance, dass ein Pflegebedürftiger in der Therapiegruppe ein Ereignis erleidet, verglichen mit der Chance, dass ein Pflegebedürftiger aus der Kontrollgruppe dieses Ereignis erleidet. Interpretieren kann man die Odds Ratio entweder als Faktor, um den die Chance zu erkranken steigt, wenn man exponiert ist (bzw. eine bestimmte Intervention erhält) – oder aber als Chance, exponiert gewesen zu sein, wenn eine Erkrankung bereits vorliegt (→ Fall-Kontroll-Studie). Die OR ist bei selten auftretenden Ereignissen eine gute Schätzung des → Relativen Risikos. Die OR wird häufig in → Systematischen Übersichtsarbeiten oder → Meta-Analysen berechnet. Eine OR von 1 bedeutet dann, dass zwischen der Therapie- und der Kontrollgruppe kein Unterschied besteht. Berechnung: OR = (Kranke mit Exposition × Gesunde ohne Exposition) ÷ (Gesunde mit Exposition × Kranke ohne Exposition)

Outcome (engl.) Ergebnismaß, Endpunkt; Merkmal, mit dem ein Unterschied zwischen Interventionen oder zwischen dem Vorhandensein von Risikofaktoren gemessen werden soll. Beispiele: Tod, Schmerzen, Dekubitus, Pneumonie, Leukämie, Kosten, Lebensqualität

OR (engl. *Odds Ratio*) → Odds Ratio

p-Wert (engl. *p Value*) Die Wahrscheinlichkeit, dass die gewonnenen Messwerte auf einen Zufall zurückzuführen sind, wird mit dem p-Wert ausgedrückt. Ist der p-Wert < 0,05, so kann man mit mehr als 95-prozentiger Wahrscheinlichkeit sagen, dass die Ergebnisse nicht auf einen Zufall zurückzuführen sind; die Ergebnisse werden auch als „statistisch signifikant" bezeichnet.

Per-Protocol-Auswertung Teilnehmer einer → RCT werden nur dann ausgewertet, wenn sie die (protokollgemäße) Behandlung erhalten haben, Wechsler und → Drop-outs werden nicht in die Auswertung einbezogen. Vgl. → Intention-to-Treat-Analyse

Performance Bias Die Teilnehmer in den Untersuchungsgruppen werden – unabhängig von der zu untersuchenden Intervention – zusätzlich systematisch unterschiedlich behandelt.

Placebo Scheinmittel, das keinen arzneilichen Wirkstoff enthält, oder auch Scheininterventionen

Population (Syn. Grundgesamtheit) allgemein alle Personen, die bestimmte Merkmale aufweisen; in der Forschung auch alle für eine Studie geeigneten Probanden, wobei geeignet sich auf innerhalb einer Studie festgelegte Ein- und Ausschlusskriterien bezieht. In Studien wird meist eine Stichprobe aus einer Population untersucht

Power (engl.) → Trennschärfe, statistische

Power Calculation (engl.) → Fallzahlberechnung

Prädiktiver Wert → Wert, prädiktiver

Prävalenz (engl. *Prevalence*) Anzahl an erkrankten Personen zu einem bestimmten Zeitpunkt. Berechnung (→ Vierfeldertafel):

$$\frac{a + c}{a + b + c + d}$$

PRISMA-Statement standardisiertes Instrument zur Berichterstattung von Meta-Analysen klinischer Studien (→ *http://www.equator-network.org/);* Weiterentwicklung des QUOROM-Statements

prospektiv In die Zukunft gerichtet; nach der Formulierung von Hypothesen werden die Daten gesammelt. Gegensatz von → retrospektiv

Publikations-Bias (engl. *Publication Bias*) Systematische Verzerrung der Ergebnisse einer Meta-Analyse durch unterschiedliches Veröffentlichungsverhalten; zum Beispiel werden Studien eher in englischer Sprache veröffentlicht oder Studien mit nichtsignifikanten Ergebnissen werden weniger häufig publiziert.

QALY (engl. *Quality Adjusted Life Year*) → *Quality Adjusted Life Year*

Quality Adjusted Life Year (QALY) (engl.; Syn. qualitätsbereinigtes Lebensjahr) Eine Maßeinheit, die die Lebensjahre unter Berücksichtigung der Auswirkungen einer Krankheit auf die Lebensqualität ausdrückt. Wenn ein Pflegebedürftiger statistisch noch acht Jahre zu Leben hat und seine Lebensqualität durch eine arterielle Verschlusskrankheit um 50 % reduziert ist, käme dies → QALYs gleich.

QUOROM-Statement (*Quality of Reporting of Meta-Analyses*) Standardisiertes Instrument zur Berichterstattung von Meta-Analysen klinischer Studien; wurde weiterentwickelt zum → PRISMA-Statement

Randomisierte kontrollierte Studie (RCT) (engl. *Randomized Controlled Trial*) Experimentelles Studiendesign, das dadurch gekennzeichnet ist, dass die Pflegebedürftigen per Zufallsauswahl (= randomisiert) der Therapiegruppe und der Kontrollgruppe zugeordnet werden. RCTs sind der → Goldstandard, um neue therapeutische Verfahren zu beurteilen, denn durch die Randomisierung werden bekannte und unbekannte Faktoren (→ Bias, → Confounder) gleichmäßig auf beide Gruppen verteilt und ihr störender Einfluss wird dadurch minimiert.

Randomisierung (engl. *Randomization*; Syn. Zufallszuordnung) Zuteilung von Individuen zu einer Gruppe durch einen Prozess, bei dem jedes Individuum die statistisch gleiche, von der Zuteilung anderer Individuen unabhängige Chance hat, in eine Gruppe zu gelangen

Range (engl.) → Spannweite

RCT (engl. *Randomized Controlled Trial*) → Randomisierte kontrollierte Studie

Referenzstandard → Goldstandard

Relative Risiko-Reduktion (RRR) (engl. *Relative Risk Reduction*) Die prozentuale Verminderung der Ereignisse in der Therapiegruppe (→ EER) im Vergleich zu der Kontrollgruppe (→ CER). Berechnung: RRR = (CER - EER) ÷ CER = 1 - RR

Relatives Risiko (RR) (engl. *Relative Risk* oder *Risk Ratio*) Das Relative Risiko beschreibt das Verhältnis der → Inzidenz in der Therapiegruppe (→ EER) zu der Inzidenz in der Kontrollgruppe (→ CER). Berechnung: RR = EER ÷ CER

Reliabilität (engl. *Reliability*) Drückt die Zuverlässigkeit einer Studie aus und gibt somit Antwort auf die Frage, ob eine Wiederholung der Studie die gleichen Ergebnisse liefern würde.

Reporting Guidelines Dokumente, die methodische Kriterien für eine aussagekräftige Berichterstattung für spezifische Studiendesigns beinhalten. Das Ziel dieser Checklisten ist die Verbesserung der Qualität der Berichterstattung. Ein Beispiel für eine Reporting Guideline ist das PRISMA Statement für systematische → Übersichtsarbeiten. Eine umfassende Datenbank mit Reporting Guidelines ist auf der Internetseite des EQUATOR Netzwerks zu finden (*http://www.equator-network.org*).

retrospektiv in die Vergangenheit gerichtet; bereits vorhandenes Datenmaterial wird ausgewertet. Gegensatz zu → prospektiv

Review, Systematic → Übersichtsarbeit, Systematische

Risiko-Reduktion, Absolute → Absolute Risiko-Reduktion

Risiko-Reduktion, Relative → Relative Risiko-Reduktion

ROC-Kurve (engl. *Receiver Operating Characteristic Curve*) Graphische Darstellung der Brauchbarkeit eines mehrstufigen diagnostischen Tests; aufgetragen werden → Sensitivität und → Spezifität eines diagnostischen Tests und abgelesen werden kann der Schwellenwert mit den gewünschten Werten.

Sättigung Zustand bei der Auswertung von Daten aus qualitativen Forschungen, indem durch die Analyse neuer Daten keine weiteren oder nur minimale Ergänzungen und Erkenntnisse produziert werden würden.

Sample (engl.) → Stichprobe

Sample Size Calculation (engl.) → Fallzahlberechnung

sapere aude (lat.) „Wage zu wissen" oder (nach Kant) „Habe Mut, Dich Deines eigenen Verstandes zu bedienen". Das Zitat stammt aus den Briefen des Horaz: *Dimidium facti, qui coepit, habet: sapere aude, incipe!* (Wer erst einmal begonnen hat, hat damit schon zur Hälfte gehandelt: trau' Dich zu wissen, fang an!). „Sapere aude" diente später auch als Leitgedanke der Aufklärung.

Screening Diagnostischer Test von Personen ohne Symptome; dient der Früherkennung von Krankheiten

Selection Bias Die Ergebnisse werden durch systematische Unterschiede in der Art der Auswahl der Teilnehmer oder in der Art der Zuweisung der Teilnehmer zu den Untersuchungsgruppen verzerrt.

Sensitivität (engl. *Sensitivity*) Anzahl an Personen mit einer Erkrankung, die einen positiven Test haben. Dadurch ist die Sensitivität ein Maß für einen diagnostischen Test, um Gesunde richtig zu identifizieren. Ist es sehr wichtig, keine Krankheit zu übersehen (z.B. Krebs), wird eine möglichst hohe Sensitivität angestrebt. Bei der Literaturrecherche spricht man von hoher Sensitivität, wenn eine Suchabfrage alle relevanten Treffer liefert, man dabei aber in Kauf nimmt, auch einige unpassende Treffer zu erhalten. Berechnung (→ Vierfeldertafel):

$$\frac{a}{a+c}$$

Sensitivitätsanalyse Test der Stabilität der Studienergebnisse, indem einzelne interessierende Parameter verändert werden, um herauszufinden, wie die Ergebnisse darauf reagieren

Signifikanz (engl. *Significance*) Sind die Daten einer Studie von reinen Zufallswerten abweichend, so sind die Ergebnisse statistisch signifikant, das heißt wahrscheinlich auf die Interventionen zurückzuführen. Die statistische Signifikanz wird häufig mit dem → p-Wert angegeben; dabei wird zu Beginn der Studie das Signifikanzniveau (→ α, meist 0,05) festgelegt und bei der Auswertung einer Studie für jeden Vergleich ein → p-Wert berechnet

SMD → Standardized Mean Difference

Spannweite (engl. *Range*) Die Variationsbreite der Messwerte, also vom kleinsten bis zum größten Messwert. Berechnung: R = $x_{max} - x_{min}$

Spezifität (engl. *Specificity*) Anzahl an Personen ohne eine Erkrankung (= Gesunde), die einen negativen Test haben. Ein diagnostischer Test mit hoher Spezifität identifiziert also vor allem die Kranken als krank und eignet sich daher, zum Beispiel Diagnosen zu bestätigen. Bei der Literaturrecherche spricht man von hoher Spezifität, wenn eine Suchabfrage hauptsächlich relevante Treffer liefert, man dabei aber in Kauf nimmt, auch einige passende Treffer zu übersehen. Berechnung (→ Vierfeldertafel):

$$\frac{d}{b+d}$$

Standardabweichung (engl. Standard Deviation, SD) Wert für die Streuung der Messwerte, berechnet durch die mittlere Abweichung der einzelnen Messwerte vom → arithmetischen Mittelwert. Berechnung:

$$s = \sqrt{s^2} = \sqrt{\frac{1}{n-1} \sum_{i=1}^{n} (x_i - \bar{x})^2}$$

Standardized Mean Difference (engl., SMD) Standardisierte Mittelwertdifferenz. In Meta-Analysen wird bei metrischen Merkmalen der gepoolte Therapieeffekt entweder als gewichtete Mittelwertdifferenz (→ Weighted Mean Difference) oder als standardisierte Mittelwertdifferenz angegeben. Die standardisierte Mittelwertdifferenz fasst Therapieeffekte aus Einzelstudien zusammen, indem eine Mittelwertdifferenz berechnet wird, in die die Einzelstudien standardisiert einfließen – dies ist immer dann nötig, wenn ein Outcome mit unterschiedlichen Skalen gemessen wurde, wenn also zum Beispiel verschiedene Schmerzskalen verwendet wurden oder die Lebensqualität mit verschiedenen Instrumenten erfasst wurde. Im Gegensatz zur gewichteten Mittelwertdifferenz bleibt bei der standardisierten Mittelwertdifferenz die ursprüngliche Maßeinheit *nicht* erhalten, wodurch die Interpretation des gepoolten Therapieeffekts erschwert wird

Stichprobe (engl. *Sample*) Aus der gesamten Population werden Individuen ausgewählt, die in einer Studie die Population repräsentieren sollen. Diese Einzelpersonen sollten mindestens ein gemeinsames Merkmal besitzen, das für die Intervention von Bedeutung ist. Den benötigten Stichprobenumfang berechnet man mit einer *Power Calculation* (→ Trennschärfe, statistische).

Stichprobengrößenberechnung → Fallzahlberechnung

Stratifizierung Bildung von Untergruppen bei der Datenanalyse, wobei Teilnehmer mit ähnlichen Werten zusammengefasst und gemeinsam analysiert werden, zum Beispiel bei Diabetikern Teilnehmer mit einem BZ-Ergebnis < 200 mg/dl, einem BZ von 201–300 mg/dl, einem BZ von 301–400 mg/dl und einem BZ > 401 mg/dl nach einer Insulininjektion.

Studiendesign Das Konzept einer wissenschaftlichen Studie, wobei Aussagen über die Population, die Umgebung, die Methode der Datensammlung, das Vorgehen sowie die Analyse der Daten gemacht werden. Beispiel: → Randomisierte kontrollierte Studie, → Fall-Kontroll-Studie, → Kohortenstudie, → Übersichtsarbeit, Systematische.

Subgruppenanalyse Mögliche Auswertung im Rahmen von Meta-Analysen; hierbei werden Untergruppen anhand vorhandener Merkmale (beispielsweise Alter oder Schwere der Erkrankung) gebildet, und innerhalb dieser Untergruppe erfolgt eine separate Auswertung

Surrogat-Endpunkt Ergebnismaße, die für einen Patienten von untergeordneter Bedeutung sind, aber mit einem für den Patienten wichtigen Ergebnismaß zusammenhängen, zum Beispiel Blutdruck und Schlaganfall

Systematic Review (engl.) → Übersichtsarbeit, Systematische

Systematische Übersichtsarbeit → *Übersichtsarbeit, Systematische*

Tacit Knowledge (engl.) „Schweigendes Wissen"; persönliche, nicht in Worte zu fassende Erfahrungen

Trennschärfe, statistische (engl. *Power*; Syn. Teststärke) Die Fähigkeit eines Studiendesigns, Beziehungen zwischen den Merkmalen in der Studie zu entdecken; die Wahrscheinlichkeit, eine falsche Nullhypothese korrekt abzulehnen. Eine statistische Trennschärfe von 0,8 bedeutet, dass mit einer 80-prozentigen Wahrscheinlichkeit ein tatsächlich vorhandener Unterschied nachgewiesen werden kann. Berechnung: Power = 1 – β, wobei β die Wahrscheinlichkeit angibt, mit der die Alternativhypothese fälschlich abgelehnt wird. Mit wachsendem Stichprobenumfang vergrößert sich die statistische Trennschärfe, sodass man in einer guten Studie im Voraus mit einer *Power Calculation* berechnet, wie viele Teilnehmer benötigt werden, um einen Effekt gewünschter Stärke überhaupt nachweisen zu können. Um auch kleine Effekte zu entdecken, werden mehr Teilnehmer benötigt, als wenn man nur große Effekte finden möchte.

Triangulation Methode der Validierung von Forschungsergebnissen, bei der die Daten mit verschiedenen Verfahren gewonnen werden, zum Beispiel durch eine Kombination aus hermeneutisch-interpretativen und quantitativen Ansätzen oder durch eine Kombination von Interviews mit Beobachtungen. *(„Tri" hat in diesem Zusammenhang, auch wenn man das annehmen könnte, nichts mit „drei" zu tun.)*

Typ-I-Fehler (engl. *Type I Error*; Syn. Fehler 1. Art, α-Fehler) Die Widerlegung der → Nullhypothese, obwohl diese in Wirklichkeit richtig ist, bzw. die Entscheidung, dass eine Beziehung zwischen zwei Variablen besteht, obwohl dies in Wirklichkeit nicht der Fall ist. Die Wahrscheinlichkeit, einen Typ-I-Fehler zu begehen, wird als → α bezeichnet. Zum Beispiel wird in einer Studie die Überlegenheit einer Intervention gegenüber einer anderen Intervention gefunden, obwohl in Wirklichkeit beide Interventionen gleich gut wirken (falsch-positives Ergebnis).

Typ-II-Fehler (engl. *Type II Error*; Syn. Fehler 2. Art, β-Fehler) Die Annahme der → Nullhypothese, obwohl diese in Wirklichkeit falsch ist, bzw. die Entscheidung, dass keine Beziehung zwischen zwei Variablen besteht, obwohl dies der Fall ist. Die Wahrscheinlichkeit, einen Typ-II-Fehler zu begehen, wird als → β bezeichnet. Zum Beispiel wird in einer Studie festgestellt, dass zwei Interventionen gleich gut wirken, obwohl eine Intervention in Wirklichkeit besser wirkt (falsch-negatives Ergebnis).

Übersichtsarbeit, Systematische (engl. *Systematic Review*) Eine Fragestellung wird gezielt aufgrund relevanter Literatur bearbeitet, wobei durch die Verwendung mehrerer Studien, die beurteilt und gewichtet werden, eine Übersicht des aktuellen Forschungsstandes entsteht. Bei ähnlicher Population können die Ergebnisse statistisch verknüpft werden, um eine größere Aussagekraft zu erhalten (→ Meta-Analyse).

Validität (engl. *Validity*) Gültigkeit bzw. Generalisierbarkeit einer Studie; die Validität liefert eine Antwort auf die Frage, ob die Studie wirklich das misst, was sie messen soll, und ob die Ergebnisse auch auf die Population außerhalb der → Stichprobe übertragbar sind.

Value, Predictive (engl.) → Wert, prädiktiver

Variable, abhängige und unabhängige Abhängige Variablen sind Zielvariablen, mit denen das interessierende Outcome gemessen wird; unabhängige Variablen sind die Variablen, von denen man vermutet, dass sie einen Einfluss auf das Outcome haben, zum Beispiel die Interventionen

Varianz (engl. *Variance*) Maß für die Streuung von Messwerten. Die Varianz errechnet sich aus der mittleren quadratischen Abweichung der Einzelwerte vom → Mittelwert, geteilt durch die Anzahl der Messwerte. Berechnung (vgl. Bortz, 1999, S. 42ff.):

$$s^2 = \frac{1}{n} \times \sum_{i=1}^{n} (x_i - \bar{x})^2 = \frac{1}{n} \times \sum_{i=1}^{n} x_i^2 - \bar{x}^2$$

(s^2 = Varianz; n = Anzahl Messwerte; x_i = einzelner Messwert; $\bar{x}$ = arithmetischer Mittelwert)

Verblindung (engl. *Blinding, Masking*) Wissen bei einer Studie weder der Untersucher noch die Teilnehmer, welche Individuen in der Therapie- oder in der Interventionsgruppe sind, ist die Studie doppelt verblindet (Doppelblindstudie). Wissen nur die Teilnehmer nicht, ob sie die Intervention erhalten oder ein Placebo bzw. welche Intervention sie erhalten, spricht man von einer einfachen Verblindung. Bei einer dreifachen Verblindung weiß – zusätzlich zu den Anforderungen einer doppelten Verblindung – auch die auswertende Person nicht über die Zuteilung der Individuen zu den Gruppen Bescheid.

Vertrauensbereich → Konfidenzintervall

Vierfeldertafel (engl. *Fourfold Table*) In einer Vierfeldertafel können die Rohdaten einer Interventionsstudie oder eines diagnostischen Tests zur besseren Übersicht eingetragen werden. Hierbei werden zum Beispiel bei diagnostischen Tests die Ergebnisse des untersuchten Tests mit einer Referenz, dem → Goldstandard, verglichen.

Vorher-nachher-Studie Teilnehmer werden vor und nach einer Intervention untersucht, keine Kontrollgruppe

Vorhersagewert → Wert, prädiktiver

Wahrscheinlichkeitsverhältnis (engl. *Likelihood Ratio*, LR) Verhältnis der Wahrscheinlichkeit, dass ein positives Testergebnis bei einer Person mit der Erkrankung auftritt, zu der Wahrscheinlichkeit, dass das positive Ergebnis bei einer Person ohne diese Erkrankung auftritt (LR+) bzw. Verhältnis der Wahrscheinlichkeit, dass ein negatives Testergebnis bei einer Person mit der Erkrankung auftritt, zu der Wahrscheinlichkeit, dass das negative Ergebnis bei einer Person ohne diese Erkrankung auftritt (LR-). Eine LR+ von 4 bedeutet, dass es viermal wahrscheinlicher ist, dass ein positives Testergebnis bei Vorliegen der Erkrankung auftritt als bei Personen ohne diese Erkrankung. Berechnung: LR+ = Sensitivität ÷ (1 – Spezifität) beziehungsweise LR- = (1 – Sensitivität) ÷ Spezifität

Weighted Mean Difference (WMD) (engl.) Gewichtete Mittelwertdifferenz. In Meta-Analysen wird bei metrischen Merkmalen der gepoolte Therapieeffekt entweder als gewichtete Mittelwertdifferenz oder als standardisierte Mittelwertdifferenz (→ Standardized Mean Difference) angegeben. Die gewichtete Mittelwertdifferenz fasst Therapieeffekte aus Einzelstudien zusammen, indem eine Mittelwertdifferenz berechnet wird, in die die Einzelstudien unterschiedlich gewichtet einfließen. Im Gegensatz zur standardisierten Mittelwertdifferenz bleibt bei der gewichteten Mittelwertdifferenz die ursprüngliche Maßeinheit (beispielsweise Jahre, Tage, Pulsschläge oder mmHg) erhalten

Wert, prädiktiver (engl. *Predictive Value*, Syn. Vorhersagewert) Der positive prädiktive Wert gibt den Anteil der Personen mit positivem Test an, die wirklich erkrankt sind. Berechnung (→ Vierfeldertafel):

$$\frac{a}{a+b}$$

. Im Gegensatz dazu gibt der negative prädiktive Wert den Anteil der Personen mit einem negativen Test an, die nicht erkrankt sind. Berechnung (→ Vierfeldertafel):

$$\frac{d}{c+d}$$

Wirksamkeit (engl. *Efficacy*) Unter idealen Bedingungen gemessene Wirksamkeit einer Intervention. Am besten wird die Wirksamkeit mit einer → Randomisierten kontrollierten Studie gemessen, die dann zwar eine genaue Aussage über die Wirksamkeit einer Population mit bestimmten Merkmalen zulässt, aber nicht so generalisierbar ist wie zum Beispiel bei der Messung der → Effektivität. Die Wirksamkeit gibt Antwort auf die Frage: „Hat die Intervention mehr Vor- als Nachteile für die Pflegebedürftigen, die vollkommen mit der Studienpopulation übereinstimmen?“

WMD → Weighted Mean Difference

Zufallsauswahl Auswahl einer repräsentativen Stichprobe aus einer Population

Zufallszuteilung → Randomisierung

Zuteilung, verdeckte (engl. *Allocation Concealment*) Die Teilnehmer einer Studie werden den Untersuchungsgruppen verdeckt zugeteilt, das heißt der Zuteilende weiß nicht, in welche Gruppe der Teilnehmer kommt, und hat somit keine Möglichkeit, die Zuteilung zu beeinflussen. Anerkannte Verfahren zur verdeckten Zuteilung sind versiegelte, nummerierte, blickdichte Briefumschläge mit dem Behandlungscode oder die Zuteilung über eine zentrale Randomisierungsstelle.

Zuverlässigkeit → Reliabilität

Dieser Glossar ist auch im Internet unter *http://www.ebn-zentrum.de/* zu finden.

Abbildungsverzeichnis

Tabellenverzeichnis

Über die Autoren

Johann Behrens, Prof. Dr. phil. habil., Dipl.-Soz., Supervisor. Pflegewissenschaftliche Forschung in Ann Arbor, Detroit, Neapel und Frankfurt am Main. Gründungsmitglied und Projektleiter des thematisch an dem Pflegewissenschaftler Anselm Strauss orientierten DFG-Sonderforschungsbereichs „Statuspassagen und Risikolagen im Lebensverlauf" und der gesundheitswissenschaftlichen Abteilung des Bremer Zentrums für Sozialpolitik. Professor und Prodekan des Fachbereichs Pflege und Gesundheit in Fulda. Gastprofessor an der McMaster-University in Hamilon/Canada. Gründungsmitglied des German Center for Evidence-based Nursing im internationalen Netzwerk dieser Zentren. (Gründungs-)Direktor des Instituts für Gesundheits- und Pflegewissenschaften (Pflege und Therapie, Management, Pädagogik) mit grundständig berufsqualifizierenden Bachelor-, Master-, Promotions- und Habilitationsprogrammen für neun Gesundheitsberufe in der Medizinischen Fakultät der Martin-Luther-Universität Halle-Wittenberg. Gewählter Sprecher des BMBF-Pflegeforschungsverbundes Mitte-Süd (von Berlin bis München) und des Teilbereichs „Sozialer Sektor" des DFG-Sonderforschungsbereichs 580 Halle-Jena.

Gero Langer, PD Dr. rer. medic., Diplom Pflege- und Gesundheitswissenschaftler, Krankenpfleger. Gründungsmitglied und Koordinator des German Center for Evidence-based Nursing „sapere aude". Wissenschaftlicher Mitarbeiter am Institut für Gesundheits- und Pflegewissenschaften an der Medizinischen Fakultät der Martin-Luther-Universität Halle-Wittenberg. Stellvertretender Sprecher des Fachbereichs „Gesundheitsfachberufe" im Deutschen Netzwerk Evidenzbasierte Medizin e.V. Vizepräsident Pflege der Deutschen Gesellschaft für Wundheilung und Wundbehandlung e.V. Langjährige Tätigkeit als EBN-Trainer sowie in der Fort- und Weiterbildung.

Kontakt:
Martin-Luther-Universität Halle-Wittenberg
Institut für Gesundheits- und Pflegewissenschaft
German Center for Evidence-based Nursing
„sapere aude"
Magdeburger Straße 8
D - 06112 Halle (Saale)
E-Mail: info@ebn-zentrum.de
Internet: http://www.ebn-zentrum.de/

Sachwortverzeichnis

Anzeigen

Pflichtlektüre für den Einstieg in pflegewissenschaftliche Forschungsmethoden

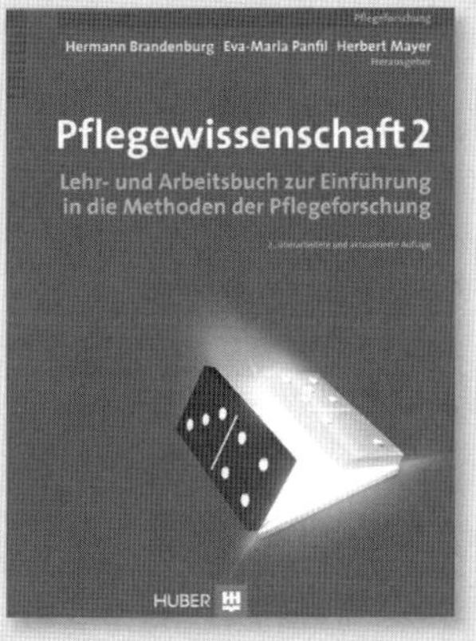

Hermann Brandenburg / Eva-Maria Panfil / Herbert Mayer

Pflegewissenschaft 2

Lehr- und Arbeitsbuch zur Einführung in die Methoden der Pflegeforschung

Unter Mitarbeit von Alexandra Manzei / Martin W. Schnell / Wilfried Schnepp / Maya Shaha / Michael Simon.
2., vollst. überarb. Aufl. 2013.
368 S., 44 Abb., 57 Tab., Kt
€ 39.95 / CHF 53.90
ISBN 978-3-456-85160-0
Auch als eBook erhältlich

Pflegewissenschaft 2 – Pflegeforschung verstehen, Forschungsprozesse veranschaulichen, Studien analysieren, Forschungsergebnisse anwenden.
Der erfolgreiche zweite Band der pflegewissenschaftlichen Reihe konzentriert sich auf forschungsmethodische Aspekte, die für die Pflegewissenschaft von Bedeutung sind. Die lehr- und forschungserfahrenen Herausgeber

- orientieren Forschungsanfänger über das Feld der Pflegeforschung
- führen in die Methodendiskussion ein und machen Forschung verständlich
- reduzieren die Komplexizität konkurrierender Ansätze durch exemplarische Auswahl zentraler Forschungsansätze und -methoden
- geben einen Einblick in das natur- und sozialwissenschaftliche Methodenspektrum, das der Pflegeforschung zur Verfügung steht
- leiten zur kritischen Analyse von Studien an
- leiten zur kritischen Rezeption und praktischen Anwendung ausgewählter Methoden an
- erleichtern das selbstgesteuerte Lernen durch strukturierende Elemente wie Übungsbeispiele, Lesetipps, weiterführende Literaturangaben und ein Glossar
- fördern den selbstverständlichen Umgang mit englischsprachiger Literatur und sensibilisieren für die „Welt" der pflegewissenschaftlichen Erkenntnisse
- wenden sich an Pflegestudenten, forschungsinteressierte Pflegepraktiker und Lehrende.

www.hogrefe.com

hogrefe

Anschaulich, fundiert und verständlich

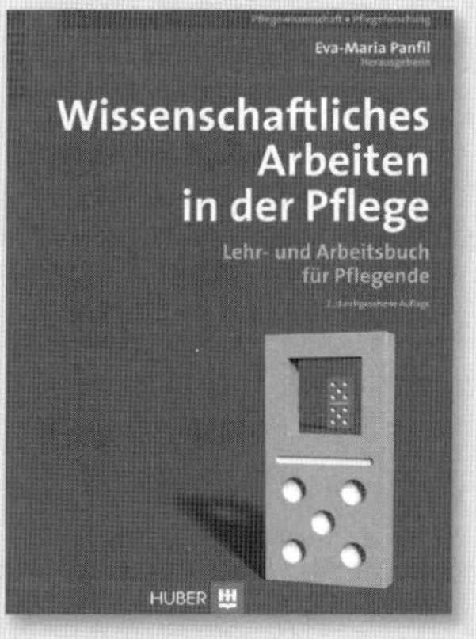

Eva-Maria Panfil (Hrsg.)

Wissenschaftliches Arbeiten in der Pflege

2., durchges. Aufl. 2013. 435 S., Kt
€ 29.95 / CHF 39.90
ISBN 978-3-456-85164-8

Erstmals wird mit diesem Werk ein Lehr- und Arbeitsbuch über wissenschaftliches Arbeiten für Pflegende vorgelegt, das alle relevanten Informationen kurz und konkret zusammenfasst. Es erklärt verständlich, was wissenschaftliches Arbeiten in der Pflege bedeutet, mit welchen Techniken gearbeitet wird und welche Produkte als Ergebnis wissenschaftlichen Arbeitens entstehen. Neben einer Einführung in wissenschaftliches Arbeiten beschreiben die AutorInnen konkret, wie man kritisch denkt, englische Texte liest, gut zuhört, effektiv mitschreibt, klug fragt, klar argumentiert, gewinnend referiert, auf den Punkt zusammenfasst, anschaulich visualisiert, effektiv Literatur recherchiert, bibliografiert und verwaltet, sauber zitiert und verständlich schreibt. Als Produkte wissenschaftlichen Arbeitens zeigen die AutorInnen, wie man Themen findet, ein Exposé oder einen Projektplan schreibt, Artikel einreicht, ein Buch rezensiert, einen Vortrag hält, ein Poster präsentiert, Haus- und Abschlussarbeiten verfasst.

www.hogrefe.com

hogrefe